现代著名老中医名著重刊丛书第十一辑

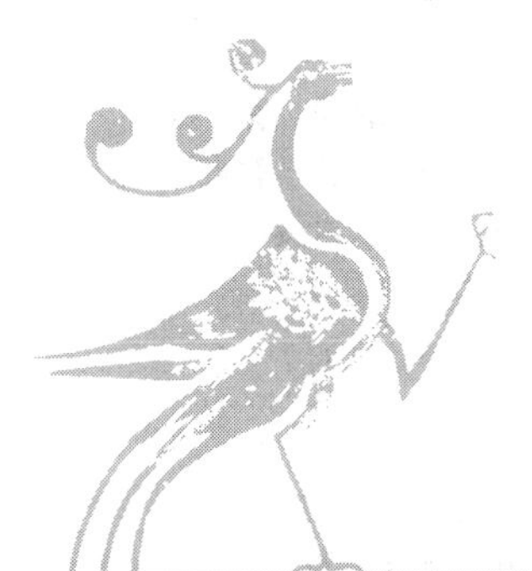

月经病中医诊治

主　编　夏桂成
副主编　谈　勇　施艳秋
编　委　夏桂成　谈　勇　施艳秋
　　　　赵可宁　田炳照

人民卫生出版社

图书在版编目（CIP）数据

月经病中医诊治/夏桂成主编.—北京：人民卫生出版社，2015

（现代著名老中医名著重刊丛书．第11辑）

ISBN 978-7-117-20852-9

Ⅰ.①月…　Ⅱ.①夏…　Ⅲ.①月经病-中医诊断学②月经病-中医治疗学　Ⅳ.①R271.11

中国版本图书馆CIP数据核字(2015)第134791号

人卫社官网	www.pmph.com	出版物查询，在线购书
人卫医学网	www.ipmph.com	医学考试辅导，医学数据库服务，医学教育资源，大众健康资讯

现代著名老中医名著重刊丛书第十一辑

月经病中医诊治

主　　编：夏桂成
出版发行：人民卫生出版社（中继线010-59780011）
地　　址：北京市朝阳区潘家园南里19号
邮　　编：100021
E - mail：pmph @ pmph.com
购书热线：010-59787592　010-59787584　010-65264830
印　　刷：三河市尚艺印装有限公司
经　　销：新华书店
开　　本：850×1168　1/32　　印张：19
字　　数：476千字
版　　次：2015年11月第1版　2024年3月第1版第7次印刷
标准书号：ISBN 978-7-117-20852-9/R·20853
定　　价：45.00元
打击盗版举报电话：010-59787491　E-mail：WQ @ pmph.com
（凡属印装质量问题请与本社市场营销中心联系退换）

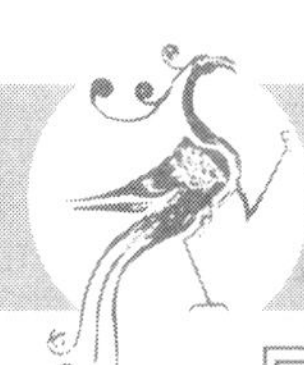

出版说明

自20世纪60年代开始，我社先后组织出版了一些著名老中医经验整理著作，包括医案、医论、医话等。半个世纪过去了，这批著作对我国现代中医学术的发展发挥了积极的推动作用，整理出版著名老中医经验的重大意义正在日益彰显。这些著名老中医在我国近现代中医发展史上占有重要地位。他们当中的代表如秦伯未、施今墨、蒲辅周等著名医家，既熟通旧学，又勤修新知；既提倡继承传统中医，又不排斥西医诊疗技术的应用，在中医学发展过程中起到了承前启后的作用。他们的著作多成于他们的垂暮之年，有的甚至撰写于病榻之前。无论是亲自撰述，还是口传身授，或是由其弟子整理，都集中反映了他们毕生所学和临床经验之精华。诸位名老中医不吝秘术，广求传播，所秉承的正是力求为民除瘼的一片赤诚之心。诸位先贤治学严谨，厚积薄发，所述医案，辨证明晰，治必效验，具有很强的临床实用性，其中也不乏具有创造性的建树；医话著作则娓娓道来，深入浅出，是学习中医的难得佳作，为不可多得的传世之作。

由于原版书出版的时间已久，今已很难见到，部分著作甚至已成为中医读者的收藏珍品。为促进中医临床和中医学术水平的提高，我社决定将部分具有较大影响力的名医名著编为《现代著名老中医名著重刊丛书》并分辑出版，以飨读者。

第一辑　收录 13 种名著

《中医临证备要》
《施今墨临床经验集》
《蒲辅周医案》
《蒲辅周医疗经验》
《岳美中论医集》
《岳美中医案集》
《郭士魁临床经验选集——杂病证治》
《钱伯煊妇科医案》
《朱小南妇科经验选》
《赵心波儿科临床经验选编》
《赵锡武医疗经验》
《朱仁康临床经验集——皮肤外科》
《张赞臣临床经验选编》

第二辑　收录 14 种名著

《中医入门》
《章太炎医论》
《冉雪峰医案》
《菊人医话》
《赵炳南临床经验集》
《刘奉五妇科经验》
《关幼波临床经验选》
《女科证治》
《从病例谈辨证论治》
《读古医书随笔》
《金寿山医论选集》
《刘寿山正骨经验》
《韦文贵眼科临床经验选》
《陆瘦燕针灸论著医案选》

第三辑　收录 20 种名著

《内经类证》
《金子久专辑》
《清代名医医案精华》
《陈良夫专辑》
《清代名医医话精华》
《杨志一医论医案集》
《中医对几种急性传染病的辨证论治》
《赵绍琴临证 400 法》
《潘澄濂医论集》
《叶熙春专辑》
《范文甫专辑》
《临诊一得录》
《妇科知要》
《中医儿科临床浅解》
《伤寒挈要》

《金匮要略简释》
《金匮要略浅述》
《温病纵横》
《临证会要》
《针灸临床经验辑要》

第四辑 收录6种名著

《辨证论治研究七讲》
《中医学基本理论通俗讲话》
《黄帝内经素问运气七篇讲解》
《温病条辨讲解》
《医学三字经浅说》
《医学承启集》

第五辑 收录19种名著

《现代医案选》
《泊庐医案》
《上海名医医案选粹》
《治验回忆录》
《内科纲要》
《六因条辨》
《马培之外科医案》
《中医外科证治经验》
《金厚如儿科临床经验集》
《小儿诊法要义》
《妇科心得》
《妇科经验良方》
《沈绍九医话》
《著园医话》
《医学特见记》
《验方类编》
《应用验方》
《中国针灸学》
《金针秘传》

第六辑 收录11种名著

《温病浅谈》
《杂病原旨》
《孟河马培之医案论精要》
《东垣学说论文集》
《中医临床常用对药配伍》
《潜厂医话》
《中医膏方经验选》
《医中百误歌浅说》
《中药炮制品古今演变评述》
《赵文魁医案选》
《诸病源候论养生方导引法研究》

第七辑　收录 15 种名著

《伤寒论今释》
《伤寒论类方汇参》
《金匮要略今释》
《杂病论方证捷咏》
《金匮篇解》
《中医实践经验录》
《罗元恺论医集》
《中药的配伍运用》
《中药临床生用与制用》
《针灸歌赋选解》
《清代宫廷医话》
《清宫代茶饮精华》
《常见病验方选编》
《中医验方汇编第一辑》
《新编经验方》

第八辑　收录 11 种名著

《龚志贤临床经验集》
《读书教学与临症》
《陆银华治伤经验》
《常见眼病针刺疗法》
《经外奇穴纂要》
《风火痰瘀论》
《现代针灸医案选》
《小儿推拿学概要》
《正骨经验汇萃》
《儿科针灸疗法》
《伤寒论针灸配穴选注》

第九辑　收录 11 种名著

《书种室歌诀二种》
《女科方萃》
《干祖望医话》
《名老中医带教录》
《班秀文妇科医论医案选》
《疑难病证治》
《清宫外治医方精华》
《清宫药引精华》
《祝谌予经验集》
《疑难病证思辨录》
《细辛与临床》(附　疑难重奇案七十三例)

第十辑　收录 7 种名著(刘渡舟医书七种)

《伤寒论十四讲》
《伤寒论通俗讲话》

《伤寒论诠解》
《新编伤寒论类方》
《经方临证指南》
《金匮要略诠解》
《肝病证治概要》

第十一辑　收录8种名著

《董德懋内科经验集》
《金针王乐亭经验集》
《何任医论选》
《月经病中医诊治》
《黎炳南儿科经验集》
《黄绳武妇科经验集》
《干祖望耳鼻喉科医案选粹》
《中医美容笺谱精选》

这些名著大多于20世纪60年代前后至90年代在我社出版，自发行以来一直受到广大读者的欢迎，其中多数品种的发行量达到数十万册，在中医界产生了很大的影响，对提高中医临床诊疗水平和促进中医事业发展起到了极大的推动作用。

为使读者能够原汁原味地阅读名老中医原著，我们在重刊时尽可能保持原书原貌，只对原著中有欠允当之处及疏漏等进行必要的修改。为不影响原书内容的准确性，避免因换算等造成的人为错误，对部分以往的药名、病名、医学术语、计量单位、现已淘汰的临床检测项目与方法等，均未改动，保留了原貌。对于原著中犀角、虎骨等现已禁止使用的药品，本次重刊也未予改动，希冀读者在临证时使用相应的代用品。

人民卫生出版社
2015年9月

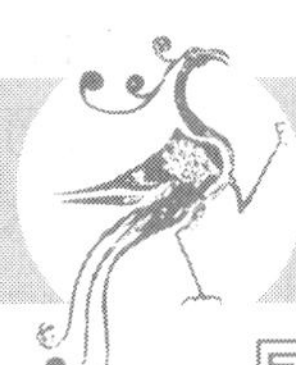

目　录

总　论

各　论

总论

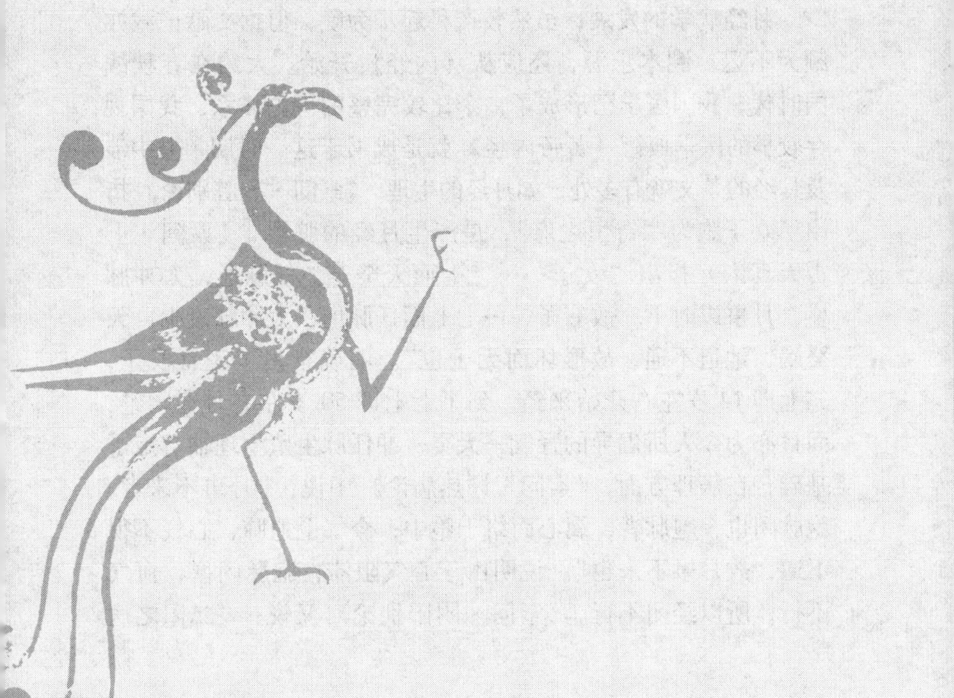

第一章 绪 论

月经病学，泛指与月经或周期有关的各种病证，同时亦概括生理、病理学，但主要内容包括经期、经量、经色、经质和月经气味等的异常，还包括周期中经间排卵期、行经前后期所出现的非常明显的证候，以及初潮期、绝经期的一段时间内所出现的诸种病证，或者某一主症非常突出，足以影响生活、工作或者学习者，同时结合我们长期对月经病及月经周期中观察所得的经验和体会而论述之，本章先叙述月经病的简要发展史和今后展望。

月经病学的发展，虽然较产科起步为晚，但据文献记载亦颇为不迟。溯本求源，还应从《内经》开始。大约在春秋战国时代，我国医学已形成了一个比较完整的理论体系，我国现存较早的医学典籍《黄帝内经》就是成书于这一时期。书中涉及月经的条文就有多处，如月经的生理，《素问·五脏别论》指出了女子胞为“奇恒之府”，是产生月经的脏器。《素问·上古天真论》指出“女子……二七而天癸至，任脉通，太冲脉盛，月事以时下，故有子……七七而任脉虚，太冲脉衰少，天癸竭，地道不通，故形坏而无子也”。明确指出了正常女子，二七即14岁左右开始来经，到了七七即50岁左右月经闭绝，而且亦为今人所倡导的肾气—天癸—冲任脉生殖生理轴奠定了基础；在病理方面，《素问·评热病论》中说：“月事不来者，胞脉闭也，胞脉者，属心而络于胞中，今气上迫肺，心气不得下通，故月事不来也”。说明由于心气阻滞，胞脉闭塞，血气不行，所以经闭不行。《素问·阴阳别论》又说：“二阳之病发心脾，有不得隐曲，女子不月。”说明胃肠与心脾的病变，同样可导致闭经，《灵枢·水胀篇》中讲得很清楚“石瘕生于胞中，寒气客于子门，子门闭塞，气不得通，恶血当泻不泻，衃以留止，日以益大，状如怀子，月事不以时下。”在治疗方面，亦提出了四乌贼骨一藘茹丸治疗闭经的方药。到了公元三世纪汉代张仲景所撰著的《金匮要略》，其中有妇产科内容三篇。一篇是专门论述妇科疾病，提到了“热入血室”、“经水不利”、“痛经”、“陷经漏下”，并提供了胶艾汤、红蓝花酒、抵当汤等月经病常用方剂，为后世月经病学的发展奠定了基础。西晋太医王叔和在其所著的《脉经》里，对女子的生理和病理现象有了进一步的认识，提出了“经一月再见”的频发月经、经水3个月一行的居经、一年一行的避年、女子怀孕以后仍按月行经的激经等异常月经。公元七世纪的隋代，巢元方等集体编写《诸病源候论》，其中37~44卷是专论妇产科的病因、病理、证候，丰富和发展了中医月经病学的内容。认为月水不调的原因是冷热失调，并指出：“寒则血结，热则血消，故月水乍多乍少，为不调者”。月水不通的原因是由于风冷乘体虚之时入于胞络，使气血涩闭所致。如血结于内，久之则可形成“血癥”；风冷与血气相搏则可及引起月水来腹痛。并指出崩漏是由虚损，劳累过度所致。这种风冷致劳累虚损加剧病情的观念，对后世有着较大的影响，公元七世纪的唐代，孙思邈所撰《备急千金要方》和《千金翼方》将妇人方三卷列在最前面，并在序列中说：“先妇人、小儿，后丈夫，则是崇本主义也。”书中较为系统地介绍了月经的生理、病理、防治，《千金翼方》不仅对月经病作了更详尽的论述，而且还对妇科用药进行了归类，如治崩中下血的伏龙肝、桑寄生、白薇、茅根、龙骨、阿胶、地榆、乌贼骨、茜草根、大小蓟、艾叶等，治女人经闭的大黄、蛴螬、虻虫、䗪虫、水蛭、川芎、紫葳、黄芩、牛膝、瞿麦、当归等，治疝瘕漏下的牛漆、茯蓉、蛇床子、黄芪、禹余粮、阳起石、花椒等，为月经病的临床治疗用药提供了许多宝贵经验。公元 12 世纪的宋代有记载的两本重要的妇科著作，一是陈静复著的《陈素庵妇科补解》，现剩的系陈静复之十九世裔孙陈文昭以《素庵医要》中的妇科部分为蓝本，加以补充解说而成。全书分调经、安胎、胎前杂症、临产后众疾五门，共 167 论，书中有很多精辟的理论，如调经门中以经色来判别疾病的寒热虚实；论调经与通经不同，论经前、行经或经后，痛经的性质不同；陈氏在推求病因时，常综合历代医家的病因学说，从六淫七情脏腑气血等方面去探求，并结合经络学说来确定病位，给治疗提供依据。书中陈氏多处提出痰郁致病的妇产科新的病因学说，认为郁可致经闭，痰可致经水不通等，在治疗上该书充分体现了妇产科领域辨证论治的灵活性，是当时妇产科中辨治的典范。另一是陈自明所著《妇人大全良方》，或称《妇人良方大全》、《妇人良方集要》，全书共 24 卷，分为调经、众疾、求嗣、胎教、妊娠、坐月、产难及产后等八门。每门又分若干病证，依各病的病因证候治法，方药来论述，共 266 论，118 张方，并附有薛氏验案 48 例，书中援用参考书约 80 多种，参考其他医家的医论或方剂约 50 余家，由此可见该书搜集资料之丰富了，无怪王肯堂在《女科证治准绳》序中说："《良方》出而闺阁之调将大备矣。"本书的学术特点体现在月经病方面，第一是风冷致病，承袭了隋唐外因风冷学说，所以提出了温散的方药，制定了桂枝红花汤、温经汤等著名方剂；第二是肝脾损伤气血不足，亦秉承《金匮要略》的扶正思想，为后世数百年来运用四物汤加减治疗妇科疾病的理论指导。公元 13 世纪元代医家朱震亨（朱丹溪）所著《丹溪心法》，在调经方面，他提出气主血配的理论。认为"经水者，阴血也，一血为气之配，气热则热，气寒则寒，气升则升，气降则降，气凝则凝，气滞则滞，气清则清，气浊则浊，往往见有成块者，气之凝也。将行而痛者，气之滞也。来后作痛，气血俱虚也……错经妄行者，气之乱也。紫者，气之热也”。这与有宋以来的“大率治病，先论其所主，男子调其气，女子调其血”的论点迥然有别。以治气来治疗月经病，已脱离见血治血的窠臼。朱氏另一特殊贡献，在于论治痰湿。他认为月经色淡、经水过期、经闭、崩中、带下、不孕，均可由痰湿作祟，故提出以“二陈加川芎、当归治疗痰多的过期色淡者；以导痰汤加黄连、川芎”治疗“躯脂满溢经闭”者；用南星、苍术、川芎、香附作丸治疗“痰多占住血海地位，因而下多者”；“肥人多湿痰”，以海石、半夏、南星、炒柏、苍术、芎䓖、椿皮、青黛之类治之。又进而指出“若是肥盛妇人，禀受甚厚，恣于酒食，经水不调，不能成胎，谓之躯脂满溢，闭塞子宫，宜行湿燥痰，用星、夏、苍术、川芎、防风、羌活子、滑石或导痰汤之类”。这些认识，比较深刻，弥补了前人的不足。公元14世纪中叶至18、19世纪，明清时代，妇科的发展更为明显。万密斋一生著作颇丰，在妇科方面以《万氏妇人科》最具代表性，万氏辨证以肝、脾、肾立论，用药以培补气血，调理脾胃为主，认为“妇人经后不调有三：一曰脾虚，二曰冲任损伤，三曰脂痰凝塞。”书中对诸多月经病的论述扼要，立法得当，遣方用药简明，对指导临床实际具有一定参考价值。王肯堂综合了前人有关女科的论述和治疗方药，特别是以《妇人大全良方》为蓝本，分门别类，次第编写《证治准绳·女科》，他说：“是篇务存陈氏（指陈自明《妇人大全良方》）之旧，而删其偏驳者……至薛氏（指薛氏的《校注妇人良方》）之说，则尽收之”，在“调经门”中先列“经候总论”，以论述月经和病变的机理，次述诊断，再次分述各种月经病的治法和方药，条理分明，博而不杂，对月经病进行了比较系统的论述，对后世的影响也较大。特别是搜寻了袁了凡《丹经》对月经周期中排卵的一段描述，如说“凡妇人一月经行一度，必有一日氤氲之候……此的候也，乃生化之真机……顺而施之，则成胎矣”，明代有此见地，是难能可贵的。继王肯堂《证治准绳·女科》之后约20年，明代医家武之望以王氏之作为蓝本，结合自己的临证经验，著成《济阴纲目》一书，本书对月经病的论述纲目分明，有论有方，引录资料丰富，选方也较实用，武之望氏在“调经大法”中，从辨证上先分“不调”、“不通”两大类；次分为“兼通”、“兼热”四大类；又分为“赶前”、“退后”、“血滞、“血枯”、“常痛”、“暂痛”、“血积”、“血虚”八小类，犹如抽丝剥茧，愈分愈细，纲举目张，有条不紊，记载广泛，内容丰富，临床实用价值较大，确是一本颇有影响的书籍。张景岳著《妇人规》是一部既有理论，又有治疗方药，系统性较强，颇具特色的妇科专著，内容分总论、经脉、胎孕、产育、产后、带浊、梦遗、乳病、子嗣、癥瘕、前阴十类。每类分若干证，先论理，后辨证立方，由于张氏对《内经》研究颇深，谙熟各家学说，临床经验丰富，因此在妇产科的理论与临床方面，都有不少建树和创新，对妇人经脉病，论述尤为细致，并列在篇首，他认为妇女的特点，主要在于冲任、脾肾、阴血。曾说：“脏腑之血，皆归冲任，冲任为月经之本，四脏相移，必归脾肾。盖阳分日亏，则饮食日减，而脾气胃气竭矣；阴分日亏，则精血日涸，而冲任肾气竭矣。阳邪之至害必归阴，五脏之伤，穷必及肾，此源流之必然，即治疗之要着。”所以张氏的学术观点是“阳非有余，真阴不足”，是研究阴阳的名家，立法慎用苦寒攻伐，用药多施温补，对经病治疗，认为行经之际，大忌寒凉，主张“补脾胃以资血之源，养肾气以安血之室”。重视肾阴阳的治疗，创制的方剂很多都是妇科中具有代表性的。如大营煎、左归丸、左归饮、右归丸、右归饮、加减一阴煎、决津煎、保阴煎、归肾丸、毓麟珠、固阴煎等，都是疗效很高的妇科名方。对妇科学的发展有着重要意义。明末清初，傅青主是一位颇有影响的医家，尤以妇科著称，《傅青主女科》是其代表作。内容有：带下、血崩、鬼胎、调经、种子、妊娠、小产、难产、正产、产后等10门，共77篇，论述妇产科各病证治。该书的学术特色，是议病不落窠臼，常有自己独特的见解。往往先提出纰缪的论点，再引出正确的思路，写作上别具一格，书中所用的方剂极少是前人使用过的，这些方剂的创制，药味精简，君臣佐使非常分明，方意清晰可辨，有很高的临床疗效，这是该书流传甚广，深受临床医家所喜爱的主要原因。此外还在于本书有深广的理论阐述，五行与阴阳八卦的运动规律，时有所论。辨证以脏腑、冲任、精气血为中心，治病强调扶正，即使在病邪侵扰的状态下，仍以扶正为主，因此，健脾、调肝、补肾诸法均有较多的创新和发挥。该书是清代妇科书籍中影响最大的一部，具有较高的临床参考价值。清太医吴谦编纂了《医宗金鉴·妇科心法要诀》。该书开篇即设“调经门”，次第并列“经闭门”、“崩漏门”等有关月经病的理论与临床证治。其调经门内设有妇科总括、天癸月经之原、月经之常、月经异常、外因经病、内因经病、不内外因经病、血色不正病因、气秽清浊病因、衍期前后多少、经行发热时热、经行寒热身痛、经行腹痛证治等，在每一项之下，先列歌诀，如论月经的“气秽清浊”病因指出：“热化稠粘臭必秽，寒化清澈臭则腥，内溃五色有脏气，时下而多命必倾”。随即加注云“凡血为热所化，则必稠粘臭秽，为寒所化，则必清澈臭腥。若是内溃，则所下之物杂见五色，似乎脓血，若更有脏腐败气，且时下不止而多者，是色证也，其命必倾矣”。本书的特点在于“理求精当，不苟奇袤，词谢浮华，惟期平易，证详表里阴阳虚实寒热，方按君臣佐使性味功能，酌古而准今，芟繁而摘要”，是一部切于实际，易学易用，易诵易记，流传颇广的书籍。明清时代，涉及月经病的著述颇多。如伟大的医药学家李时珍的《本草纲目》、《奇经八脉考》和《濒湖脉学》中对月经的理论。叙述甚详，发挥甚多，留下了很多的理论阐发和行之有效的药方。又如赵献可的《医贯》，孙一奎的《赤水玄珠全集》，肖庚六的《女科经纶》，汪昂的《医方集解》，冯兆张的《女科精要》，程国彭的《医学心悟》，叶桂的《叶天士女科证治秘传》，沈金鳌的《女科玉尺》，陈念祖的《妇科要旨》，沈尧封的《沈氏女科辑要》，萧山竹林寺的《女科》著作，以及王清任的《医林改错》等，对月经病均有不少的论述，并且有些理论与创立的方剂对月经病学的发展创新产生了积极的影响。清末以来，月经病学也取得了一定的进展，如清末名医唐容川、张锡纯等人，虽没有月经病专著，但在其著述中均论述了不少有关内容，唐容川在治疗血证的具体措施上，提出了止血、消瘀、宁血、补血四个大法，对后人治疗妇科血证亦有很大的启迪。张锡纯创制的专门治疗月经病的理冲汤、理冲丸、安冲汤、固冲汤等疗效显彰，迄今仍为临床治疗月经病所常用，张山雷则以清代沈尧封的《女科辑要》为基础，结合自己的临床经验加以注释并引申其义著成《沈氏女科辑要笺正》。恽铁樵撰有《妇科大略》，对月经病的发展均起到了积极作用。

近数十年来，妇女在社会上与家庭中的地位不断提高，其所患疾病也日益受到各方面的重视，众多的著名中医妇科专家都将宝贵经验撰写出来留给后人，有些人互相组织起来，编写了中医妇科，特别是月经病学，或者中西医各取所长的中西医结合妇科较全面的著作，为丰富和发展中医妇科学和中医颇具特色的月经病学做出了较大的贡献。但是距离当前的要求很远，跟不上时代发展的步伐，因此，我们展望中医妇科学，尤其是月经病的发展，必须重视传统的整体观念，辨证论治，不仅要深入研究妇专科的问题，而且更要研究天、地、人之间的大整体关系，即脏腑、经络与自然界、环境、人际之间的阴阳五行运动规律。如果说古代医家在实践基础上把古代哲学概念引入到医学之中，以此为框架，构筑了中医药的理论体系，那么，在社会—心理—医学模式转变的今天，就应该继承前人的理论基础，要学习《内经》甚至《周易》、《河图》、《洛书》等，把前人的阴阳五行、九宫八卦、五运六气、子午流注等理论，在现代哲学的统率下，结合天文学、气象学、遗传工程学、生物学、医学心理学、时间医学等，构筑新的医学理论体系，同时借助现代妇科学各种微观检测手段，把深层次的内分泌激素、微量元素等检测出来，进行深入细致的观测和研究，建立妇专科的生理病理学，通过实践、实验，逐步建立和发展新的中医妇科学、月经病学，以推动中医妇科学的不断发展。

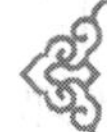

第二章　月经的生理特点

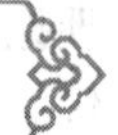

月经是女性在很长年龄阶段内的周期性子宫出血，因其周期长短与周月相似，即所谓一月一次，经常不变，故称为月经。也称月事、月信、月候、月水、经候、信水、月汛等，俗称例假。月经的出现，是女性生理变化的重要结果，它的出现，标志着女性生殖生理功能的初步成熟，具备了孕育的基本条件。月经的产生，是在肾气、天癸盛至前提下，脏腑、经络活动的结果。它所形成的周期性，是在心、肾、子宫生理生殖轴及阴阳气血的纵横调节下，任督循环，肝脾协调的辅助调节的结果。以下将分别论述之。

一、月经的生理现象

月经是指子宫周期性出血的生理现象。因其按月来潮，故称月经，正如《妇人规·经脉之本》中所说："月以三旬而一盈，经以三旬而一至，月月如潮，经常不变，故谓之月经，又谓之月信。"一般在14岁左右，月经即开始来潮，到50岁左右自行闭止，历时约35年左右。此期间除去妊娠及哺乳期以外，通常都应来月经。月经来潮后，一般应该有正常的周期、经期、经量、经色和经质，以及行经前后的一些正常反应等。

（一）期

指月经的周期，可从经血来潮的第一天算起，两次月经相隔的时间为周期，一般为28～30天。但是每一个人内源性的特殊节律有所不同，有的前后不得超越3天，因此月经周期在27～33天内，或者偶尔超越3天，迅即正常者，可不作疾病论；有的前后不得超越5天，因此月经周期可以波动在25～35天内，或者偶尔超越5天，迅即正常者，可不作疾病论；有的前后不得超越7天，因此月经周期可波动在23～37天内，甚或偶尔超越7天，迅即正常者，均可不作疾病论，但必须有其相对的规律性。期亦色括经期，即行经的持续日期，根据我们的调查统计，大多数持续5天，最多7天，最少3天，少数亦有4～6天的，这也是与个体特殊性节律有关。

（二）量

指行经时的排泄量，肉眼看到的是排泄血量，但实际上应包括内膜、癸水、水湿等多种成分。行经初期，一般是指行经的第1天，有的只有半天，也有的可达1天半或2天的，经量排少，有的甚至很少，容易忽略；行经中期，一般有1天，或2天的，是指行经期的第2天，或者包括行经期的第3天，是月经排泄的高峰时期，血量多，或较多，但亦有少数人在行经期的第1天的后半天即进入行经中期，排泄血量多，亦有少数人在行经期2天半后才进入行经中期，排泄血量增多，行经末期，一般有1天，或2～3天的，是指行经的第3天，或行经期的4～7天，是行经期的末尾结束阶段，经量偏少，有的少，甚则亦有很少的，淋沥不断，或时断时续，直至完全干净，一般均能按时结束。整个经期所排泄的血量，现代医学有关记载谓：50～100ml左右，有的可能会更少一点，在30ml左右，有的可能会排泄更多一点，可达到150ml左右，但有一贯的规律性，且无明显的症状，均属正常的生理现象。

（三）色

指行经期排经的颜色。一般来说经色与行经期初、中、末三时有关。行经初期，是排经的开始时期，经量偏少，或很少，色淡红，或略黯；行经中期，是排经的高峰时期，排出血量多，或较多，经色红，或稍有紫暗，但仍以红色为主；行经末期，是排经的结束时期，经量少，甚则很少，有时呈淋沥状，经色又转淡红，或如咖啡色，或稍呈紫褐色等。

（四）质

指行经期排经的质地，一般来说，排经的质地与行经期的初、中、末三个时期有关。行经初期，由于是排经的开始时期，经量少，甚则很少，经质较稀；行经中期，是排经的高峰时期，排出的血量多，或较多，质地不稀不粘，或稍有粘稠，无血块；行经末期，是月经的结束阶段，排出的经量较少，有的很少，经质较稀，无血块。

（五）行经前后的反应

行经之前，即经前期的后期，可见胸闷烦躁，乳房或乳头出现轻度的胀痛，或小腹作胀，或睡眠较差，带下有所增加等；行经期间，小腹作胀，或有轻度腹痛，或有腰酸，或有心情不宁等反应。经行之后，或感身体疲劳，或有头昏心悸等反应。所有这些反应，都较轻微，不会妨碍工作、学习和生活，故属于生理的范畴。不作疾病论。

（六）初潮与绝经的年龄

初潮年龄，根据《素问·上古天真论》说："二七而天癸至，任脉通，太冲脉盛，月事以时下。"故一般妇科书籍，均据此而提出 14 岁左右来月经，但由于受地域、气候、体质、遗传、营养及文化的影响，我国女性，可有三种类型。一种是早发月经，即 11～12 岁就开始来经，甚则 10 岁就已来经；一种是 14～15 岁来月经，属于正常来经年龄；另一种是晚发月经，即在 16～17 岁，甚则 18 岁才能来月经。总的来说，由于现在生活条件的改善，营养丰富，文化知识的提高，初潮年龄有提早的趋向。初潮年龄 3 年内，由于肾气初盛，天癸初至，学习紧张，可致月经失调，有时表现闭经，有时表现月经先期，经期延长等，如无明显的全身症状和过多的出血，一般可不必诊治。绝经年龄，根据《素问·上古天真论》所说，七七天癸竭，月经闭绝，形坏而无子也，所以一般妇科书籍均确认50岁左右绝经。但由于地区、气候、体质、遗传、营养、文化的不同，其绝经年龄的差异性很大，亦可有三种情况，一是较早绝经，即40～45岁；二是较正常的绝经年龄，即46～50岁；三是较晚绝经，即51～55岁，少数人甚至可到达56～60岁绝经者。我们从临床发现，由于现在生活条件的改善，营养丰富，女性绝经年龄有迟后倾向。在绝经前的3～5年内，有的甚至可达到7年，出现月经失调，或先期量多，或闭经稀发，如无明显的全身症状，可不予诊治，但应加强观察，或定期检查，以防隐性的器质性疾病。

（七）异常月经

《女科指掌》曰："月水一月一来，乃其常也，有三月一来者，谓之居经。又有一年一来者，又有石女无经者，亦有频年不来，一来即孕者，皆其变也，亦如脉之有反关耳。"论中石女无经，显属病态。《医宗金鉴·妇科心法要诀》曰："月经三旬时一下，两月并月三居经，一年一至为避年，一生不至孕暗经。"又曰："受孕行经曰垢胎。"很明显地指出惯常二月一行的，称为"并月"；三月一行的，称为"居经"，或"季经"；一年一行的，称为"避年"；终身不行经而能受孕的，称为"暗经"；还有受孕之初，按月行经，经量少，无损于胎儿的，称为"激经"或称"垢胎""盛胎"。关于这类异常月经，如最早记载居经的王叔和《脉经》，以及《诸病源候论》《本草纲目》等书，均认为是病态，列属于病理范围。但我们认为：这类异常月经，有其一定的规律性，又无明显的全身症状，且不影响生育者，可不作病态论。反之，应属病理。此外，尚有极少数女性，每逢夏秋高温季节，月经停止，但无明显的全身症状，秋凉后，月经恢复正常；改换环境，转变地区，有短期的月经停止，无明显全身症状，俟后又恢复正常者，均可不予诊治。

二、月经产生与脏腑经络的关系

月经的产生与脏腑经络有着密切的关系。首先是在肾气盛、天癸至的前提下产生，又在肾气衰、天癸竭的情况下结束。但肾气、天癸之所以促使月经来潮和结束，又与子宫、胞脉胞络、冲任等奇经，以及肾、肝、脾胃、心等脏腑功能分不开。亦即是说，在肾气盛、天癸至的前提下，肾、肝、脾胃及心等阴阳气血协同地作用于子宫、胞脉胞络、冲任等所致。以下将分别加以阐述。

（一）肾气

就一般而言，肾气包含肾阴、肾阳两个方面，是人体生命活动的重要动力。但就女性生殖而言，又是女性生长发育以及生殖繁育的前提、动力。《素问·上古天真论》所言："女子七岁肾气盛"，说明女子从七岁开始逐渐向青春期转化，而这种转化的基本动力，是由先天肾之精气与后天贮藏在肾的精气相互作用的结果，二者缺一不可，而以先天肾之精气为主要，二者相互支持，相互转化。现代医学表明，女子从七岁内分泌腺开始活动，促进了性的分化及趋向成熟，女子到了 14 岁以后便进入青春期，此时"天癸至，任脉通，太冲脉盛，月事以时下"。三七以后，"肾气平均"，四七则身体盛壮，该年龄阶段，是生育的最佳时期，而年龄到达 35 岁，即五七之期，就开始出现阳明脉衰，其生育能力也逐渐减弱，生育质量也逐渐降低，六七则"三阳脉衰"，七七则"任脉虚，太冲脉衰少……地道不通，形坏而无子也"，从壮年逐渐转向老年的过渡时期，月经即将闭绝，故这一时期，现代医学又称之为"围绝经期"，肾气渐衰，生育能力也随着丧失，所以整个生长发育，包括生殖繁育过程，取决于肾气的盛衰。

（二）天癸

顾名思义，是一种来源于先天，培育于后天的一种癸水样物质。是男女生殖功能发育过程中有关的重要物质，天癸至，在女子来说，能促使任脉通，太冲脉盛，月事应期来潮，并预示有繁育下一代的可能，从此也标示着青春期的到来。到了50岁左右，天癸竭，冲任脉虚衰，月经将断绝，从而也丧失生育能力。天癸来源于先天，受养于后天，与肾密切有关；癸者，即任癸之水，原是有肾水的含义。《傅青主女科》在经水先期而多中说："谁知肾中水火太旺乎？"在经水先期而少中说："谁知肾中火旺而阴水亏乎！"接着又说："多寡者，水气之验。"把排泄月经的多少及能否来潮，纳入到肾水的范围。故有人提出天癸亦来源于肾，藏之于肾，但我们从临床上长期的观察中，与肝亦有密切关系，是乃乙癸同源之故。天癸的"至"与"竭"具体表现在月经的来潮与断绝，以及生殖能力的开始和丧失，天癸在完成这两项生理功能时，必须要有"任脉通，太冲脉盛"，没有此二脉的配合，则天癸的功能得不到施展，但是还要靠"肾气盛"的前提下，天癸才能至，任脉方可通，太冲脉才能盛，反之"肾气衰"，天癸将竭，任脉虚，太冲脉衰少。因此，对"天癸"的认识，现在基本上趋于一致。认为：是属于水液样的物质，是一种肉眼看不到而又客观存在体内血液中的微量体液，张景岳谓之"无形之水"，是属于"阴"的范畴，但是我们从临床体会，天癸属阴，以阴为主，但亦包括阳，所谓血液中的阴水与阳水，没有阳水的参与和组合，不可能使任脉通，太冲脉盛，月事以时下。正由于天癸尚内含阳水，正吻合现代医学所说的"卵巢内分泌激素"内容。

（三）子宫

又名胞宫、女子胞、子处、子脏、血室、胞室、子肠等。是女性的重要内生殖器官。它的形态，前人亦有描述，如《格致余论·受胎记》中说："一系在下，上有两歧，中分为二，形如合钵，一达于左，一达于右。"可见前人所说的子宫，还包括两侧输卵管在内。子宫的位置，据《类经附翼》说“居直肠之前，膀胱之后”。子宫的作用：根据前人所述，主要是主月经，主胎孕，亦即是排泄月经孕育胎儿的脏器，具体来说，我们将其归纳为四个方面的作用：其一是，主月经，平时主藏，故有血室之称，行经期主泻，按时排泄月经；其二是，孕育胎儿，平时壅聚阴血以养胎，主藏的作用，胎儿分娩时子宫开放，行泻的作用，从而顺利排出胎儿和恶露等物质，其三是，施泻生理性带下，润泽阴道，以利女性生殖生理的活动；其四是，经间期行泻的作用，子宫开放，迎接精子的进入，与排出的卵子相结合，促进生殖生育。所以子宫赖其“藏”、“泻”功能，完成月经、胎孕、带下的生理活动。前人因其有“藏”的功能，类乎五脏，因其有“泻”的功能，类乎六腑，似脏似腑，非脏非腑，亦脏亦腑，称之为“奇恒之府”。但是随着妇科学的发展，子宫的作用及其对女性生殖生理的调节，正在进一步的阐明。现代医学认为：人子宫内膜由腺上皮细胞和间质细胞组成，具有自旁分泌功能，宫内膜分泌激素、细胞分子、酶类及多种功能蛋白，这些物质对生殖生理起着重要作用，亦反映出子宫作用的重要性。

（四）胞脉胞络

附属于子宫的脉络，称为胞脉胞络。子宫出纳精气，行其藏泻作用，包括孕育胎儿，排泄月经等，均与胞脉胞络有关，尤其是子宫与冲任等经脉的联系，也与此有关，高世栻注：“胞脉主冲任之血，月事不来者，乃胞脉闭也”。张介宾在注胞络时亦说“胞中之络，冲任之络也”。故此可以看出，子宫排泄月经、孕育胎儿，须依赖胞脉胞络，而胞脉胞络与冲任相连，冲任之所以排泄月经，之所以受孕，均赖胞脉胞络的作用。而子宫与心肾发生关联，也赖胞脉胞络。如《素问·评热论》所说：“胞脉者，属心而络子胞中……心气不得下通，胞脉闭也，致月事不来。”《素问·奇病论》亦云：“胞脉者，系于肾”。在《傅青主女科》一书中多处指出：子宫与心肾相连，实际上也有赖于胞脉胞络。

（五）冲任督带等奇经八脉

其中尤以冲、任、督三脉为重要。

1. 冲脉

内起于胞中，外始于会阴，上行与胃经交会于气街穴，并肾经行脐旁五分，与肾经的横骨、大赫、气穴、四满、中注交会，折至任脉的阴交穴，再折循肾经的肓俞而上行，并肾经的商曲、石关、阴都、通谷、幽门至咽喉部，以渗灌头面诸经，别出绕唇口而终。冲脉在女性生理中有着重要的生理作用。“冲为血海”，脏腑之血，特别是肝脏之血，汇聚于血海，奠定了经、孕的基础，冲脉得肾气煦濡，脾胃水谷以养，肝血调节，任脉资助而发挥作用。血海血液的盈蓄溢亏，直接关系着月经、乳汁的正常疏泄。《妇人规》说得对，它说：“经本阴血也，何脏无之，唯脏腑之血，皆归冲脉，而冲为五脏六腑之血海，故经言太冲脉盛则月事以时下，此可见冲脉为月经之本也。”

2. 任脉

内起于胞中，外始于会阴，经曲骨以上毛际，沿腹部正中线上行，至中极、关元，行腹里，过石门、气海至阴交，经脐中神阙穴，过水分、下脘、建里、中脘、上脘、巨阙、鸠尾、中庭而入膻中，上行经玉堂、紫宫、华盖、璇玑、天突、廉泉，而至咽喉，再上颏部，过承浆，环绕口唇，上至督脉，经龈交穴，或云再分行至两目下中央，交足阳明、阳跷脉于承泣穴。任脉在女性生殖生理中亦占有重要地位。“任主胞胎”、“任脉通”表示任脉在排泄月经，妊养胎儿有着重要意义。一般冲任并提，在脏腑功能正常，肾气充盛，天癸至，肝气冲和，脾胃健壮，则二脉盛通，月事以时下，带下津津常润，胎孕得固，乳汁充盛。所以妇科无不言冲任二脉，中医医籍论冲任者，有时实指经络而言，有时又指妇科生理所在，有时又代表妇科的病理病变部位。习惯上言冲任似已成为女性生殖生理的概括。但任脉为阴脉之海，凡人体的阴液，包括血、津液、水湿等，皆归任脉所主，有总调人身阴阳的功能。

3. 督脉

内起于胞中，外始于会阴，沿着脊柱里面上行于背部正中线，经尾闾骨端的长强穴，沿腰俞、阳关、命门、悬枢、脊中、中枢、筋缩、至阳、灵台、身柱，而分行至足太阳经的风府穴，再复会于陶道，上经大椎，过哑门，至风府入脑，循脑户、强间、后顶、上巅而到百会，过前顶，囟会、上星至神庭，沿额下至鼻柱，经素髎到水沟，过兑端，与任脉相接于承浆，或说终于上唇龈交穴。督脉与冲、任脉同出于胞宫，循会阴，于长强穴与足少阳、足太阳相会，于陶道、脑户、百会与足太阳交会，于大椎与诸阳脉相会，于哑门与阳维相会，于神庭与足太阳、足阳明相会，于水沟与足阳明交会，于龈交穴与任脉、足阳明相会。督脉的生理作用，是和全身阳经均有联系，是阳经经脉的总纲，故称“阳脉之海”。其与任脉一前一后，一主阴一主阳，循环往复，沟通阴阳，调摄气血，维持经、孕、产、乳的正常。带脉：出自十四椎，起于季肋之端的足厥阴肝经的期门穴，环绕腰部一周，如带束腰，故称带脉。带脉的生理作用，在于约束全身上走下行的经脉，加强经脉间的联系。其络胞而过，与冲、任、督三脉联系更为密切。正如《儒门事亲》中说：“冲任督三脉，同起而异行，一源而三歧，皆络带脉”。带脉并有着提系胞宫、调摄水液、防止湿浊下流等作用。

此外，还有阴阳跷脉，阴跷脉是少阴肾经所别出的一支脉，起于内踝前大骨下陷中，经内踝骨上部，直上沿大腿内侧入小腹，上沿胸腹内部，入缺盆，再上出人迎动脉之前，入颅骨部，至眼内角与足太阳经相合（又与手太阳、足阳明、阳跷脉会于睛明穴)。阳跷脉起于足跟，沿足外踝而上行至脑后的风池穴（与足少阴会于居髎，又与手阳明会于肩髎及巨骨，又与手足太阳、阳维会于臑俞，与手足阳明会于地仓，又与手足阳明会于巨髎，又与任脉、足阳明会于承泣)。阴阳跷脉的生理作用是协助任督，沟通阴阳。阴阳维脉：阴维脉起于诸阴经的交会处（与足太阴会于腹哀、大横；又与足太阴、足厥阴会于府舍、期门；与任脉会于天突、廉泉)。阳维脉起于诸阳经交会处（与手足太阳及阳跷会于臑俞；与手、足少阳会于天髎，又会于肩井；其在头与足少阳会于阳白，上于本神及临泣，上至正营，循于脑空，下至风池，与督脉会于风府、哑门)。阴阳维脉的生理作用，协助任督脉，维系阴阳气血的协调。

（六）肾

藏精而主生殖，为元阴元阳之宅。先天肾气、天癸与此亦有重要关系。其藏精，还应概括生殖之精，即现代医学所谓之卵泡、卵子。《素问·六节脏象论》说："肾者主蛰，封藏之本，精之处也。"《灵枢·本神》进而阐述生殖之精时说："故为生之来，谓之精，两精相搏，谓之神。"可见肾藏之精，还包含生殖之精，在肾气、天癸的煦养下，始能发育成熟，排出精卵，与男精结合，所谓两精相搏，生命由此开始，故谓肾主生殖也。肾又为冲任奇经之本，肾脉与冲脉合而盛大，为太冲脉，在经络的交通上，冲任皆有会穴与肾经直接交会，冲任二脉在女性生殖生理活动中所具有的特殊作用，皆受肾主导，王冰注《素问》中说："肾气全盛，冲任流通，经血渐盈，应时而下。"亦说明冲任之本在肾。肾精化气生血，先天之精，是后天之精的根本，先天之精又赖后天之精不断滋生。精化气，气生精，精生血，精血同源，相互资生，以维持整个生理活动。肾系胞，子宫脉络与肾相连，子宫位置受肾气维系，胎在胞中赖肾阳温煦，肾精滋养，胎儿才能发育正常，至期而产，不至萎堕。此外，肾主津液。《素问·逆调论》说："肾者，水脏，主津液。”因此，阴液的盛衰，水液的调节，皆与肾有关。《景岳全书·命门余义》中说道：“五脏之阴，非此（指肾阴）不能滋。”肾气充沛，开阖有司，则阴液不断输入任脉以供月经妊养之需，布露于阴部以润泽窍壁而为生理性带下，又肾司气化，有蒸腾分化水液的作用。

（七）肝

藏血而主疏泄，体阴而用阳，肝体之阴，包括藏血之血，有支持天癸的作用，因此，也有支持肾阴的作用。此与乙癸同源，母子相生有关。肝所藏之血，除营养周身外，并注于血海，故有肝司血海、“女子以肝为先天”之说。意在强调肝阴肝血与妇女生殖生理的密切关系。肝的经脉绕前阴，抵少腹，挟胃贯膈布胁肋，经乳头上颠顶。所以肝与前阴、少腹、乳房乳头等女性特点，亦是敏感区，有着密切的关系，与奇经八脉也有联系，所以八脉亦有隶属于肝肾之说。肝气的疏泄，虽然主要作用于脾胃消化系统，及精神神经系统方面，但亦有着协助排泄月经、分泌乳汁、排出卵子、通畅脉络、促进受孕等作用，还有着协助脾胃分利水湿等功能，也是月经、孕育中的重要脏器。

（八）脾胃

为气血生化之源，属于后天之本，有着运化水谷，输布精微的重要作用。故凡月经之能来潮，胎儿之营养，乳汁之能化，无不依赖脾胃所化生的气血阴阳以供养。脾主中气，血之能循经运行，亦赖脾气之统摄。经、带、胎、产、乳生理的正常，均与脾的生化，运行，统摄密切有关。胃为多气多血之腑，胃经下行与冲脉相会于气街，以充盈血海，故有“冲脉隶于阳阴”、“谷气盛则血海满”之说。脾与胃相表里，经脉相互络属，同为气血生化之源，正如《女科经纶》所说：“妇人经水与乳，俱由脾胃所生，且脾胃又有分利水湿，调节水液的作用，可以保证盆腔下焦，子宫冲任功能的正常。此外，脾胃居于中焦，为升降枢纽，不仅协调冲任督带奇经八脉间的升降平衡，而且对上焦与下焦间脏腑升降的协调亦有重要的调节作用。

（九）心

藏神而主血脉，总统于血。心血心气下通，参与化生经血，排泄月经，心与胞宫在经络上既有联属关系，又有主宰作用，血脉充盈则胞宫气血畅旺而经潮有时。而且冲任等奇经八脉，皆属心君所主。《太平圣惠方》云："夫心主于血，合于小肠，小肠者，通于胞门子脏，故手少阴、太阳之经以为表里，其经血上为乳汁，下为月水。"又心神君主为君火，肝肾内寄相火，君火动则相火亦动，从而影响阴阳气血的协调，且心与肾交合在调节月经周期方面有着极为重要的意义。

总起来说，月经之所以能来潮，首先在于肾气盛，天癸至，然后，肾精发育成熟，冲任盛通，胞脉胞络畅利，心肝脾胃功能正常，共同作用于子宫，使子宫行其正常的藏泻，从而促使月经顺利地按月来潮，经常不变。

三、月经及周期的调节系统

月经及其周期节律性之所以形成，是与生殖生理的一系列调节系统有关。虽然当前有人提出：肾气—天癸—冲任的生殖调节系统，建立在中药人工周期的基础上，有其根据和临床基础。但我们认为：继承传统，结合现代，根据中医学的脏腑、经络、阴阳气血，以及中药人工周期的理论，结合太极阴阳、九宫八卦，从宏观微观方面，认识到月经的周期性、节律性，是与阴阳的消长转化的圆运动生物钟节律有关。因此，月经周期的调节，必须从下面几个方面加以阐明。

（一）太极阴阳的自我调节

月经周期的演变，我们认为是取决于阴阳消长转化的演变，而太极阴阳，又是一切阴阳变化的总概括，特别是太极阴阳鱼图，与阴阳消长转化的关系尤为密切。因此，分析太极阴阳鱼图，有助于观察阴阳的自我调节和运动规律。兹附图分析之。

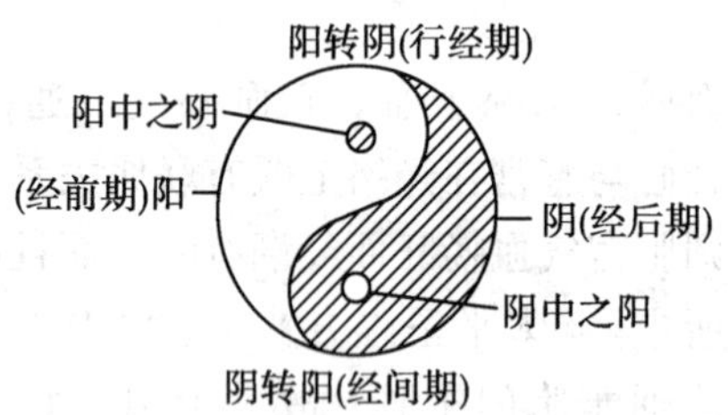

由上图可以看出，阴阳的自我调节，及其运动发展的形式、特性和规律等有着普遍意义，需要具体地加以分析。

1. 图中鱼眼

表示阴赖阳生，阳赖阴长的内基。黑鱼中的白眼，黑代表阴，以阴为主，表明了阴长的状态。而白眼代表阳，以阳为主，表明了阳长的状态。也可以说，黑白鱼眼，是推动生长发育特别是生殖繁育的内在基因，黑鱼中的白眼，是阴长发展的内基，或称阴中之阳基，阴赖阳的生化和推动发展，这是阴赖阳的自我调节的主要方面。前人早有明训，指出：孤阴则不生，独阳则不长。张景岳在《景岳全书·真阴论》中说："盖阴不可以无阳，非气无以生形也；阳不可以无阴，非形无以载气也，故气之生也生于阳，物之成也成与阴。"阴的生长既赖于阳，阳为奇数，阴为偶数，奇数属阳，偶数属阴。女子属阴，故女阴体特别是女性生殖发生发展有赖内在的阳奇数的基因有关。如遗传与变异的主要因子染色体，是由XX同一性染色体结合而成，同性仍为单体，故属奇数，因此推动发展亦在奇数，故《素问·上古天真论》提出了女性生殖发育以七奇数为依据，一七而肾气盛，齿更发长；二七而天癸至……月常以时下；七七而任脉虚，太冲脉衰少；地道不通，形坏而无子也。白鱼中的黑眼，白代表阳，以阳为主，表示阳长的状态。

而黑眼代表阴，是阳的化生和发展的内在基础，或称阳中的阴基，男子为阳，男阳体特别是男性生殖发育与阴偶数内在基础有关，故遗传的主要因子染色体，是由XY两性染色体结合而成，属于偶体，故属偶数。故《素问·上古天真论》提出了男性生殖发育与八偶数有关，说明阴阳互根是调节阴阳的主要所在。

2. 黑白双鱼

表达了阴阳的动态变化。太极阴阳鱼图，其中黑白鱼头尾相接，形象地表明阴阳的动态变化。即阴阳的统一性，亦称互根性；另一方面，阴阳的对抗性，即消长性，阴阳正是在互相拥抱，互相渗透，互相统一的基础上，又互相对抗，互相消长，推动生殖机能的发展。动是主要的，静是相对的、暂时的，如鱼之游动，月经周期的演变，正是阴阳互根消长的结果。经后期阴长阳消，出现对抗状态，推动经后期向前发展，经间期重阴必阳，开始由阴转阳的运动，转化时的运动是明显的，有时甚至是激烈的，经前期阳长阴消，又一次出现阴阳对抗状态，推动经前期的向前发展，行经期重阳必阴，开始由阳转阴的运动，转化时的运动是激烈的，通过激烈的转化运动，然后又进入经后期，又开始阴长阳消的对抗运动，结束本周期，开始新周期的运动。消长为了转化，转化才能更好地推动消长，所以转化者，是互根统一的反应，消长者，又是对抗运动的必然，没有消长对抗运动，就没有转化统一的节律变化，因此，也就不可能形成健康的月经周期节律。但是在消长转化的阴阳运动过程中，由于生活情志活动中常有太过不及的影响，导致阴或阳的某一方面不足或有余，正是依赖互根消长的双重关系，加以自我调节，达到康复，类似黑白双鱼健康地运动在太极统一图中。

3. 太极阴阳鱼图及图中S状分界线

表示了整体的平衡性和局部的不平衡的生理变化。阴阳在太极图中所示黑白双鱼的对等性，表示阴阳在总体上必须保持其平衡性，所谓“阴平阳秘，精神乃治”。但是在具体的运动过程中，又是此消彼长，或彼消此长的不平衡状态。图中S状划线，正是体现了阴阳之间消长的不平衡状，月经周期的演变，亦正是体现了阴阳总体上的平衡性与具体局部上的不平衡性。一般来说，月经一月一次，经常不变，总体上是由阴半月阳半月所组成，亦正由于此，阴阳尽管在局部变动中反应缓慢和快速，消长的不平衡达到生理限度，但必然受总体平衡的制约，使之处于正常的运动过程中。具体地从月经周期演变说，经后期阴长阳消，以阴长为主，开始出现阴多阳少的不平衡状态，随着经后期的发展，则阴越长阳越消，不平衡的状态，日益显著，至经间排卵期，阴长已达重阴，阴阳之间的不平衡已达生理限度，故重阴必阳，出现节律性的变化，正由于这种节律性的变化，推动重阴转阳，开始阳长。所以经间排卵期的转化，实际上是阴阳运动的必然。因为阴阳消长的不平衡，已达到生理的限度，如不行转化，必将进入病理，影响健康，因此转化使重阴下泄，让位于阳，乃是阴阳运动自我调节的必然，亦是纠正不平衡状态的必须。经前期开始阳长，阳长则阴消，又将出现阳多阴少的不平衡状态。随着经前期的发展，阳越长阴越消，阳多阴少的不平衡状态，日益显著，在这里，我们还必须指出，阳长较阴长为快，此与阳主动，性刚急躁有关，因此阳长至重，实际上较阴长快得多，可用测量基础体温（简称BBT）观察高温相变化，一般在高温相第6～7天时，阳长已达重，重阳缘何不转，我们认为此与阴阳总体平衡的阳半月的要求有关。行经期重阳必阴，由阳转阴，亦是阴阳运动发展的必然，如不加以调节，如不纠正这种阳多阴少的不平衡状态已达生理限度，除妊娠外，将进入病理状态，形成病证。所以我们认为，在月经周期中的阴阳消长运动，是推动月经周期发展的主要方面，但总体上必须保持相对性的平衡，当阴阳消长达到重阴重阳的不平衡极限时，必须进行调节，以纠正这种不平衡状态，达到新的暂时的平衡，从而也维持总体性的平衡，亦即是维持健康的月经周期。

4. 太极阴阳鱼圆图

还表明阴阳运动的总规律。我们认为：太极阴阳鱼圆图，的确是表明了阴阳运动是圆周性的，称之为圆运动，易学上称为圆道。而月经周期中的阴阳消长转化的演变，完全符合圆运动规律。行经期，重阳必阴，排出经血，阳气下泄，让位于阴长，所以行经期既是周期的结束，又是周期的开始，经后期阴长阳消，推动经后期的发展，经间排卵期阴长至重，重阴必阳，阴精泄出，让位于阳，开始阳长，阳长则阴消，进入经前期，阳愈长阴愈消，推动经前期向前发展，行经期重阳必阴，又进入新周期的阴阳消长转化运动，又经历两个消长期，两个转化期，先阴后阳，由阳至阴，既是结束，又是开始，循环往复，如环无端，呈圆周运动，从月经初潮到绝经期，一次又一次的循环往复，但一次又一次向前发展，一次又一次地有所提高，直至衰退为止。而且在圆周运动中出现两次明显的节律变化，即重阴转阳的经间排卵期，及重阳转阴的行经期，有如太极阴阳鱼图的黑白双鱼首尾交接处，是阴阳运动中转变性质的重要时期，也是我们今后需要进一步研究的方面。

5. 太极阴阳鱼图中的曲线

表示了阴阳运动的特点。在太极阴阳鱼图中所示黑白双鱼的S状分界线，不仅表示阴阳的互相渗透，互相拥抱，互相对抗，互相消长的一面，而且还表示阴阳运动的特点，即波浪式运动，有起有伏，有高有低，有慢有快，有时甚至突然上升。之所以出现这种波浪式曲线运动，正如太极阴阳鱼图所示，阴阳渗透拥抱下的消长运动由小到大，由慢到快，均取决于阴阳双方比重的发展，《傅青主女科》说得对："是阴之中有阳，阳之中有阴，所以通于变化"，在发展过程中可出现阴少阳多，或阴多阳少的初中期消长变化，到了消长中后期，还可出现阳中有阳，阴中有阴的接近重阴变化，这亦充分提示了阴阳运动中的复杂性和多样性。

最后，我们还体会到，太极阴阳的自我调节，与现代医学所描述的卵巢内分泌激素，即雌、孕激素的周期性变化，以及微量元素中锌、铜的周期性变化，还包括相互间的协调平衡，有着近乎一致的地方。因此，通过现代医学的微观检验，有助于进一步观察月经周期中阴阳消长转化的实质所在，更有利于认识和分析月经周期的变化。

（二）心—肾—子宫生殖轴的主调作用

心—肾—子宫生殖轴，不仅在月经周期中对阴阳消长转化的节律性有着主调作用，而且对自然界圆运动生物钟也有适应功能，心—肾—子宫生殖轴是基于后天八卦所提出，因此，我们在阐明心—肾—子宫轴的重要性外，还必须阐明后天八卦的运用及其有关的奇偶数律的重要和特异性等。

1. 子宫

子宫的调节作用，主要在于藏泻功能，藏为了泻，泻为了藏，藏之固，泻之利。行经期行泻的作用，依赖排泄经血，泻除有余，让位于阴长，如泻之不足，重阳排泄不利，所谓留得一分旧，影响一分新生，阴长不利，势必影响子宫之藏。故行经期之泻，主要是阳长至重，重阳必阴的阴阳运动的结果。但亦与子宫的局部调节有关。因为子宫加强收缩，可以“完全干净，彻底全部”排除有余，以利于阴长新生，经后期阴长为主，子宫行藏的作用，只有藏之坚固，才利于阴长的发展，经间期重阴必阳，子宫开放，行泻的作用，排出精卵，让位于阳，泻之正常，排卵顺利，才能开始阳长，如若泻之不利，亦将影响阳长，经前期阳长为主，子宫又必须行藏的作用，藏之良好，才有利于阳长的运动，所以藏是为了阴阳的滋长，泻是为了阴阳的转化。根据现代医学的认识，子宫内膜细胞的分泌功能对生殖生理起着调节作用。当阴阳滋长有所太过时，子宫行藏中之泻，排除有余，当阴阳滋长有所不足时，子宫藏之坚固，亦有一定的弥补阴阳不足的一面，藏亦寓有“生”的意义；转化期重阳重阴亦有太过不及的情况，亦赖子宫泻之彻底，或泻中有藏，以纠正阴阳不正常的偏颇，使之适度，以保持阴阳消长转化的正常进行。

2. 心肾交合

心肾交合，是调节阴阳运动的主要所在。阴阳实际上指天癸与肾有关，而生殖之精，藏之于肾，所谓肾藏精，为生殖之本，内寓元阴元阳，亦包括天癸（癸水）之阴，有滋养生殖之精（卵）的作用，精卵的发育成熟，全赖肾阴癸水以养，而精卵的排出，亦赖阴长至重，重阴必阳的转化，始能排出，排出后，癸水中阳开始长，温煦子宫，迎接精卵着床开始生长发育。所以阴阳消长转化的运动，以及精卵的排出，必须建立在心肾统一互相协调的基础上，才有可能。心包括脑，是神之所在，前人曾有“脑为元神之府”，心脑居上焦属火，为君主之官，不仅主宰一身血脉之运行，而且还有统领五脏六腑的作用，肾居下焦，属水，所以心肾相交，上下合一，升降协调，水火相济，精神互依，组成体内调节阴阳主宰生殖的轴。此外，心肾相交，还可通过少阴经脉上的联系发生，因为心肾同属于“少阴经脉”，根据有关的经络记载，足少阴肾经，通过脊柱入内的经脉，属于肾脏，联络膀胱，直行的经脉，从肾向上通过肝脏和横膈，进入肺中，沿着喉咙，挟于舌根部，从肺分出的支脉，联络心脏，流注于胸中，因此，可以看出，通过足少阴肾经把心肾紧密联系在一处。另外，肾藏精而主骨髓，精能生髓，髓通过背脊骨腔上达于脑，脑为髓之海，又为元神之府，精通过髓与神发生关联，而神为心脑所藏，神可以驭精，精可以养神，精神互依，精神合一，才能保持正常的生育节律。根据我们的体会，肾阴天癸，还有着滋养心脑血管的作用，所谓“五脏之阴，非此不能滋”，此即指肾阴天癸，而心脑血管神明，反过来有安定秘藏肝肾阴精和天癸的作用。明代薛己在《校注妇人良方》“精血篇”后说：“肾乃阴中之阴也，主闭藏者，肝乃阴中之阳也，主疏泄者，然而二脏皆有相火，其系上属于心，心火一动，则相火翕然而从之，所以丹溪先生只是教人收心养性，其旨深矣。”

3. 后天八卦，以坎离为中心，推动和调节阴阳运动及其变化的规律

相传由周文王所制，故又叫“文王八卦”，它的产生，是取象的结果，所谓“取象比类”，是古人采用的一种形象思维方法，八卦的产生与“仰则观象于天，俯则观象于地……近取诸身，远取诸物”，说明易学八卦，是从具体事物概括出来的，卦象产生后，不再代表个别具体物象，可概括同类事物，卦象被看成抽象的逻辑符号，帮助人们以“类族辨物”，既别其异，分析事物的特性，又统其“类”，概括事物的共性，是对宇宙、自然、人体全息现象的抽象概括，是天、地、人三才统为一体的精辟阐述，亦包括天干地支的运气学说在内，不仅用它解释推演体内阴阳消长转化的节律，而且运用它推演整个自然界生物钟运动规律及其对人体内部的影响。见下页图。

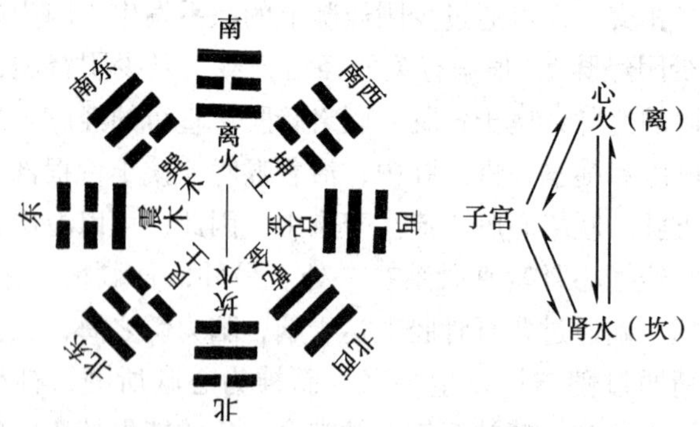

从下页图可以看出，后天八卦是以离坎为中心，而心肾子

宫生殖轴也是以心肾为主，离居南方属火，心亦属火，坎居北方属水，肾亦属水，所以坎离既济，心肾相交，推动和调节阴阳运动和变化规律，如《素灵微蕴·胎化解》中说：“知天道则知人道，男子应坎，外阴而内阳，女子象离，外阳而内阴，男以坎交，女以离应，离中之阴，是为丁火，坎中之阳，是为壬水。阳奇而施，阴偶而承，丁壬妙合，凝蹇而成……阳中之阴，沉静而降，阴中之阳，浮动而升。升则成火，降则成水，水旺则精凝，火旺则神发，火位于南，水位于北，阳之升也，自东而南……阴之降也，自西而北……气以煦之，血以濡之，日迁月化，潜滋默长，形完气足，十月而生，乃成为人。”《景岳全书·妇人规》中亦说“故阳生于坎，从左而渐升，升则为阳而就阴，阴生于离，从右而渐降，降则为阴而渐晦，此即阴阳之用也，千变万化。”《医学入门·妇人门》中更清楚地说明与月经关系“男子以气为主，坎水用事……女子以血为主，离火用事，故血盈而经色红”。《傅青主女科》虽未提到后天八卦的名称，但在“调经”、“种子”门中所提出的“既济之道”，“水旺则血旺，血旺则火消，便成水在火上之卦”，“古昔圣贤，创呼经水之名者，原以水出于肾，乃癸干所化，故以名之”，“必阴阳协和……否则否矣”，否则否塞不通，阴阳相格拒也，否亦为六十四卦中的卦名。唐容川在《周易详解》中说：“每月以五日为一候，以一候应一卦，除去坎离，其余六卦，以应六候，所以除去坎离者，离为日，坎为月，日月乃其本体，故坎离不应候也。”唐氏将月经与月相的卦候相合。可见历史上凡具有临床特色的妇科医学家，均重视八卦在月经周期及生殖中的应用。再从天癸来看，其命名意义，就有八卦内涵，前人陈良甫指出：天谓天真之气，癸谓壬癸之水，壬为阳水，癸为阴水。《女科百问》也指出：“壬癸北方水干也”。壬癸是天干中北方水干之名，北方水位亦属坎位，因此，亦与八卦有关。但天癸虽来源于体内，与先天肾阴有关，但亦与后天脾胃有关，正如《医宗金鉴妇科心法要诀》中说：“先天天癸始父母，后天精血水谷生。”天癸所致阴阳消长转化运动，是在血内达冲任子宫处进行，并受先天遗传、地理环境、生活习惯等因素的影响，在总体上与自然界生物钟保持一致性，但又必然形成个体内部的特异性节律，即“7、5、3、(9)”奇数运动律与“2、4、6、8”偶数运动律，但女子以阴血为主，所以“7、5、3、(9)”奇数律更为重要。

“7、5、3、(9)”奇数律，在八卦应用中占有重要地位，在临床上应用颇广。女子属阴，阴赖阳奇数以活动，以变化。奇数者，是指“1、3、5、7、9”，偶数者，是指“2、4、6、8”。阳赖阴偶数以活动，以变化。1为奇数中的初数，即为起码数，一般无特殊意义，故常舍之。9数为3的倍数，常为3数所代，故临床上用之较少，所以常用的奇数是“7、5、3”。7数律，首先载于《素问·上古天真论》指出女性生殖发育过程与7数有关，二七而经行，故有子，七七而经绝，故形坏而无子也。张景岳在《类经·脏象类》中说：“女子属阴，当合阴（偶）数，而今女反合七……盖天地万物之道，惟阴阳二气而已，阴阳合作，愿不相离，所以阳中必有阴，阴中必有阳，儒家谓之互根。”但早在王冰注释这段经文女子七数律时说“少阳之数次于七，女子为少阴之气，故以少阳之数偶之”。七数既为少阳数，少阳与厥阴为表里，故7数外为少阳，内属厥阴（肝），因此，7数律就表示内厥阴（肝）外少阳的个体生殖特异者，以7数为其运动节律。5数，最早见于《尚书·洪范》以及《汉书·五行志》，五行分类亦见于此，并进而指出“土为万物之母，土者，万物所资生也”，又说“土为生数之祖，故生数成数皆为五”，《河图》、《洛书》皆指出了五数分类法的重要性及其与土的关系。土有阴阳，阳土属阳阴胃，阴土属太阴脾，因此，5数律就表示内太阴（脾）外阳明的个体生殖特异者，以5数为其运动节律。3数，见于《素问·阴阳类论篇》“所谓三阳者，太阳为经”。吴昆在《素问·阴阳离合论》后注释说：“然太阳者，三阳也，其义曰开，为阳之表。”可见太阳为三阳，序数为3，外属太阳，内属少阴（肾）；又据刘河涧所著《素问病机气宜保命集》中指出：天癸未行，天癸既行，天癸既绝的初中末三个时期，亦属于3数分类法 ，考天癸与足少阴肾有关，因此，3数律就表示内少阴（肾）外太阳的个体生殖特异者，以3数为其运动节律。“7、5、3”奇数律在妇科临床上应用极广。首先是应用在女性生殖发育过程的分类。7数律，即将女性过程分为7个时期，一七肾气盛，齿更发长；二七而天癸至，任脉通，太冲脉盛，月事以时下，故有子；三七、四七、五七、六七、七七任脉虚，太冲脉衰少，天癸竭，地道不通，故形坏而无子也。5数律，即分为少女、青春、壮盛、更年、老年五个时期。3数律，即分为天癸将行、天癸既行、天癸将绝和既绝三个时期。在初潮年龄时，也反映出“7、5、3”奇数律的不同，7数律：一般二七之年，即14岁；5数律，有二五即10岁，三五即15岁；3数律有：三四即12岁，三五即15岁，甚则还有三六即18岁，三三即9岁。在绝经年龄时，同样存在“7、5、3”奇数律的差异，7数律，一般七七之年即49岁，也可能六七42岁，七八56岁；5数律，一般45岁、50岁，但也可能延续到55岁，甚则60岁，也可能提早到40岁。3数律，一般42岁、45岁、48岁、51岁，但也可能延续到54岁，57岁，极少数可到60岁，也有极少数提前到39岁等。在月经周期的演变过程中，除经前期属阳以偶数律外，其他行经期、经间排卵期，尤其是经后期，均与“7、5、3”奇数律有关，具体内容将在有关项目中详述。根据我们的认识，月经病证的诊断以及疗效标准，亦应按照“7、5、3”奇数律加以判定。在胎产的生理演变中，亦有着“7、5、3”奇数律的重要意义，如妊娠期的50天、70天、90天，90天即3个月，以及5个月、7

个月，是胎儿生长发育的节律时期，稍有不慎，易致病证，甚则流产。产后3～5天，由于产创失血所致阴虚阳旺的反应，如低热、头晕、出汗等逐渐消失，一周内应完全消失，有些地方曾有产后一周内不宜服人参的禁忌，产后2～3周内恶露干净，子宫复旧，30到50天基本康复，谓之小满月，70～90天，即3个月，谓之大满月，整个产后康复期结束。但经前期属阳，以阳长运动为主，阳赖于阴，其阳长运动更赖于阴，阴为偶数，所以经前期的阳长运动出现偶数律，偶数者，即“2、4、6、8”其中“2”更为重要。我们在临床上应用测量基础体温（简称BBT），观察BBT所示高温相的变化，以了解阳长运动的生理变化，的确亦发现偶数律的现象，一般BBT高温相维持而且稳定在12天，或达14天，少数人可达16天，个别的甚至可达18天，有其规律性。如其人12天或14天高温相者，超过16天高温相者，要考虑早早孕存在的可能，超过18天高温相者，可以初步诊断为早早孕。在经前期所出现的一般性的乳房胀痛反应。作为女性生殖器官组成部分的乳房，也与后天八卦有关。其经前期乳房胀痛也存在“3、5、7”奇数律现象。而且乳房胀痛部位，根据我们临床观察，常发生在外上、内上象限，正好对应后天八卦上的兑、坤、离、巽四个卦，也称四阴卦，坤——老母（也称老阴），巽——长女（也称长阴），离——中女（也称中阴），兑——少女（也称少阴），经前期阳长赖阴，所以出现偶数律的现象。但乳房对应四阴卦，亦属阴体，因此出现阳奇数的活动反应，此乃阳中有阴，阴中又有阳的生理演变复杂性。甚则还可以见到阴中有阴，阳中有阳，奇数中还有奇数，偶数中还有偶数的更为复杂的八卦现象。

综上所述，心、肾、子宫生殖轴的系统调节，包括坎离既济为中心的阴阳运动，才能全过程地把阴阳消长转化的月节律维持在正常水平内。子宫虽有着一定的自我调节作用，但主要还依赖于心肾交合下的作用，阴阳消长已达重的时候，必须行子宫之泻，排出有余，迎接新生，以纠正重阴重阳生理不平衡的极限，调整在新的动态平衡下，子宫之泻，虽有子宫本身的作用，但主要还在于心脑之动，下达子宫开放的讯号后始有可能，当排出有余后，子宫空虚，发出讯号后，由肾协助子宫行藏的作用，藏则有利于阴阳之长消，长至重，再由子宫包括冲任在内发出讯号给心脑，心脑之动，又主宰子宫之泻，泻后再由肾脾协助子宫之藏，这就是子宫与心肾之间纵向的正负反馈作用，也是生殖生理调节的主轴。

（三）任督循环圈的调节

任督冲三脉，内起于子宫，与胞脉胞络相连，外始于会阴，一源而三歧，督向后行，循背脊上行，在大椎穴与诸阳经交会，再循环颈项至颠顶，复向前下行，终于口唇，任脉向前，循腹上行，在曲骨、神厥、关元穴与诸阴经交会，上行至胸中，又至咽喉，冲脉行中，上行至咽喉，与任脉相会合，任脉又上行环绕唇口，络于下唇龈交穴，或再分行止于两目中央，形成任督循环，并得到阴阳维、阴阳跷的支持、沟通和维系，在心肾交合下，口闭目瞑，阴阳交会，不仅直接调节子宫冲任阴阳相对性平衡，尤其是协助心肾调节生理生殖轴的阴阳消长转化节律，以维护月经周期节律，保持正常的生殖节律。

（四）肝脾气血的升降调节

肝、脾、气血通过两个方面对心、肾、子宫生殖轴的阴阳消长进行调节。一是通过升降疏泄，协助心肾交合，以调节阴阳的动态平衡。肝者，体阴用阳，肝体之阴血与肾之阴精密切关联，在五行上是母子之脏，在精血关系上是乙癸同源，所以肾阴癸水，实际上包含肝阴的成分。《傅青主女科》在“调经”门中所指出的“肾中水火俱旺”、“肾中水亏火旺”所用的清经散、两地汤，实际上俱是肝肾并治，这不仅是乙癸同源，精血并治的意思，亦体现女性以血为主，血中补阴，母子相生的双重关系。肝在用阳方面，有着疏泄的作用，所谓疏者，升也，泄者，降也，肝气的疏泄作用，除了协助脾胃升清降浊的消化功能外，还有协助心肾的交合作用。《傅青主女科》在“经前大便下血”的方药后注释说：“不知肝乃肾之子，心之母也，补肝则肝气往来于心肾之间，自然上引心而下入于肾，下引肾而上入于心，不啻介绍之助也”，此使心肾相交之一大法门，不特调经而然也。脾胃居于中焦，为升降之枢纽，心居上焦，属火，肾居下焦，属水，心肾相交，水火相济，有时需得到脾胃升降的协助。前人曾有“心肾相交，需得黄婆为之媒合”之说，黄婆者，即指脾胃中土而言。除心肾相交外，冲、任、督、带等奇经八脉间的升降，亦必须得到肝脾的协助。才能达到和维持正常。二是通过气血之间的活动，纠正阴阳消长运动中的太过和不及，以保持阴阳运动的动态平衡。气血之间的活动，主要在于肝脾的支持。特别是气血之间的协调，更有赖肝脾之间的协调。阴阳的消长转化运动，是在血中进行的，如阴阳有所不足，可得气血的支持而补充之，阴阳消长有余时，气血加强活动而泄之，当阴阳长消到高度时，又须通过气血的较大活动，促进转化，纠正不平衡的限度，达到新的平衡，从而也保持了正常的月经周期节律和生殖节律。

四、月经周期中四期的生理特点

月经周期是由行经期、经后期、经间排卵期、经前期所组成，四期的生理特点不同并分述如下。

（一）行经期的生理特点

一般来说，月经周期已届行经期，阴道见红，经水由少见多，色质等符合经期要求，基础体温（下称 BBT）由高温相下降。行经期的到来，亦意味着本次月经周期的结束，新的周期已开始。排出经血，固然表示行经期的到来，但经血之所以排出，又是一系列生殖机能活动，特别是阴阳消长转化，从相对性平衡到不平衡，从不平衡的极限调节到平衡的结果。显示出子宫在行经期间的排泄作用，冲任行通达的作用。泻者，子宫口开放，通过收缩，行排泄作用，通达者，冲任经血下行也，从而排出经血。因为排出经血与冲任脉的关系很大，故历来妇科书籍只提冲任经脉，不提子宫者，此理也。冲任脉包括督脉内始于子宫，胞脉胞络也主持经血排泄，所以胞脉胞络实际上就是冲任经脉循行布络在子宫内者，子宫开放，子宫收缩，推动胞脉胞络排出经血。但经血排泄之所以有定时定量者，与子宫泻中有藏，以及冲任胞脉胞络之通达与约制功能有关。而月经之规律性来潮者，首先与阴阳消长转化的周期节律有关，下面将分别论述之，目的在于探讨生理，预防疾病，提高机体能量，建立健康的月经周期。

1. 排泄经血及经血内含实质

月经来潮，排出应泄之经血，目的在于除旧生新，这是新陈代谢之必然。我们认为，月经周期中三个时期，均存在初、中、末三个时期，行经期亦不例外，行经初期，是排泄经血的早期，也是开始发动时期，与经前期相连，行经量少，或很少，色淡红，质地稀，常伴有小腹胀痛的感觉，时间短暂，一般 1 天，有的仅半天，偶有 1 天半到 2 天；行经中期，是排泄经血的高峰时期，一般经量多，色红或紫红，质地稍粘稠，或有小血块，是除旧的主要时期，经血的排泄是否通畅，是否顺利，主要体现在这一时期，一般 1 ~ 2 天，亦有达到 2 天半或 3 天的；行经末期，是排泄经血的结束时期，也是生新的开始时期，因为除旧务必彻底，一般不能有丝毫残留，留的一分瘀，影响一分新生，此所谓祛瘀即是生新。因行经末期较之行经早、中期有所延长，一般 1 ~ 2 天，但有达到 3 ~ 4 天，甚则有达 5 天。但行经末期是一个除旧生新的交替错杂时期，既要排出残余之旧血，而且有此残余之瘀，留存于子宫角落处，有的由于子宫发育异常及位置不正，如前后屈曲，致使排瘀较难而有所延长，但生新奠基已经开始，不容忽视，实际上行经末期与经后期相连，生新在一定程度上已占主要地位，子宫内大部分排泄处开始生新，为经后期奠定基础。

经血内含实质，一般认为：排出经血自然以血为主，乃肉眼所能见，故前人提出“女子以血为主者”，此意也。但我们认为，经血并非全是血的成分，含有多种因素，而且是重要的。曾经有人认为月经即天癸，至今还有人应用癸水、癸汛代月经为名者，虽有欠妥之处，但的确对经血内涵提出了重要的见解。今天，我们借助现代医学的手段，从微观方面观察到排出经血的内涵。虽有血液，但主要的是晚期分泌的子宫内膜、液体、性激素等多种物质，而排出经血主要与子宫内膜的分泌脱落有关。《素问·上古天真论》中指出：肾气盛，天癸至，是月经来潮的前提，肾气衰，天癸竭，月经将闭止不来。清代《傅青主女科》指出：“经水出诸肾”，肾水足则经水多，肾水少则月经少，把月经的多少，纳入到肾水的范围。因此，我们认为经血的内容主要是肾水类物质。再析，月经来潮的目的，在于有子，繁殖下一代。《灵枢·决气》云：“两神相博，合而成形，常先身主，是谓精。”《灵枢·经脉》亦云：“人始生，先成精，精成而脑髓生。”可见有子在于生殖之精，现代医学谓之卵泡卵子，在天癸、肾阴的滋养下，发育成熟，排出后与精子结合，始能受孕，如不能受孕，败精化浊，浊精在腹腔内被吸收，但随之产生的水湿津液，将随经血而排出，至于子宫内的内膜组织，朱丹溪在论述经闭病理时说：“痰脂下流于胞门，闭塞不行。”虽没有明确指出内膜组织，但对痰浊脂膜，基本上视作一体，一般与阳气有关，在阳长的前提下逐步溶解，但其残余者，需随经血排出。综上所说，我们认为经血内含肾阴癸水、脂膜、血液，以及水湿等物质，其中脂膜组织有一定的活性，并非全是死瘀。此外还有气火，天癸中的阳水等所含微细物质，非肉眼所能见。所有这些物质，已属陈旧性者，必须排出，以利于生新。

2. 重阳转阴的特点

所谓重阳者，是指阳长达到高水平。重者有双重或重叠之意，说明有双重或双倍的阳，实际上阴中之阳，即精卵发育成熟所产生的壬癸阳水，以及气中之阳均处于高水平，但根据临床观察，天癸之阳水实际上已下降，但气中之阳仍维持高水平以应太极阴阳钟阳半月的要求，阳长至重已达阴阳消长不平衡的生理限度，如不通过转化，排除有余之阳，达到新的相对平衡，则将破坏生理状态，导致病理变化。重阳必阴，转化开始，转化者，气血显著的活动也，心、肝、子宫包括冲、任、胞脉胞络皆动，心肝协助子宫活动以行泻的作用，冲任胞脉之动以行通达作用，从而排出经血，但不仅排出经血，更为重要的是排泄阳气，纠正阴阳之间的不平衡状态，让位于阴。所以月经之是否到来，以及经血之能否顺利排泄，前提还在于阳长是否达重，重阳才能顺利转化，转化必须重阳。但重阳者，亦必须要有阴的支持，阴长阳生，乃互根互长之理，阳长而阴有所不足，则重阳的基础不实，转化时亦必有所影响，转化后阴长不及可致病理变化，即月经来潮后，阳随血泄，让位于阴，阴不能长，不仅使行经末期子宫内的修复延缓而出血延长，而且对纠正后维持阴阳间的相对性平衡带来不利。《女科经纶》引陈良甫曰："女子二七而天癸至，天谓天真之气，癸谓壬癸之水，壬为阳水，癸为阴水，女子阴类，冲为血海，任主胞胎，二脉流通，经血渐盈，应时而下，天真气降，故曰天癸，常以三旬一见，以像月盈则亏，不失其期，故名曰月信。"古人限于条件，不可能从血中观察到天真气降及壬为阳水，癸为阴水等物质。我们今天借助现代医学微观手段，不仅观察到此类物质，而且还有更多激素和微量元素等周期变化，同时以临床反应中亦观察到与此有关的胸闷烦躁，乳房胀痛等随经血排出而消失，BBT 从维持的高温相下降 0.3℃ ~0.5℃，达到原有的低温相水平，从而更好地认识重阳转阴，调节平衡的行经期生理特点。由于每个人的禀赋不同，环境地区不一致，营养、工作、生活之有异，因此所谓重阳转阴尚存在比较而言的高、较中、较差的差异性。

高水平的重阳转化：一般来说，高水平的重阳，此指重阳充盛者，亦包括有充实的阴，其转化相当顺利，转化后阴长基础亦好，不仅反应月经周期时数律的规律性强，而且可以经受较强的内外因素的干扰，包括环境、生活、气候的改变，以及精神因素的刺激，这是一种很健康的月经周期，包括行经期的健康。较中水平的重阳转化，一般亦包括较中水平的阴，其转化亦较顺利，月经周期及行经期的时数律亦较规律，亦可经受一般内外因素的干扰，包括寒热、环境、精神等改变，不至于影响行经期的排泄及时数的正常，但对较剧的因素，将会有所影响，尽管如此，仍为较健康的月经周期，包括行经期。较低水平的重阳转化，一般亦包括较低水平之阴，其转化有时顺利，有时欠顺利，有时 1 次转化不成功，需 2 次转化，或见经前期少量漏红，月经周期有时正常，有时欠正常，而且容易受外界因素的干扰出现月经周期的失调，虽然亦属于正常的月经期演变，实际上是属于一种亚健康的月经周期，包括行经期。

3. 圆运动生物钟节律

月经周期的规律性变化，是与圆运动生物钟的整体规律有关。圆运动生物钟，又可称为太极阴阳钟，包含两个内容，一为圆运动，易学上称为圆道，是指终而复始，始而复终的圆周运动，宇宙间普遍存在这种运动，人体内部也不例外；一为生物钟，指事物运动有着明显的节律变化，并有时间光照的特点，生物包括人体在内所存在着的时间光照节律变化，称为生物节律，又称生物钟。月经周期从行经期开始，但也是上一次周期的结束，旧的结束，新的开始，除旧迎新，新周期的运动开始，进入经后期，阴长阳消，阴长至重，重阴必阳，引起明显的转化活动，进入经间排卵期，因为重阴转阳的结果排出卵子，目的在于纠正阴阳消长运动中不平衡已达极度的状况，亦是一次明显的节律变化，转阳后进入经前期，阳长阴消，阳长至重，重阳必阴，又一次引起明显的转化活动，进入行经期，重阳转阴的结果排出经血，目的仍在与纠正阴阳消长运动中不平衡达极度的状态，又是一次明显的节律变化，以保证圆运动的健康进展，然后再进入经后期，再一次开始新周期的圆运动变化，终而复始，始而复终，循环往复，如环无端，一月两次定时的显著节律变化，完全符合太极阴阳钟的变化，从 14 岁左右开始，到 50 岁左右结束，一次又一次月经周期运动，把女性生殖机能推向发育的高峰和衰亡，在开始发育阶段和行将绝经时期，由于肾气初盛和衰退，天癸将至和将竭，月经周期运动和生物钟节律有所失常，但已形成的圆运动总体规律依然存在，在总体规律推动下，仍然有不正常的月经周期。我们发现，在健康的育龄妇女建立了月经周期的节律后，在一年中偶有一次或两次无排卵的月经周期，除经量有所减少外，其他均正常，可不作疾病论。李时珍在《本草纲目·论月水》中指出“女子，阴类也，以血为主，其血上应太阴，下应海潮，月有盈亏，潮有朝夕，月事一月一行，与之相符，故谓之月信月水月经。”说明月经周期的变化圆运动生物钟与天、地间的变化运动相一致，并受其影响，故亦有人提出月经周期的变化是“血海盈亏规律”。我们在临床观察中，的确亦发现相当部分的女性月圆时适逢经行，一般表现经量多，情绪烦躁，也可印证受外在规律的影响，但是人类受遗传、气候、环境等影响，每个人的内源节律颇不一致，反映了个体的特殊性，经我们临床的长期观察，其内在的特殊性规律，有着“3、5、7”奇数律的不同。兹分析如下：

行经期的时数律，非常重要，不仅有关行经期的除旧迎新，而且也有助于推导经后期和经间期的生理演变规律。每一个女性的行经期及其时数不一致，但也有一定的规律，我们曾经随机统计过不孕症功能正常、周期节律正常者30例，要求连续3~5个月经期作为统计对象。结果：行经期3天的占5例，属于3数律；4天的占4例，其中1例与5数相交替：行经期5天的占10例，属于5数律；6天的占1例，7天的占8例，属于7数律，其中2例与5数相交替。虽然统计的数量尚不够多，但已可看出“5、7、3”奇数的重要性。5数律一般行经初期1天。中期1~2天，末期2~3天；7数律一般行经初期1天，偶或1.5~2天，中期2天，亦或达3天，末期3~4天，亦或达5天；3数律一般行经初期1或半天，中期1天，末期1天或1.5天。明确时数律，对调治有一定意义。此外，我们还发现月经周期有前后3天，即27~33天者，前后5天，即25~35天者，前后7天，即23~37天者，但必有规律者，在疗效评定中，有需连续3个月者，有需连续5个月者，甚则需7个月连续正常者，才能算作痊愈。这亦反应了个人“3、5、7”内源特殊性规律运动。

（二）经后期的生理特点

经后期，是指行经期结束，至经间排卵的一段时间，又称为经后卵泡期，偶亦有血海增盈期之说。在这一段时间内开始阴长阳消的变化，阴长奠定物质基础，推动月经周期的演变。

1. 血、阴、精的内含及相互关系

月经的来潮，必然要损耗一定的血液，此乃肉眼所能见。所以前人凭肉眼所及，论述了因行经所致的经后期偏虚的观点，并指出经后期之虚，乃血虚也。女子以血为主，也是从月经来潮的现象观察所得。血藏之于肝，生化于脾胃，汇聚于血海，血海的盈亏规律，即是月经来潮的规律。由于每月行经，故女子有余于气，不足于血，体内常呈血少气多的状态。血与月经的关系极大，但我们认为，血固然与月经有关，但必须在

“阴”即天癸的前提下，始能体现血的重要性。《素问·上古天真论》指出：“天癸至……月事以时下”，“天癸竭……月经闭止”。近代名医罗元恺亦指出天癸者，是一种液体的物质，非肉眼所能见，溶于血中，他引用《景岳全书·阴阳篇》所说：“元阴者，即无形之水，以长以立，天癸是也。”与现代医学中所谓生殖系统之内分泌激素，尤其与雌激素相一致。天癸即元阴，是无形之水，实际上与肾阴（水）亦相一致。故《傅青主女科》在月经病证中，多处提到“经水出诸肾”、“肾水足则月经多”、“肾水少则月经少”，经水的多少与肾水的多少密切关联。无怪后人有称月经为癸水者，亦有其一定道理。肾藏精，为生殖之本。《素问·上古天真论》又指出，月经来潮的目的，在于有子，在于繁殖下一代。在《灵枢》有关受孕论述中，亦多处指出“精”乃受孕的主要物质。因此，血、阴包括天癸肾水，是为养“精”服务的。女子之精，即今之卵泡卵子，精（卵）在阴长的基础上发育成熟。阴长不仅通过血以养精，以促精之成熟，而且阴长亦有助于排卵。《傅青主女科》所制养精种玉汤，该方及药物给我们说明血中补阴，阴中养精，养精才能种玉的道理，同时又把血、阴、精联系在一处，是难能可贵的。同时，我们认为血、阴、精虽来源于先天肝肾，但需得后天水谷之滋养，同时在演变滋长的运动过程中，与心肾子宫生殖轴、任督循环圈、以及肝脾血等调节机能有关，不可忽之。

2. 阴长的形式与“7、5、3”奇数律的关系

根据我们的长期临床观察，发现经后期阴长有3个阶段。即早、中、末3个时期。经后早（初）期，与行经末期相连接，是阴长的开始阶段，阴的水平较低，阴道涂片可见角化细胞数值处于轻度影响，示雌激素低水平，带下很少。经后中期与早期相连接，阴长的水平已达中等度，阴道涂片可见角化细胞数值处于中度影响，示雌激素已达中度水平，一般应有白

带，数量上不多，质量上偏稀。一般来说，经后的早中时期较长。经后末期，与经间排卵期相近，是排卵期的前期，阴长水平已近重阴，阴道涂片可见角化细胞数值处于近高度或中高度影响，示雌激素已达近高水平。一般应有白带，或夹有很少量的锦丝状带下。B超探查可见卵泡卵子已接近成熟。在经后期中，此期较短，很快进入经间排卵期，因为本期与经间排卵期紧密相连，有时很难划分。此期在经后期中是比较活动的时期，是具有变化的动态前期，因为经后期属于阴半月的重要时期，阴以静为主，所谓静能生水，动则耗阴，所以阴长也是比较静的，其长消运动比较缓慢。但是当进入经后末期时，阴长的形式有所加快，或呈突然上升式。使阴长能达到或接近重阴。重阴者，虽然是经间排卵期的生理特点，但经后末期已近重阴。重阴者，含义有二，其一说明高水平阴中含有相对静止和相对动态的两种阴，正由于此，可以导致阴的变化。其二是含有重叠之阴，即内含两种以上的阴，就中医学范围来说，即包括高水平的阴，亦包括成熟的精，以及较多的津液水湿等多种物质，使阴长已达阴阳不平衡的极限，故必须通过经间期的激烈转化活动，来纠正这种不平衡状态。关于阴长的具体形式，我们在70年代时，曾经认为是一种呈斜线直线上升式的运动。即由经后初期的低到经后中期的中，再到经后末期的近高，都是在缓慢的上升。经长期临床观察，80年代到90年代，我们否定了这种观点，认为阴长呈阶梯式运动，即经后初期，阴长水平低，低水平滞留数日，再到经后期，阴长达近高水平，停留数日，进入经间排卵期，这种三阶段式上升运动，在实践深入中觉得也是欠妥的。近年来，发现阴长的形式是多种的，一般在经后初中期，阴长由低到中时，起伏波动，呈曲线上升式运动。到末期时，有的突然上升，有的也是曲线上升达到近高水平，这种起伏曲线上升或运动与“7、5、3”奇数律有着密切关联，兹分析如下。

（1）7数律：依据行经期7天且有规律来判定。按阴半月周期演变运动的要求，经后期亦应有7天，少数需要2个7天者，其阴长形式见表1。

表1 7数律阴长形式（d）

类别	经期	经后期
Ⅰ	7	3（低、起伏）—3（中、起伏）—1（近高）
Ⅱ	7	7（低、起伏）—2（低、中、起伏）—3（中）—2（近高）
Ⅲ	7	4（低）—4（低中）—4（中）—2（近高）

表中所列，是阴长的主要形式。其中经后初中期较长，阴长的低中水平亦相应延长而且起伏不定，末期较短，有的突然上升达近高水平。在临床观察中Ⅰ式比较多，有的初期低水平有所延长可达4天，有的中期中度水平时有所延长，早期缩短。Ⅱ或Ⅲ式比较少见，Ⅱ式是经后早期低水平时较长，Ⅲ式是经后中期中度水平时较长，其原因与生活中某些因素的干扰有关，但尚不致形成病变。如有实验室检查手段，可以观察雌激素的演变情况，或观察带下的数量质量变化，以了解具体的阴长形式。

（2）5数律：依据行经期5天而有规律者来判定。按阴半月周期演变运动的要求，经后期该有2个5天的相应数。但也有少数需3个5天者，其阴长形式见表2。

表2 5数律阴长形式（d）

类别	经期	经后期
Ⅰ	5	5（低、起伏）—4（中、起伏）—1（近高）
Ⅱ	5	5（低）—2（低）—2（中）—1（近高）
Ⅲ	5	5（低、起伏）—5（低、中、起伏）—3（中）—2（近高）
Ⅳ	5	7（低、起伏）—6（中、起伏）—2（近高）

从表2中可以看出，表中Ⅰ式是主要的，经后初、中期低

中水平期较长，近高水平短，虽然表中Ⅰ式列出低5中4，近高1天，但在低中水平时仍有起伏，亦可能出现低4中5的变化，近高水平之阴长，实已接近重阴，故与经间排卵期相连。表中Ⅱ式，精（卵）发育成熟早，所以阴长至近重也快，至经后第5天即突然上升进入经间排卵期。表中Ⅲ式、Ⅳ式，主要是阴长有所不及，亦可由生活上的某些因素干扰，或者是某些病证的恢复过程中见此。因此又需延后5天，月经周期超前落后5天，仍可不作病证论。Ⅲ式是经后中期中度水平期延长，Ⅳ式是经后初期低水平期延长。然后逐渐滋长，至经后末期突然增长进入经间排卵期。

（3）3数律：依据行经期3天而有规律者来判定。按阴半月周期运动规律要求，经后期该有4个3天的相应数，较“7、5”数律波动为多，因此阴长形式亦多，可见表3。

表3　3数律阴长形式（d）

类别	经期	经后期
Ⅰ	3	3（低）—3（低）—3（中、起伏）—2（中）—1（近高）
Ⅱ	3	3（低）—3（低中）—2（中）—1（近高）
Ⅲ	3	6（低、起伏）—3（低中）—3（中）—3（中、近高）
Ⅳ	3	5（低）—6（低、中、起伏）—3（中）—1（近高）
Ⅴ	3	1（低中）—1（中）—1（近高）

从上表可以看出，表中Ⅰ式是主要阴长形式，亦符合周期中阴长半月的生理要求，经后初中期较长，近高期短，初中期低中度水平仍有起伏。近高水平可能亦有2天。表中Ⅱ式基本上与Ⅰ式相同，由于阴长基础好，精卵发育成熟稍早，故进入经间排卵期亦早，表中Ⅲ式、Ⅳ式因生活中因素干扰，或阴长的基础略差，故排卵有所延后，但在生理范围内，Ⅲ式是经后初期低水平时有所延长，Ⅳ式是经后中期中度水平时有所延长。Ⅴ式虽然少见，主要是阴长基础好，或者上1次周期演变

时奠定了良好的阴长基础，精卵发育成熟快，阴长3天即突然上升而进入经间排卵期。

此外，尚有3与5数，7与5数交替出现的错杂变化，阴长形式仍然呈波浪形式，由低向中，然后逐渐或突然进入近高是不变的。

3. 阳消的特点

经后期除阴长外，尚须了解阳消的特点。阴长必阳消，阳消则阴长，这是阴阳互根的需要，更是推动月经周期运动的必然。阴愈长，阳愈消，阴长至近重，阳必耗损过多。所以经后中期，不能忘阳，经后末期，更应重视阳，不仅阴长的物质基础需赖阳之生化，而且阴长的动态变化，亦赖阳的支助，所以在经后期观察阴长的同时，务必注意阳消的特点，从而更好认识经后期的生理特点。

（三）经间排卵期的生理特点

我们今天所称谓的"经间期"，具有特定的含义，即不仅指时间概念，而且指必须具有氤氲状和锦丝带下，以及少腹痛等反应，而且后者更为重要。这一时期亦正是现代医学所谓排卵期，因此，我们常常以"经间排卵期"命名。古人限于历史条件缺乏微观手段，无法探测这一时期的生理病理变化，从而也缺乏专题论述，但是在长期的实践中亦意识到经间排卵期的存在和重要。如《女科准绳》引袁了凡说："天地生物，必有氤氲之时，万物化生，必有乐育之时，猫犬至微，将受娠也，其雌必狂呼而奔跳，以氤氲乐育之气，触之不能自止耳……凡妇人一月经行一度，必有一日氤氲之候，于一时辰间，气蒸而热，昏而闷，有欲交接不可忍之状，此的候也……顺而施之则成胎。"其中所描述的"氤氲"、"的候"等，即是排卵期的正常反应。《古今医鉴》在"求嗣门"亦说："人欲求嗣……经脉既调，庶不失其候也。诀云："三十时中两日半，二十八九君须算……但解开花能结子，何愁丹桂不成从。”清楚地说明前人对孕育的推算。一月三十日，其中有两日半是开花受孕的佳时，与现代医学所谓排卵期的两天内最易受孕相一致。虽然前人尚无法测定具体的排卵日期，但是从具体的反应中所提出的氤氲、的候、真机、开花等不同名称，已经大概地确定了排卵的时期及其重要性。我们今天继承前人宏观理论，借助现代医学微观的手段，完全可以确定排卵的具体时间，推导月经周期节律、生殖节律，更好认识经间期的生理变化。

1. 氤氲乐育之气

经间排卵期的生理活动特点之一，是氤氲乐育之气，这种血气活动，是生育之必须，活动于下，上传及心肝以至于脑，呈兴奋性，故前人名曰：氤氲乐育之气。氤氲者，是指血气活动极为明显的一种状态，其原因首先在于重阴的刺激，其次是阳气内动，首先及乎冲任，上触心肝及脑，心肝动则冲任更动，然后子宫开放，迎接受孕，繁殖下一代。所以我们认为氤氲乐育之气的目的有三：其一，上传下达，在重阴的刺激下，阳气内动，精卵欲排出之前，藉冲任胞脉上传心及脑，心脑活动，下达冲任子宫，行其排卵活动；其二，卵巢活动，卵泡破裂，排出精卵，即肾精成熟而排出；其三，输卵管、冲任活动，推动精卵受孕并移植子宫内。所以氤氲状的血气活动，是为受孕服务的，因为与心脑有关，其血气活动有上行性的一面，且较为显著，此与行经期血气活动有所不同。就具体人或每一个周期活动来说，其氤氲状也各不一致，有如下 3 种状况：

(1) 氤氲状较强：由于重阴之不足，或情绪之不畅，或者少腹有少量的湿浊血瘀，阻碍血气活动，可见少腹胀痛，短暂的少量出血，以及乳房胀痛，烦躁不安，甚则夜寐较差等反应，其程度尚不足以影响工作、学习和生活，故不作疾病论。

(2) 呈现两次氤氲状：我们在一些不孕妇女中，发现少数有两次氤氲状反应，第一次较弱，第二次较明显，BBT 始能上升，呈高温相，在 3 数律、5 数律中见此。有意义的是 3 数律者，于经后期 9 天发动 1 次，俟后 3 天或者 6 天后再发动 1 次，转化成功，排出精卵；5 数律者，于经后期 5 天发动 1 次，未获成功，再于经后期 10 天发动，始获成功，BBT 上升呈高温相。也有个别两次氤氲状呈连续性，尤以 3 数律易见此，即原来发动 3 天即获成功，而有时需发动 5～6 天后始获成功者，此即是两次氤氲状相连者。

（3）氤氲状不明显：经间期氤氲状很轻微，一般无任何反应，转化顺利，BBT 上升较快，属于健康的经间排卵期，不受内外界因素的干扰。但亦有很少的人或偶然 1～2 次的经间期缺乏阴阳消长的节律变化，故氤氲状不明显，在月经周期中因运动规律支配下仍能按期行经，虽属不健康的月经周期，一般亦不作病变论。

2. 重阴必阳的排卵机理

重阴者，双重之阴也，亦即高水平之阴，是阴长高峰已到达生理极限的不平衡状态，必须通过转化，进行较剧烈的血气活动，排出精卵，这一时期，以维持阴阳之间的相对平衡，所以能否达到重阴至关重要。从临床观察中可以发现带下色白质较稀量渐多，质量上从稀薄转成粘稠呈拉丝状，古人有锦丝带之称者，我们认为即经间排卵期的拉丝状带下也。现代妇科学检验雌激素水平所用阴道涂片，雌激素水平呈高度影响，宫颈粘液结晶的检查、血查雌二醇（E_2），亦可观察到高度水平，足以证明重阴的生理特点。重阴必阳，即重阴转阳，是月经周期中一次极为重要的转化，月经周期凭藉这次转化推向前进；反言之，如无这次转化，则月经周期依然停留在经后期，达不到阴阳各半月的周期运动。有阴无阳，或阴阳均低的绝对平衡状态，都是病理状态。重阴必阳，还说明了阳气内动，阳长的开始，子宫内温度提高，所谓督阳温煦子宫，为精卵移植子宫孕育服务。此外，尚须阐明一点，水湿津液，均属于阴，肾主五液，任脉主一身之阴，随着重阴的到来，精卵的排出，凡属于阴的物质，均有增加，这亦是此期的生理特点。但是，据我们临床长期观察，每一个具体女性，其重阴及有关物质，各不相同，有一定的差异性。存在偏高、较中、稍低的特异性。偏高水平的重阴，与禀赋、营养、生活环境良好有关，所表现的经间期锦丝带数量质量均符合要求，各种检查指标均处于上佳状态，B 超探查卵泡卵子发育良好，转化顺利，排卵较快，可以经受各种内外因素的干扰，而不受影响。较中水平的重阴转阳，所谓较中，指水平略低而已，禀赋、营养、生活环境较好，但时或心情欠佳，生活时欠规律，所表现的经间期锦丝状带下亦基本正常，各种检查指标亦处于高水平，但时有波动者，B 超探查卵泡卵子发育良好，转化亦较顺利，但经受不了较强的因素刺激。稍低水平的重阴转阳，与禀赋、营养、生活环境的稍差有关，与情绪的不稳定、生活时欠规律有关，所表现的经间期锦丝状带下时好时差，各种检查指标，虽在高水平，但时有波动，B 超探查卵泡卵子发育较好，转化一般顺利，时或欠佳，排卵一般。易受外界因素的干扰而引起失调。

关于排卵（精）的机理。我们认为：排卵（精）是与心(脑)、肾、子宫生殖轴有关，其发生与冲任督、肝脾的协助分不开，在阴阳消长中发育成熟。前人认为肾藏精，为生殖之本，受孕之精来源于肾，肾为水火之脏，阴阳之腑。所以生殖之精（卵）藏于肾，得肾阴包括天癸之涵养而发育成熟，把卵巢的功能及卵泡的发育纳入到肾的范围内，肾藉胞脉胞络与子宫相连，子宫又藉胞脉胞络与心脑相连，心与肾同属少阴经脉，相互贯通，心肾相交，水火既济，乃是协调阴阳、维护阴阳消长、转化的主要所在。肾藏精，心藏神，神驭精，精促神。因此，当重阴时，触动于心，有动乎心（脑），心神动则精泄（即排卵），子宫亦开放，其中肝气冲任等亦随之活动，完成排卵的任务。但泻中有藏，动中有静，子宫之藏及冲任脉的约制功能，又与肾的封藏、脾的统摄有关，所以一般在排卵期的血气活动比较剧烈的情况下，未见出血等病证者，是脾胃的作用也。

关于排卵的具体日期。前人虽提出必有一日絪缊之候，此的候也，但并未指出具体日期。我们曾经认为是在经间中期，即锦丝状带下出现后的中间1天。如3数律者第2天，5数律者第3天，7数律者第4天。但在临床观察中指出排卵日目的在于受孕，所以我们认为应在锦丝带下突然减少的1天，即在经间后期。前人指二日半，的确，在排卵的两天内最易受孕。今天，借助B超，不难确定排卵日期。

3. 圆运动生物钟节律的作用

经间排卵期与经后末期相连接，又是经前早期的前期，处于阴阳交接，是月经周期运动中有变化的重要时期，所以称为节律时期，是整个运动中的重要一环。月经1月1次，经常不变，终而复始，如环无端，这是圆运动生物钟的普遍规律。经间期与行经期一样，是阴阳消长运动达到不平衡的极限，必须通过转化来排泄有余，纠正这种不平衡状态，使之达到新的平衡从而也推动月经周期运动的发展。正由于形成了月圆运动生物钟节律，故偶然出现1～2次单阴无阳或阴阳低水平的缓慢运动，仍能保持相对月经者，可不作病态论。但由于这种运动的物质基础差，故一般表现月经量少。亦有因内外因素的影响，加剧了活动，使圆运动生物钟节律加快，出现1月两次月经，如无特异性，仅出现1～2次，亦可不作疾病论。

（四）经前期的生理特点

经间排卵期后至行经期前的一段时间，称为经前期。这一时期，出现阳长阴消，消中有长，阳长较快，重阳较长的生理变化。

1. 血、气、阳的关系和作用

女子以血为主，经、孕、产、乳以血为用，阴阳消长转化亦在血中进行，故血为女子生理、病理、治疗的基础，曾有四物汤统治女子一切疾病之说，虽失之过偏，但亦有一定道理。李时珍在《本草纲目·论月水》中说："女子，阴类也，以血为主，其血上应太阴（即月亮），下应海潮，月有盈亏，潮有朝夕，月事一月一行，与之相符，故谓之月纹、月水、月经"。李氏论述以血为主的月经周期节律与天、地之间盈亏消长节律相应的平衡观，证实了血的重要性。气为血之帅，血的生成、流动、统摄、调节均赖乎气，气与血既有互相依存的一面，又有互相对抗的一面，特别是在经前期，气的运行、统摄、调节更有其重要意义。阳者，与天癸之阴有关，前人陈良甫曾有壬为阳水，癸为阴水之说，将经前期阴阳消长之阳，纳入到天癸的范围，不能不说是一大进步。所谓阳水，说明与癸之阴水一样，也是一种血分的物质，非肉眼所能见，笔者认为就是我们今天在经前期所观察的黄体激素，具有致热的作用，(可见 BBT 由低温相上升到高温相)，有暖宫温养作用，有助于受精卵在子宫内生长的作用。故《傅青主女科》在其"种子"项下 10 条不孕症中有 6 条提到与阳有关的不孕。由于历史条件所限，前人只能运用比喻法来解释黄体功能不健的不孕症，黄体激素所表现阳的作用，不仅温养胚胎，而且有助于子宫内膜分泌而排泄月经。阳与气有着密切的关系，两者相合，不仅有助于经血的排泄，而且还有助于经血的统摄和调节，使经血在经前有着固藏和约制的作用，妊娠后有固胎护胎的作用，行经期有排泄和固藏的双相调节作用。特别要指出的是，经前期阳气健旺，能溶解子宫内膜组织，排除应泄之瘀浊及水湿。

2. 阳长的形式和"2、4、6"偶数律的关系

经前期的最大生理特点，在于阳长为主。阳者，是一种水

样物质，与阴有着不可分割的关系，它是在阴长前提下所产生，即是在阴长精卵发育成熟，重阴必阳，排出卵子，产生黄体，分泌黄体激素，开始阳长，故阳长赖阴，较之阴长赖阳尤为重要。阳长至重，仰赖阴的基础。除了阳必赖阴，阴阳统一体的关系外，在排卵后，阳长也须赖气之支持；所谓重阳者，亦包括气在内。阳长的形式，较快捷，波动较少，与阴长形式有异，此与阳主动，性刚躁有关。因此，阳长由低水平上升至中水平，中水平上升至高水平，远较阴长为快。经前期存在的前半期和后半期，虽然与阴长半月相一致，但前半期较短，后期较长，尤其经前期初即经前一、二天，即进入较高的水平，故经前期阳长的运动形式，前半期呈现斜直线式上升，后期呈现高水平波动。我们在临床上观察经前期阳长变化时，首先在BBT 高温相第 6 ~7 天是血查黄体激素、泌乳素等，了解重阳变化，其次是分析 BBT 所示高温相的图像，BBT 是经前期观察阳长的最常用最普遍的方法。由于太极生物钟的相对平衡性，经前末期一般有 6 天，甚则可达 8 天，极少数的达到10 天。

阳长与“2、4、6”偶数律的关系：女子属阴，故女性生殖机能的发育及月经周期 4 期中的 3 期，均与阴长有关，即与“3、5、7”奇数律有关。但经前期属阳，以阳长为主，阳长赖阴，偶数属阴，所以经前期阳长，就与“2、4、6”的偶数有关。在《素问·上古天真论》中，女七男八，是生殖发育中较早提到的奇偶数律。但女性月经周期中经前期属阳者，不同于男性，而且临床上观察 BBT 高温所示 8 数律者少，故不予论述。以“2、4、6”三者来推论，阳半月，除去经间末期已开始阳长的 2 天时间外，则经前期阳长应在 12 ~14 天之间，我们临床上以 BBT 高温相统计，则高温相应维持在 12 ~ 14 天，最长者可达 16 天，个别的甚至可达 18 ~20 天，低相与高相之间的温差在 0.4℃以上，波动在 0.1 ~0.2℃之间，偶然出现1天0.2℃的下降可不作病变。如果BBT高温相维持在16～18天以上者，要考虑早早孕，需要进行血、尿的早早孕检验以证实之。

一般来说，"2、4、6"偶数律的临床意义较之"3、5、7"奇数律要小，但亦有一定的价值。如2数律，即BBT高温相达12天，且有规律者，其早期各占2或3天，亦有开始即进入中期者，一般第6天即进入重阳的高水平后期，但为了保持阳半月的要求，经前后期仍波动维持在6～8天，此类女性周期占多数。4数律，即BBT高温相达14天，且有规律者，其早期各有2～3天，一般于第6或7天进入重阳的高水平时期，为了保持阳半月，后期波动维持在8天，此类女性周期较前为少。6数律，即BBT高温相达16天，且有规律者，其初中期各有3天，第7天进入重阳的高水平时期，为了维持相对性的阳半月，后期波动维持可达10天，此类女性少见。8数律者，BBT高温相达18天，其前半期基本上与6数律相同，后期更有所延长，临床上偶有所见。

此外，在经前期反映中，乳房胀痛，颇为常见，轻则可不作病理论，稍重则属病理范围。经我们观察，乳房胀痛与"3、5、7"奇数律有关，即乳房胀痛，大多数出现在经前5天、3天、7天，与阴有关，故虽在经前期阳为主的情况下，仍然反映出女阴的特点。

3. 阴消的生理特点

经前期阳长阴消，阴消为了阳长，阳长至重，必得阴的大力支持，因为阳长的过程，需要建立在阴的基础上。阳愈长，阴愈消，此与经后期阴长阳消相一致，但是阳长与阴长，阴消与阳消的形式及性质不同，因为其一阳主动，阴主静，动则快，静则慢，所以阳长由低水平至中水平，中水平至高水平快，因而前半时间较短，后期延长；其二，阴消与阳消不同，阳长至重时，未必是阴消到最低水平。阳长到最高水平时，阴消虽然存在，但消中有长，长盛于消，形成又一次消中反升的阴长高峰。如若没有阴的消中有长，即没有充实的阴作保证，就不可能保持重阳一周的生理变化。由于重阳延续时间较长，心肝气火易动，轻则不为病变，重则不仅影响阴的消中有长，而且也影响重阳的延续，进而影响受孕和正常月经的排泄。

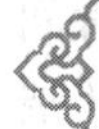

第三章　月经的病理特点

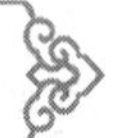

月经的病证，虽然表现在月经的期、量、色、质及经行前后或经期所出现的异常状况，以及与月经或周期有关的反应，如经行前后诸证、经间期诸证、围绝经期诸证等。看起来仅是某一方面或某一局部的异常，实际上都是整体变化的反应，是与脏腑、经络、阴阳气血的失调有关，与整个心、肾、子宫生殖轴的纵横调节功能失常有关，因此，在探寻月经病的病因病理，分析月经病发生发展的变化机理时，既要从整体观出发，包括天、地、人三者，人者主要指人际、心理关系，全面考虑，全面分析，而且又要了解其发病的原因、发病的机理、局部的变化等，还要较为具体地分析月经周期中四期的病理特点。

一、发病原因

在临床上没有无原因的病证，任何病证者是在某种原因的影响与作用下，患病机体所产生的一种病证反应。中医妇科认识病因病机，除了解可能作为致病因素的客观条件外，主要是以病证的临床表现为依据。通过分析病症的症状、体征来推求病因，为治疗用药提供依据。月经病的常见致病因素主要是外感寒、热、湿邪，内伤七情五志，以及生活所伤、生理因素、发育异常等等。

（一）寒、热、湿邪致病

寒、热、湿三者既是形成月经病的重要病因，又是在疾病发展过程中，由于气血津液和脏腑等生理功能异常，而产生的病理变化，属于审证求因而来的病因。但作为发病的因素来讲，一般指外感之邪，而作为病理来讲，可称为内生之邪。内生之邪与外感虽有颇为密切的联系，但并不是绝对的因果关系，尽管内生之邪是属于病机的变化，但也可作为病因而影响疾病的发展演变，故在此一并讨论。

1. 寒邪

有外寒、内寒之分，外寒是指邪外袭，这是常见的月经病致病因素，尤其是在经行期间淋雨涉水，或防寒保暖不够，或经行产后空虚，更易感受外寒侵袭。内寒则是机体阳气不足，失于温煦的病理反应。外寒与内寒既有区别，又有联系，互相影响，互相促进，形成病变，寒性凝滞，寒主收引，寒泣血脉，以致气血不畅，血脉凝泣，必将出现月经后期，月经量少、痛经、闭经、不孕、阴冷等病证。

2. 热邪

热与火均是常见月经病的主要致病因素之一，两者均为阳盛所生。热为火之渐，火为热之甚，性质相同，故在一并讨论。火热为病，也有内外之分，属外感者，多是直接感受温热邪气之侵袭；属内生热邪者，则常由脏腑、阴阳、气血失调、阳气亢盛而成。火热为阳邪，其性炎上亢奋，能使血液沸腾，血流加快，损伤血络，迫血妄行，可引起月经先期、月经量多、崩漏、经行吐衄等疾，由于火热与心肝相应，心主血脉而藏神明，肝藏血而主魂，故热盛除迫血妄行外，还可出现火热之邪扰及神魂，如经行烦躁、经行发狂、经行头痛等病证。邪热炽盛，性烈播散，每可致血败肉腐，腐蚀器官。

3. 湿邪

有内湿与外湿之分，外湿为气候潮湿，涉水淋雨，久居湿地，工作与生活环境潮湿所致；内湿为水液代谢失常，水湿在体内停聚所致。凡肺、脾、肾三脏功能失常，三焦气化不利，皆可导致内湿发生。湿为阴邪，重浊粘腻，易阻遏气机，湿与寒并，成为寒湿，犯乎冲任子宫，凝泣血脉，可见月经量少、痛经、闭经、不孕等，伤及任、带之脉，可见带下量多，色白质粘，腰酸重着，小腹坠胀，或寒湿久蕴，可随阳体而化热，或外感湿热之邪，扰乎冲任子宫，损伤血络，可致月经先期量多、崩漏、带下赤白等，或湿热之邪，从阴部感染，蕴阻少腹，致少腹疼痛，甚则发为癥瘕。湿邪与肝脾气血相扰，亦可见经行泄泻，经行浮肿，如湿毒蕴蓄下焦，并见盆腔痈脓，阴部瘙痒等疾。

（二）情志因素致病

情者，指七情，即喜、怒、忧、思、悲、恐、惊，志者指五志，即喜、怒、忧、思、恐。人类不同的精神状态与不同的表情泄露，是机体对外界客观事物与内在结构变化的不同反映，这是机体本来就有的生理功能。精神情志因素致病与否，取决于所受刺激的量变与机体是否易感体质。一般情况下。机体可以将所受刺激自行的调节、控制、缓冲，不致于引起疾病的发生，倘若作用于易感体质，或精神情志超出自身调节极限的活动，诸如违愿的事实、难言的委屈、过度的愤怒、骤然的惊恐、无故的污辱、累累的逆境等不良心境的笼罩，势必要影响到气血的和谐，冲任的通泰，肝气的疏泄，从而肇致疾病的发生，或成为其他因素致病的先导。一般来说女性有“血少气多”的生理特点，所以易感情志因素而发病，发病中的机理可有四种情况。

1. 忧思抑郁，心情不畅

气机不畅，郁滞阻塞，气滞则血滞，血滞则冲任经脉不利，心气不得下通，经血排泄不畅，可致月经后期，月经量少、闭经、痛经、不孕等病证。

2. 忿怒急躁，心肝气逆

气机呈升逆状，前人谓之气逆化火，迫血妄行。火性炎上，可致经行头痛、经前乳胀、经行吐衄；火热下扰，燔灼冲任，血海沸溢，可致月经先期、月经量多、崩漏等病证。

3. 恐惧悲哀，心肝气陷

“恐则气下”，“悲则气消”，恐为肾志，悲哀伤肺，但心为君主之官，故心肺肾气不足而下陷，使任带失约，提系子宫乏力，可致子宫脱垂、带下、流产、滑胎等病证。

4. 惊喜失常

惊则气乱，喜则气缓，从以气机散乱，或聚或散，或浮或陷，气之失常，亦致血行失常，可致月经紊乱、闭经、经漏以及心神失宁，经行癫狂等。

此外，还有精神紧张，思虑过度，所愿不遂，或精神放纵，或乐极生悲，或先富后贫，先贵后贱等精神心理因素的长期影响，均可以致月经疾病。

（三）生活所伤

是指生活不当所致的损伤。或由于生活方面的改变，体内机能特别是生殖系统不能相适应所造成的损伤，常见的有饮食不节、劳逸失度、房劳损伤、意外创伤、环境改变等。

1. 饮食不节

饮食失于节制，包括暴饮暴食，饥饱无常，饮食无规律。饮食不洁、饮食偏嗜、过寒过热、肥甘油腻、饮食过多过饱等，均是以损害脾胃，纳运失职。饮食减少，也可导致气血不足，生化乏源，后天之精不能养先天之精，冲任虚损，血海不盈，可见月经量少、经行后期、闭经、不孕等。如脾虚气弱，亦可致统血失职，冲任不固，造成月经过多、崩漏等出血性疾病。脾虚气弱，气机下陷，可见经漏、经期延长、子宫脱垂、带下等疾。脾胃损伤，升降失常，胃失和降，脾失升清，可见经行泄泻、经行呕吐。脾胃损伤，湿浊不运，湿热下注，可加剧出血，带下等疾病。

2. 劳逸失度

主要包括劳力过度、劳心过度、安逸过度等。劳力过度，强力劳作，乃耗伤气血，气血不足则影响脏腑气血的功能而诱发月经之期、质、色、量发生异常，或引起经行合并症的发生。若劳心过度，思虑无穷，乃使阴血暗耗，经行之际，营血易亏，心血亏虚，神失所养。每可引起月经病，如经行失眠、经行心悸、经行眩晕等。过度安逸对身体健康有害，若有逸无劳，则气血运行不畅，脾胃功能低下，饮食减少，体力减退，同样可以引起许多月经病的发生。

3. 房劳损伤

乃指纵欲无度，恣纵情欲，对健康不利。房事不加节制，势必大伤阴精，损耗肾阴，亦及其阳，破坏机体内部的阴阳相对平衡，从而导致疾病的发生。孕期、初产期更应慎戒房事，否则将导致崩漏、腹痛、经行淋沥，堕胎流产等。早婚多产，以及人工流产过多，均将亏损肝肾，累及奇经八脉，子宫胞脉胞络，轻则月经失调，重则崩产癥积。

4. 意外创伤

跌打损伤，乃意外创伤，下腹部及阴道手术亦属创伤范围，不仅损伤冲任奇经，子宫胞脉胞络，而且亦亏损肾肝脾胃，气血不足，阴阳更弱，既可致肾虚肝脾不和，又可致瘀浊内恋，粘连蕴结，造成癥积痃瘕。

5. 环境改变

迁居异乡，或调动工作，或求学他乡，环境突然改变，气候有所变异，心里有所感触，习惯也有所改变，必然影响到心、肾、子宫轴的阴阳气血的消长转化的运动，从而导致月经失调、闭经、痛经、崩漏等疾。

（四）体质因素

人体由于先天禀赋的不同和后天条件的影响，可以形成不同的体质。女子属阴，以血为主，故女子一般较易感受阴性病邪，如风寒湿之类，发病以阴证、寒证和虚实挟杂证为主，并且病后易虚化、寒化、湿化、这是与男子体质比较而言。同属女性，体质也有偏于阴虚者，有偏于阳虚者，有偏于气虚者，也有肝郁体质者，也有阳胜体质者，有性情抑郁，有性情开朗，也有心情十分急躁者。这些种种体质的偏颇，往往也就是某些致病因素的易感体质。若素体偏寒，所谓阴性体质者，则易见月经后期、经行量少、经行腹痛等，素体偏热阳盛之体，易见经行先期、经行量多，甚则崩中漏下；若心情急躁多怒，易致郁化火，可见经行先期、崩漏、经行乳胀头痛等病。若心情抑郁，肝郁之体，可见月经后期、经行不畅、痛经、闭经；若脾弱之体，可见经行量少、眩晕、经行泄泻、浮肿等；素体肥盛，每挟痰湿，易见月经量少，甚或闭经；素体形瘦，每多火旺，可见经来量多，甚或崩漏等。

（五）误药误食

有因治疗不当，用药谬误，以致月经更加紊乱，如热性病服温热药，寒性病服寒凉药，这样用药不当反致病变加剧，现在由于服避孕药，以及抑制子宫内膜异位症的中西药物，如丹那唑、内美通以及中药制剂棉酚、雷公藤等，均影响月经的正常。有的因常服镇静剂、安眠药，如利眠宁等，亦可导致月经的异常。饮食如行经期多食凉性的食物，如水果、凉粉、河蚌、螺丝等品将会影响月经的排泄，必将导致月经疾病。阳盛之体素多气火偏旺，经行量多者，如多食姜、蒜、羊肉、狗肉等品，亦将导致出血过多，阳火过旺，如心肝郁火之体多食酒类或含咖啡类食物，则将导致经行头痛、经行失眠等病变。

二、病机析要

病机是指疾病发生发展与变化的机理，不同的病因，因其性质不同，侵害人体的部位有异，引起的病理改变也各不相同。即使同一病因侵害人体，由于患者体质有别，病理改变也不完全一样。因此在临证中需仔细探究分析。月经病虽然病因复杂，临床表现多端，但就其病机来说，主要是由于脏腑功能失常、经络、气血失调等。按传统病机论述，脏腑、经络、气血三个部分论述之。

（一）脏腑功能失常

主要是由于致病因素影响了脏腑功能。由于每一脏腑的生理功能各有特点，对致病因素的易感程度也不一样，因此患者所感受的致病因素不同，受累脏腑也就不同，病邪所侵犯的脏腑不同，其临床表现亦不一样，如初潮期与绝经期的累脏腑也就不同，病邪所侵犯的脏腑不同，其临床表现亦不一样，如初潮期与绝经期的病变多与肾有关，湿邪易困脾胃，火热与情志因素易导致心肝疾病。只有全面掌握脏腑的生理病理特点，细致观察患者的临床表现，才能切实地把握病机，制定出正确的治疗方案。兹将主要脏腑功能失调的发病机理分述如下。

1. 肾脏病机

肾的病变以虚化为主，核心即是肾阴阳失衡的问题。病变表现在精、气、阴、阳不足的四个方面。

（1）肾精不足：先天禀赋不足，或后天营养不良，或久病房劳伤精。精者，生殖繁育之精，精不足者，不仅生殖发育迟缓、月经初潮较晚、不孕等病变，亦可出现月经后期，量少，并伴有腰膝酸软，健忘恍惚，头晕耳鸣等。

（2）肾气虚衰：肾气是由肾精所化生，泛指肾之功能活动，肾气的盛衰，直接影响到天癸的至与竭，肾气虚可严重影响月经的正常潮汛。在月经初潮期与接近围绝经期之月经失调及经行前后诸证、合并症，多数与肾气的偏盛偏衰，但以偏衰为主，有着密切的关系，肾气的盛衰与生殖生育亦有着密切关系。一些习惯性流产，或流产、暗产，实际上均与肾气的不足有关。

（3）肾阴虚：肾阴虚为肾脏的阴，包括精、津、液、髓等成分在内，实际上亦包括天癸在内。在妇科学上，肾阴虚应该主要是指天癸的不充。肾阴包括天癸，主要是为涵养生殖之精，肾阴不足，天癸不充，则肾精不能发育成熟，将直接影响月经和生殖繁育。由于房事不节，或过用温躁之剂，耗伤肾阴，或情志内伤，暗耗营阴，肾阴不足，上不能滋养心脑，下不能涵养子宫冲任等奇经，故可出现月经类疾病及心脑血管等并发症。

（4）肾阳虚：阳虚可以及阴，阴虚亦可以及阳。就妇科学论之，大多是阴虚及阳，即天癸中的壬为阳水，癸为阴水，阴虚及阳，癸及于任，阳不足亦不能温养子宫，可导致子宫的虚寒病变，出现月经后期、经量偏少、阴冷不孕等病证。如素体阳气虚弱，或久病，房劳等伤肾阳，亦可导致肾阳虚的病变。肾阳虚则可出现两个方面的病变。一是肾阳不足，命门火衰，功能减退，失于温煦，固摄无权，可出现月经过多、崩漏、经行畏寒、经行遗尿、经行泄利等。二是肾阳不足，蒸化无力，水湿泛滥，临床可见经行浮肿、经行尿闭等病证。

2. 肝脏病机

肝的病变，主要表现在藏血障碍和疏泄失常，并能使筋目失养，肝火甚至肝风内动。肝病有虚实之分，虚证多由肝阴、肝血不足所致；实证多由气郁、火盛或夹湿热寒邪所引起，也可出现本虚标实等病证。

（1）肝血不足：脾虚化源不足，或失血过多，或久病耗伤阴血，均可导致肝血不足的病变。肝血不足，筋目失养，冲任空虚，不能上荣清窍心神。临床常见经行眩晕，经行视物不清，经行失眠，经行心悸，月经后期，月经量少乃致闭经等疾。

（2）阴虚阳亢：肝肾同源，肝阴不足多与肾阴不足并存。肾阴不足，水不涵木，亦致肝阴亏虚。肝肾阴亏，不能制阳，肝阳则上亢为害，临床常见于经行眩晕，经行耳鸣，经行头痛，经行心烦，经行失眠等病证。由于阴虚阳亢，火热偏胜，亦可导致出血性月经疾病。

(3) 肝失疏泄：情志刺激，郁怒伤肝，可以导致肝失疏泄的病变。肝失疏泄，一般有疏泄太过与不及两个方面，疏泄太过，功能亢奋，肝气横逆犯胃，和上逆扰乱清窍，经脉不畅，或经脉受损而外溢，可见经行心烦易怒、经行失眠多梦、经行胁肋胀痛、经行呕吐、经期过长、经量过多，甚则崩漏带下等。疏泄不及，肝气不畅，经脉不利，不能助脾运化，可见经行情志不畅、经行胸胁胀闷、经行乳房胀痛、月经后期，量少，甚则闭经等病变。

(4) 肝火炽盛：情志内伤，肝郁化火，或过食辛辣或肥甘厚味，久蕴化火，均可导致肝火炽盛，肝火炽盛，上攻头目，内扰心神，消灼阴精，甚则迫血妄行，临床常见经行头痛、经行耳聋、经行躁怒、经行鼻衄、经行目赤肿痛等。

(5) 肝经寒滞：肝经阴血不足，或阳气薄弱，寒滞肝脉则经脉凝滞，气血运行不畅，由于肝脉过阴器，抵少腹，故凡运行阴器与少腹部出现的拘急、冷痛、胀痛，多与肝经寒滞有关，且多伴经水艰涩，或类有血块，月经周期落后、经行冷痛等。

3. 脾脏病机

脾病的病变，主要表现为饮食的消化吸收，水液代谢和统血方面的障碍，脾之为病，有虚有实，虚者多由阳虚，气虚所致，实证多由寒湿、湿热所造成。

(1) 脾气不足：饮食失节，思虑劳倦，或久病伤气，均可导致脾气不足，脾虚气弱，运化无力，精微不布，机体失养，临床常见经行食欲不振、经行胃脘胀满、经行自汗、经行倦怠、经行腹泻等。若脾虚日久，中气不足，升举无力，可致脾气下降的病变，脾虚气陷、清阳不升，下固无权，在临床上除有一般脾气虚的症状外，还常伴有经行脘腹重坠、经行脱肛、经行头目眩晕等。脾虚气弱，统摄无权，气不摄血，则可致脾不统血的病变，临床常见于各种出血病证，如经行量多、月经先期、崩漏等病变。

（2）脾阳虚衰：脾气久虚，累及脾阳，或过食生冷，过服寒凉药物，损伤脾阳，则可导致脾阳虚衰为病。脾阳虚衰，运化乏力，寒湿内盛，失于温煦，临床可见经行胃脘冷痛、经行形寒肢冷、经行呕吐清水、经行腹胀肠鸣，大便溏泄，经行浮肿等。

（3）寒湿困脾：贪凉饮冷，寒湿内停中焦，或涉水淋雨，居处潮湿，寒湿内侵于脾；或素体湿盛，脾阳被困，均可导致寒湿困脾的病变。寒湿困脾，阻遏气机，损伤脾阳，运化无力。临床常见经行脘腹痞闷、经行泛恶欲吐、经行腹痛便溏、经行头重身困、经行肢面浮肿等。

（4）湿热蕴脾：外感湿热之邪侵犯中焦，或过食肥甘辛辣，湿热内生，均可导致湿热蕴脾的病变。湿热蕴脾，气机不畅，运化失职，升降失常。临床常见经行脘腹胀满痞闷、经行身热烦躁、经行呕恶厌食、经行便溏不爽、经行肢体沉困等，而且湿热蕴蒸，亦致月经过多、经行淋漓等病证。

4. 心脏病机

其病变主要在血脉和神志两个方面。女子以血为主，所以女子的病变与血分有关，由此心在妇科病理学上亦占有重要地位。心脏病机也有虚有实，虚者由心的阴阳气血不足有关，实由火热痰瘀所致。

（1）心气、心阳虚：禀赋不足，久病体虚，或误用药物伤阳，均可导致心气虚与心阳虚。心气虚则鼓动无力，肌表不固，可见经行心悸；心阳虚则失于温煦，血脉瘀阻，可见经行胸痹、经行自汗、经行神疲等症。

（2）心血虚、心阴虚：血的生化不足，或失血过多，或心情紧张，劳神过多，或长期失眠，心神不宁，以致营阴暗耗，心血不足，心血虚则血不养心，神不内守，心阴虚则虚热内生，扰乱心神，临床可见经行心悸、经行健忘、经行失眠、经行情志失常、经行盗汗等，甚则经行癫狂不能自制，更年期尤易见此。

(3) 心火偏盛：内伤七情，郁而化火，或嗜食辛辣温补之品，或长期处于紧张烦躁之中，则可导致心火炽盛，阳热上炎，内扰神明，或下迫子宫冲任，临床可见经行心烦、经行失眠、经行口舌生疮、经行小便涩痛、经行过多、崩中漏下等病证。

在心阴心阳不足时常易兼血瘀痰浊，或则心火偏盛亦易挟痰，痹阻心窍，蒙蔽神明，不仅导致胸痹心痛，而且还可发作健忘、癫狂等病证。

5. 肺脏病机

肺主气，主宣发肃降，一般与月经的关系较之其他四脏为次。但若肺气虚，宣降失司，临床可见经行咳嗽或咳喘自汗；肺阴虚，津液不足，阴虚火旺，转生劳瘵，不仅可见经行低热干咳，声音嘶哑等疾，而且还可诱发少腹隐痛、癥瘕、不孕等疾病。

（二）血气失调

女子以血为主，月经以血为用，然气为血之帅，气行则血行，气滞则血滞，滞久则成瘀，气热则血热，气寒则血寒，气血不仅在月经的正常潮汛中起重要作用，血气失调也是导致月经病的重要病机之一，兹分述如下。

1. 气病病机

各种病因，作用于人体，导致气的生成不足，运行障碍和功能失常，则会引起气的病理变化，主要的有以下几点。

(1) 气虚：肺脾气虚，功能衰弱，则会导致全身脏腑组织失养而致虚弱，气虚失于温煦，则见月经延后，经量偏少，小腹有凉感；气虚失于固摄，则见经行自汗、经行尿频失禁、经来量多，甚至成为崩漏等；气虚则外卫失固，防御降低，可见经行感冒，神疲乏力，出汗偏多；气虚则脾弱，脘腹作胀，大便易溏，可见经行便溏、经行浮肿等。

（2）气滞：脏腑气机阻滞，运行不畅，转输不利。凡情志不遂，肝气郁滞；或饮食不节，胃肠郁滞等，均可导致气滞病变，气机阻滞，运行不利，经行则不畅，可见经行量少、后期，或经行胸胁胀痛、经行脘腹胀痛；若肝郁气滞，疏泄失常，可见经行乳胀、经行烦躁、经行情绪忧郁、月经先后无定期、痛经或闭经等；若胃气郁滞，胃失和降，则见经行呕吐、经行呃逆、经行不食等；若气郁于肠者，传导不利，则见经行腹胀肠鸣，或见经行泄泻或便秘；若气郁于肺，宣降失司，可见经行咳嗽、经行哮喘等。

（3）气逆：气机升降失常，当降不降，逆而上行，或则气郁化火，火性炎上，而致升逆，可见经行吐衄、经行头疼；肺气上逆可致经行咳嗽、经行咳血、经行喘息等；胃气上逆，可致经行呕吐、经行嗳逆；肝气上逆，可见经行胁痛、经行乳房作痛、经行眩晕；心气上逆，可见经行失眠、经行心烦等。

（4）气陷：气机升降失常，当升不升，以致气陷，或气虚阳弱，气机无力升提，呈虚寒性松弛状病变，可见经行量多、经行便溏、经行肛坠等病变，或则气虚子宫脱垂，以致带多崩漏等病变。

2. 血病病机

血的病变，常与心、肝、脾肾的功能失调有关，血病有着虚实寒热的不同，兹分述之。

（1）血虚：血液亏少，不能濡养脏腑组织所出现的病变。凡各种出血，或脾虚血的生化不足，或七情劳伤，阴血暗耗，均可导致血虚。血虚不能上荣，则见经行头晕、经行视物模糊等；血不养心，则见经行心悸、经行失眠等；血虚经脉失养，则见经行手足麻木、经行肢麻、经行神疲等；血不养肝，冲任空虚，则见经行量少、经行后期，甚则闭经等。

（2）血瘀：血液运行不畅，瘀滞于脏腑、经脉与组织器官内，或离经之血未能及时消散排出，留滞于机体某处所表现的病机。血瘀可由多种因素造成，但往往与气滞有关，因为气为血之帅，气行则血行，气滞则血亦滞，故血瘀也是血气不和的一种表现。由于瘀血阻滞的部位不同，症状也不完全一样。临床所见之经行头痛、经行胸痛、经行少腹痛、经行身痛、经行胃痛等，凡呈现刺痛、绞痛，且疼痛拒按拒揉，痛处固定不移者，多与血瘀有关。若血瘀子宫，又分子宫宫腔内者，可见经行后期，或痛经量少，或崩漏量多，均有较大血块；或子宫肌肉内者，可见痛经量少或量多、癥积包块等。一般血瘀均伴气滞，所以均伴有胸胁脘腹作胀，或烦躁不安；血瘀久则常伴气虚肾虚，可伴神疲乏力，头晕腰酸等证。

(3) 血热：指血分有热，或热邪侵犯血分，或情志不畅，郁而化热，或嗜食辛辣，阳热扰于血分，均可导致血热为病。临床常见月经先期、月经量多、崩中漏下、经行心烦、经行发热、经行吐衄、经行失眠、经行神志失常等。

(4) 血寒：指血分感受寒邪所出现的病变，凡素体阳虚，或过食寒凉生冷；或外寒入侵，客于子宫，血为寒凝，均可导致血寒为病。临床常见月经后期、经来量少、痛经、闭经等病证。

3. 气血俱病病机

气血在病理上也相互影响，两者是矛盾的对立统一。如气虚可导致血虚、血瘀、出血，气滞也可导致血瘀。血虚可导致气虚，血脱可引起气脱等，因此气血每多同病。以下将从两个方面阐明。

(1) 气血一致性的病变：就是说气血之间发生同样性质的病变，虚者俱虚，实者俱实，热者同热，寒者同寒，陷逆者同陷逆。

气血俱虚：是指气虚和血虚同时存在，凡久病不愈，气血两伤；或先有失血，气随血耗，或先有气虚，不能生血，或先有血虚，久则血不养气，均致气血两虚。气血俱虚，功能低下，表现为面色萎黄或苍白，不耐劳累，头晕神疲，心慌心悸，经行量少，或经行量多等病证。气滞血瘀，是气滞与血瘀并见的病变，气滞可以引起血瘀，血瘀也可导致气滞。一般情况下，先则“气留而不畅”，继则血壅而欠利，积渐成瘀，血瘀之后，反过来又影响气的流行，两者互为因果，形成恶性循环。在临床上既有气滞的表现，又有血瘀的症状，多见于痛经、闭经、月经先后无定期、经行前后诸症等。

气血寒热：气热常致血热，血热亦致气热，如天暑地热，由气及血，导致月经量多、崩漏等疾。热毒犯乎血分，亦致熏蒸气分，可见发热腹痛、出血等病变。气寒则血寒，血寒则气亦寒，寒邪入侵，由气及血，易致痛经、量少、脘腹不舒，经行感寒，直入血分，亦必影响气分，以致经行量少，小腹冷痛，腹胀便溏等证。此外，还有气机逆乱者，气陷则血亦陷，故致经漏不已，血陷亦致气机下降者，如久病血崩，亦伴气虚下陷者，气升则血升，如经行吐衄，血升气亦升逆者，如经行高血压，常伴烦躁失眠者。所有种种气血同病相一致者。

（2）气血矛盾性的病变：就是气血之间发生相反矛盾的病变。如虚实的相反，寒热的不统一，陷逆的错杂等。

气虚血实：气分表现虚衰，但血分确实变者，如膜样痛经中的气虚血瘀，子宫肌瘤病程较长者；气实血虚，即气分郁滞而又伴血分亏虚者，在较长期的忧郁病证中，常有此类病变；气寒血热，即气分表现虚寒，血分常见郁热，更年期崩漏中亦有此类病变；气热血寒，即气分有郁热，血分有寒瘀者，在更年期综合征，更年期膜样性痛经病中常见之。气逆血陷，即气分升逆，血分下陷的病变，在血崩危重时可见此。气陷血逆，在经行吐衄剧烈时可见此。总之，根据我们临床观察，凡气血矛盾病变，一般与脏腑之间失调有关。实际上已超越气血失调的范围。

（三）冲任失常

无论是脏腑、气血、经络功能失调间接影响冲任而致月经病者，还是因各种致病因素直接损伤冲任者，对月经的正常潮汛都有重大影响，其常见的病理变化，主要有如下几种。

1. 冲任不足

冲为血海，任脉体阴用阳，既为阴脉，又能推动冲血下行，所谓冲脉盛，任脉通，月事以时下，今冲任不足，血海欠盈，推动乏力，可见月经迟至，月经后期，月经量少、闭经等病证。

2. 冲任不固

是冲任二脉受损，气血两虚，不能约制固摄，常可致月经量多、崩漏、月经先期等病证。

3. 冲任损伤

房室劳损，或孕育过频，屡孕屡堕胎，或阴道小腹部手术创伤，均可损伤冲任，可致月经失调、经行腹痛、经行腰痛、崩漏或闭经等。

4. 冲任瘀滞

冲任二脉受损，以致瘀阻冲任，经血运行不畅，常见于经来块多，痛经、闭经、崩漏等。

5. 冲任伏热

内热或外热损伤冲任，血被热灼，常可导致月经先期、月经过多、崩漏等血热性出血病证。若热伏冲任，灼伤阴血，亦可致月经量少、闭经等疾病。

6. 冲任虚寒

肾气不足，虚寒内生，或寒邪直接损伤冲任，可致冲任虚寒，多见于经行小腹空坠发凉，经行畏寒，小腹冷痛，月经后期等。

7. 冲任气逆

或情志内伤，或血不养冲，或冲肝之气盛，以致冲任气逆，可致经行吐衄、经行呕吐、经行头痛、经行烦躁、月经量少等病证。

8. 任带气陷

劳累过度，或情怀悲恐，或脾肾不足，以致气虚，任带乏力，失于提系，可致月经过多、经行脱肛，经行小腹胀坠、带多、尿频等病证。

9. 任督亏损

房劳多产，包括人工流产，手术创伤，损伤任督，可见经行腰骶酸痛、癥瘕、不孕、经行颈项酸痛等证。

10. 阴阳维跷失和

情志内伤，生活失常，劳心劳力过度，损伤阴阳维跷经脉，可致经行寒热、经行失眠、经行胸痛、经行腰腿酸麻等病证。

三、调节失常

月经及其周期节律之所以形成，和阴阳消长转化的运动有关。而阴阳消长转化运动必须保持其相对平衡性，除阴阳本身的自我调节外，主要是以心肾子宫生殖轴、任督循环圈、肝脾气血的协调分不开。近来有人认为：机体的生理功能，不仅是整个机体有机的协调配合的结果，而且与生存的环境关系，全息相关。也即是现代医学所谓：月经周期是在复杂的神经和内分泌双重调节下进行的，其中包括了中枢系统、脑垂体、卵巢和子宫，如果其中某一环节失调，都会影响月经的正常，导致出血和闭经。因此，阐明调节系统失常，必须从阴阳本身和心肾子宫轴、任督循环圈、肝脾气血协调失常几个方面加以阐明。

（一）太极阴阳的自我调节失常

太极阴阳鱼图，不仅概括了阴阳运动的规律，而且同样亦反映了阴阳运动失常的病理机制，兹分析如下。

1. 从太极阴阳鱼眼的病变，分析先天阴阳的不足

太极阴阳鱼图中的鱼眼有所不足或过盛，亦即是黑鱼中的

白眼，白鱼中的黑眼，缩小或扩大，说明主宰生育性别和生命的先天阴阳的失常。如遗传与变异的主要因子染色体，正常人有23对即46条染色体。其中22对为常染色体，男女都一样，还有一对是性染色体，男女不同，女性是2条X染色体，属于同一类型，故作为阳奇数，相当于黑鱼中的白眼，而男性只有一条X染色体，另一条是Y染色体，属两种类型，故作为阴偶数，相当于白鱼中的黑眼。当精子与卵子结合成受精卵时，精子细胞核中的每一条染色体与卵子细胞核中相应的染色体一一配对，经过减数分裂，使受精卵的染色体数恢复至23对，因此每对染色体的一条来自父亲，另一条来自母亲，性别就是在受孕的瞬间由精子的类型决定的。所形成的新生命就具有父母双方的遗传信息，在46条各具特定结构的染色体上具有5万种以上不同的基因，每个基因都带有遗传信息。染色体通过一系列活动将遗传信息准确无误地传给后代。如果染色体形态或数目发生改变，即多或少，或单个基因缺陷，即鱼眼有所不足或过盛，均将引起先天性遗传或发育上的病变。如先天性生殖系统发育不全，重者可无阴道，无子宫，无卵巢，常伴有原发性闭经，轻者表现为处女膜闭锁、阴道狭窄、横膈、幼稚型子宫等，古人所谓五不女者即螺、纹、鼓、角、脉者，此也。其次性染色体异常，表现为卵巢发育不全或缺如，因而无排卵，男性睾丸女性化，即睾丸发育不全及内生殖器发育不全。

2. 阴阳对抗运动中的病变

在月经周期中，阴阳对抗运动的形式为消长，阳长则阴消，阴长则阳消，反过来说阴消则阳长，阳消则阴长，这是一般正常的生理演变。但消长不足，或过盛，将形成病变。《素问·阴阳应象大论》说：“阴胜则阳病，阳胜则阴病，阳胜则热，阴胜则寒。”可见阴阳在对抗运动中如消长过盛，将克伐对立面，形成病变，导致阳盛则阴虚，阴越虚阳越盛，阴盛则阳虚，阴愈盛则阳愈虚，更盛更虚，更虚更盛。阴阳消长不足，即阴虚则阳长不及，阳虚则阴长缓慢，阴长缓慢，必然影响到阴阳消长运动的发展，从而影响月经周期正常演变。

3. 阴阳互根的病变

阴阳互根，才能推动阴阳运动的发展。阴阳互根，是指阴阳互相依赖，互相生化，互相渗透。同时亦包括互相保持相对性平衡在内。如果发生互根不及或互相隔离，互相不能渗透的状态。亦即是太极图中的 S 状不明显。说明阴阳中均缺乏渗透，阴中无阳，或很少的阳，阳中无阴，或很少的阴，阳中缺乏阴的渗透或阴中缺乏阳的渗透的病变。阴阳均缺乏渗透，则阴阳均无互根，太极图中呈现阴阳的绝对分裂，黑白分明，互不相关，阴为绝对之阴，阳为绝对之阳，阴为孤阴，阳为独阳，孤阴则不生，独阳则不长，阴阳绝对分离，不生不长，可谓死阴死阳，谈不上阴阳运动和发展，亦谈不上消长的形式，所以我们认为阴阳的消长对抗亦必须建立在阴阳互根的基础上。若阴中无阳，则阴缺乏阳，则消长不及，若阳中无阴，则阳缺乏阴，则阳长不及，因此，阴或阳的某一方面缺乏依赖，必然影响其消长运动，甚则影响阴阳的动态平衡。

4. 阴阳平衡的病变

在月经周期演变中，阴阳的消长转化运动，实际上也是平衡与不平衡的运动，从总体上说，月经周期是由阴半月，阳半月组成，保持总体上的相对平衡性。但是平衡是暂时性，而在月经周期的很多时间内，均是此消彼长，阴长阳消，或阳长阴消的不平衡状态，也正是由于这种不平衡的变化，才能推动月经周期向前发展，一旦阴阳处于低水平的平衡状态，就将影响阴阳消长的运动，从而将影响月经周期的正常演变。如阴阳水平很低，处于一种绝对性平衡，阴阳无法进行运动，月经周期亦无法形成，测量 BBT 单温相，带下缺乏，必然出现原发性或继发性闭经，除确系生理缺陷畸形和发育很不良，以及器质性疾病外，一般属于功能性不良的病变，亦为月经病证中的顽固性疾患。

5. 重阴重阳不得转化的病变

重阴必阳，重阳必阴，阴阳发展到重的地位，说明阴阳消长的不平衡状态已达极限，必须通过转化，纠正这种不平衡状态，维持其相对平衡性，但不得转化，或转化不利者，不仅影响太极阴阳运动的正常进行，而且亦影响正常月经周期的建立。究其原因，一般有三，其一是气血活动无力或不利，因为重阴重阳转化时，必得气血活动的支持，前人所谓“氤氲乐育之气触之使然”，而气血活动，又赖心肝脾胃的支持，特别是心肝对气血的支持，保持心肝气血的平和，才能达到心肝气血作用于排卵期的活动，促进重阴重阳的顺利转化，反之则必然影响转化；其二是有些生殖器在发育上有欠佳之处，或者患有某些器质性病证，亦将影响重阴重阳的转化；其三，重阴重阳的水平差异。重阴重阳太过亦不利转化，因重阴重阳太过，必然要对抗或克伐对立面，程度不同地影响阴阳互根的关系，阴转阳时阳不足，阳不足则不能对应于阴转后的阳长。阴不足则不能对应于阳转后的阴长，从而影响转化。重阴重阳稍有不足，不足则不能达到真正的重阴重阳水平，此亦将影响重阴重阳的顺利转化。

6. 太极阴阳鱼图所示圆运动规律的病变

太极阴阳鱼图呈圆周形，表示阴阳运动呈圆周性的有两次明显的节律时期，即阴转阳，阳转阴的时期，故称之为圆运动生物钟节律。在内外阴阳不足时，即自然界阴阳气温偏低，月经周期中阴阳水平偏低，特别是阴长水平较迟，其消长运动缓慢或稍慢，可出现月经周期落后、经量偏少等病变，整个圆周运动呈扩大状态。在内外阴阳偏盛时，即自然界阴阳气温偏高偏暖，月经周期中阴阳水平偏高，特别是阴长水平较快，其消长运动必然加快，可出现月经周期先期、经量偏多等病变，整个圆周运动呈缩小状态。

（二）心—肾—子宫生殖轴主调环节的失常

心肾子宫生殖轴主调环节，任何一个部分的失常，均将影响到生殖轴的整体，因为心肾子宫特别是心肾与后天八卦中坎离主卦是调节阴阳消长转化月节律的主轴。现代医学认为：机体器官之间的联系，不仅通过神经—内分泌系统，而且重要器官间生物场的信息交流，也是非常重要的。并还指出，社会—心理疾病已成为危害女性健康，特别是女性月经及生殖的重要因素，而此疾病主要表现在器官功能的异常和器官功能的不协调。因此，我们将月经生理病理主要归纳在心肾子宫生殖轴的范围内，当然亦要涉及冲任等奇经及肝脾气血等方面，首先论述子宫。

1. 子宫的反馈功能失常

子宫行使藏泻的职责，以完成主月经、主胎孕的任务。但是必须在心肾的主宰下，才能完成。如子宫的藏，依赖于肾，亦即是说子宫的闭藏需得到肾的支持和指令，亦即是现代医学所说的生物场的信息交流，才能达到真正的闭藏。但如子宫闭藏的反馈信息令较弱，肾的封藏支持不力，肾的闭藏信息过少，则闭藏不足，可以出现经前期漏红、经期延长、带下过多等病变。如子宫反馈的信息强烈，肾的支持过甚，肾的封藏信息令强，则闭藏太过，可以出现经行不畅、痛经、闭经等病变。子宫的泻，依赖于心、肝，亦即是说，子宫的开放，需得到心、肝特别是心的支持和指令，才能达到真正的开放。但如子宫开放的反馈信息令较弱，则心肝的支持不力，心的开放信息令过少，则开放不力，可出现经行后期量少、经间期排卵不良等病变。如子宫开放的反馈信息令较强，则心肝的支持过甚，心的开放信息令过强，则开放过度，可出现出血过多、月经先期等病证。此外，由于子宫的不足，心、肾开放与闭藏的指令过强，可以导致子宫的进一步亏虚。反过来说，也由于子宫反馈信息的过甚或过频，也可导致肾的不足和心肝的气火偏甚，在更年期综合征中是屡见不鲜的。

2. 心肾失济

心肾失济，又可称为水火不济，可用后天八卦离坎未济来解释，也是阴阳运动失调的主要所在。王仲奇在分析心肾交合失常时说："心者，神之舍，肾者，精之本……精气失守，神无所倚，坎中之阳虽欲上承，而离中之阴不肯下交，是即心肾失交也。"心者属火，居南方，又可称为离火，医书上常称为君火，肾者属水，居北方，又可称为坎水，常有北方壬癸水之称。其所以促使心肾交合者，即水火交济者，以其水中有阳，阳者主升，故坎水藉阳升而上承，火中有阴，阴者主降，故离阳藉阴降而下济。只有水火阴阳互相融合，互济互助，上下交合，才能推动阴阳消长转化运动的发展。但火中阴虚，则心君离火不降，火性炎上，焉能下济，且火热扰乱子宫冲任，必然导致各种出血病证。我们发现一些出血病人，尤其是部分更年期患者，每因心火太旺，烦躁不安，连续 2 ~ 3 夜失眠，必将引发出血病证，或加剧出血量多者，纯用清热止血方药，效果欠佳，需得镇静催眠，始能控制出血。正如《景岳全书·妇人规》中所说："故凡伤心者……肾为阴中之阴，肾主闭藏，肝为阴中之阳，肝主疏泄，二脏俱有相火，其系上属于心，故心火一动，则相火翕然从之，多致血不静而妄行。"此乃心肾离坎失济中以心君离火不能下降所致的病变，肾中坎水不足，或者坎中阳虚，根据我们对月经生殖病理的长期观察，坎中阳虚大多数系阴虚及阳所致，阴虚特别是阳虚，乃致心肾失济，或者由于失济后加剧病情演变。正如《景岳全书·妇人规》中所说："然相火动而妄行者有之，由火之盛也……此由脾肾之虚，不得尽言为火也。"实际上早在王冰注释中就已提出："寒之不寒是无水也"。所以有相当部分患者虽见肝肾相火偏旺，影响心肾坎离交济，但根源还在于肾阴不足，在一些月经失调、闭经、围绝经诸证中是屡见不鲜的。阴虚及阳，坎中阳虚，阳不能鼓舞阴水上交于心者，在围绝经期诸证中所出现的下寒上热病证，均属此范畴。此外心肾失交，坎离失济，与天时、地利、人际间阴阳消长转化的规律失常亦有着关联，将有专章论述。作为女性生殖器官的组成部分——乳房，由于与月经有着密切的关系，其病理化与后天八卦，特别是四阴卦有关。我们根据东南大学王爱华等在“乳房肿瘤常发区域符合后天八卦方位结构规律”一文（内部资料）中报道“乳房肿瘤在利用瑞典 A，GA—780 红外线象仪检查了 2000 多例妇女疾病患者，发现常发区域的外上，内上象限，正好对应于后天八卦的中央，即中宫，按后天八卦方位归属于西南坤土，而八阴卦在后天八卦中分别对为：坤——老母，巽——长女，离——中女，兑——少女，也正好是女性乳房疾病发病区域，亦正巧对应于坤——老母与巽、离、兑三个女儿所在方位。见下图。

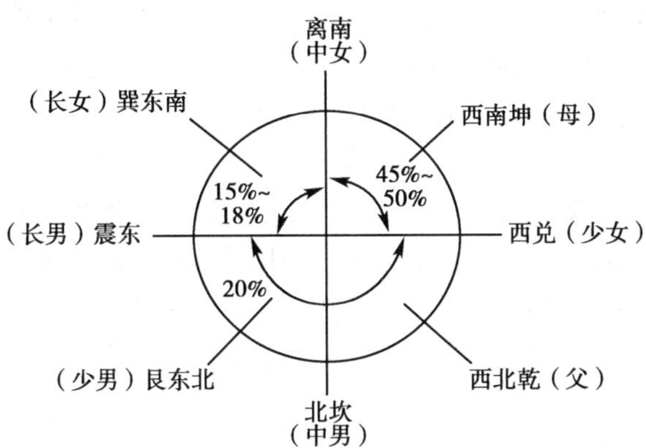

正如上图所示：后天八卦中的乾为老父，震为长男，坎为中男，艮为少男，属于四阳卦，所对应的内下、外下，却为乳房病发病率很低的区域。有意义的是经前期属于阳长为主，阳赖阴以长，因此经前期出现偶数律。但发生在乳房四阴卦部位的乳房胀痛日数，大多数出现“3、5、7”天以及少数13、15天的奇数变化。运用后天八卦阴阳运动观就不难解释此理。

重要的是在心肾交合，坎离既济或失交失济中阴阳运动失常，必然要涉及奇偶数律，只有掌握和运用奇偶律，结合天时地利，才能推导论治未病。《景岳全书·妇人规·阴阳》说“故阳生于坎，从左而渐升，升则为阳而就明；阴生于离，从右而渐降，降则为阴而就晦。此即阴阳之用也，而千变万化，莫不由之，由之推广，则凡冬至、夏至，一岁之阴阳也；子东午西，一日之阴阳也；有节有中，月令之阴阳也，或明或晦，时气之阴阳也；节前节后，消长之阴阳也；月光潮汛，盈虚之阴阳也。再以及人，则老夫女妻，阴若胜矣，有颠之倒之之妙，彼强此弱，阳亦在也，有操之纵之之权，顾无往而非阴阳之用也。”因而从“3、5、7、”奇数律，“2、4、6、8”偶数律来衡定是否病变，女子属阴，阴赖阳长，故“3、5、7、”奇数律在女性生殖中尤为重要。

3数律：一切以3数为标准，如果超越3数及不能连续保持3次正常者，始为病变。如月经先期，月经周期在25天以前，且连续3次以上者，称之为月经先期；月经后期，月经周期在34或35天以后，且连续3次以上者，称为月经后期，因此衡定其疗效标准，其痊愈者，亦须月经周期恢复正常，连续保持3次以上者，且经后期或经间期排卵期亦以3天为一个波浪起伏期。经后期一般必须3个3天，或4个、5个3天的波浪起伏，进入经间排卵期的重阴高水平。但如阴长不足，形成起伏不定时或延后等。

5数律：一切以5数为标准，如果超越或不足5数及不能连续保持5次正常者，可作为病变。如月经先期，月经周期在24天以前，且连续5次以上者，称为月经先期。月经后期，月经周期在36天以后，且连续5次以上者。其所谓痊愈者，亦需月经周期恢复正常连续保持5次以上者，且经后期及经间排卵期一般必须2个或3个5天的波浪起伏，始进入经间排卵期的重阴高水平。但如阴长不足，亦将形成起伏不定时或延后等。

7数律：一切以7数为标准。如果超越或不足7数及不能连续保持7次正常者，可作为病变。如月经先期，月经周期在23天以前，且连续7次以上者，称为月经先期。月经后期，月经周期在37天以后，且连续7次以上者。其痊愈者，亦需月经周期正常。连续保持7次以上者。且经后期、经间排卵期亦以7数为一个系统波动期，一般仅一个或2个7天进入经间排卵期的重阴高水平，如阴长不足将影响阴长运动的发展或延后等。

2、4、6、8偶数律代表了阳长运动的规律。一般在经前期阳长为主时见此。如果阳长不足，则BBT高温相不能达到12天或14或16天原有偶数规律的要求，或者虽然能达到偶数12天或14天规律要求，但BBT的高温相不稳定，或偏低，或缓慢上升，缓慢下降等，均属于阳长运动的病变。

总体来说，心肾子宫生殖轴，尤其心肾之间的失调，均将直接影响阴阳消长运动的节律失调。我们深切体会，运用后天八卦的理论来认识阴阳运动失调的原因所在，特别是运用奇偶数律，根据微观资料结合天、地、人际间阴阳节律运动，来推断疾病的发生及其关键时刻，为防治未病服务。

（三）任督循环圈的失调

冲、任、督三脉在妇科上占有重要地位。因为三脉同起于子宫与胞脉胞络发生直接关联。故有人提出胞脉胞络是子宫内的冲、任经脉，任、督循环亦必须联系冲脉，也就是在冲脉的基础上进行任、督循环，任主阴，督主阳，循环就在于贯通阴阳，协助心肾直接在子宫及冲、任脉血液中行使消长转化的运动，还需得阴阳维、阴阳跷的支持。任脉失常，将会影响阴长运动的进展，督脉失常，将会影响阳长运动的发展，二脉既赖于心肝肾，但亦有助于心肝肾的调节，二脉均失常，必将影响整个阴阳消长转化运动的发展。故凡房劳多产，手术创伤，虽云伤肾，实际上主要损伤子宫、冲、任包括督脉。晚清名医叶天士在其《临证指南医案》中多处指出，女性的崩漏、闭经、带下等顽固疾病，莫不是亏损奇经而致病证不易愈，理亦缘于此。

（四）肝脾气血调节失常

肝脾赖升降关系有调节心肾交合的作用，气血赖相互关系有调节阴阳的作用，特别是在重阴重阳转化时，其调节作用更为明显。一般来说，肝脾协调失常，从妇科学的角度来看，其病理变化以及影响心肾调节者，主要在于肝，在于肝郁气滞的病变，《女科秘诀大全》说："方约之曰：妇人以血为海……每多忧思忿怒，郁气居多。"又云："气行则血行，气止则血止。忧思过度则气结，气结则血亦结……气顺则血顺，气逆则血逆。忿怒过度则气逆，气逆则血亦逆，血气结逆于脏腑经络，而于是乎不调矣。"气血不顺，必致月经为病，而气之顺，尤在于肝，肝郁必与肾有关。《傅青主女科》曰："妇人有经来断续，或前或后无定期……谁知是肝气之郁结乎？夫经水出绪肾，而肝为肾之子，肝郁则肾亦郁矣。肾郁而气必不宣，前后之或断或续，正肾气之或通或闭耳。或曰肝气郁而肾气不应，未必至于如此，殊不知子母关切，子病母必有顾复之情，肝郁而肾不无缱绻之谊，肝气之或开或闭，即肾气之或去或留，相因而致，又何疑焉。"且肝受气于心，神统魂，脾又与心为母子关系。所以肝郁的发生发展不仅是肝脾失调中的重要病变，而且更重要是影响心肾交济中的重要病机，反过来说肝郁气滞，以心肾失济及脾胃失和的情况下，可以向如下几个方面转变。

1. 郁结

肝郁气滞，日久之后，由郁滞到郁结，气郁的程度加深，这固然与情绪精神因素的不断刺激有关，而且更重要的是心肾失调，心气不舒，肾气不旺所致。郁结之后，不仅使血脉不畅，血络痹阻，导致忧郁加深，气结血结，并可造成癥瘕、闭经等疾病。

2. 化火

肝郁气滞，久则气滞有余，“气有余，便是火”，或者素体阴虚，强烈的持续不断的精神刺激，以致心肾不交，肝郁更易化火，肝郁化火之后，更进而影响心肾失交，遂致气火更旺，导致出血性疾病。郁火上炎，亦可化风扰乱清窍，导致经行头痛、失眠诸疾病。

3. 致瘀

肝气郁结，气机郁滞，血行不畅，心肾不交，阳气不足，极易导致血瘀，瘀阻子宫，脉络不畅，以致闭经、后期、量少，甚则瘀阻伤络，瘀结占据血室，迫血妄行，好血不得归经，从而导致出血性病证。

4. 凝痰

肝郁气滞，肾阳不足，不能上交于心，或则脾阳不足，不能运化津液水湿的前提下，肝郁可凝聚痰湿脂肪。痰脂下注子宫，即朱丹溪所谓：“脂膜闭塞子宫”之征。可以导致月经后期、量少、闭经、不孕等病证，而且肝郁日久，易于化火，故出现火热性肥胖病证。

5. 耗血

肝体阴用阳，为藏血之脏，肝郁日久必耗肝体之阴血。而且肝郁则疏泄失常，肝不疏泄，脾运欠佳，气血生化不足，是以阴血不足，而且肝郁日久，必化为郁火，更易耗损阴血，阴血不足，亦将影响心肾交合。

6. 伐脾

肝郁气滞，疏泄失职，既不能助脾运以升清，又不能助胃降以泄浊，不升不降，克伐脾胃，使脾胃更加失和，伐脾尤为明显，故常可致经行腹痛泄泻、浮肿、出血增多等。

7. 伤肾

肾为肝之母，肾有涵养肝的作用，亦有协助肝气抒发疏泄的作用。肝郁化火，下劫肾阴，肾阴愈虚，不能涵养心神，亦致心肾失交，肾阴更虚亦可导致一系列月经病；肝郁气滞，窒痹阳气，阳气不得抒发，亦致阳虚，故亦可致一系列月经病证及更年期综合征。

总之，肝郁气滞的病变，极易影响心肾之间的交合，因肾为肝之母，心为肝之子，肝居于心肾之间，有着介绍心肾交合的作用，反之亦将影响心肾交合而导致一系列月经病证。

脾胃失调，升降失常。脾胃居中焦，为升降之枢纽，心肾相交，在一定程度上亦得到脾胃升降枢纽的支持。所以前人所提出心肾相交需要得黄婆为媒，黄婆者，指脾胃也。脾虚气血不足，失于升清者，如运用归脾汤以治失眠者，即此意也，胃失和降，痰湿而阻者，可运用半夏秫米汤和胃调阴阳。

气血在调节阴阳中亦颇重要，血的充实和运行，才能推动阴阳的消长转化，而气依赖“帅”的关系亦有调节血、阴阳消长转化的作用，特别是血属阴，气属阳，在一定程度上亦参与血中阴阳消长转化的运动。故千百年来，论及子宫冲任的活动特点，必结合阴阳气血而言之，所以唐宋以来，言及妇科生理病理者，特别重视肝脾血气，理缘由此。

四、月经周期中四期的病理特点

月经周期中的行经期、经后期、经间排卵期、经前期四个时期的病理变化不同，兹分述如下。

（一）行经期的病理特点

行经期，是新旧交替时期，排出应泄之经血，祛除陈旧的瘀浊，以利于新周期的开始。我们体会，应泄之经血排出，要求“完全干净，彻底全部”，留得一分瘀，影响一分新生，因此旧周期所遗留的一切，哪怕是一点，必须清除，新周期所生的一切，必须扶植。但是月经来潮，更重要的是月经周期中圆运动生物钟节律所支配，是阴阳消长达到极限，需通过转化得以重新达到相对性平衡的生理过程。但行经期毕竟要排泄旧瘀，无形中必然要损耗一点好血。前人在论述新产时说“新产多虚多瘀”、“易寒易热”，而行经期也同样存在“多瘀夹虚”、“易实易虚”的特点，虽然程度上没有新产严重，但也不容忽视，稍有不慎，易致病变，且影响整个月经周期的演变。

行经期的生理特点有所失常，就我们临床所及的经血病变而言，首先是子宫、冲任排经功能失常，物质基础不足，所引起的排经不畅、太过、失调等；其次是重阳转阴的转化失常所引起的转化不利、太过、不协调等；再次是月经周期中圆运动生物钟节律失常等，以下将分别论述之。

1. 冲任子宫功能失调，排经失常

子宫是排泄月经的脏器，冲任两脉在子宫内的胞脉胞络，是排泄经血的主要所在，子宫开放，行泻的作用，冲任通盛，排出月经，泻中有藏，通中有制，则排出应泄之旧血，控制住不应泄的好血。如泻之不力，则排经不畅；有泻无藏，则排经太过；冲任较虚，子宫内物质亏少，则排经不及，故予分别论之。

（1）排经不畅，血瘀为患：子宫泻之不力，即开放不好，或冲任因故而通畅欠佳，以致排经不畅，经血留滞，酿成瘀滞。鉴于生理特点中阐明的经血内含实质，是由瘀浊、血液、脂膜、水液等组成。因此，瘀浊就有不同性质不同类型的区别，如一般血瘀、膜样血瘀、湿浊样血瘀等，由于性质不同，为害也不一致，兹列述如下。

一般血瘀：经血排泄不畅，极易留滞为瘀，临床上颇为常见。血瘀形成后，常可导致期、量、色、质 4 个方面的病变。

期可致周期落后，经期延长；量可致经量过少，或有经量过多呈阵发性出血者；色可致经色紫红或紫黑；质可致经质粘稠有血块或大血块，同时伴有小腹胀痛或冷痛等。一般血瘀的病因，常由风寒湿邪所致，其中尤以寒冷为主，所谓“血得寒则凝”。精神因素，情怀抑郁，肝郁气滞，气滞血滞，从而形成血瘀。

膜样血瘀：子宫内膜样血瘀，符合所谓痰浊或痰脂样式病变。膜样血瘀，有两种情况：其一是有周期排卵性的膜样血瘀，特点是此膜样血瘀有一定的溶解性，可以从子宫内膜脱落，所表现的病症为：经期延长，痛经，月经紊乱，行经期排出腐肉样血块。主要原因在于脾肾不足，阳长至重稍有不及，因而不能溶解子宫内膜组织，即不能全部化解痰浊脂肪，因阳长至重有所不足，而瘀阻气滞，故转化欠利，排经欠畅；其二是无周期无排卵性的膜样血瘀，此膜样血瘀无溶解性，很难从子宫中剥脱，一般呈坏死始能排出，常见于崩漏病证，同样排出腐肉状血块，原因在于肾虚阳更虚，或有阴无阳，经血来潮时，大部分膜样血瘀排不下来，故而出血不已，所谓“瘀结占据血室，好血不得归经”。我们体会，膜样组织与月经周期中阴阳消长转化有着密切的关系，阴长则膜样组织亦长，阳长则膜样组织逐渐化解。因此，膜样血瘀有一定的特异性，即使残余的膜样血瘀，也不是静止的死瘀，如不排出体外，潴留盆腔或体内任何部分，将随着血中阴阳消长转化而活动，形成子宫内膜异位症的病患，积久必成癥瘕。

湿浊样血瘀：以经血中湿浊样有害物质夹以血瘀所形成，一般表现排经不畅，淋漓不净，夹有粘腻带下状物质，此常由刮宫手术，或者行经不注意卫生，不洁性交等，使湿邪乘虚入侵，与经血中原有湿浊液相交，或窜入络脉，侵及盆腔附件组织，蕴蒸发热，导致子宫内膜炎、盆腔炎、阴道炎等，久而热去湿留，瘀浊内留，可产生子宫颈、子宫内腔、盆腔组织粘连积水等病证。由性病所致的湿浊样血瘀有其顽固性，治不及时，易成顽疾。

（2）排经太过，必耗其正：此与子宫泻之有余，藏之不足，冲任多通达少约制有关。症见排经太过，血量增多，经期延长；或月经先期，频频来潮。之所以出现子宫冲任排经太过者，原因不外乎气虚血热两者，气虚则统摄无力，血热则迫血妄行，气虚与体质虚弱、劳累过度、脾肾不足又有联系，血热与情怀不畅、急躁忿怒、嗜食辛辣、夜失安眠又有关系。

（3）排经不足，血海亏虚：子宫冲任，内源物质不足，基础薄弱，所谓血海亏虚，子宫内膜不足，行经时排泄亦相应减少，常见月经后期、或经量过少，甚则闭经等病证。其原因与刮宫流产较多较频，损伤子宫内膜，影响肝肾，从而使子宫内膜包括冲任血海不能恢复所致，或者经行产后不慎，感染菌毒，尤以感染结核杆菌更甚，损害子宫内膜，破坏内膜组织，导致血海亏虚，源断其流，故排经不足。

2. 重阳必阴的转化失常

重阳必阴的转化顺利，才能使子宫冲任的排经顺利，反之，重阳必阴的转化失常，必然导致子宫冲任排经异常。转化失常，亦有欠利、太过、不协调三种变化。

（1）转化欠利，排经不畅：主要的原因在于重阳有所不足，而致转化欠利。亦有阳虚较著，阳长至重不及，但在周期节律的支配或影响下不得不转化者，必然转化欠利；亦有重阳之下，气血活动不力，亦可影响转化而致转化欠利。气血活动不力者，需要排除先天子宫冲任发育不良，或发育异常者。凡后天情怀不畅，寒湿内侵，以及脏腑功能失调所致的痰脂、湿浊、血瘀等病理物质迟迟不能转化者，临床上亦有所见。一般阳长至重过长，转化欠利者，常伴有心肝郁火，行经期阳气下泄较少，BBT 高温相下降不快，或下降幅度偏小，即现代医学所谓之黄体萎缩不全者。转化不利，排经不畅，有着虚实不同的性质。

(2) 转化太过，排经颇多：主要原因在于心肝气火偏旺，或者嗜食温热辛辣过多，以致阳火过盛，转化太过，排泄经血颇多，造成出血性疾病，或者出现行经前后诸证。必须注意心肝气火与脾肾之阳气未必一致，亦有相反者，如有的患者，一方面心肝气火偏旺，迫血妄行，气血活动加快，似乎转化太过，但另一方面脾肾阳气有所不足，重阳转阴欠顺利，出现表面转化太过，经量偏多，但实际转化并不顺利，以致经期延长，经量多少不定，血块较多的复杂病变。

(3) 转化不协调，排经不一致：这是行经期的一种复杂病变，具体又有 3 种变化，一是初中期转化尚好，末期欠利，余瘀排泄不尽，常与经期调护失当有关；二是中期转化较差，排泄不畅，以致高峰期延后或延长，常与精神因素及感寒有关；三是 1 次转化顺利，1 次转化不顺利，或 2 次转化顺利，第 3 次转化不顺利，不能连续保持月经周期中行经期的顺利转化，在功能性不孕症中颇为常见。

3. 月经周期中圆运动生物钟节律失常

这类病人主要与体内体外两个方面的因素有关。

(1) 体内因素：即体内心肾子宫生殖轴、任督循环圈的功能低下。包括青春发育期、更年衰退期的月经周期运动迟缓或紊乱，但要排除发育不良和生理异常及缺陷。

(2) 体外因素：即天、地、人三才之间的大整体圆运动生物钟节律的影响。由于外在因素的影响较剧，加之体内生殖轴调节功能的低下，可以出现两种病理变化。第一，促使月经周期中运动节律加剧加速，如气温偏高，未至而至，可使月经先期、量多，甚则崩漏。月圆时行经，亦使月经量多，精神烦躁等；第二，促使月经周期中运动节律迟缓，如气温偏低，至而不至，可使月经后期量少，甚则闭经等。还有阳虚者，秋冬季节，发作闭经、崩漏，阴虚者，春夏季节发作闭经、崩漏等，均与此有关，说明宏观推导的重要。

（二）经后期的病理特点

经后期的病理特点，首先是血、阴、精的不足和互相关系失调，其次是阴长运动的形式及与“3、5、7”奇数律的失常，最后是阳消的病变，阴者静也，由于经后期阴长运动较为缓慢，一般来说，其病变也是缓慢的，临床上常无明显症状，或者病证轻微，极易忽略。因此，我们认为凡是有条件的地方，为了摸清经后期的生理病理变化，有必要配合实验室检查，从微观方面，提供依据，尽可能将有些病证消除在萌芽期间，所谓未病论治，乃调周法的目的所在。

1. 血、阴、精的病变

血、阴、精是经后期演变的物质基础，经后期必然存在一定的阴血不足状态。而且子宫血海空虚，有待经后期的新生和恢复。阴血的新生及其不断滋长，目的在于滋养精卵，使精卵发育成熟。顺利地进入经间排卵期。所以三者之间存在着协同一致性。但是不可否认三者之间也存在区别性。血藏于肝，汇聚于血海，流注周身。阴与精虽来源于肾，但阴与肝亦有关，与天癸更为密切，存在着消长转化的月节律反应，促使血海盈满，子宫内膜增生和分泌，同时主要目的在于促进卵泡卵子的发育成熟，所以经后期的生理变化，就是围绕这三者进行。这三者之间的不足和失调，又有肝肾不足、脾胃失和、心肾失济三大原因。

（1）肝肾不足：常与先天禀赋不足、发育较差，或流产，房事过度，以及长期失血等原因有关。根据我们临床观察，发现长期工作紧张、脑力劳动过度、思想负担过重、生活不规律、夜生活过长过久，均足以耗损肝肾之阴，以致肝肾不足，阴血亏虚。特别是经行之后，阴血更有所不足，阴血既虚，天癸自然也有不足，从而亦影响精卵的发育成熟，这是经后期的主要病理特点。阴血不足，有程度上的不同，因此，影响精卵的发育和周期节律也有程度上的差异性，表现出的病证亦有所不同。

轻度：一般不影响月经周期，或者有轻度影响，除白带偏少外，无明显的临床症状，阴道涂片检验，示雌激素水平轻度低落。但在转变环境，改变生活规律，或者紧张疲劳之后，月经极易失调，并伴头晕腰酸等症状。

中度：一般表现月经后期月经偏少，可伴头昏腰酸，带下偏少等症状；阴道涂片示雌激素水平轻度低落或见中度低落，生活波动或某些因素的干扰，可使病证加重，不仅在不孕症中常有所见，而且在月经稀发、更年期综合征中亦有所见。

重度：一般表现月经后期量少、闭经、早衰（指卵巢功能）等，伴有明显的头晕腰酸，烦躁失眠，阴道干涩，带下全无；阴道涂片：示雌激素水平中度或高度低落，月经周期停留在经后早期，圆运动处于静止停滞状态。

（2）脾胃失和：素体脾胃不强，或饮食不慎，或劳累过度，或饮冷受凉，或缺乏活动等，以致脾胃失和，出现纳食不馨，腹胀矢气，大便不实，神疲乏力等。脾胃者，后天生化之源，气血阴阳赖水谷以滋养。《医宗金鉴·妇科心法要诀》明确地指出：精血赖水谷以滋生。我们在临床上观察到，确有一部分人在服用滋阴养血的方药后，引起腹胀矢气，大便偏溏，不能达到滋阴养血的目的；反之改用调理脾胃，不仅脾胃强健，而且带下增加，头昏腰酸等症状减轻和消失，说明精血恢复较好，不能忽略脾胃对肝肾阴血的重要性。

（3）心肾失济：阴阳消长转化的月节律变化，必须要在心、肾、子宫生殖轴包括任督循环圈的协调下，才有可能正常进行。尤其是心肾交济，对调节阴阳消长、转化极为重要，《慎斋遗书》说："心肾相交，全凭升降，而心气之降，由肾气之升，肾气之升，又因心气之降，夫肾属水，水性润下，如何而升？盖因水中有真阳，故水亦随阳升至心，则生心中之火；心属火，火性炎上，如何而降？盖因火中有真阴，故亦随阴而降至肾，则生肾中之水，升降者水火，其所以使之升降者，水火中之真阴真阳也。”因此，经后期阴长阳消运动，首先要在阴阳相对平衡相互依赖的前提下进行，阴阳相对平衡相互依赖，必须要保证心肾的交济。反之，心火偏旺，或者肝火扰之，必然使心肾不得交济，前人有云：“有动乎中，必摇其精”，“心动则精泄”，心肾不交，心肝火旺，不仅使阴阳失衡，而且耗损阴精，使阴长不利。我们在临床上常见烦躁、紧张、失眠的患者，其月经失调，就属于心肾失济、阴虚所致。

2. 阴长形式变化

阴长形式与“7、5、3”奇数律失调经后期阴长形式，是由经后初期的低，到经后中期的中，及经后末期的近高发展，在低中时期呈波浪式上升，末期的近高，有的可见突然的上升。低中时期较长，末期较短，但都有一定的时限，如超前过多或落后过多，均属病理，不仅打破了阴半月的时限要求，而且亦影响阴长运动的规律的波浪式，根据我们临床的观察其病变又有初期延长、中期延长、末期延长 3 种。

经后初期延长：在经后期延长的病变中，绝大部分属于经后初期延长，即经后阴长停留在低水平范围内，缺乏应有的波浪状运动。阴道涂片，示雌激素水平轻度影响，或者轻度低落，甚则中、高度低落。相当于肝肾不足之中度或重度。

经后中期延长：在经后期延长病变中，虽然仅少数，但亦有所见。即经后阴长停留在中水平范围内，虽然有一些波浪状运动，其活动必然偏少偏低，不能进一步提高，相反呈倒退式，虽然有少量白带，但不能增多，质量上的粘稠度亦不够。阴道涂片：示雌激素水平轻度影响到轻中度影响。相当于肝肾不足之轻度者。

经后末期延长：在经后延长病变中，极少数属经后末期延长者。即经后阴长停留在近高水平范围内，虽然在经后初中期有规则的波浪状活动，但达近高水平后缺乏活动，有的呈倒退运动，白带虽然较多，质地不符合要求。阴道涂片：示雌激素水平中高度影响，不能继续提高，可能与阳虚肝郁亦有关。生殖器官的器质性疾病，肝炎病患等，也都有可能致此。此外，尚须注意连续2次以上出现阴长过快，缺乏应有的较规律的波浪式运动，亦缺乏经后初、中、末3期的分界，亦属于病变。

关于“3、5、7”奇数律的失调，临床上较为复杂。如3数阴长律，按经后阴半月的要求，经后期应有4个3天，甚则5个3天，达到近高水平，如超过5个3天，同时缺乏3数律波动式运动，不能达到近高的水平，谓之3数律过长的病变，如连续2次以上，经后3天内即进入经间排卵期，其阴长运动呈直线上升者，谓之3数律过短。5数阴长律，按阴半月的要求，经后应有2个5天，甚则3个5天仍然不能达到近高水平，谓之5数律过长。如连续2次以上经后5天内即进入经间排卵期，缺乏应有的波浪式运动，谓之5数律过短。7数阴长律，按阴半月要求，经后期仅有一个7天，但也可以有2个7天达到近高水平，如超过2个7天，仍然不能达到近高水平者，谓之7数律过长，如连续3次以上经后不足7天即进入经间排卵期，且缺乏应有的规则的波浪式运动，谓之7数律过短。此外，尚有“3、5、7”交替混乱过大，变化过多，即有时出现3数，有时出现7数，有时出现5数，很无规律，其运动虽有波浪式起伏，很不规则，一般亦属病变。

3. 阳消的病变

阳消为了阴长，阴愈长则阳越消。在经后中末期，为了保证阴长的中、近高的要求，阳消就更为重要。但如素体阳虚，或调摄不慎，护阳不力，以致阳虚者，必然影响阴长，影响阴的突然上升运动，亦影响经间排卵期后的阴转阳及阳长活动，如素体阳旺，嗜食辛辣，或补阳过多，或心肝火旺，以致阳火过旺。阳有余，必耗阴，这也是对抗的必然，加之，阳火有余，不能行生理的消长作用，反过来行病理的破坏作用。可以导致两种病理变化，一种仅是对抗阴血，使阴长不利，经后期延长；一种是火旺迫血，或迫血妄行，导致出血，或迫阴血假性上升，经后期缩短、月经先期等病变。

（三）经间排卵期的病理特点

1. 重阴必阳的失常

重阴是经间期的最大生理特点，重阴失常也是经间期的最重要病理变化，重阴不及，或重阴稍有不足，均将影响转阳的顺利，同时亦程度不同地影响氤氲乐育之气的产生，或产生后的程度和范围。因此，重阴失常，当首先论之。根据我们的长期临床观察，重阴失常有不足、有余、失调 3 种，兹分述如下。

（1）重阴不足：重阴有所不足，主要对精（卵）的发育成熟有一定影响，亦给转阳带来影响。根据临床的观察，重阴有所不足者，首先是与先天发育因素有关。如肾气欠盛，天癸欠充，禀赋不足，营养不宜；其次与生活缺乏规律，工作、学习经常处于紧张状态，情绪烦躁，睡眠不佳，房劳多产，脾运欠佳等后天因素亦有关。所致重阴有所不足后，又可出现以下 4 种病理变化。第一，重阴转阳不顺利，反应加剧。从临床观察中发现，阴长已达重，转化开始，阴下泄，让位于阳，但基础薄弱，后续之阴不够，精（卵）的成熟亦差，阴阳交接不及，所以出现经间期出血、腹痛、头晕、烦躁、失眠等病证，以及锦丝状带下偏少等。第二，重阴不及，延期转化。由于重阴有所不及，虽到经间排卵期，但锦丝状带下很少，不得不延期转化，月经周期落后，甚则 2 ~3 月一行。第三，重阴不及，出现 2 ~ 3 次转化反应。在我们的临床观察中，发现少数患者，阴长至重虽有基础，但有所不足，故 1 次转化未获成功，待 5 ~7 天后，又可出现少量锦丝状带下，少腹胀痛，腰酸等排卵反应，如未获成功，再进行第 3 次转化反应，排出精卵，始获成功，如第 3 次转化仍未获成功者，将会导致闭经病证。第四，重阴不及，心肝气火偏旺，转化时反应加剧。重阴有所不及，特别是精神心理因素所致者，心肝原有郁火，阴分不足，心肝失于涵养，气郁极易化火，转化时重阴下泄，阳气内动，心肝气火上扰，因而可出现经间期乳房胀痛、头痛、失眠，甚则发热、狂躁等病证。阳盛伤阴，肝火劫阴。如由于平素阳盛（如睾酮偏高）伤阴，或肝火（泌乳素高）劫阴，所致阴虚，重阴不及者，当从别论，不入本篇范围。

（2）重阴有余：亚热带地区的黄色人种的中国妇女，重阴有余者偏少。重阴有余，转化顺利，排卵正常者，一般不属病理，不予论治。如转化不利，排卵失常者，当从病理论之。重阴有余，水湿津液亦随之增多，故带下亦较多，此重阴者，动态之阴也，阴极化火，故表现出烦躁、乳胀、性欲亢奋、经间期转化不顺利。除先天发育异常及器质性疾病需待排除外，凡后天地区、营养、人种、以及有些肝炎等因素所致者，均当从心、肾、子宫及冲任等血气调节机制推论，需推动重阴下泄，抑制动态之阴的再增长，从而达到顺利转化，恢复正常排卵。

（3）重阴失调：所谓重阴失调者，是指重阴的有时有余，有时不足，时好时差，有时转化顺利，有时转化欠利；排卵与转化相一致，亦呈时好时坏，其原因常与先天发育较差及后天精神因素有关。病变表现，可见间歇性月经失调，偶或经间期出血、原发性不孕症等，亦可出现季节性月经失调、经间期诸证等。

2. 氤氲状活动失常

氤氲乐育之气的活动失常，也是经间期的主要病理特点。氤氲状活动失常，同样存在不足、有余、失调 3 个方面。

（1）氤氲活动不足：这里所指的不足，是与正常经间期所出现的氤氲孕育之气的活动比较而言，程度上较正常有所减弱，但仍能促进转化，行其排卵作用。氤氲活动功能有所减弱，可产生一些病变，延长转化，增加排卵的难度。根据我们长期的临床观察，除上述重阴有所不足外，与肝郁气滞、经产留瘀、湿热之邪入侵，瘀阻少腹，以及脾肾阳气不足、痰脂壅塞等有着一定的关系，以致转化欠利，排卵功能欠佳，导致经间期诸症。

气郁：大多与情志因素有关，情怀不畅，郁郁不乐，或工作不如意，心情消极，或工作学习紧张，均可能导致心肝气郁，郁则心气不得下降，或对下降有所影响。肝气不得疏泄，或疏泄较差，不仅不能较好地协助肾与冲任排卵转化，而且亦在一定程度上影响子宫开放，故气郁轻则使转化排卵欠顺利，重则导致无排卵转化。

血瘀：其原因主要在于经产留瘀，亦有因长期湿热性盆腔炎所致血瘀者，甚则瘀结成块。血瘀必致盆腔内经络气血不利，在一定程度上亦将影响氤氲状的气血活动，活动不足，影响转化，影响排卵，从而亦易发生经间期腹痛，特别是子宫内膜异位性癥瘕、盆腔粘连者，将会引起较剧烈的腹痛。

痰脂：由于肾或脾的阳气不足，以致痰浊脂肪的代谢能量减低。所谓阳气不化，痰脂内蕴，内蕴则在一定程度上影响氤氲活动，而且肾或脾之阳气不足，重阴转阳后，阳气不能接续者，对转化亦有一定影响，故亦可出现一些经间期病证，如浮肿、泄泻、出血等。

湿浊：不论外感湿邪，或肾肝脾胃失调所致的内湿，湿蕴久则化热，与气血痹阻盆腔脉络，致成盆腔慢性炎症。输卵管积水，盆腔输卵管粘连等，亦在一定程度上影响经间期的气血活动，从而影响经间期转化和排卵，特别影响精卵结合和移植子宫。

（2）活动有余：所谓气血活动有余，是指转化太过，或转化提前，或活动时较为强烈，此与素体阳气偏旺，或心肝郁火有余，前人认为“气有余便是火”，火旺则迫血妄行，必然使转化排卵加快。因轻度的湿热、血瘀、郁滞、痰脂的影响，反而促进了气血活动的加剧，造成表面上活动有余，是一种代偿性的，亦可导致月经先期量多，以及经间出血等病变。

（3）活动失调：所谓活动失调者，是指经间期转化活动时强时弱，强时表现有余，弱时表现不足。此除与内在的阴阳消长水平的不一致，以及精神、环境、工作等的变化有关，主要还在于肾、肝、脾、胃功能失调所反应的错杂病变。临床可以观察到3种病证：一是期量不定。活动加剧，可见先期量多；活动不足，可见后期量少，失调则表现出前后无定期，经量多少不一。二是经间期反映出“7、5、3”数律的不一致。有时锦丝带下及少腹胀痛3天，有时5天，或者7天，缺乏规律性，从而影响受孕。三是经间期反应，时有时无，有时出现2~3次，有时忽前忽后，在3、5、7个月经周期中，其经间反应紊乱，在不孕症中亦有所见。

3. 月经周期中圆运动生物钟节律失常

排卵期与行经期一样，是节律活动的转变时期，受外界影响较为明显。如果外界因素偶然一二次影响其节律活动，影响转化和排卵，可不作病变论。如在2次以上，或在2次以内严重影响月经运动者，出现月经后期、量少，甚则闭经者，均属病理。亦有因自然界圆运动生物钟节律加快，如天暑地热、生活、工作、学习竞争，节奏加快，同样影响或加快月经周期节律，出现先期、量多、经前漏红等病证。因此，必须注意到自然界圆运动生物钟对月经周期圆运动节律的影响，主要是对行经期及经间排卵期节律的影响，从而采取有效的防治措施。

（四）经前期的病理特点

经前期的病理特点，较月经周期中其他3期更为复杂。不仅反映在阳长阴消的生理复杂性，如阳长的快速性和重阳的物质性，阴消的消中见长等，而且还涉及心肝脾胃，及其致病后产生的痰湿、脂浊、血瘀等病理物质。以前曾经有人提出：经前多热证、实证，虽然未必确当，但本虚标实，似乎也说明了一个方面。根据我们多年来的临床体会，经前期常见心肝气火偏旺的症状，如头痛、胸闷、心烦、失眠、乳房胀痛等。通过有关检查，包括血查内分泌激素、微量元素、BBT 可以发现根本原因在于肾虚、肝脾失调。

1. 关于阳长失常的病变

阳长不及，有所延缓；或重阳不够，波动超越生理范围；或阳长太过，阳火偏旺所引起的病变，是经前期最主要的病理特点。阳长不及，在于阳之不足，阳之所以不足，根据我们临床长期的观察，与以下 3 个方面的原因有关。

（1）阴虚及阳：阴阳两者，相互依存，相互消长，就妇科月经孕育而论，皆属于肾的范畴，前人所谓：肾者，水火之脏，内寓真阴真阳。经水出诸肾，肾水足则月经多，肾水少则月经少，这是《傅青主女科》的名言。可见肾水者，即肾中之真阴，是月经周期演变及月经来潮的物质基础。阳者，是在阴的基础上发展起来，与天癸有关，无阴则阳无以长。月经的来潮，标示着本次月经的结束，新周期的开始，经后阴长，目的是滋养和促进生殖之精（卵）的发育成熟，推动周期运动的发展，经间期重阴转阳，排出卵子。之所以转阳者，一方面固然是重阴已达不平衡的极限，必须通过转化，排出精卵，使重阴下泄，纠正不平衡状态，以维持相对性的平衡；另方面排出精卵，准备受孕，需要阳长来保持子宫内的温暖状态，为繁殖下一代或排泄月经作准备。但阳长赖阴，阳越长，越需要阴的物质基础来支持；阴有所不足，则阳长亦受影响。张景岳曾云：善补阳者，必于阴中求阳，才能达到生化无穷。阴虚日久，必及其阳，导致阳的不足。我们在临床上观察到先天不足，发育欠佳，以及房劳多产、流产过多，长期工作紧张、睡眠过少等，均易导致肾阴的亏损，渐致阳虚。转化期阳长不及，经前期重阳不足，发为痛经、不孕等病，甚则阴不转阳，发为闭经、崩漏等疾病。

（2）气中阳衰：气虚而阳不足者，常与脾肾不足有关。此类患者，临床上亦颇为常见。一者是由脾及肾，即素体脾弱，或则饮食不慎，或则食饮无节，或则劳累过度，或则饮冷感寒，日久伤脾，脾胃薄弱，久必及肾，导致肾阳不足，故前人曾有治肾不如治脾者，指此而言。二者由肾及脾，即先天肾阳不足，或后天房劳多产，损伤肾阳，肾阳虚则火不暖土，影响脾胃运化，《傅青主女科》在“种子门”中多处指出：“无肾中之火气，则脾之气不能化”，“盖胃土非心火不能生，脾土非肾火不能化，心肾之火衰，则脾胃失生化之权。”所以脾肾不足，气中阳衰，轻则导致阳长不及，重阳不能延续，影响子宫的温煦及藏固，重则有阴无阳，子宫内瘀浊不化，占据血室，发为崩漏、癥瘕等疾。

（3）血中阳弱：血中阳弱，不仅指阳有所不足，而且也指营血的不足。血与阳本属两种不同的概念，有对立性，但亦存在统一性，因为阳亦以血为基础，存在于血液之中，行其长消转化。过甚之阳，依赖于经血来潮而排泄；过少之阳，在一定程度上亦有赖于运行之充实，血虚甚者对调节阳的盛衰不利。如劳累过度，用脑过多，生活不规律，不注意劳逸，或则房劳多产，不仅耗血，且亦损阳，血虚阳弱，以致阳长不及，或则重阳不足。不能保持正常的延续，或则重阳延迟，不能温煦子宫，可能发生经、孕等诸多疾病。

综上所述，阳有所不足，或重阳不及，或重阳延迟，均致温化不利，既不能暖宫助孕，又不能溶化膜样瘀浊及水湿浊液的分化，必然造成痰湿、膜样瘀浊停留，终致本虚标实的病变。此外，由于阳长达重，重阳波动必须持续 6～7 天，容易激动心肝气火，特别是阴虚之体，或神经质的个性心理，届期必致心肝火旺，可出现头痛、失眠、乳房胀痛、发热、情志异常等周期性病证。此外尚有阳长有余，心肝气火过旺，可见烦躁升火，目赤口渴，大便秘结等病证，临床中为少见，但不可不知。

2. BBT高温相失常的病变辨证

近几年来我们观察发现BBT高温相的变化与阳长有着重要关系，兹结合我们的体会，将高温相失常分为以下7种类型，其中6种类型反映了阳长失常的变化。

（1）BBT示温相缓慢上升：即排卵后，高温相不能快速形成，上升呈现缓慢状，有2种情况，其一是缓慢上升呈现斜直线状，经过4～5天始达到温相高度；其二是阶梯式上升，即上升1天，滞留1天再上升，再滞留，历3～4次始达温相高度。或者亦有上升0.2℃后滞留2天再上升0.1℃，再滞留2天，此种类型反映了阴虚及阳，或血中阳虚的变化。

（2）BBT高温相缓慢下降：即高温相持续6～7天后，开始缓慢性斜直线或阶梯式下降，常伴经前期漏红，大多为气虚及阳，脾肾不足所致。

（3）BBT高温相偏低：即排卵后，温相上升0.2℃或少数天达0.3℃。这里亦有两种情况，其一是整个高温相均低，阳长有所不及，水平偏低；其二经前前半期偏低，即高温相开始6～7天时偏低，说明重阳不及，水平有所不足。

（4）BBT高温相短：一般而言，BBT高温相应最少维持在12天，如不足12天者，谓之高温相短，均属阳气不足。高温相短又有稍短、短、过短三者，反映了阳长不及的虚弱程度。稍短者高温相维持在10～11天，阳虚很轻；短者高温相维持在8～9天；过短者高温相维持在6～7天，阳虚较重。

（5）BBT高温相呈现马鞍状不稳定：一般而言，即高温相初末较好，中期低落在0.2～0.3℃之间呈两头高中间低的马鞍状，一般与气中阳虚有关。

（6）BBT高温相呈现犬齿状：此不仅与阳虚有关，且与心肝脾胃失和有关。

（7）BBT 高温相过高：即整个高温相过高，低温相与高温相差在 0.5℃以上，或者在经后中末期高温相过高，说明重阳有余，或心肝气火偏旺的病变。

3. 阴消失常的病变

经后期阴长阳消不同，阳长至重较快，重阳延续较长，因此阴消者，消中见长。当阳长至重时，阴虽有所消，但消中有长，而且长达高中水平。如若阴消而不见长，或虽有消中见长，而长不达中高水平者，则阴虚及阳，必然导致阳的不足，使阳长不及，或则重阳不能延续，此其一也。由于阴虚心肝失养，心肝气火偏旺，所谓“水不制火”，兼之经前期阳长至重，极易激动心肝气火，此其二也。亦有阴盛不消，阳长不及，以致瘀浊凝结，发为子宫、乳房等癥瘕疾病，临床上颇为常见。

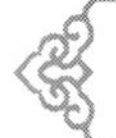

第四章 检查与诊断概论

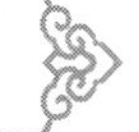

对于月经病，传统的中医诊断、检查，需经过望、闻、问、切四诊来获得有关疾病的信息，作为诊断、辨证的依据，与临床各科疾病以及妇科系统内其他疾病的诊察基本一致。但由于妇女月经病的特点，以及日新月异的现代诊疗手段、技术的发展，必须切合临床实际，借助现代医学妇科的各种检查手段，充实传统的诊察内容，提高临证对月经病的诊断和辨证水平。

一、四诊与检查

（一）妇科病史

妇科病史的采集，是医者对患者进行诊断和治疗等工作的开始，病史的完整、细致、系统是对疾病观察、追踪、回顾以致总结的最重要依据，也是作为医师不断总结经验，提高医疗质量不可缺少的重要资料。因此对病史记录、采集就必须准确、及时、实事求是，用科学的思维方法对疾病情况进行分析和客观的记录。妇科病史除具有一般病史的基本内容以外，其中又充满有别于其他各科的妇科病特点。月经又是特有的女性周期性出血的生理现象，其他各科各种疾病的病史，对于女性患者的妇科病史，虽作为一项内容，记录入案，但不会深入地、具体地根据其周期、经期、经量、经色和经质来详尽地询问记录，追究以此为中心全身各系统的病史，在通过对现病史的月经异常改变询问后，结合过去史、个人史、婚姻史、分娩手术史、性病史、家族史、既往治疗史等来探寻与此次月经异常的发病关联，再认真做好妇科检查。同时，做好全身检查，得出初步诊断，辨证、辨病结合，制定出积极的治疗方案。

妇科完整的病史应包括以下内容：

1. 一般项目

包括病人的姓名、性别、年龄、籍贯、职业、民族、婚姻、地址、初诊时间或入院及病历记录日期、时间、病史陈述者、可靠程度。

年龄与月经病的关系颇为密切，从月经初潮年龄到绝经这个年龄阶段，因其年龄不同，生理和病理上有很大的差异，其发病情况也各有偏重。妇女出生后，从卵巢功能兴衰的角度，严格可区分为以下五个阶段：①新生儿期：由出生至之后4周，由于母体及胎盘性激素的影响，此时女婴可有乳房隆起，少量阴道分泌物，一周内消失。②儿童期：出生后4周至8～10岁。③青春期：此时肾气初盛，发育尚未成熟，月经周期尚未很完好建成，容易出现月经期与量的改变，如年逾16周岁，月经仍未来潮，则多属原发性闭经，应根据此病史仔细查找原因。此阶段还易出现原发性痛经，崩漏等异常月经疾患。④育龄期：约从18岁开始，历时约30年，妇女具有生育能力。由于胎产、哺育等伤气耗血，加之工作学习紧张、家庭负担较重、社会事务繁忙、七情内伤，阴血易耗，阳气易伤，此时月经病的发生率很高，月经病形形色色，多种多样，某些复杂病证，诊断治疗上颇为棘手，更需深入细致地采撷病史，综合分析，寻找有效的治疗方法。⑤围绝经及绝经后期：此阶段以往统称更年期，现又称围绝经期，是妇女从生殖功能旺盛的状态向老年衰退过渡的时期，这段时期开始于40岁而历时10余年至20年，分为以下几个阶段：绝经前期（由青春发育到绝经），围绝经期（绝经前、后的一段时期），绝经过渡期（从生育期走向绝经一段过渡时期），绝经后期和绝经，回顾性地确定最后一次月经及此之后的时期。这一阶段妇女，肾气渐衰，天癸将竭，冲任虚少，阴阳失调，出现月经期、量、色、质的紊乱。

问籍贯与月经病的关系，主要是地域差异，如有研究表明地理环境、气温条件对人体生物钟即生物节律有一定的影响。比如寒冷地带，日照时间短的地区较温暖地区，日照时间长的地区女性生长发育成熟晚，卵巢规律排卵推迟，受孕率较之为低；国外有人采用动物实验发现，昼、夜之不同，雌鼠的促性腺释放激素（GnRH）的分泌高峰有明显的区别。其次由于南、北方干燥、潮湿等差别，对月经病理带来各种不同的影响，以及女性发育过程中体质的锻炼、适应能力均与月经病发作和康复等有密切关联。

问职业。职业差异，也常会影响月经病发生发作。比如我们在80年代对南京地区45～55岁不同社会职业妇女更年期发病情况调查来看，由于社会职业脑力劳动和体力劳动的不同，两群体更年期综合征发生率有明显的差异。1090例更年期妇女，尤以脑力劳动者发生率为高，所以探讨社会职业与月经病的发生发作关系，及预后治疗等等，具有不可低估的作用。随着社会竞争的激烈，职业的相对转换波动较大，对女性心理冲击更显著，这种此起彼伏的不稳定因素对月经期、量、色、质及伴随症状必将会有较大的影响，所以职业是收集病史时切不可忽略的一项重要因素。

问民族。种族遗传、饮食、生活方式等都可能影响月经来潮或绝经等的变化。如黑人骨质疏松症发病较白人低，我国妇女性激素从体内清除较西方妇女慢。北京协和医院对20～50岁女性进行检测，我国青年女性较西方青年女性的骨密度峰值高，50岁以后下降快，我国妇女骨量变化对雌激素的下降较敏感。亦有资料表明，我国长江中下游地区妇女月经初潮日较西藏的女性早平均1～2年。因此，注意民族、种族差异对诊断女性发生月经失调类疾患也是不可忽视的。

问清以上一些具有影响意义的项目，对分析月经病发生的氛围，指导诊断治疗有着相当重要的价值。

2. 主诉

病人就诊的主要症状及其发生时间、严重程度。月经病主要表现在月经之期、量、色、质、味的异常，如主诉月经失调，要问清是先期还是后期，量多还是量少，是崩还是漏；是否有痛经等等，构成疾病的主要表现。也有一些例外，如阴道不规则接触性出血，是月经病还是其他疾病，必须经过仔细检查宫颈，或诊断性刮宫等病理检查，才可确诊是否为早期癌症。同样闭经类，可以是妊娠、绝经，也可以是垂体、丘脑的病变所致，所以详细询问主诉，有时直接勾勒出疾病现象，有时则需要细审详查一番以后，才可明确诊断。

3. 病史

现病史是指疾病出现最初的症状到就诊时的发展变化过程。其应围绕主诉症状，以时间顺序，或症状演变的过程依次描述。其中注意出现症状或体征的时间、部位、程度，有关的病因或诱因，伴随的主要症状和体征，就诊前外院治疗情况，包括药物、手术、物理疗法等，检查诊断结果。

详实的主诉和病史，是诊断的依据之一。如主诉经行腹痛 2 年，病发于去年行人工流产术后，现在每次月经第一日腹痛剧烈，难以胜任工作，曾行妇科检查，子宫后壁有小结节状隆起，表面触痛，用止痛片可缓解，根据此记录病史情况，初步可以考虑子宫内膜异位症性痛经，再进一步行有关检查。

现病史中除对主要阳性症状和体征进行描写外，对有鉴别意义的阴性症状亦应注意提及，如腹痛患者，需问末次月经情况，有无阴道出血；有无呕吐，排气或大便等，利于与异位妊娠，急性阑尾炎等区别。

4. 过去史

现在病情的发生与发展往往与过去的某些系统的疾病有关，因而，系统地回顾既往史对弄清现病症的发生有一定意义。如现在月经停闭1年，经注射黄体酮亦未来潮，询问过去于幼年时曾患肺部结核，进一步检查，证实子宫内膜结核导致闭经。过去的病史，如在生长发育时期，即使是当时已经治愈，时常对今后身体某器官带来不良影响，招致疾病的发生，表现出月经的异常改变等等。

5. 月经史

月经史包括了初经年龄、月经周期、经期持续时间、月经量、经血的性状，围绕经前、经行、经后各期周身的情况，有无痛经、经前综合征、经间期腹痛、出血等，末次月经、前次月经情况，有一些阴道流血病症如异位妊娠、宫颈息肉、宫腔息肉、粘膜下肌瘤等易误诊为月经异常。仔细询问既往月经史，末次行经时间等作出诊断。另月经病主要表现在月经之期、量、色、质的改变，若月经先期，量多、色深红、质稠，伴有臭味为血热；月经先期，量多、色淡红、质清稀、无腥臭气味，多属气虚；后期而至，量少、色黯、夹血块者，多为阴寒凝滞；后期，量少、色淡红、质稀者，多属血虚；先后无定行经者，多为肝郁为患等可作为辨证依据。辨证结合实际辨病才能正确认识月经病症。

有时月经病出现一些复杂情况，如月经史上出现妇科特征错综矛盾之时，如何辨伪存真，则需要深入细致地将月经史理清，与全身症状结合起来综合分析，将在后文“辨证”中进行阐明。

6. 婚姻史

包括婚姻年龄（初婚、再婚年龄）、配偶年龄、健康状态，职业、嗜好、性生活情况、丧偶年龄及原因。现在经常出现未婚先同居情况，在诊察月经病时尤应问清，作为一个因素，做为诊断时的参考。

7. 生育史

初孕年龄、分娩、产育（包括早产、流产、人工流产、药物流产）次数、间隔时间，分娩情况，有无产后出血、感染、乳房疾患、哺乳时间、末次分娩、有无死产、死胎、畸形等，有无产科和计划生育手术史。目前采用怎样的计划生育措施，效果及并发症情况。深入细致了解这些环节，对疾病的正确诊断有所裨益。

8. 家族史

注意询问父系或母系尤其是双亲的情况，若已死亡，亦询问死亡原因、年龄，有无遗传性病、传染病，如血液病、结核、高血压、糖尿病、子宫内膜异位、子宫肌瘤、卵巢肿瘤等，尤应注意与家族史的关系。其他在月经病中初潮年龄与绝经时间，具体家族史，其母亲、姐妹的各自时间均可作为参考。

9. 其他

该病人院外诊断检查情况、病史记录和检查报告、病理报告以及详细的诊疗记录等。

（二）妇科检查

妇科检查前嘱患者排空膀胱，取膀胱截石位卧于检查台或床上（如图1）。

消除其精神紧张，双手自然下垂，均匀呼吸，放松腹肌。月经期一般禁止内诊，若急症或特殊病情需要，应在常规消毒外阴、阴道，术者戴消毒手套情况下检查。

1. 阴部检查

注意外阴部发育，有无畸形，皮肤颜色、软硬度，阴毛分布，阴阜、阴蒂、尿道口、大小阴唇、会阴体、处女膜、尿道旁腺、前庭大腺等情况，腺口有脓性分泌物可行涂片检查和培养。注意有无炎症、溃疡、静脉曲张、裂伤、疤痕、肿瘤等。

阴道壁和宫颈检查：采用阴道窥器对阴道壁和宫颈进行观

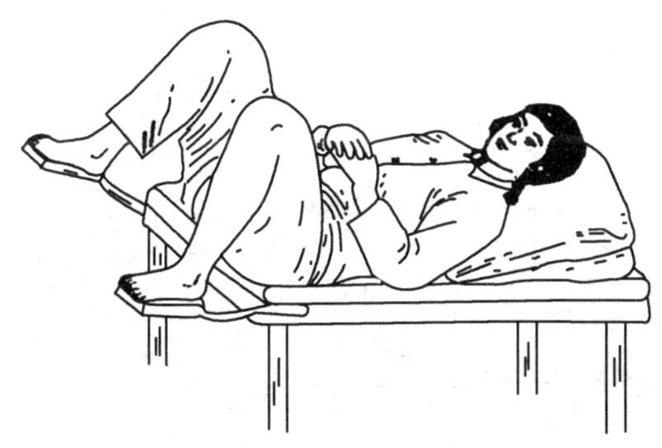

图 1　妇科检查体位

察。常用鸭嘴式窥器，有大小之分，对绝经后妇女置以小号为宜，手术操作等用大号，未婚者一般不宜用。现推行用一次性窥器。窥器置入阴道时表面涂滑润剂，避免损伤。若需取阴道分泌物作细胞涂片检查或白带常规检查时则不宜使用，以免影响检查效果。检查者左手将两侧阴唇分开，右手将窥器斜行沿阴道后侧壁缓缓插入，插入后逐渐旋转至前方，摆正后缓慢张开两叶，暴露宫颈及阴道壁及穹窿部，旋转一周，环视阴道侧壁。注意阴道壁的色泽、分泌物多少、皱襞、弹性等，有无出血点、结节、溃疡、膨出、脱垂、异物、瘘管、肿物等。注意宫颈形状，外口形状。注意有否裂伤，是否有颈管内膜外翻，表面是否光滑，有无充血，糜烂、肥大、颈腺囊肿、赘生物、着色、脱垂等。注意阴道穹窿部，有无疤痕、裂伤、饱满、触痛等情况。

在这一部位辅助诊断上，可取阴道分泌物检查，宫颈分泌物培养，宫颈刮片及活组织检查，后穹窿部刺术，穹窿镜检查术。如若阴道壁过于松弛，或阴道口及阴道狭窄，肿瘤压迫，严重盆腔炎等窥器难以运用，检查发生困难可改用单叶阴道拉钩提起阴道后壁窥视，患者改为侧俯卧位，上腿屈曲，下腿伸直（如图 2）。

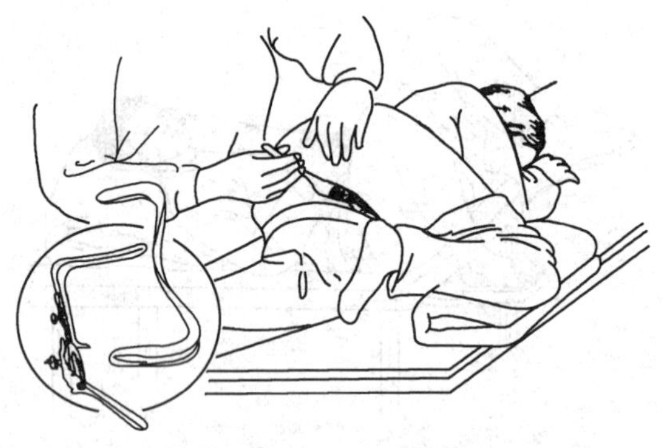

图2　侧俯卧位阴道窥器检查
左下角示所用检查器械

2. 盆腔部位检查

（1）双合诊：与经阴道手指触诊同步用另一只手在腹部配合的检查方法。可以对子宫、输卵管、卵巢、宫旁组织和骨盆内壁的情况加以扪诊，未婚女性阴道口可容纳一指进入，婚后妇女可容二指并进。未婚者一般采用肛—腹诊，了解子宫位置大小、形态、软硬度、活动度、压痛情况。双合诊应先扪及子宫宫体情况（如图3）。然后依次触及附件，仔细体会其增厚、压痛、包块等情况（如图4）。

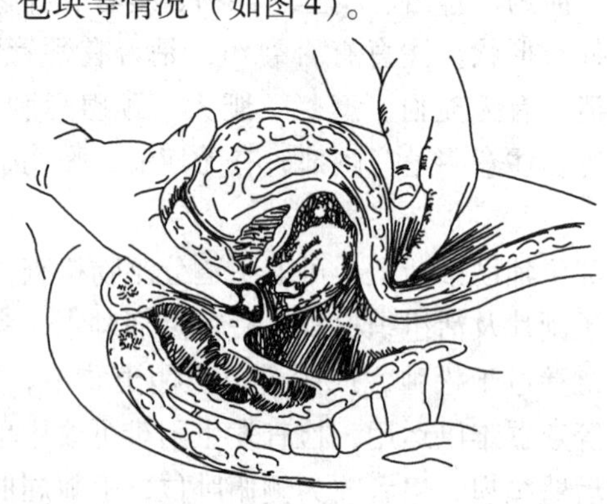

图3　双合诊（检查子宫位置）

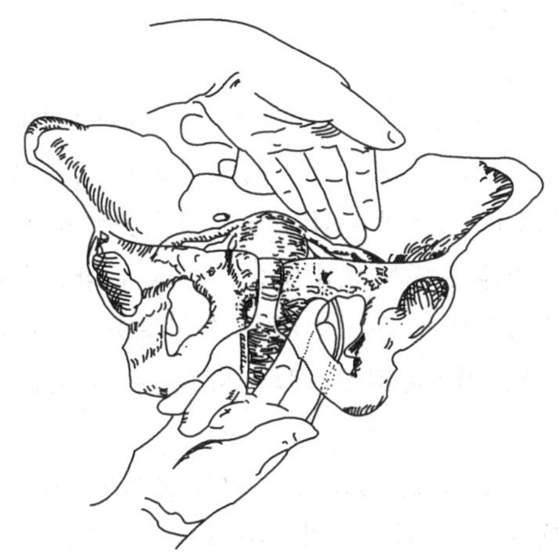
图4 双合诊（检查附件）

（2）三合诊：经直肠、阴道、腹部联合检查，能够更清楚地了解位于骨盆较后部及子宫直肠陷凹部肿物及子宫和直肠的关系，可以清楚地扪及极度后位的子宫、阴道直肠隔、子宫颈旁、骶韧带、主韧带、骨盆腔内侧壁、后壁及闭孔区淋巴结以及直肠的情况。对生殖器肿瘤、结核、内膜异位、炎症有着极其重要的诊断及评价疗效意义（如图5）。

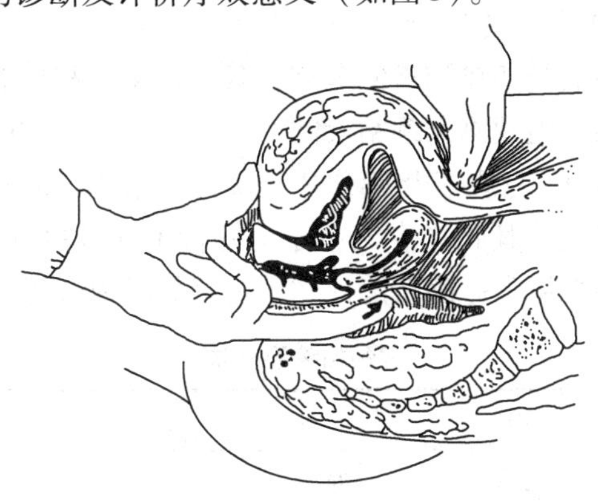
图5 三合诊

（三）特殊检查

1. 基础体温

基础体温（basal body temperature，BBT）即妇女在静息状态下的体温，反映机体基础生命活动能量代谢水平。正常育龄期，妇女的 BBT 受 CNS-HPO 轴神经内分泌的调节，有明显的月节律性，正常曲线呈双相型，即月经干净后至排卵期呈低温相，排卵期降至最低点，排卵后约在≤48 小时 BBT 升高呈高温相改变，较低温高出 0.2℃，持续 14 天左右，至下次行经前 1～2 天下降。

BBT 的作用：①监测排卵：双相体温提示有排卵（低、高温相差在 0.4～0.6℃，至少≥0.2℃）持续 14 天，单相型 BBT 提示无排卵。②监测黄体功能：高温相转变在≤48 小时完成，BBT 升高幅度≥0.2℃，高温相持续 14 天。临床上可利用 BBT 动态观察女性体内分泌变化，如功能失调性子宫出血有无排卵型及有排卵型两种类型，可据此来区别，可以利用 BBT 来观察调整月经周期的治疗效果，因其无痛苦，无需多花费，易为患者接受，应用方便。也可用来观察中医月经周期中阴阳消长变化。

2. 宫颈粘液检查

宫颈粘液受卵巢激素的影响，其生物化学和功能有周期性变化，故动态地观测宫颈粘液的变化，可以评估 HPO 轴功能。宫颈粘液具有：①防御屏障作用；②保护精子；③精子的筛选和储存的作用。其临床意义在于：评价 HPO 轴功能，尤其对卵巢排卵和性激素分泌功能评估；监测妇科内分泌治疗效果。

宫颈粘液评分法

指标	0	1	2	3
粘液量	极少	少	中	多
拉丝度	<1cm	≥4cm	≥8cm	≥10cm

续表

指标	0	1	2	3
结晶型	椭圆体宫颈口	Ⅰ型	Ⅱ型	Ⅲ型
		(A)	(B)	(C)
	关闭	关闭	部分扩张	开大
	(粘液栓灰黄)	(灰黄)	(混浊半透明)	透明

评分法：0～3分，功能不全；4～7分功能不良；8～10分功能良好，10～12分功能优秀。

3. 激素测定

对于月经失调类疾病的认识，常常需要借助有关的激素测定，才能弄清下丘脑—垂体—性腺轴、甲状腺轴、肾上腺轴功能失调其内在原因。目前常用的有激素放射免疫分析（radio-immunoassay，RIA）法。激素体外竞争分析的类型，包括放射免疫法、竞争性蛋白结合分析法（CPBA），放射酶分析法（REA）、放射受体分析法（RRA）、免疫放射分析法（IRMA）和单克隆抗体放免分析等。

常用的激素测定有下列诸种

（1）促卵泡成熟激素（FSH）、促黄体生成激素（LH）（双抗法）

	新生儿（0～60天）	2～12月	1～10岁	10～16岁	>16岁
FSH	0～50	0～50	0～2.5	0～15	2～14
LH	0～37	0～29	0～6	2～29	2～20
	卵泡期	排卵期	黄体期	绝经前	绝经后
FSH	4.29±1.22	8.35±3.53	3.92±0.88		
	(2～10)	(12～33)	(2～5)	(3～17)	(38～171)
LH	7.81±0.55	45.98±4.61	6.2±0.54		
	(0.61～37.45)	(13.12～81.90)	(0.39～37.12)	(4～31)	(37～166)

注：单位为mIU/ml

判定方法：升高：原发性闭经，先天性性腺发育不全，卵巢去势、早衰、FSH 腺瘤，促排卵治疗。降低：口服避孕药和性激素治疗席汉氏综合征，高催乳素血症，下丘脑—垂体肿瘤，单纯性 FSH 分泌缺陷，垂体手术放疗后，抗 GnRH-GnH 治疗。

（2）雌二醇（E_2）（^3H）测定

青春期	Ⅰ0～23	卵泡期 10～90
	Ⅱ0～66	排卵期 100～500
	Ⅲ0～105	黄体期 50～240
	Ⅳ20～300	绝经后 10～40

注：单位 pg/ml

意义：评价卵巢功能和内分泌治疗监测

（3）孕酮（progesterone，P）（^3H）测定

青春期	Ⅰ～Ⅲ 0～0.6	卵泡期 0.02～0.9
		黄体期 6.0～30.0
	Ⅳ 0.05～13.0	绝经后 0.03～0.3

注：单位 ng/ml

意义：评价卵巢功能，监测内分泌治疗

（4）催乳素（prolactin，PRL）测定（双抗法）

正常值	2～12 岁	2.6～20ng/ml
	>16 岁	0～23ng/ml
	口服避孕药者	9.2±5.0ng/ml

判定方法：生理性升高：应激、哺乳、妊娠、性生活、睡眠；病理性升高：PRL 腺病、PRL—GH 腺病、药物和雌激素治疗。降低：席汉综合征、抗催乳素药的应用。

（5）绒毛膜促性腺激素（hCG）测定：该种类繁多，可用生物学、免疫学、酶免疫（EIA），酶联免疫吸附（ELISA）及放射免疫测定，按数值分定性、定量两种。

hCG 放免（双抗体）：正常值>2 岁　　0～5mIU/ml

hCG-β 亚单位放免（双抗体）：>2 岁　　　0～5mIU/ml

β-hCG 单克隆抗体测定：阳性呈蓝色反应（受孕7天可测）。

酶联免疫吸附测定：25mIU/m。

意义：流产类病症，异位妊娠，抗早早孕研究。

滋养细胞肿瘤化疗监测。

（6）皮质醇测定（双抗体）：取血清或尿液均可测定。

（a）血清值：

新生儿0～4天	1～16岁	>16岁
（8Am）1.2～24	（9Am）7～25	（8Am）5～23 （4Pm）3～15 （11Pm）0～10

注：单位：μg/ml。

（b）尿液值（24h）：

4月～10岁	11～20岁	>20岁
2～27	5～55	10～100

注：单位：μg/d。

有明显昼夜节律变化，受CRH-ACTH影响，应激时升高。

意义：升高：库欣病，异位ACTH综合征，垂体ACTH腺病。降低：阿狄森病，席汉综合征，先天性肾上腺皮质增生症，长期皮质激素治疗

（7）尿17酮类固醇测定（化学法——Zimmerman反应）17KS

新生儿0～14天	14天～2岁	2～6岁	6～10岁	10～12	12～14
1～3	0～1	0～2	1～4	1～6	3～10

成人：男9～22，女6～15。

注：单位mg/d。

测定方法：增高：库欣病，先天性肾上腺皮质增生症，卵

巢男性化肿瘤，无性细胞瘤，卵泡膜细胞增生症，多毛症，多囊卵巢综合征。降低：席汉综合征，阿狄森病，性腺发育不全，消耗性疾患。

（8）尿17羟类固醇测定：（化学法——Porter-Silber反应）17OHCS。

成年女性4～10mg/d，平均（13±6.0）mg/d

判定方法：增高：库欣病，先天性肾上腺皮质增生症高血压型，肾上腺肿瘤。降低：席汉综合征，阿狄森病，先天性肾上腺皮质增生症，垂体性侏儒。

（9）尿17生酮类固醇（17KGS）测定：

0～1岁	1～10岁	11～14岁	成年男性	女性	>70岁
<1.0	<5.0	<12	5～23	3～15	3～12

注：单位mg/d。

判定：同于17OHCS，其测定也可以替代17OHCS之测定。

4. 细胞遗传学检查

月经的异常，比如原发性闭经、不孕症、性腺发育不全、卵巢早衰、闭经溢乳综合征，体质差异，经带无其他因素，是染色体问题，它们成为单/多基因遗传病，常染色体显/隐性遗传病，或为染色数目、结构、白带异常或嵌合体，因此有指征地进行细胞遗传学检查，有助于疾病诊断、鉴别诊断、指导治疗。具体应查：性染色质体、染色体核型分析、染色体显带核型分析等。

5. 妇科图象检查

现代妇科图象检查方法进展很快，临床已广泛应用的有B型超声波、C型超声波、电子计算机体层扫描（CT）、磁性共振影像法（MRI）、彩色多普勒等。

（1）超声波检查：

①B超：其中有经腹部B型超声波切面显像法和经阴道超声波检查。经腹部B超常经下腹表面滑行作直接扫查，要与

扫查的脏器成直角。接收回来的超声反射，顺序变成光点。这些光点随探头的左右上下移动而同时改变。由此得到的切面图像可了解局部解剖关系、部位、大小等。

经阴道超声波检查（TVU），探头频率为 5 ~ 7.5MHz，超声探头可以放入阴道内扫描，具有很好的纵向、横向分辨率。探头套避孕套或手套，在套外涂耦合剂，被污染后亦可用一般消毒液消毒。探头置入阴道，自子宫开始，检查宫颈、宫腔，次为左、右侧卵巢及输卵管，最后为子宫直肠陷凹。

经阴道超声检查在妇科的应用，最有利于观察卵泡发育、卵巢输卵管异常、子宫内膜变化，子宫直肠陷凹的肿瘤、出血、积液等，子宫内膜囊肿及单纯性囊肿、子宫肌瘤与卵巢囊肿或子宫畸形的鉴别。

②C 超：其与 B 超相同，仅探头在腹部移动及其同步扫描呈“Z”字形，所示声像图与声束的方向垂直，相当于 X 线断层像。可分为慢速成像和快速成像，前者只能显示脏器的静态解剖图像，所示面积较大；后者可分为机械方形扫查法及机械扇形扫查法，能表示脏器活动状态。该图像成三维立体超声图像，其清晰、分辨率高。优点比 MRI 检查经济，比 CT 检查可免受 X 线照射，凡能用经腹 B 超检查者均可用 C 超检查，当 B 超检查结果不理想时，可改用 C 超检查。

表 1　经腹超声波法能诊断的疾病

脏器	能诊断的疾病
子宫	子宫肌瘤、肌瘤囊样变性、子宫肉瘤。残角子宫、双角子宫、子宫中隔等子宫畸形。宫腔内妊娠、妊卵枯萎或死亡、胚胎死亡吸收仅存空胎囊、宫内 IUD、子宫内异物、葡萄胎、恶性葡萄胎、绒癌、宫体内膜增生
卵巢	囊性畸胎瘤、良性卵巢囊肿、子宫内膜囊肿、多囊卵巢综合征、黄体囊肿、过度卵巢刺激综合征、增大的卵巢及腹水。卵巢实质性肿瘤，监测卵泡发育情况

续表

脏器	能诊断的疾病
卵管	输卵管妊娠（未破及已破裂）、输卵管肿瘤、输卵管积水、盆腔血肿、炎性包块、测腹水量。在B型超声波指引下行输卵管通液术，检查输卵管是否通畅
其他	B超指导下行子宫内膜囊肿穿刺术

③彩色脉冲多普勒超声检查：彩色脉冲多普勒超声检查可分为经腹与经阴道两种，经腹的已用于产科临床，经阴道彩色脉冲多普勒超声应用妇科可显示绝经后子宫动脉的大小、深度血流速度，或卵巢、子宫肿瘤周围的血流波型。临床运用如对不规则阴道流血中异位妊娠的诊断，绒毛性疾患、卵巢早期恶性病变、月经量多时子宫肌瘤的诊断。

（2）电子计算机体层扫描（CT）检查：CT检查的特点是能清楚显示人体的横切面画像，由其黑白浓浅影像，可正确表现肿块位置与内部解剖关系，脂肪组织与钙化组织均能看清，确诊率很高。一般在B超检查难以确诊时做。行CT检查前口服缓泻剂或当日晨灌肠，排空大便。检查部位以耻骨联合上缘为基线，一般向腹部间隔2cm进行扫描摄片。因对象不同或肿瘤位置可摄6~8片，亦可调节片距为0.5~4cm，或向耻骨联合下扫描。妇科盆腔CT主要用于检查恶性肿瘤，肿瘤的来源，为单侧性或双侧性，呈囊性或实性，有无合并腹水等情况。

（3）磁性共振图像诊断（MRI）：磁性共振图像是将人体某部放在均一的高磁场内，自其周围给予特定的电磁波引起人体内的磁性共振。将接受的MR信号的强度与位置经计算而取得图像供诊断用。MR信号的强度与被检者组织、器官内氢（H）的密度、纵缓和时间（T_1）、横缓和时间（T_2）与血流速度有关。采用RF波的脉冲顺序不同，出现的图像也不同。

一般临床常用有自旋声波法和翻转还原法。同一检体因信号强度不同，可得出不同的图像。自旋身波法是用长 TR、TE 强化横缓和时间（T_2）的图像，使肿瘤组织对比分解力强，图像清晰；翻转还原法是强化纵缓和时间（T_1）的图像。MRI 检查具有良好的软组织对比像，也可以选择不同的切面，且无侵袭性，较少假像兆及流动的血液不发生信号等优点，不足的是费用昂贵、检查时间长等。盆腔行 MRI 检查最好禁食、膀胱适当充盈，取仰卧位，呼吸平静即可受检。尤应注意的是女性患者有用金属夹行输卵管绝育和使用金属避孕器者，禁用 MRI 检查。

MRI 在妇科临床运用：主要用于不规则阴道流血时的诊断，如子宫颈癌、宫体癌；子宫内膜癌则表现月经过多；痛经病变中的子宫腺肌病与肌瘤的区别；其他盆腔实质性肿瘤的鉴别，如卵巢癌、子宫肉瘤，实质性肿瘤恶性多，宜及早诊断及早根治。另外如子宫肌瘤需保持生育功能者，粘膜下肌瘤尤为表现月经过多，浆膜下肌瘤突出于子宫表面，在行肌瘤剔除术前行 MRI 检查以决定手术方式。

6. 内窥镜检查

目前，内窥镜已成为妇科常用的诊断方法之一，主要有腹腔镜、宫腔镜、阴道镜、穹窿镜 4 种，分述如下。

（1）腹腔镜术：目前多用诊断及手术并用腹腔镜，实行以气腹 CO_2 为主，广泛使用开放腹腔镜即穿刺部位行皮肤小切开后再穿刺的方法。腹腔镜术前大便干燥者，术前一天服缓泻剂，腹部皮肤备皮、禁食、肥皂水灌肠，同开腹手术。一般用持续性硬膜外麻醉，或 0.5% 利多卡因局麻，麻醉后取膀胱截石位，用手托测血压，消毒外阴、阴道、宫颈，放入举宫器或通液导管。

主要适应病症：子宫内膜异位症、多囊卵巢综合征、不孕症、异位妊娠的早期诊断和治疗，子宫畸形、原发性无月经症、盆腔肿块，包括避孕环外游走等。

主要禁忌证：①严重心血管、心功能障碍以及肺功能低下者；②急性弥漫性腹膜炎或合并肠梗阻、肠胃穿孔、肠绞痛等；③合并各种疝气患者；④腹腔大肿瘤及妊娠 3 个月以上者；⑤曾有结核性腹膜炎；⑥严重精神病者；⑦血液病以及凝血机制障碍者；⑧休克状态患者。

曾经有腹部手术史者，应仔细询问手术情况及术后情况，曾经有过腹腔镜检查失败史者，应仔细分析原因，已失败 2 次者则不宜再施术。其次，过度肥胖或过度消瘦的患者穿刺应小心，谨防损伤血管造成严重内出血。

腹腔镜术的并发症常见有麻醉药过敏，血管、肠管、膀胱损伤，气肿形成，灼伤、内出血、切口感染及疝。

（2）宫腔镜术：宫腔镜可直接观察宫腔和宫颈管，对该部疾病作出诊断与治疗，有很大的实用价值。宫腔镜现分为：接触式、全景式、显微宫腔镜和急症宫腔镜，其中接触式宫腔镜可不用膨宫介质，直接接触子宫内膜进行观察；全景式即是普通宫腔镜，观察宫腔全部。显微宫腔镜是在接触式的基础上研制出的可放大 1、20、60、150 倍的宫腔镜，能将细胞学和组织学检查合为一体，放大倍数灵活，最大能观测细胞核的改变，所以用于子宫颈上皮内肿瘤、内膜癌的早期正确诊断，不需活检。

主要适应证：研究正常宫腔及卵巢开口图像及正常月经周期的子宫内膜图像。观察子宫异常出血或绝经后子宫出血情况。如子宫内膜过度增厚、内膜息肉、粘膜下肌瘤、不全流产出血、子宫内膜癌等。在月经病异常子宫出血中有着极其重要诊断及治疗意义。

在治疗上如人工流产术后宫腔粘连继发痛经、闭经等可行此检查，确诊后可在直视下行粘连分离术。对宫腔赘生物，如内膜息肉、有蒂粘膜下肌瘤、宫内膜过度增生等的切除术，另亦可行计划生育手术。

主要禁忌证：①内外生殖器未控制的急性炎症；②宫腔出血中等量以上时，或月经期；③严重心肺、血管、血液系统疾患；④有子宫壁手术史，尤其近期子宫穿孔者；⑤确诊为子宫颈浸润癌者；⑥宫腔深 10cm 或以上，合并盆腔内有较大肿块者。

施宫腔镜术宜在月经来潮后 5～7 天为佳，此时内膜处于增生早期较为菲薄，血管较少，分泌粘液及脱落内膜片较少，视野较清晰，但对子宫不正常出血者可随时进行检查。

宫腔镜检查，易有液性膨宫并发症，如下腹酸胀感，有对膨宫液过敏发生休克者，用 CO_2 膨宫，可致形成气肿或气栓。还有机械性损伤等。

（3）阴道镜术：阴道镜可将子宫颈阴道部粘膜放大 10～40 倍，每一视野直径约为 2cm，可视到肉眼看不到的子宫颈表皮层较微小的变化，能发现与癌有关的异型上皮、血管，早期发现癌变组织。物镜距宫颈约 15cm，距外阴部约 5cm，与外阴部有相当大的距离，不会污染，可反复应用。

主要适应证：宫颈刮片细胞学诊断为巴氏Ⅱ级，或初次即为Ⅳ或Ⅴ级者；细胞学为阴性结果，肉眼见宫颈硬结、血斑、赘生物、重度糜烂；接触性出血史者；慢性宫颈炎长期治疗无效，宫颈行微波、冷冻治疗前排除恶性病变者。

注意在检查前 24 小时内，不宜有阴道操作。窥器不使用湿润油，充分暴露宫颈阴道部，用生理盐水棉球轻拭净宫颈分泌物，不可用力涂擦。操作前宫颈涂辅助药液，使组织变得更清楚。检查时发现可疑部位，宜多点活检以发现可疑病灶。

（4）后穹窿镜术：此又称为子宫直肠陷凹镜，或凹陷镜，系阴道后穹窿作小切口将穹窿镜插入子宫直肠陷凹，对子宫、输卵管、卵巢进行观察的内窥镜。术前晚应服缓泻剂，当日晨行清洁灌肠并禁食；术前 1 小时给予镇静剂，并清洗外阴、阴道后，再行双合诊检查，排除盆腔意外的异常。

施术时取膝胸卧位式（如图 6）。

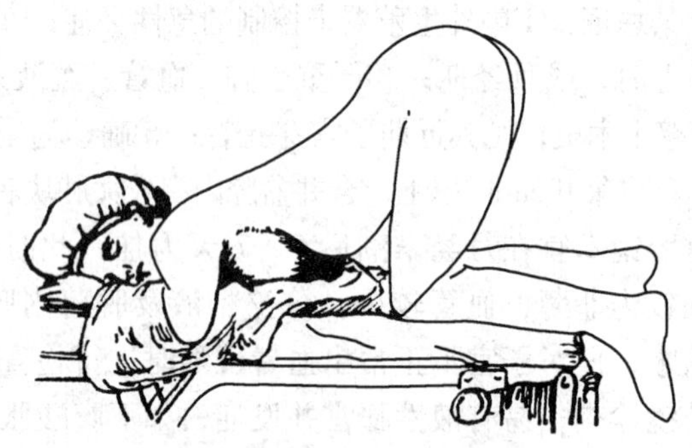

图6 穹窿镜正确的胸膝卧位

以局麻为主，阴道穹窿粘膜及两侧子宫骶骨韧带根部用2～5ml普鲁卡因或利多卡因浸润麻醉。穿刺术可分充气穿刺与不充气穿刺，取正确膝胸卧位，阴道内放自动扩开器，暴露阴道后穹窿与宫颈，用双爪钳夹住宫颈后唇轻轻向耻骨联合方向牵引。如凹陷征阳性，在距宫颈2～3cm的后穹窿正中部，先用腰麻长穿刺针作试验性穿刺，进入腹腔，可闻及进气声，再行套管针穿刺，如穿刺正确可取出管心，进气声明显，自套管再插入窥镜，可系统检查盆腔器官（如图7）。

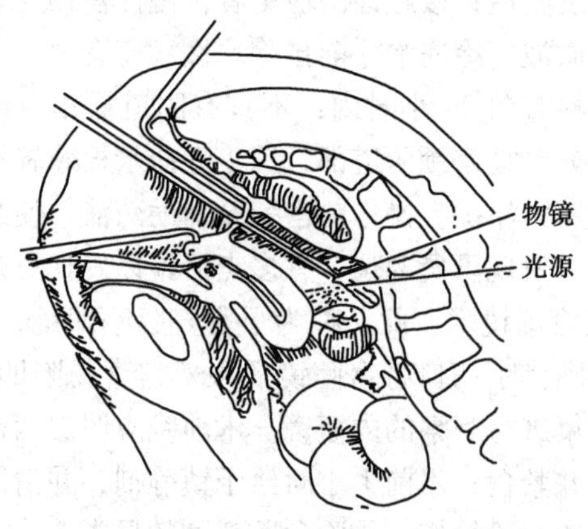

图7 后穹窿镜检查示意图

穹窿镜检查可以诊断的疾病：①异位妊娠；②盆腔粘连象呈片状、丝状或较厚的纤维束状；③子宫浆膜下肌瘤；④子宫内膜异位症；⑤多囊卵巢综合征；⑥黄体囊肿。

穹窿镜的并发症，有后穹窿切口出血、脏器损伤、盆腔感染。

7. 治疗性诊断

治疗性诊断属于排外诊断及证实某一诊断的方法，即对于一时不能确诊的一类疑似的病变或多种病因，先针对其中最可能的一种进行治疗，观察疗效，以便明确诊断。

具体方法分药物和手术治疗性诊断两种。药物诊断更为广泛，对内分泌疾患应用较多，如闭经患者要区别其病位所在，常以孕激素试验、雌激素试验，或用垂体兴奋试验，这样来区别Ⅰ度或Ⅱ度闭经，分清病位属子宫性或卵巢性或垂体性及下丘脑性，具有重要的临床意义。

临床上痛经，特别是继发性痛经中，子宫内膜异位症时常难以一时明确诊断，如先根据临床症状用相应药物后有明显治疗作用，则可多依此考虑疾病的诊断。

手术治疗则是采用手术方式来确定诊断，如阴道不规则出血，是月经失调性子宫出血，还是避孕环日久所造成，可先取出节育环观察，如施术后，出血得止则多考虑因环所致出血，若无效用其他方法，也可以先用药物来保守治疗，如投用抗感染或凝血剂后出血得止，考虑其出血非节育环所致，而是其他原因。

但是治疗性诊断是一种辅助方法，应掌握运用指征，目的性应明确。在治疗过程中应对病人情况作严密观察，切不可贻误病情，一旦诊断明确，则应立即转入系统性治疗。

二、辨证与诊断

临床上通过详细问诊及检查、特殊检查采集大量资料后，包括掌握有关的辨病资料后，必须进行资料分析和归纳，并进行逻辑推理，达到辨证分析，作出较为准确的结论和诊断。

根据我们长期的临床实践，其辨证方法与要求是：一般辨证、复杂证候辨证（又可称为矛盾辨证）、深层微观辨证、宏观推导等。在一般辨证中，我们不仅要求针对一般妇科病证，进行以妇科特征为主的一般辨析，还要求结合辨病，从病从证论治，而且还要求结合对各病症进行临床总结，提出每一疾病的主证型，并对主证型纵向发展的辨证要求。就是要求尽可能掌握每一疾病主证型的辨治规律。深层微观辨证，虽然亦属于辨病范畴，但要求结合中医深层辨证的内容。宏观推导，是从中医学的大整体出发，亦即月经病的圆运动生物钟节律与天、地、人三者间的整体影响进行推导，从而找出论治未病的较佳时间。

（一）一般辨证

所谓一般辨证，亦可称为常规辨证。概括三个部分的内容，其一是以妇科特征为主的辨证分析；其二是结合辨病的从病从证分析；其三是以主证型的纵向辨证，含有理论推导的意义。兹则分述如下：

1. 以妇科特征为主的辨证分析

首先要求分析归纳妇科特征所出现的异常情况，即月经的期、量、色、质四个方面的症状。这四个方面的症状有着一致性，并不存在矛盾的始谓一般辨证。期：指月经周期，一般一月一次，经常不变，或有前后数天者，亦必然有规律性。周期失常，可以导致先期、后期、先后无定期三个方面的症状，就先期而言，亦有三种病理变化，血热、气虚、血瘀，血热占有主要地位。前人有云“阳有余则先期而至”，阳有余即血热也，热迫血行，故使周期提前，其次是气虚，气虚不能摄血，或不能统血归经，是以先期，这是一般论述。其实还有血瘀，血瘀伤络，或瘀结占据血室，致血不归经，故致先期，根据我们临床体会，血瘀致先期在临床上较常见，较之气虚为多见。后期亦有三种病变，阴血虚占主要，前人亦有“阴不足则后期而来”。其次是瘀滞，气滞血瘀，经行不畅，故致后期，还有血寒，寒则凝滞经血，故至月经不能应期而至，但血寒还有实寒、虚寒之别，前后无定期，这是月经周期失调方面的错杂症状，其病理变化亦有三种，均与脏腑功能失常有关。肝郁是主要的，其次是肾虚脾虚，因为脏腑功能具有两面性，即双相调节的作用，因此失常后，可出现错杂病证。量：指经期应排泄的血量，有一定数量，经量失常，主要有量多、量少两个方面的症状。经量过多，亦有三种病理变化，基本上相同于月经先期的病变，即血热、气虚、血瘀三者，但我们临床体会，月经量多者，其血瘀较之月经先期更为重要，有时占有主要地位。月经量少，与月经后期也相一致，但更为复杂，还应有痰湿的证型，当然阴血虚仍占主要地位。色、质方面的病变，在虚实辨证上有重要价值，色深，指经色紫褐，紫黑，属于实证、寒证；色红，鲜红属于热证；色淡，指经色淡红、咖啡色等属于虚证。质地也有稀粘之病变，质粘稠、有块或大血块属于实证，质地稀薄或如水样属于虚证。把期、量、色、质四者归纳起来，一般可以得出初步的结论，作出妇科特征的辨证，再结合全身症状，脉象舌苔的归纳，并进行对照分析，最后作出判断，完成辨证要求。

以出血性月经先期病证为例，先把期、量、色、质归纳，先期，量多，色红，质粘腻，有小血块，可作出妇科特征上血热证型的初步辨证，然后对照全身症状，如烦热口渴，大便艰，小便黄，五心烦热，夜寐甚差等症状，符合血热证型。根据我们体会妇科特征上的初步结论，全身症状一般与之相符。再从脉舌对照，脉象可见细数、弦数、滑数，舌质可见偏红、深红、光红，苔见黄腻、黄燥等。即可以得出血热性月经先期的诊断结论。若月经先期，出血量多，阵发性出血，或淋沥不断，色紫黑有较大血块，妇科特征上作出血瘀性的初步辨证，结合全身症状上的胸闷烦躁，口干不欲饮，小腹作痛拒按，脉舌上的脉象细弦、细涩，舌质边紫或有瘀点，苔根腻厚等，就可作出血瘀性月经先期，或瘀血性月经量多的诊断。若月经先期，出血量多，色淡红无血块，质地较稀，并见头昏神疲，气短纳差，四肢欠温，动则出汗等全身症状，以及脉象细弱，舌质淡、苔黄腻等脉舌情况，就可作出气虚性月经先期，或气虚性月经量多的诊断。再以月经后期量少病证来说：若月经后期量少，色淡红，质地稀，妇科特征上可作出阴血虚的初步辨证。如见头昏、腰酸，心烦寐差，平时带下偏少等全身症状，脉象细弦，舌质淡红，就可以作出阴血虚月经后期，或量少的诊断。若月经后期，量少，色紫黑有血块，或较大血块，妇科特征上可作出血瘀性月经后期，或瘀血性月经量少的初步辨证，再加上全身症状的胸闷烦躁，腹胀腹痛，口渴欲饮，以及脉象细弦或细涩，舌质边紫或有瘀点等舌脉资料，不难作出瘀滞性月经后期或瘀滞性月经量少的诊断。若月经后期量少，色暗有小血块，妇科特征上可以作出血寒或瘀滞的初步辨证，但全身症状上如见头昏、腰酸、畏寒，肢冷或伴白带以及脉象细，舌苔白腻，就可作出血寒性月经后期，或血寒性月经量少的诊断。如全身症状上具有瘀滞症状者，就要考虑瘀滞性月经病证。总之，首先抓住妇科特征的分析，然后结合全身症状和脉舌等进一步分析，一般妇科特征分析的结果与全身症状及舌脉等资料相符，或基本一致，就可以作出诊断，进行论治。如不相符，则表示证情复杂，需按复杂证候辨治。

2. 按主证型纵向发展辨证，提高传统辨证水平

我们认为，任何一个病证、一种疾病，均有纵向发展过程，在纵向发展过程中，主证型占有重要地位。实际上，每一个病证的发展是由主证型的演变所决定的。在长期的实践中，已经摸索出常见病证的主证型，及主证型演变的一些规律。以

经前期综合征而言，肝郁是主证型。所以本病证的辨治必须抓住肝郁证型。但肝郁的发生和发展又与肾虚、脾弱、血少有关。肾虚、血少则肝郁加深，致成郁结；肾阴偏虚，肝郁易于化火，致成郁火；肾阳偏虚，或脾弱气虚，肝郁可以凝痰，致成郁痰；肾阳虚脾气弱，肝郁可以致瘀，致成瘀滞。这是肝郁向实证演化的一面。但肝郁亦可以向虚证转化，如脾虚肝郁，肝郁日久，克脾耗血，致成虚郁，肾阳偏虚，肝郁伤阳，致成虚寒郁；肾阴偏虚，肝郁化火伤阴，致成虚热郁。因此，按照证候特点，进行推理分析，提高辨证水平。再如闭经、崩漏，为妇科的大病证，主证型均为肾阴虚。“阴虚阳搏，谓之崩”、“阴虚血枯则闭止不来”，说明在阴虚的前提下，出现阳搏的异常变动，致成崩漏，如出现血枯阴阳运动静止致成闭经。闭经的阴虚程度上较之崩漏为重。但此类病证，较为复杂。有时非主证型，如血热、血瘀，在某一阶段可以上升为主证型，而且还将掩盖原来的主证型，需要通过辨病的深入检查，才能发现。总之，我们在辨析某一病证时，必须抓住主证型的分析，才能有利于治疗，提高临床疗效，至于有些病证的主证型，暂时不能确定，将有待我们不断总结、不断研究，务必要确立主证型的辨证。

3. 辨病与辨证相结合

中医所说的辨证，是在综合分析病因、病机、病势、病位、性质、体质等诸多因素后，得出的证候诊断，具有整体观念，是中医之长。辨病是局部病变的认识，亦包括一些整体因素，非常细微，非常深刻，对病灶的认识非常具体，是西医之长。辨病与辨证相结合，就是要把中医的辨证和西医的辨病，两者之长结合起来，使中医的辨证更加充实、更加精确，从而推动了中医辨证的发展，特别中医妇科的发展。证病结合，即辨证中要结合辨病，辨病中要结合辨症，把两者之长结合在一处。例如膜样性痛经，过去把它归属于一般痛经的范畴。仅从血瘀的主证论治，效果不能令人满意，后来发现这类病人与肾肝的功能不足有关，西医妇科学认为痛经是子宫痉挛性收缩所致，因此采取缓解痉挛，镇静止痛的治疗，虽然有效但不能巩固，今天，我们根据经行时的腰酸，小腹坠痛等肾阳虚特点，加上西医学病检为子宫内膜的辨病特点，在补肾温阳、化瘀止痛及西医镇静缓解痉挛的辨治结合下，获得比较满意的效果。治疗获得的效果，反过来证实证、病结合的优点。再如出血性疾病，中医辨证为血瘀型。但有时化瘀止血的效果不能令人满意。结合辨病，通过西医的各种检查，不仅可以排除器质性、流产类疾病的出血，避免误诊，而且即使功能性出血的血瘀证，亦可提供血瘀的程度、范围、性质、部位等，使血瘀的辨证更细微、更深入、更具有客观性，自然也可提高临床治愈率。

无证从病辨治。无证是指通过望、问、闻、切四诊未能得到可作为辨证的依据，或自觉症状很少，难以进行辨证，以致无证可辨，而病却明显存在，这时就必须从病论治。例如妇科的肿瘤初期或中期时，子宫肌瘤、卵巢囊肿等，并无症状可循，往往在妇科检查或B超探测时被发现。既经发现，就说明有病存在。虽无症状，当从中医的血瘀论治。而且越早越小，化瘀消癥的效果也就较为明显。又如不孕症，有相当一部分除偶尔或有月经不调外，其他无证可辨。但是通过有关检查，可以发现病的存在。如免疫血清检查，发现血清抗体，子宫内膜抗体、弓形抗体，以及一些病变抗体呈阳性者，可按各种抗体的特异性进行治疗。如血清抗体大多与阴虚火旺有关，子宫内膜抗体与血瘀有关，弓形抗体与弓形虫感染有关等。或者通过输卵管通畅检查，发现少数因输卵管不通畅或通而不畅致不孕者，可按脉络不通治疗。

无病从证辨治。无病是指疾病一时无法确诊或者体质较为虚弱所出现的症状，可按传统的辨证论治，如一些不明原因的月经失调，或者轻度闭经，如出现头昏心悸，面乏华色的，按血虚辨治；腰酸腿软，夜寐较多的，按肾虚论治；胸闷烦躁，时欲叹气，精神抑郁者，按肝郁论治，一般均能取得一定效果。又如一些不明原因的经行浮肿，各种检查均未见异常，就按传统的经行浮肿论治，分为脾虚、肾虚、血虚、血瘀四者进行辨治，往往收到较好疗效。非炎症性带下过多，各种检查未发现疾病，我们按脾虚、肾虚论治，得到较好疗效。近年来我们在临床上还发现一些经断复来，或称老年复经，出血有时较多，部分患者曾经多方检查，未发现病变，我们从脾虚、肝脾失调、心肝郁火辨治，获得了较好疗效，不仅控制了出血，且通过较长时期服药，得以痊愈，同时亦提高了身体健康水平。

（二）复杂病证辨析

所谓复杂病证是指病情复杂、证候矛盾、证型兼夹较多者。归纳起来不外乎三种情况，我们称为三大矛盾，在妇科辨证上占有非常重要的地位。其一是妇科特征之间的矛盾，即所出现的症状不统一，亦即是期、量、色、质之间的不相符，有冲突性；其二是妇科特征与全身症状上的矛盾，即妇科特征，期、量、色、质之间的症状一致相符，但与全身症状不相符，有冲突，产生矛盾性；其三是妇科特征和全身症状各不一致，各有矛盾性；即期、量、色、质之间有矛盾，而全身症状间亦有矛盾，互不统一，我们称之为复杂性矛盾。具体地辨析三大矛盾，十分重要，兹述之如下。

1. 妇科特征之间的矛盾

妇科特征，即月经的期、量、色、质四者之间的矛盾，是中医妇科学辨证分析中最主要的方面。在妇科特征间的矛盾，根据我们多年来的临床观察，又有以下三种情况。

（1）期、量、色、质四者之间的不一致，出现三对一的矛盾：因为在分析妇科特征矛盾时，必须尽可能的归纳相同症状，找出与之相矛盾的症状，进行具体分析，如患者出现月经先期、量少、色红、质粘稠的妇科特征，先期、色红、质粘稠符合血热的证型，三者一致，但量少与之不符，因此，要针对量少进行分析，量少的原因有三：一是阴血虚，就期、量、色、质四者而言，期、量是辨别寒热的主要依据，色、质是辨别虚实的主要依据，但质粘稠不能支持虚证，基本可以排除；二是血寒，寒与热对立，一般不可能同时在一个病位上并存，且色红与之冲突较大，因而也可排除；三是瘀滞，包括痰湿阻滞，同时得到质粘的支持，且就上述两种原因而论之，本原因最为接近，因此可以成立，由此可以得出血热夹瘀滞的初步结论。瘀滞概括的内容较多，仍需进一步分析，可从质地的血块大小、性质来区分，血块偏小偏少，以气滞为主，可确定为血热夹气滞证；血块较大较多，以血瘀为主，可确定为血热夹血瘀证；血块呈腐肉片状，以膜性血瘀为主，可以确定为血热夹膜样血瘀证；血块呈痰浊样粘腻，以痰浊为主，可以确定为血热夹痰浊阻滞证。亦有人将先期、量少、色红、质粘，归纳分析为：先期、色红，为血热，量少、质粘，为瘀滞；形成二对二的分析方法，但由于质粘与色红、先期并不存在矛盾，不能算作二对二的矛盾，而且我们在临床上赞成第一种三对一的矛盾分析法，非必要时一般不采用二对二的分析法。然后结合全身症状，包括脉象、舌象的变化，是否与此相一致。而基本相同者，则血热夹瘀滞的结论，就可确定下来，完成辨证诊断的要求，由于在期、色、质三者在数量上占优，因此，就妇科特征可以确定血热为主证型。

（2）期、量、色、质四者之间的不一致，出现二对二或二对一的矛盾：如患者出现先期、量少、色红、质稀的妇科特征。先期与量少有矛盾，色红与质稀也不一致，按照归纳相同的症状，然后进行分析的要求，先期、色红为血热，量少、质稀属于阴血虚，因此可以得出血热夹阴血虚，或者阴血虚夹血热的初步辨析结论。但是还必须得到全身症状包括脉象、舌苔的支持，如全身症状上具有阴血虚与血热的一系列症状，以及脉象细数，舌质红、苔黄等症状，就可确定血热兼夹阴血虚证。如果全身症状、脉象、舌苔的表现与妇科特征上的血热兼夹阴血虚证不一致，则妇科特征要采用二对一对一的矛盾分析的方法，如先期色红属于血热，则量少有可能为气滞，亦有可能为阴血虚，质稀一般均为虚证。如果全身症状上确有气滞者，并得到脉象、舌象的支持，则辨证分析的结果，应为血热兼气滞，又兼阴血虚的结论。而血热与气滞相合，亦可简称为郁热。假如郁热兼阴血虚的妇科特征分析，仍不能与全身症状相符合，即仍不能得到全身症状的支持。除需要排除全身症状有无内科或其他病证存在的可能，同时妇科特征亦可作另外一种归纳分析法。即将先期与质稀归纳在一处，作为气虚证，因为气不摄血，才有可能导致月经先期，质地稀薄。量少者，为阴血虚的现象，量少尽管有血寒、瘀滞、痰湿阻滞等原因，但因质地稀薄，故最大的可能为阴血虚；色红为血热现象，这样，从妇科特征上就可以归纳出气阴两虚或气血两虚夹有血热的初步结论。然后对照全身症状，包括脉象舌诊，如得到支持这就可以确立。

（3）期、量、色、质四者之间的不一致，出现一者之间的矛盾：不管期、量、色、质四者间的任何一者出现矛盾，首先要审查矛盾的真实性，凡是月经来潮时，行经将结束时，以及经行量过少时所出现的量、色、质的变化，一般无辨证分析的价值。期者，有先期、后期之分，先期多为热，后期多为虚与寒，如出现先后无定期，这就是期的矛盾，一般与肝、脾、肾脏腑功能失调有关。因为脏腑具有两重性，即有双向调节的功能，就肝郁而言，肝司疏泄，即有升有降，形成肝郁，肝郁气滞，经行不利则后期，肝郁化火，火热迫血妄行，则经行先期。脾虚与肾虚均存在双向调节不利，如阴血不足，物质亏少，血海基础薄弱则经行后期，功能不足，封藏统摄无力则经血妄行而为先期，属肝属脾还是属肾，全身症状上的表现就可确定。量者，有多少之别，量多与血热、血瘀有关，量少与血寒、血虚、瘀滞有关，如出现经量时多时少，或多少无定时，这就是量的矛盾，一般与两个证型的兼夹有关，如血热与气滞相兼夹，谓之郁热证。脾虚夹瘀滞、气虚夹痰湿等均可见此，但血瘀例外。血瘀既有阻滞经行，又有损伤血络、占据血室，导致血不得归经，从而导致经量时多时少，或量多少不定等变化，通过全身症状的对照，就不难确定。色、质是虚实辨证的主要依据，色淡，包括淡红、咖啡等属于虚证；色深，包括紫红、暗黑、深褐等属于实证，质稀如水属虚证，质粘，包括血块、痰块、内膜样血块均为实证。如色淡有时出现紫黑，这是色的矛盾，质稀有时有较大血块，这是质的矛盾。一般来说，色或质本身的矛盾，这就意味着虚实兼夹的错杂病证。一般仍然要得到全身症状，包括脉象、舌象的支持，以及有关病史和检查等的证实，才能作出虚实兼夹属性的分析结论。但有时亦可凭经色、经质作出实证或虚证的结论。

2. 妇科特征与全身症状之间的矛盾

妇科特征，即期、量、色、质四者之间一致，而全身症状与之不符，就必须进行全面的分析。如月经先期、量多、色红、质粘，在妇科特征上是一致的，属于血热证型，全身症状上亦应表现出烦热口渴，尿黄便难，舌红苔黄，脉象滑数等，然而却出现头昏神疲，四肢乏力，纳差便溏，肢体畏寒，脉细舌质淡等脾虚证候，与妇科特征所表现的症状显然不符。那么，究竟是血热还是脾虚？分析时首先必须结合月经史、病史、各种检查、病程、诊断情况等所有资料，进行针对性的全面的分析。先询问月经史，对照现有病证，如患者初潮后，一贯月经先期、量多、色红、质粘，那么妇科特征上的症状意义不大，而全身症状就显得重要了，可能与妇科病证无关，可按内科脾虚病证论治。如果患者以往月经正常，或稍有先期、量多，近一年多来月经先期、量多、色红、质粘并有所加重，妇科特征上的症状就显得重要了。接着从病史分析，详细搜集患者的脾胃病史，若发现患者肠胃病发作，或痢疾、泄泻未愈，那么全身症状上所反应出的脾虚症状是与此有关的，两病相合，急者先治。若病史上无异常发现，要了解血热与脾虚的症状先后，如先期量多一年余，尤以量多为著，近3月来始有脾虚症状出现，可以看出血热在前，脾虚在后，血热是因，脾虚可能是果，因为血热导致月经先期、量多，血虚必及乎气，气虚日久，自然及乎脾。假如脾虚的症状在前，而血热的症状在后，就要反复审核血热的症状，以及有无导致血热的其他原因，如经审核后，血热症状不能成立，或有其他原因，则可按内科脾虚论治。根据我们的临床体会，肝炎患者，可以出现脾虚症状，但由于脾虚湿胜，久而湿蕴生热，以致继发湿热性月经先期量多。但临床上的确也有脾虚与血热症状的矛盾，短时期内很难作出中肯的分析，没有理由排除或降低另一方面时，一则可以通过清热或补脾的方法药物治疗，观察其变化，从变化中判别之；一则可以通过病程演变，观察其孰胜孰衰而判别其重要性。就妇科病证而言，全身症状上所出现的矛盾症状，如不严重者，亦可按急则治标处理，先从妇科特征分析的结果治疗，适当兼顾全身症状上的矛盾症状。

3. 妇科特征和全身症状各具矛盾，称之为复杂性矛盾

分析这类矛盾，应首先分析妇科特征之间的矛盾，再分析全身症状上的矛盾，再把两种初步意见和结论联系起来，求同存异。然后结合月经史、病史、检查、病程演变及以往治疗情况等作全面分析。在分析月经史时，要注意两种情况：其一，一贯如此的期、量、色、质，辨证价值不大；其二，行经的第1天或行经将结束的1～2天内的量、色、质，除少数外，一般没有辨证价值。在分析病史及病程演变中，要注意症状出现的先后及是否与本病证有关。妇科检查、内分泌激素测定、B

超探查，特别是诊刮子宫内膜病理检查的结果，将有助于确定主病主证，非常重要，举例加以说明。

一妇女患月经过多，伴腹痛已4年，近半年来月经后期，甚则2月一行，经量甚多，色紫红，有大小不等血块，经行小腹疼痛，尤以第2~3日为剧，排出血块中夹腐肉片状大血块后，疼痛即已，出血亦少，7天始净，行经期间，自感小腹冰冷，腰酸如折，伴有头昏头痛，胸闷烦躁，乳房作胀，经前尤甚，口渴喜凉，入夜寐差，大便坚行，但经行则腹胀欲便，大便溏薄，小便较频，尿量偏少，有时色黄，脉象细弦带数，舌质微红，苔色黄白，根部稍腻。按复杂矛盾辨析要求，先分析妇科特征方面的症状。月经后期，色紫，有大血块者，可以归纳为气滞血瘀，而且与血瘀关系更大，但量多与瘀滞尚不相符。按量多的三大原因分析，气虚不能摄血，血不归经者，但得不到色、质的支持，可以排除，血热迫血妄行者，虽然得到经色紫红中的红所支持，但与经行第2~3天始增多者亦不相符合。根据我们临床体会，凡血热者，经行第一天即量多，而且与有大血块亦不相符合，除郁热有可能外，其他之血热亦得排除，血瘀既有阻滞经血运行，又有瘀结占据血室，好血不得归经的出血性病变，且得到色、质的支持。因此，对妇科特征症状上可以作出血瘀夹有郁热的初步结论。即使采用二对二分析的方法，以后期有大血块的质地来分析，属于血瘀，量少、色紫红，属于郁热，亦可得出上述结论。再从全身症状上分析归纳，可以得出上则郁热证，下则寒瘀证的初步结论。把妇科特征与全身症状的初步结论，结合起来，血瘀、郁热是一致的，但下寒不符，必须借助月经史、病史、各种检查、病程等进行全面分析。患者初潮来迟，初潮后经期延后，但继即正常，量、色、质亦趋于正常，则妇科特征上所反应的症状具有重要性。病史上亦无异常发现，但近来常有情绪不畅，以往曾经有过清肝解郁、活血化瘀治疗，效果欠佳，妇科检查发现

“子宫偏小”。这样，我们可以确定，其下寒者，虚寒也，乃先天不足，肾气欠盛，肾阳偏虚所致；其肝郁的根本原因亦与肾阳虚有关。《景岳全书·命门余义》说：“五脏之阳气，非此不能发。”肝气不发，情怀不畅，肝郁乃成，阳虚肝郁，冲任不能通达，经血郁滞，易成血瘀。如能诊刮子宫内膜，行病理检查呈“子宫内膜分泌欠佳”，内膜不能溶解，与中医所谓的“痰脂与血瘀内结”相符，但毕竟阳虚程度不重，其内结的瘀浊尚能脱落。肝郁日久，得阴血不足而易化火，火性炎上，故见上热，瘀结于下，阳虚属肾，肾阳来之于先天者，一般无明显的寒象，但当行经期时，阳虚瘀浊结于子宫内者，是以出现下寒瘀阻的证候，郁火得经行而泄，瘀结在经行2～3天始能脱落，有的甚至延续到经净时始能脱落脱尽，而肾虚始终存在。肝郁由肾虚所致，因此也就容易产生肝郁，肝郁气滞，既能化火，又能致瘀，是以火热瘀结的标证，亦易产生。通过全面分析，我们认为复杂矛盾也是能够解决的。也只有作出全面的分析，辨明其主证型、兼夹证型，孰轻孰重，标本因果，才能确诊。

（三）微观深层辨证

所谓微观深层辨证，就是指结合现代医学科学，特别是现代妇科学的各种检查，发掘内在的或隐蔽在内的以及局部病灶的有关资料，进行深层次的辨治，以弥补传统辨治的不足，防止误诊、漏诊，深化辨证。本法虽与中西医辨病与辨证相结合有一致之处，但作为深层辨证要求，不仅要将微观的资料作为辨病的要求，而且更要将这种资料纳入中医辨析的范围内，使中医的辨证有客观性、有实质性，更加细致。如经前期紧张综合征，一般以肝郁为主证型，因此，围绕肝郁主证型的发生发展及其转化归向的纵向辨证规律，已见上述。但如结合微观深层辨证，首先需借助现代妇科学性激素检查，通过血中雌激素（E_2）、孕激素（P）、泌乳素（PRL）、前列腺素（F_{2a}）的失调，以分析肝郁的发生和发展。如 E_2 低落，应辨为肝肾阴虚，则肝郁是由肝肾阴虚所致，而且可以预见肝郁化火。P 激素低下应辨为脾肾阳虚，而肝郁的主证受阳虚所影响，可以预见肝郁痰凝，肝郁致瘀等病证。PRL 激素的升高，或过高者则肝郁的主症必然加深，并导致郁结。可预见乳腺增生、溢乳等病证。F_{2a}的升高，亦可辨为心肝气郁，并可预见疼痛加剧，而且雌、孕激素等检查，有助于辨析月经周期中阴阳消长、转化的整体功能失调，有着重要意义。其次微量元素的检查，亦有其重要意义。仍就经前期综合征而言，本来就有认为：本病证是与镁（Mg）的不足有关，镁的不足是与心肝郁火有关，也为肝郁包括心气郁滞提供了客观依据。若钙（Ca）的不足，是属于肝肾阴虚，可以预见肝郁化火，致成郁火证型，但本质上有阴虚的成分。如含锌（Zn）铜（Cu）的浓度低下时，可以辨析为阳虚血少，虽有肝郁症候，但要注意到阳虚的变化，而且 Zn、Cu 亦有周期性的涨落变化，与月经周期有着关联。所以 Zn、Cu、Mg、Ca、Mn（锰）等的检查亦有助于了解月经周期阴阳包括气血的周期节律活动及其失常的探析。又如血瘀性出血性疾病，其内在子宫内膜病理检查，有着微观辨证的意义。但如分泌功能较差，然而仍有分泌功能者，临床上亦常表现出：血下量多，腹痛，有内膜样血块排下者，可辨为脱落性膜样血瘀证，但如子宫内膜呈增生过长，临床上见到出血量甚多，阵发性排出血块多，但偶见内膜样血块者，可辨为难脱落性膜样血瘀证；如子宫内膜病检示：瑞士干酪样增殖者，同样见血崩量甚多，色红有大血块，据此，可辨为干性难脱落膜样血瘀证。如子宫内膜病检示：腺囊性增殖者，临床上同样见血崩量甚多，色红有大血块，常伴有粘腻样物，可辨为湿性难脱落膜样血瘀证，而且可以预见“子宫内膜增生过长”发展到腺囊性增生，然后再发展到“腺瘤性增生”，甚至转化为“子宫内膜癌”。中医学借此可以辨析为血瘀，发展到瘀结，再发展到癥瘕，甚至恶变。同时还可借助宫腔镜、腹腔镜，以及B超等进一步辨析子宫肌瘤性出血证的“癥瘕性血瘀证”、炎症性出血证的“湿热性血瘀证”。

（四）宏观推导分析

所谓宏观推导，就是从大整体，结合患者原来月经、生殖的数律变化进行推算的一种方法，也属于宏观辨证的一种形式。要做到宏观推导，必须掌握患者体质及病变的数据，结合天时、地理、人际间的影响，运用后天八卦，按每个人的奇数律进行推算疾病发作及防治的最佳时间。所以宏观推导的最大意义，就在于论治未病，防重于治，是中医妇科治病的最大特点。首先从天时气候季节来看，年相季节。一般阴虚阳旺，或肝旺湿热所致崩漏，或闭经等月经病，易在夏季或初秋，或晚春发病。按具体人的3数或5数或7数律进行冬至后时间的推算，以便进行防治，前人亦曾有“冬不藏精，春必病温”，亦即此意。阳虚脾弱，或痰湿之体的崩漏、闭经等病证，极易在晚秋、冬令发病，有的亦可在初春发病。要求在夏至后，按“3”、“5”、“7”内源性节律进行防治。立秋、立冬、立春、立夏，及夏至、冬至均是防治的重点。从月相来看，月圆时，值月经来潮，一般可见月经偏多，精神忧郁，消极沉闷，或则烦躁不宁，魂不守舍等病证。而防治的重点，应在月末，仍按“3、5、7”数律进行诊治。月末时值经行，易致月经减少，精神忧郁等反应，防治重点，应在月圆后，亦当按各自的“3、5、7”数律进行诊治。从日相来看，黎明至日晡，是阳长的时期，阳虚月经失调者，易产生症状，防治应在发病前或夜半后的数小时内。午后入夜是阴长的时期，阴虚月经失调者，易产生明显的症状，防治应在日晡后数小时内。其次从地理因素来看，南方湿热地带，阴虚火旺，湿热偏盛之体易发生出血性及炎症疾病，治疗必须考虑清利，北方寒冷地区，脾肾阳虚，痰湿偏重之人易发生月经后期、闭经等病证，治疗亦是考虑温调。人际之间，相互间的生物钟节律，即月经周期节律亦有一定影响，特别精神情绪的互相影响，与月经先期，心情急躁者久处，也可能影响到月经情绪的相同变化，与情绪忧郁，沉默寡言，月经后期量少者久处，也可能出现相似的病证。我们在临床上曾经发现某工厂一个小组三位相似年龄的妇女前后半年均患上更年期综合征，而且症状基本相同。可以分析为相互影响的因素。

此外，每个人的“3”或“5”或“7”数的内源性节律，常反应在月经周期中，月经失调，大多与周期节律中的数律有关。推导的方法，如3数律，一般可按3的倍数进行推算，6、9、12，或者30、60天，3个月、6个月或9个月，来确定最佳期，在治疗恢复后，亦按此倍数来稳固疗效。5数律，按5的倍数进行推算，则10、15天，以及50天、100天，甚或5个月、10个月找出关键时刻进行防治，获效后仍按5或10数进行观察，以稳固疗效。7数律，按7的倍数，一般7数仅一个倍数进行推算。则7、14天，或者70天、140天，甚或7个月，找出关键时刻进行防治，获效后亦按7数，或按14数进行观察，以稳固疗效。当然在推导时，还要掌握微观所得的内分泌激素、微量元素的资料，并按上述数律进行观察，才能找出关键时刻，不仅对防治有重要意义，而且对提高健康水平也很有价值。

第五章　治疗概论

月经病的治疗，不仅要着眼于局部，而且还要顾及到整体。在一般的治疗中，既要继承传统，又要不断总结临床各病证的规律，特别是主证型的有效治疗，同时也要善于处理复杂病证的矛盾，解决各个证型，特别是对立证型之间的冲突。长期以来，我们从事月经周期及调周法的观察，因此，我们在本章中提出了药物、心理、食疗、调周法，较为详细地介绍调周特色。最后还简介一些外治方法，期望能较好地治疗月经疾病，提高治疗效果。

一、一般病证治法

一般病证治法，亦即是一般的治疗方法。主要在于调理脏腑，并结合调理阴阳气血。具体方法有滋肾补肾法、疏肝养肝法、健脾和胃法、补养气血法、凉血护阴法、温经散寒法、利湿化痰法等。

（一）滋肾补肾

肾气、天癸，是月经来潮的前提，癸水肾阴，又是月经来潮的物质基础，肾气肾阳，是月经来潮的动力，所以肾气、天癸之有所不足，阴阳有所失调，必然导致月经周期紊乱等病变。故滋肾补肾法，是调治月经疾病中最重要的方法。

1. 滋养肾阴

肾阴不足或真阴亏损，则经病丛生，常可出现月经后期过少、稀发、闭经、崩漏、经行眩晕等病证，治宜滋养肾阴，填精益髓。从而达到补养冲任，常用的滋养肾阴的方药为六味地黄丸（汤）、左归饮、左归丸、大补阴丸等。常用补阴药物为地黄、山萸肉、女贞子、黄精、鳖甲、枸杞子、桑寄生等。

2. 温补肾阳

肾阳不足，命门火衰，元阳不振，寒从内生，常可出现月经后期、经量或多或少、经行色淡、月经稀发；崩中漏下、经行畏寒、经行浮肿、经行乏力、经行腰痛等，治宜温补肾阳，温暖子宫，补益命门之火，常用方剂有右归饮、右归丸、金匮肾气丸、五子补肾丸、二仙汤等，常用药物有炮附子、肉桂、菟丝子、紫石英、鹿角胶、杜仲、熟地、锁阳、仙茅、仙灵脾、巴戟天、紫河车、覆盆子等等。

3. 补益肾气

肾气不足，多由肾精亏损不能化气，以致肾的功能虚衰，从而导致月经病的发生，尤以月经过多、带下过多、流产类疾病为多见，其证候与阴虚及阳、阳虚为主者近似，所不同者，在于虚寒程度的差异性，治法补肾益气，常用方剂有人参鹿茸丸、寿胎丸、赵氏苁蓉菟丝丸、定坤丹、泰山磐石散等；常用药物有：人参、别直参、黄芪、菟丝子、肉苁蓉、炙甘草、杜仲、寄生、鹿茸等。

（二）养血疏肝

肝体阴用阳，喜条达而恶抑郁。月经能否正常来潮，与肝的藏血而司疏泄有关。肝在月经病方面，主要反应肝阴不足、肝郁气滞、肝经火旺、肝阳上亢，而其主要者还在于肝郁。治疗应针对不同病变制定不同的治疗方法。

1. 疏肝解郁

肝气郁滞是导致月经病的主要因素，前贤有云："天癸（指月经）既行，治在厥阴（肝郁）"，故凡育龄期出现月经的期、量、色、质、失常以及经行合并症等，多数与肝郁气滞有关。故疏肝解郁的方法，是常用的方法，如逍遥散，越鞠丸，四制、七制香附丸，宣郁通经汤等，均为妇科所常用。而常用的药物有：香附、柴胡、广郁金、佛手片、玫瑰花、当归、白芍、荆芥、川楝子等。同时必须结合运用心理疏导的方法。

2. 养肝育阴

营血不足，阴液耗伤，以致肝阴不足，肝血亏耗，从而也必然影响到冲任子宫之空虚，可致经期过短、经量过少、经间出血、经行眩晕等病证，治当养肝育阴，常用方剂有二至丸、一贯煎、杞菊地黄丸、一阴煎等。常用药物有女贞子、白芍、杞子、墨旱莲、山萸肉、楮实子等。

3. 清肝泻火

肝气郁结，极易化火，火性上炎，扰乱清窍，可见经行头痛、经行眩晕、经行烦躁、经行吐血等；火性下扰，必将导致出血，可见经行先期量多、赤白带下等病证。治当清肝利湿，以泻其火，常用方剂有：丹栀逍遥散、龙胆泻肝汤、清肝达郁汤等，常用药物有：炒山栀、丹皮、苦丁茶、龙胆草、木通、泽泻、黛蛤散等。

4. 平肝熄风

肝阴不足，阴虚火旺，火旺甚则化风，风阳内动，扰乱清窍，神魂不得安宁，可见经行昏厥、经行抽搐、经行失眠、经行狂躁、经行妄见妄言等，治当平肝熄风，镇降潜阳，常用方剂有：天麻钩藤饮、杞菊地黄汤、羚角钩藤汤、镇肝熄风汤等。常用药物有：珍珠母、羚羊角、钩藤、石决明、白蒺藜、菊花、青龙齿、白芍、牡蛎等。

（三）健脾和胃

脾胃为人身营养之本，气血生化之源，脾主升，而胃主降，脾有运化精微，渗利水湿，统摄血液等功能，若脾胃受病，则可导致多种月经病的发生。

1. 健脾益气

脾胃虚弱，失其健运，则气血化生之源不足，可致经行色淡、经来量少、经质稀薄、闭经、经行腹胀、经行泄泻等。脾虚气弱，统摄无权，可致经行先期、月经量多、崩漏等，脾虚中气不足，气陷而升降无力，可致经行腹胀、经行乏力、经行泄泻、经行小腹空坠等，以上所举皆系脾虚气弱所致，治当健脾益气，常用方剂有：归芍六君汤、香砂六君汤、归脾汤、补中益气汤、黄芪建中汤等，常用药物有：黄芪、党参、白术、茯苓、陈皮、木香、升麻、山药、扁豆等。

2. 温中运脾

脾阳不足，虚寒内生，寒则阳气不运。水谷不化，则为经行泄泻、经行腹胀；阳虚气化不利，水湿不运，则为经行浮肿、更年期浮肿等；脾阳不足，不能温运气血，可致经行腹泻、经行身寒等。治当温中运脾，常用方剂有：理中汤、附子理中汤、防己黄芪汤、小建中汤、苓桂术甘汤等。常用药物有：干姜、制附片、桂枝、白术、茯苓、广木香、陈皮、炙甘草、党参等。

3. 和胃降逆

胃阳过强，或过食辛辣厚味，胃中积热，气机不降，胃气上逆，可致经行胃脘灼痛、经行呕吐、经行口疳；治当清热和胃，常用方剂有：清胃散、左金丸、沙参麦冬汤、橘皮竹茹汤、苏叶黄连汤等；如胃阳素虚，饮食不节，贪食生冷，或寒邪所伤，胃有寒阻，气机不得下降，胃气上逆，可致经行胃痛、经行流涎，经行呕吐等，治当温中和胃，常用方剂有：理中汤、良附丸、干姜半夏人参汤，常用药物有：生姜、干姜、砂仁、蔻仁、丁香、藿香、沉香、半夏、吴茱萸等。

(四) 补气养血

气血虚弱，尚无脏腑病证，可以补气养血论治，气血恢复，则经病自愈。

1. 补气

气虚则失其统摄，或下陷不能升举脾阳，可致月经先期、月经量多、经期延长、崩漏等病证，治宜补气为主；佐以升降与养血，常用方剂有：四君子汤、举元煎、补中益气汤、人参养荣汤、十全大补汤等。常用药物有：人参、党参、黄芪、白术、升麻、炙甘草、陈皮、茯苓、五味子等。

2. 养血

血虚则冲任失养，血海不充，可致月经后期、月经量少、经色浅淡、闭经、经行眩晕、经行发热、经行心悸等。治宜养血为主，佐以益气。常用方剂有：四物汤、当归补血汤、圣愈汤。常用药物有：熟地、当归、白芍、何首乌、阿胶、黄芪、党参、桑椹子、杞子等。

（五）调理气血

本法为妇科极为常用的方法之一，一般有理气行滞和活血化瘀两种。

1. 理气行滞

气以流畅为顺，气机不畅，则经病丛生。因气机不畅而导致月经病的有：经行先后无定期、经量或多或少、经行小腹胀痛、经前乳房胀痛、经来小腹痞块等，治宜理气行滞，佐以活血，常用方剂有：四制、七制香附丸、乌药散、加味乌药汤、越鞠丸、四七汤等。常用药物有：香附、青皮、郁金、川楝子、乌药、苏梗、枳壳和各种花类药物。

2. 活血化瘀

血瘀阻滞是形成多种月经病的重要病机，所以活血化瘀也是治疗月经病的重要治法。血瘀阻滞，既能有碍血液畅行，也可损伤血络而致血不循经，久而亦可结为癥瘕，一般常见的有：经来血块较多较大、经色紫暗、月经过少、痛经、闭经、崩漏等。治当活血化瘀，常用方剂有：血府逐瘀汤、膈下逐瘀汤、少腹逐瘀汤、生化汤、桂枝茯苓丸、通瘀煎、失笑散等。常用药物有：桃仁、红花、丹参、当归、川芎、赤芍、五灵脂、泽兰、乳香、没药、元胡等。

（六）凉血护阴

女子以血为主，气常有余而血相对不足，每易血热与阴亏为患，这一点在月经病方面表现尤为突出。

1. 清热凉血

感受热邪，血内蕴热，热灼冲任，则迫血妄行，热入血室，则可见恶寒发热，神志异常等，常见有：月经先期、月经量多、崩漏、经行吐血、经行发热、经行狂躁、经行不寐等。治当清热凉血，常用方剂有：清经散、保阴煎、芩连四物汤、清热固经汤等。常用药物有：黄芩、黄连、山栀、黄柏、金银花、连翘、地榆、茅根、生地、白芍等。

2. 育阴清热

热为阴邪，易伤阴津，阴津不足，即令火旺，火旺阴虚，阴虚则火旺，从而经病丛生，常可见月经先期、经量或多或少、经色淡红、经质偏稀、或闭经、后期、崩漏、日久不愈、经间期出血等。治当育阴清热，常用方剂有：一贯煎、二至丸、二甲地黄丸、左归等，选用具体药物时慎用苦寒，可用龟甲、鳖甲、牡蛎、地骨皮、丹皮、生熟地等为佳。

（七）温经散寒

血为寒凝，经脉受阻，寒邪客于子宫，可影响胞脉与胞络之运行，壅遏冲任，从而形成月经病，可见月经后期、经行量少、月经稀发、闭经、经行腹痛、经行腹冷等。治宜温经散寒，常用方剂有：《金匮》温经汤、《妇人良方》温经汤、艾附暖宫丸、当归四逆汤等。常用药物有：附片、肉桂、干姜、吴茱萸、艾叶、大小茴香、川椒、补骨脂等。月经病中以内寒虚寒较多，对虚寒者，应与补气补阳相结合，寒凝血瘀者，应与活血化瘀、理气行滞相结合。

（八）利湿化痰

痰湿所致月经病，有偏寒偏热之别。寒湿或寒瘀所致者，可见月经后期、经行浮肿、经行泄泻，治宜温化水湿，常用方剂有苓桂术甘汤、全生白术散，防己黄芪汤、附子理中汤等。湿热或痰热所致者，可见月经过多、痛经、漏下、经行黄疸、经行发热等。治宜清热利湿，常用方剂有：萆薢渗湿汤、龙胆泻肝汤、越鞠丸、四妙散、止带汤等。单纯痰湿的可见月经后期、量少、肥胖，治宜燥湿化痰，常用方剂有：苍附导痰汤、芎归平胃丸、温胆汤、涤痰汤等。

二、复杂病证治疗原则

临床上的病证，单纯的典型的证型固然有，但大多数为复杂病证，不仅仅有主证型，而且有兼夹证型，甚至有的可以兼夹4~5个证型。对这些复杂证型的处理，并不是将各个证型的治疗方药简单复合，而是要处理好各证型之间的关系，既保证主证型的治疗，又要恰当地选择各兼或次证型合适的方或药。即使单纯的主证型治疗，也要因时因地进行加减，我们还发现随着月经病证的发展，有时主证型也会转变，形成新的性质不同的证型，所以临床处理也有所不同。其处理方法是：

（一）保证重点，照顾一般

凡复杂证型的疾病，不仅有主证型，而且尚有兼其他证型。一般临床常见的兼有2~3个不同性质的证型。其处理原则，保证重点，照顾一般。如血热性月经量多，又兼夹血瘀、湿浊，治疗上应以血热为主，用凉血清热法，选用荆芩四物汤，加入失笑散、大小蓟、益母草，然后再加茯苓、苡仁。如果兼夹证型中湿浊占第二位，血瘀占第三位，则凉血清热，利湿化浊结合起来，方法上以清利为主，佐以化瘀，可用固经丸加入利湿化瘀之品，药用炙龟甲、炒黄柏、炒黄芩、椿根白皮、碧玉散、茯苓、苡仁、制苍术、炒荆芥、大小蓟、炒蒲黄等即可。但如血瘀性月经过多，血瘀为主证型，兼有血热、湿浊证型者，则治疗上当以化瘀为主，佐以清热利湿，可用加味失笑散，化瘀止血为主，加入丹皮、马鞭草、大小蓟、茯苓等即可。因马鞭草、大小蓟不仅有清热的作用，而且还有利湿化瘀的作用，是较为理想的配伍药物。但是亦有部分患者，主证型非常突出，所表现的证候比较急重，或十分明显，不得不集中方药解除主证型，对次要的或再次证型，留作下一步照顾，或加入很少量药物照顾，如血瘀性月经过多，表现出血腹痛十分显著，虽然兼有血热湿浊证型，但治疗当以活血化瘀，方取膈下逐瘀汤、逐瘀止血汤，而清热利浊等方药暂时不予应用，因为血得热则行，得寒则凝，加入清利之品，以免影响化瘀止痛的临床效果。临床上的夹杂证型，大多虚实兼夹者多，一般较为复杂的月经病证，肾虚夹湿热，夹血瘀者颇为常见。在治疗上自然以补肾为主，佐以利湿化瘀，如出血性的月经病，可用二至地黄汤加入失笑散，常用药物有女贞子、墨旱莲、山药、山萸肉、熟地、丹皮、茯苓、泽泻、五灵脂、蒲黄、大小蓟、苡仁、川断等品；闭止性月经病，可用归芍地黄汤、四妙丸加入活血化瘀之品，常用药物有：当归、赤白芍、怀山药、山萸肉、熟地、丹皮、茯苓、泽泻、牛膝、制苍术、黄柏、苡仁、桃仁、红花等。肾虚偏阳虚夹有血瘀、湿浊者，可补肾助阳的方剂加入化瘀利湿之品，常用方药可选人参鹿茸丸（汤）加入通瘀煎等加减，常用药物有人参、鹿角、川断、杜仲、怀山药、怀牛膝、茯苓、寄生、赤芍、红花、山楂、苡仁等，总之保证补肾药物在数量上占优势，然后依临床所表现的症状，适当加入照顾次要或再次要证型的药物。除了药物在数量上占优势外，保证重点，还应包括药物在主证型的剂量上的重用。《傅青主女科》在主证型治疗的主药方面，剂量很大，给后人很大启迪。如熟地、白芍、党参、菟丝子等，有时用量大其他药物的 5 ~ 10 倍。因此保证重点，照顾一般，还应体现在用药的剂量上。

（二）处理好主次证型之间矛盾

在复杂疾病中，除主证型外，常兼夹 2 个以上的证型。因此，在治疗上虽以主证型选用主方外，一般还应选用治疗兼夹证型的方药，组成复方多药的治疗措施，因此，在方药之间，必须注意到尽可能避免相互间的冲突性，即对抗性，利用其协同性，即比较一致性。特别是呈对立性的证型兼夹，如气虚夹郁热证型的经前期紧张症、围绝经期综合征。气虚宜温补，郁热宜清疏，温补与清疏存在矛盾，温则对气虚有利，清则对郁热有利，但与对立证型不利，因此在选用温补方药时，须注意到温补有利于清解。补中益气汤是温补中的平和剂，且有调达肝气的作用，可选用补中益气，加入荆芥、炒黄芩、炒丹皮、钩藤等品，如果郁热为主夹有气虚，则可选取用轻清的丹栀逍遥散，以黄芩易山栀，再加入黄芪、太子参、陈皮、钩藤、桑叶、荆芥等品即可。又如虚实兼夹的肾虚夹血瘀证型者，肾虚宜补涩，血瘀宜疏化，补肾有碍化瘀，化瘀不利于补肾，如把补肾固涩的五子补肾丸合活血通瘀的血府逐瘀汤组合在一处，显然是不合适的。因此，选择化中有止，止中有化，补理兼施，相互冲突不大，且有一定的协同作用的方药，是很有必要的，如偏于阴虚的月经不调、闭经，我们所常用的益肾通经汤，药用柏子仁、熟地、怀牛膝、川断等补肾，又用泽兰叶、丹参、赤芍、当归、益母草以化瘀，不仅避免了矛盾对抗，而且相互协调，有增强补肾化瘀的双相调节作用。偏于阳虚的月经不调、闭经、崩漏，我们常用的补肾促排卵汤、药用山药、熟地、山萸肉、丹皮、茯苓、川断、菟丝子、鹿角片、巴戟天，以补肾助阳，又用当归、赤芍、五灵脂、红花、川芎等化瘀，但补肾阳有助于气血活动，而化瘀又促进阳气的新陈代谢，相得益彰，不仅避免了对抗性。有助于补肾化瘀疗效的提高。如果兼夹证型较多者，即在 2 个证型以上，在处方用药，必须相互照顾者，同样要选择方药对其他证型有否对抗性，有否影响其他方药，特别是有否影响主方药的疗效发挥，尽可能选择具有协同促进作用的药物。关于方药间的协同性和拮抗性的药理研究，很有必要，不仅是复方组合的需要，而且也是方剂组合的需要，今后必须努力，但至少不能过大的影响主方主药的疗效。

（三）处理好标本缓急的关系

月经病证也存在着急则治标、发病时治标、缓则治本、平时治本的要求。但标中顾本，本中顾标，也当予以注意的。如崩漏病证，虽然大多数为肾虚血瘀，肾虚为本，血瘀为标，当其血崩发作时，大多与血瘀的标证有关，所以急则治标，化瘀止血，乃是治标时常用法则，出血过多，各种止血方药及止血措施，均可考虑运用，但仍当以化瘀止血为主，标中顾本，我们认为加入补肾滋阴助阳药，其止血效果一般又有所提高。控制出血后，症情缓和，按平时治本，予以补肾为主，按其偏肾阴虚或偏肾阳虚而予以滋阴或助阳治之。本中顾标，在补阴补阳到一定程度或时间时，亦应加入活血化瘀的方药，以推动阴阳的发展与转化，又如痛经、膜样痛经、子宫内膜异位性痛经，亦属肾虚血瘀，肾虚为本与崩漏所不同，崩漏为肾阴虚，而膜样痛经为肾阳虚，血瘀为膜样血瘀，发时治标，即行经期腹痛剧烈，从温通化瘀，和络止痛，一般用痛经汤，同时结合各种止痛方药和措施，包括针灸等方法。但标中顾本，如在活血化瘀止痛方药中加入川断、肉桂、紫石英或补骨脂，有助膜样血瘀的溶解。控制疼痛后，按平时治本，补肾助阳，五子补肾丸、毓麟珠等治之，本中顾标在补肾助阳法中适当加入活血化瘀之品，如定坤丹等一类药物。我们还体会到急则治标，还有着标中之标，急中之急的处理。如崩漏发作期，虽然大多属于血瘀性出血，因此化瘀止血是急则治标的方法，但如大出血时，眩晕出汗，面色晄白，脉细欲绝，有气血分离，形将虚脱（休克）时，按标中之标，急中之急处理，当以补气固脱，补气摄血，用独参汤以急救之。缓则治本，亦有着本中之本，缓中之缓，如膜样痛经、子宫内膜异位性痛经的平时期，虽然以补肾助阳为缓则治本的方法，但若伴有头昏，腰酸带下偏少，皮肤干燥，显系阴虚及阳，因此欲助其阳，先当补阴，阴复则阳始能旺，补阴者，其效较慢，故缓中之缓，本中之本者此意也；如有腹胀神疲，大便溏薄，头昏心慌，属于脾虚者，先当健脾，此亦本中之本之又一意也，亦即是前人所谓，治肾不如治脾之意也。

三、调理月经周期法

调理月经周期法，简称调周法，这是一种全周期或半周期调治的系统方法。如果说复杂病证治法，即处理好脏腑、证型之间的关系，是一种横的治疗方法，那么，调周法是一种纵的治疗方法。此法是根据月经周期中行经期、经后期、经间排卵期、经前期四个时期的生理病理特点而制定，亦是在中西医各取所长，中药人工周期模式下所形成，凡是月经病证，均可应用，尤其是对功能性崩漏、膜样性痛经、子宫内膜异位症、功能性不孕症，以及功能性闭经等，所谓顽证有着重要临床意义，兹分别按药物、心理疏导、食疗三个部分的调周法介绍如下。

（一）应用分期分时调理月经周期

中药分期分时调周法，不仅要掌握月经周期中阴阳消长转化的四个时期治疗，而且还要掌握四期中初、中、末三个时期的治疗，作为妇专科而言，其治疗必然随着临床深入而发展，月经周期中的四期三时，正是治疗深入的反应。同时也贯彻辨病中辨证，辨证中辨病的精神，兹按一般的处方用药而论述之。

1. 行经期调治

行经期，也是重阳转阴的转化之期，前人提出“经期以调经”为要，说明调理气血，促进转化，才能达到排泄月经顺利。行经期大多在 3 ~ 5 ~ 7 天结束。这是人们所能观察到的。行经初期，一般 1 天，偶有 2 天；中期一般 2 天，也有 1 天的；末期较长，一般 2 ~ 4 天，也有 1 天的。治疗应按此时数顺应生理特点而施治。

初期：理气调血，从七制香附丸或四制香附丸加减：制香附9g，青陈皮、乌药、片姜黄各6g，川断、当归、赤芍、泽兰各10g。

中期：活血调经，以五味调经散加减：当归、赤芍、丹参、山楂、艾叶各10g，益母草15g。

末期：滋阴和瘀，以归芍地黄汤加减：当归、赤白芍、怀山药、干地黄、山楂、丹皮、茯苓、泽泻各10g，益母草15g。

如气血活动不良，转化不利，经血甚少，甚则气滞不转，从心肝论治，降气泄阳，柏子仁丸或越鞠丸合小承气汤加减：柏子仁、制苍术、川牛膝、泽兰叶各10g，钩藤、茺蔚子各15g，制香附、炒枳壳各9g，青陈皮、川朴各6g，降香3g。甚则可加桃仁、红花、大黄等。

因血瘀不转，从化瘀通络论治，血府逐瘀汤加减：红花9g，桃仁、当归、赤芍、干地黄、川牛膝、泽兰叶、五灵脂各10g，川芎、地鳖虫各6g。

伴有出血量多，冲任失于固藏，必须固藏调经合用，固经丸合加味失笑散治之：炙龟甲20g（先煎），椿根白皮、白芍、川断、黑当归、赤芍、五灵脂各10g，益母草15g，炒蒲黄、制香附各6g。

2. 经后期调治

经后期阴长阳消，是奠定周期演变的物质基础，非常重要。经后期一般在7～10天，或者12～15天，其阴长从初（低）到中，再到高（末），其中初、中时间较长，高是偏短。初中时大多是偏阴虚。

初期：滋阴养血，归芍地黄汤加味：当归、白芍、怀山药、干地黄、丹皮、茯苓、泽泻、焦山楂、怀牛膝、墨旱莲各10g，女贞子15g。

中期：滋阴养血，佐以补阳，一般于上方加入川断、菟丝子各10g，巴戟天6g。

末（高）期：滋阴补阳，阴阳两补，二至地黄汤合五子补肾丸加减：女贞子15g，墨旱连、怀山药、干地黄、川断、菟丝子、覆盆子、家韭子各10g。

如因湿浊蕴阻者，当健脾疏肝，利湿化浊，以苍附导痰丸或越鞠丸加减：制香附9g，制苍术、炒丹皮、山楂、茯苓各10g，青陈皮、川朴各6g，苡仁15g，必要时加仙灵脾、仙茅各9g。

如表现肝火湿热者，当清肝利湿，一般选取丹栀逍遥散合四妙丸加减，黑山栀、炒丹皮、当归、白芍、制苍术、茯苓、川牛膝、苡仁各10g，炒柴胡5g，炒黄柏6g。

3. 经间排卵期调治

此期，是重阴转阳的转化时期，时间短暂，真正的经间排卵期只有一天。《女科准绳》引明代袁了凡说：必有一日氤氲（排卵）之候，但是从临床的观察来看，出现排卵现象的证候，如锦丝状带下，腰酸少腹胀痛，常可延及3～5天。用宫颈粘液涂片及尿LH检查，与B超追踪证实排卵，基础体温（BBT）能上升呈双相，但常有2～3天波动者，因此，我们认为经间排卵期仍然有初、中、末三个时期。但中期仅1天，治疗亦有所别。

初期：滋阴为主，佐以助阳，兼调气血，用补肾调血汤（自拟方）：当归、赤白芍、怀山药、干地黄、丹皮、茯苓、川断、菟丝子各10g，红花6g。

中期：调血通络为主，佐以补肾，用排卵汤加味：当归、赤芍、丹参、泽兰叶、川断各10g，红花6g，茺蔚子15g，鹿角片10g。

末期：阴阳并补，偏于补阳，用促黄体汤加减：龟甲15g，丹参、杞子、女贞子、怀山药、川断、菟丝子、肉苁蓉、仙灵脾各10g。

如转化不利，有重阳或接近重阳水平者，主要加强活血通络的药物，或者温阳通络，或者燥湿化痰。方用少腹逐瘀汤加入蜈蚣、地鳖虫、虻虫等，或者加入制苍术、炒枳壳、制半夏、制南星等。

4. 经前（阳长）期调治

经前期阳长阴消，一般经前12～14天，其阳长至重，经过前半期、后半期两个阶段，前半期较短，后半期即末期偏长。从临床角度看，阳长不及较多，故治法常以补阳为主，以顺应生理要求，促其周期正常演变。

前期：养血补阳，毓麟珠加减：当归、白芍、怀山药、丹皮、茯苓、川断、菟丝子、肉苁蓉各10g等。

中期：补阳疏肝，上方合逍遥散进退。上方加入巴戟天9g，炒柴胡5g，荆芥6g，紫河车10g。

后期：补阳疏肝，理气调经，上方合七制香附丸出入。即上方加入巴戟天、制香附各9g，广郁金、青陈皮各6g，紫河车、丹参各10g；心肝火偏旺者，再加入钩藤20g，炒山栀9g，白蒺藜10g。

如因阳气偏旺，心肝火甚者，当清心肝畅二便，以导赤散或当归龙荟丸加减：生地、丹皮、碧玉散（包）、白芍、全瓜蒌各10g，竹叶、木通各6g，炒枳壳9g。

如因阳气偏旺，心肝火炎，经血到期不行，或行而不畅，基温高相下降不明显者，当清心肝调经血，以钩藤汤合柏子仁丸治之：柏子仁、白蒺藜、川牛膝、川断、丹皮、当归、赤芍各10g，钩藤、茺蔚子各15g，泽兰叶、大黄各6g。

5. 几点注意

（1）经后期滋阴养血是基础：女子以血为主，经水出诸肾。肾的阴精通过经络汇集到奇经，贯注子宫，形成月经周期演变的物质基础。滋阴养血，从血中充实提高阴精，随着经后期的转移，滋阴加助阳，阴阳并补，达到阴阳在低、中、高（重阴）水平上的生理波动范围的要求。

（2）经间期促转化（排卵）是关键：经间期促排卵，古人亦非常重视，从其命名“的候”、“真机”的涵义，就是告诫后人切莫错过这一佳时。因此补肾调气血，促其重阴转阳的变化有着重要的临床意义。

（3）分期分时，意在用药有利：在整个月经周期中，我们分为四期，即两个消长期，时间长，二个转化期，时间短。不仅如此，三期中又分为初、中、末三时。因为只有如此，才能具体地认识周期演变的某一时期的特点。如行经期，初期仅是经血排泄的开始，中期乃是经血排泄的高峰，末期是开始阴长，排泄逐渐停止。所以我们认为行经中期，应用止血药必须合调经药同用，而调经亦正是此时所用，乃调经的“的候”，排经的“真机”。除旧布新，排经正常，亦有利于新的周期更替。当然在具体病人诊治时，需要与辨证相结合。

（二）月周期节律诱导法调理月经周期

月周期节律诱导法是诱导排经排卵恢复月经周期的一种非药物治疗的调周方法。此法亦是按月经周期中四个时期的生理转换特点，亦即是依据心—肾—子宫生殖轴调节下阴阳消长、转化的月节律所制定，重在心理调养和心理疏导，通过耐心的心理调养和反复多次地节律诱导，有可能使已丧失的月经周期节律重新焕发出来，建立正常的月经周期，恢复正常的排卵排经功能。但是这种治疗对象，应以功能性月经失调、闭经患者为宜，排除先天性及后天性器质性病证。要求医患之间具有最大的耐心、恒心和信心，团结协作、认真执行。才能获较好的效果。兹将月周期节律诱导法的四期治疗具体介绍如下。

1. 阴阳消长期的调养

阴阳消长期是转化期的基础，月经周期中有两次阴阳消长期，亦有两次阴阳转化期，消长期为转化期作准备，转化期为消长期发展的必然结果，又为新的消长期开始。经后期阴长阳消，阴长是主要的，但阳消也不容忽视。所以调周法要求经后期滋阴养血为主，佐以助阳，特别是经后中末期，助阳几乎达到与滋阴相等同的地步，以适应经后期阴长至重的特点要求，也才能保障阴阳运动的正常进展。为此，首先是心理调养，也即是前人所谓“静能生水”之意。静者，指心地平静，心平气和，避免情绪的大波动，一般应配合气功治疗，静松功是常用的方法，简单易行，摒除杂念，澄清思虑，或站或坐，两手相接，手心向上，两目闭合，意守丹田，行深呼吸，气机下沉，以符合阴者主静主降的要求。每次15~30分钟不等，每日1~3次。以午后和晚间应用为宜，坚持到排卵期，持之以恒，一般需3~6个月。古人尚有一种我们称之为护津保阴法，即每晚静坐或静卧时，舌尖抵上颚，祛除杂念，意守丹田，把口腔中的津液吞下，类似静松功加吞咽津液的方法，虽然本法是否能达到护津保阴的作用，但亦不失为一种心理调节方法。其次是生活上要有规律，避免过晚或彻夜不寐，保证睡眠，生活规律，与自然界日相节律相适应。同时祛除烦恼，澄清思虑，平静心态，特别是神经质个性心理不稳定者，更要平衡心理，抒畅情怀，防止激动，保持愉快乐观的情绪，有助于自身内部阴阳的调复。在心理调节的同时，亦可配合一些简便的药物，如六味地黄丸，是经后期最常用的滋阴成药，每次6g，日服2次，如能加服乌鸡白凤丸则为更好，至经后中期，间服五子补肾丸，以达到阳中求阴，更有助于阴长水平渐高的生理要求，以便于顺利进入经间排卵期。

经前期阳长阴消，阴消为了阳长，阳愈长，阴愈消，因此，在这一时期内，当以补阳护阳为主，佐以滋阴，以保证经前期的阳长暖宫，冲任气血旺盛，有利于生育和排经的生理要求，也是经前期阳长运动所必须，为此，经前期护阳补阳的措施，除药物治疗外，仍然要考虑心身的自我调节。为了适应阳长的特点，必须顺应阳主动，阳主升发而调之，所以在心理上要保持舒畅开朗，使之处于愉快乐观稍向亢奋的状态，避免忧郁和过度亢奋的忿怒急躁情绪，有条件的地方，可行气功中的内养功和强壮功，即在静松的基础上，引导气血由下降丹田后再行上升，以符合阳长升发的要求，一般应在晨时或上午施行较好，以借助日相阳长的影响，同时亦可在黎明寅卯之时，将两手心搓热，按摩腰部肾俞穴，冷则再搓再按，反复15分钟，或者亦可艾灸脐下气海、关元，及背部脾俞、肾俞穴，以助阳气升发。每日一次，直至行经期，下月经前期反复行之，持之以恒，一般3个或至6个月经周期。生活上要适当增加活动，增加体育锻炼，使身体内部充满生动活泼的阳和状态，有助于经前期阳长至重的变化，亦有助于进入行经期转化的要求，其次结合简便药治，一般可选用全鹿丸、定坤丹、五子补肾丸等，适量服之，间服一些六味地黄丸、二至丸滋阴药以助之，达到阴中求阳，水中补火的目的，更有利于经前期阳长运动的发展。

2. 经间排卵期的诱导法

此期重阴转阳，气血显著活动，排出卵子，完成转化的生理运动需求，所以这一时期的节律诱导法，非常重要。要实施诱导法，必须掌握经间期转化活动的节律，亦即是月经周期中的时间节律，运用医学心理学与现代女性生殖医学中正负反馈学说反复诱导而来，也是我们在运用调周法掌握关键时间论治未病的一种非药物治疗法，通过对转化期节律变化的特点认识，施以精神心理疏导，及有关部位的按摩或针刺，以激起大脑中枢宿有的节律反射，从而产生节律活动的兴奋波，逐渐恢复转化排卵活动功能。近代有学者认为:“生物节律是生物体内自发振荡频率的表现，所以认为节律是先天的，具有遗传性”。也有学者认为“生物体自身的节律，是对来自宇宙信号的反应，它们受外界的调节，如理化因素、天文因素等”。我们认为：月经的周期节律，既有先天遗传的因素，又受外界的影响，周期节律本身就说明了时间与节律的密切关系，而节律的变化与精神心理有着一定的关系，所以抓住节律时间，实际上就是抓住机会。所谓时不再来，机不可失，也就是《女科准绳》引袁了凡所说:“凡妇人一月经行一度，必有一日氤氲之候，此‘的候’也，乃生化之‘真机’，顺而施之则成胎”，其中所指出的“氤氲、的候、真机”，实际上就是“节律时间”的比喻词，故掌握这一时间就容易受孕，利用这一时期，施以精神心理上诱导以及有关的措施，促发或恢复排卵功能，所以在这一时期内，首先要暗示患者心脑中枢具有排卵活动的意识，保持愉快乐观稍向亢奋状的情绪，可参加较为亢奋激昂的音乐舞蹈活动，使身心处于一种活动的态势中，同时按摩乳头以及两少腹卵巢部位。乳头也是女性生殖器官的有关组成部分，特别是乳头，有的还可借助电兴奋刺激之，以激发生殖机能的兴奋，按摩少腹卵巢部位时，由下向上，反复施行，每日2~3次，每次10~15分钟，以刺激气血活动，促发排卵；或者再结合针刺排卵，取肝、脾、肾三阴经及任脉经穴位，如三阴交、阴陵泉、血海、关元、气海、卵巢等穴位，手法用较强刺激法，针刺日数，按每个女性所具有的“3、5、7”奇数律而确定，每日1~2次，每次10~15分钟，或者将腹部任脉经穴与足部经穴分三组，轮流使用较好。亦可配合一些简便药治，如红花酒、当归酒，按每个人的酒量晨晚服之，连续服用5~7天，有助于诱导排卵的成功。

3. 行经期的疏导法

行经期的到来，标示着本次月经周期的结束，新的周期的开始，是重阳必阴，由极阳转化为初阴，既是结束，也是开始，是太极阴阳各半月运动规律的结果，这一时期，由于气血活动，推动转化，排出应泄之经血，应泄之阳及阴，代之以新的经血，新的阴阳，开始新的周期的更新运动，因此要求除旧生新，必须“完全干净，彻底全部”排尽旧瘀，丝毫不容许有残留之旧，留得一分瘀，影响一分新生，亦影响一分转化，必然也程度不同地影响月经周期中阴阳运动的进展。重阳转阴，气血活动，除旧生新，如环无端，久而久之，在大脑中枢形成排经节律的条件反向反射。因此，当一旦丧失这种功能时，可采用下法诱导之。首先要保持愉快乐观，避免忿怒急躁，抑郁忧伤，暗示其具有行经活动的意识，调整呼吸，行以吸为主的深呼吸运动，使气机处于下降状态，同时聆听轻松或深沉的音乐，以休息为主适当活动，以助转化排经，同时按摩小腹部与足底部，按摩小腹部时，应由上向下，反复施行，每次 10 ~15 分钟，每日 2 ~3 次，足底部按摩同小腹部按摩，连用3 ~5 次，或者 7 天，针刺取穴基本上同经间期，但需加足三里、合谷等穴位，分组轮流使用，经净即停。亦可配合一些调经成药，如当归丸、益母草等，按以入行经日数而服用之。

4. 几点要求

在使用本法时，尚须注意以下几点要求。

（1）使用对象，即适应病证：凡功能性闭经、不孕症、月经不调病证，以往有正常的月经周期，此次病变程度较轻，并具有一定的阴精基础，且病程尚轻，年龄不超过 35 岁者。除此之外，因工作或学习之故，不得不远离家乡，改变环境，改变生活，以致月经失调、闭经、不孕者，以及由于精神心理因素所致月经病变，均可运用本法。

（2）使用方法，持之以恒：施行本法时，不仅要求按照月经周期中四期特点，如法顺序施行，而且要有耐心、恒心、精心、细心、不可马虎，不可急躁，反复地按本法要求进行，不管治疗能否立效，仍要坚持一次又一次地施行，直到疗程结束，3 个月经周期为一个疗程，一般需 2 个疗程，才能终止。

（3）在治疗过程中，必须注意排除是否与先天发育有关，以及炎症肿瘤等器质性疾病，还有少数与胎产有关的病证。如有条件，可以调测人格个性特征，分析个性特征，以及主要的思想障碍，人际包括家庭关系等，有助于较快恢复月经周期。

（三）饮食疗法调理月经周期

我国医学的起源，与饮食及烹调有着密切关系，所以早在《诗经》、《山海经》里，就有用作为饮食的动植物是治疗不孕症状等记载。《素问·汤液醪醴论》专篇讨论。醪醴是用谷物酿成之饮料，古人亦作药用。《神农本草经》收载药物 365 种，分上、中、下三品，其中列为上品的，大部分都是日常食物。《金匮要略》中治疗产后腹痛的当归生姜羊肉汤和治疗脏躁的甘麦大枣汤，即主要由食物配伍而成。《备急千金要方》中专列“食治篇”。《饮膳正要》是一部著名的食疗专著，总结了唐以前食疗的成果。李时珍的《本草纲目》也收载了许多药膳方剂，其中药粥 42 种，药酒 75 种，散在民间的食疗更多，如艾叶生姜煮鸡蛋治疗痛经、生香附炒鸡蛋治疗闭经、浓醋与墨汁治疗崩漏、生姜红糖治疗月经过少等。类此甚多，不胜枚举。俗有“药补不如食补”，所以食疗对于慢性病、体虚性疾病包括月经病证，有着重要的作用。近年来，重视药膳的应用，即将部分药物与食物相结合，制成菜肴和饮膳，将食疗的使用范围更为扩大，对调理月经周期亦更有着重要价值。兹按月经周期的演变食疗如下：

1. 行经期食疗

行经期，既标示着本次月经的结束，又开始了新的周期的演变。因此，气血活动，重阳转阴，排出应泄之经血，除旧生新，除旧是主要的，生新亦为重要，除旧务尽，才能保证生新，故前人提出“经期以调经为要”的原则，食疗亦就是应用具有一定活血化瘀的食物调理之。如生姜、红糖、山楂，以及各种酒类，特别是当归酒、红花酒、月月红酒等药酒，作用更为明显，服法用量可按具体人的月经情况及行经天数，酒量而定。体质类型不同，或者伴有症状者，可辨证论食，应用药膳疗法。如体质类型稍偏阳虚，或兼夹血瘀者，可选用《中国药膳学》的姜枣红糖汤，用干姜 30g，大枣 30g，红糖 30g。

将两味洗净，干姜切片，大枣去核，加红糖煎服。或者选用《百病饮食自疗》的大佛酒，即用大砂仁30g，大佛手30克，大山楂30克，黄酒或米酒500g。将3味洗净，置酒瓶中浸泡3~6天，视酒量大小，每次15~30g，早晚各一次，不善酒者，服时加冰糖适量。体质类型偏阳盛，或兼血热型月经量多先期者，选用清热凉血性的食物及药膳，如《中国药膳学》的芹菜藕片汤，用鲜芹菜120g，鲜藕片120g，生油15g，精盐少许。先把芹菜藕片洗净，芹菜切成一寸长，将锅放在旺火上，下生油烧熟，放入芹菜藕片，调精盐适量，颠炒5分钟，再调入适量味精即成。上为一次量，可连续服3~5次。亦可选用《食物疗法精萃》的鲜荸荠法。鲜荸荠150~250g，将鲜荸荠洗净捣烂，用干净纱布包裹取汁，每日1次，连服5日，或经净停服。如能先用《饮膳正要》的生地粥，即生地30g，粳米60g为更好。将生地洗净切片，用清水煎煮两次，共取汁100ml，把米煮粥，候八成熟时入药，共煮至熟，食粥，可连服5日，或经净停服。气虚脾弱型月经过多者，可选用补气类食物或补气药膳，选用《百病饮食自疗》的参芪膏，人参30g，炙黄芪500g，白饴糖500g。前二味反复煎煮3次，过滤去渣，取汁不少于2000ml，入饴糖，文火浓缩成膏，防腐处理，贮存待用，每日3次，每次一小匙。血瘀型月经过多者，可选用三七粥，即用三七10g，大米30g，山药30g，先将三七切片，先煮30分钟，再将大米、山药共煮为粥，分2次服。月经过少，经行不畅属于轻度瘀滞者，一般可用红花酒、山楂酒、月月红酒，按经行天数和个人酒量而服用之。气郁型月经不调者，可服用《百病饮食自疗》的香附当归酒，即香附30g，当归15g，白酒或黄酒250g，上二味切碎泡于酒中3天，每次15~30g，每日2次。寒凝瘀阻型月经不调、痛经者，一般可选用生姜红糖汤、姜艾红糖饮等。

2. 经后期食疗

经后期，由于排泄经血，血海空虚，重阳转阴后开始阴长，血虚阴长，故在治法上当以养血滋阴为主，因此，在食疗上也当选用补血滋阴的食物，如阿胶、熟地、首乌粉、桑椹、枸杞子、龙眼肉、胡萝卜、葡萄、猪肝、猪心、鸡肉、红苋菜、菠菜、大枣、鸡蛋、鸭血、红黑枣等均为养血之物，新鲜河蚌肉、乌贼鱼、鲍鱼、干贝、海参、乌龟、甲鱼、甚则珠粉、燕窝等物，为滋阴的食品，均适于经后期食用。药膳更为合适，如选用《老老恒言》中的龙眼肉粥。即龙眼肉 15g，红枣 3～5 枚，粳米 100g，一并煮成粥，根据各人的不同食量，每天早晚各服一、二小碗即可，必须热服，若量多则可引起脘腹胀满，遇有感冒发热，胃胀苔腻则停服。或者选用鲤鱼补血羹，即鲤鱼一条（约 500g），桂圆肉 15g，山药 15g、枸杞子 15g，大枣 4 枚（去核），黄酒 100g，将鲤鱼去鳞，取出内脏去鱼胆，洗净后切成 3 段，置盅内待用，然后将洗净的山药、枸杞、大枣、桂圆肉放入盅内，加沸水、黄酒各一杯，加盖蒸 3～4 小时即可，服汤吃肉。阴虚大便干结者，可选食银耳羹，即银耳 15 克，鸡蛋一个，冰糖 60 克，猪油适量，先将银耳加温水泡半小时待其发透后，去蒂，择净杂质。将银耳撕为片状，然后倒入锅内，加水适量，置火上煎煮 2～3 小时，至银耳粑烂为度。再将冰糖放另一锅内加水溶化，取一只鸡蛋倒出蛋液，兑入清水少许，搅匀，再倒入冰糖汁在锅内搅匀，煮沸后将鸡蛋清糖汁倒入银耳内，加少许猪油即可，不定时适量服食，外感咳嗽痰多忌用。脾弱阴虚体质者，可用鲍相《验方新编》的神仙鸭。即鸭子一只，大枣 49 枚，白果 49 枚，莲米 49 枚，人参 3g，绍酒 10g，酱油 10g。常规整理鸭子，去脏及足，大枣去核，白果去皮及心，莲米去心，人参切片。把绍酒和酱油涂搽在鸭的表皮及腹内各部分，把大枣、白果、莲米、人参和匀装入鸭腹，再把鸭子放入屉子里，文火蒸 2～3 小时即成。分数次把鸭、药及汤服完。

3. 经间期食疗

经间期，亦即是排卵期，亦即是气血显著活动的节律时期。正由于气血的显著活动，才能推动重阴转阳，排出卵子。因此，这一时期的治疗，首先是活血化瘀，其次是滋阴助阳，而食疗亦同于此，一般常用红花酒、当归酒、月月红酒、生姜红糖汤等。我们认为，服用《百病饮食自疗》的红花山楂酒为更好。即红花15g，山楂30g，白酒250g，将红花山楂入白酒浸泡一周，视酒量大小，每次15～30g，一日2次，不醉为度，同时结合辨证选用药膳。偏于肾阴虚，或此期锦丝状带下偏少者，可选加《百病饮食自疗》中的猪蹄炖牛膝汤。即用猪蹄250g，牛膝20g，上2味洗净入砂罐同炖至猪蹄烘熟，趁热加米酒20～50g同服，如能在方中加入山药、熟地则为更好。如脾肾阳虚之体，或偏于脾肾阳虚者，可选用《金匮要略》当归生姜羊肉汤。用当归15g，生姜30g，山羊肉250g，前2味洗净切片，与羊肉同炖至熟软，服羊肉与汤。注：上方中可以干姜易生姜，以增强温阳之力，阳虚甚者，加肉桂6g同炖，必要时加入红花5g，更适合本期服用。

4. 经前期食疗

经前期阳长阴消，阳长气盛。测量基础体温（即BBT）呈高温相，阳长有温煦子宫，迎接受孕，准备排经的作用，故子宫冲任处于旺盛时期，前人提出补肾助阳，疏肝理气的活瘀大法是正确的，因此，食疗亦当遵循本法。一般可选食羊、狗、鹿肉、及公鸡、鸽子、麻雀卵、虾子等，还有动物中的肾脏、睾丸、胎盘，其中尤以鹿胎膏为佳。植物中的韭菜、胡桃肉等，也有补肾助阳的作用，亦可选食。药膳可按辨证而用，一般平补肾阳的有《太平圣惠方》的雀儿药粥。用麻雀5只，菟丝子30～45g，覆盆子10～15g，枸杞子20～30g，粳米100g，细盐少许，葱白2茎，生姜3片。把菟丝子、覆盆子、枸杞子洗净后，一同放入砂锅内，煎取药汁，去药渣，再将麻雀去毛及内脏，洗净后用酒炒，然后与粳米药汁加水适量，一并煮粥，欲熟时，加入盐、葱白、生姜煮成稀粥服食。或者选用《本草权度》的杜仲腰花，用杜仲12g，猪肾250g，葱50g，绍酒25g，味精1g，酱油、醋、干淀粉、大蒜、生姜、食盐、白砂糖、花椒各适量，混合油100g。先将杜仲洗净，加水熬成浓汁50ml，加淀粉、绍酒、味精、酱油、食盐、糖、兑成芡汁，分为3份待用。猪腰洗净，去腰臊筋膜，切成腰花，将腰花码上一份芡粉汁，姜葱分别切成片、段待用，炒锅中倒入混合油烧熟，放入花椒、腰花、葱、姜、蒜，快速炒散后，即投下另一份芡汁和醋，翻炒均匀，起锅即可。阳虚较甚者，可选用《百病饮食自疗》中的二仙烧羊肉。即仙茅15g，仙灵脾15g，生姜15g，羊肉250g，盐，食油，味精少许。先将羊肉切片，放砂锅内，入清水适量，再把用纱布包裹的仙茅、仙灵脾、生姜放入锅内，文火烧羊肉至烂熟，入佐料即成，食时去药包，食肉饮汤。或者选用双鞭壮阳汤。即牛鞭、狗鞭（肾）各一具，羊肉150g，菟丝子15g，肉苁蓉15g，枸杞15g，鸡肉150g，姜、葱、花椒、料酒、猪油各适量。牛鞭先用温水反复浸泡，发胀去净表皮，顺尿道对剖成两片，用清水洗净，以冷水漂30分钟。狗鞭用油砂炒炮，用温水浸泡30分钟，刷洗洁净，菟丝子、苁蓉、枸杞等用纱布包好，羊肉洗净后，再入沸水锅内焯去血水，捞入凉水内漂洗待用。将牛鞭、狗鞭、羊肉共置锅中烧开，去浮沫，放入花椒、姜葱、绍酒、鸡肉，再烧沸后，改移微火上，煮至六成熟，滤去花椒、姜、葱，再将药包放入汤中共炖至双鞭熟烂，将各物捞出切片，食汤与肉，视食量大小，不超量服用，药渣不用，服至经行停。

5. 几点注意

(1) 饮食有节：是指饮食要有规律，即定时、定量、定质。定时指规定时间，一日三餐；定量指规定食量；定质指要求食物的质量，需要各种营养素。同时不过饥，不过饱，不过冷，不过热，不过食肥甘，不过食生硬不消化的物品。若饮食失节，不仅有害脾胃，影响营养素吸收，导致各种疾病，或者引起营养过甚，脂肪蓄积，痰湿滋生。

（2）合理摄食：选择合理的食物，对于患病者及健康人来说，具有同样重要的意义。各种食物含有不同的营养素，配合恰当，才能达到补益助养之宜，对此，汉代张仲景早有论述："凡饮食滋味，以养于生，食之有妨，反能为害……，所食之味，有与病相宜，有与身为害，若得宜则益体，害则成疾。"因此，合理摄食，应遵元朝饮膳太医忽思慧在其所著《饮膳正要》中说"饮食百味，要其精粹，审其有补益助养之宜，新陈之异，温凉寒热之性，五味偏走之病，若滋味偏嗜，新陈不择，制造失常，俱皆致病。"

（3）五味调和：酸、甜、苦、辣、咸，称为五味，根据前人所述，酸味为肝、胆所吸收，苦味为心、小肠所吸收，甜味为脾胃所吸收，辣味为肺、大肠所吸收，咸味为肾、膀胱所吸收，各种不同性质的食物入体内后，分别成为各个器官的营养，因此，五味不足，会引起内脏器官的疾病，但若五味偏嗜，失于调和，则对五脏各有损伤而产生相应疾病。

（4）四季择食：春夏秋冬四季，反应了年相的气候变化，而且也反应了体内阴阳随气候而变化，春夏季，气候由温转热，体内外阳气开始升动，因此，宜服食升发流动的食物，不宜食沉降滋腻之品，所以前人有"冬令进补"之说，不宜过服升发之品。

（5）饮食卫生：《金匮要略》指出："秽饮、馊肉、臭鱼，食之皆伤人。"可见古人亦重视饮食卫生。对于"馊腐陈败"变质，或虫蝎、苍蝇、毒尘污染的食品，更应弃而不用，另外，生冷不洁食物，除加工制造的冷饮，均宜煮后再食，"百沸无毒"就是最简便有效的消毒法。

(6) 饮食禁忌：简称食忌。内容甚广，兹择其要者而言。第一是疾病对食的禁忌。如各种恶疮，包括梅毒、性病等，往往因服食荤腥发物而诱发或加重病患；有的阴痒，与因服食羊肉、公鸡、虾子等加剧；经后咳喘，忌食螃蟹；血热性崩漏忌食烟酒及辛辣食品；痛经忌食酸冷性的乌梅、橄榄、河蚌及冷饮等；面部黄褐斑忌食茄子、酱油等有色之品等。第二是食物之间的相畏相反，根据前人所述，食物之间也有发生拮抗作用，如花生不能与香瓜同食，鳖肉不宜与苋菜、兔肉同食，猪肝忌与荞麦、豆腐同食，柿反蟹，鲤鱼、鳝鱼忌狗肉，虽然此中偶然发生反应而被列为禁忌，其中原因有待进一步研究，但前人既有所载，仍应注意及此，上述食疗调周，亦举其概，非全貌也，实际应用时当参考有关书籍而扩展之。

四、有关的外治法

外治法，是中医学的组成部分，源远流长，内容丰富，但对于治疗月经病证而言，似乎用之较少，而对于疼痛性月经病证及某些出血性月经病证，亦常有所用，应用得当，可获显著疗效。这里主要介绍几种较为常用的外治法。

(一) 熏蒸法

此法是利用药物燃烧所产生的烟气，或药物煮沸时的蒸气，以熏蒸病人，吸入呼吸道的治法。例如妇女流血过多而致晕厥时，可用醋炭熏鼻法。即用铁器燃以木炭，以烧红为度，淬入食醋中，即产生醋的重气，令晕女闻之，可以使神态逐渐清醒。

(二) 薄贴法

薄贴俗称膏药，另一种是将药物研细与油脂充分混和成膏，做成薄饼外贴，临床上对阴寒性痛经、经行腹泻者，可用肉桂膏贴于小腹部，腹中痞积癥块，可用消痞狗皮膏贴于局部，可用于止痛消癥。

（三）热熨法

有干湿两法。湿法是将药物切碎，装入布袋内，用水蒸热后，敷于患处，凉则停用，再蒸再敷，借药力及温热度使局部气血流畅，达到活血祛瘀，消肿止痛或温经活络的治疗目的。干法是用蜡、泥和盐、葱、姜（均炒热）以及电器作热熨，作用同上，适用于寒凝气滞血瘀的妇科痛症、小便癃闭等疾病。常用热熨方药：有治疗急慢性盆腔炎所用的药熨包，治疗痛经的热熨法，治疗产前产后小便癃闭的炒盐热熨法，葱姜热熨法等。

剂量和使用方法，制剂详见有关书籍。一般热熨法是应急措施，每日可反复使用2～3次，冷则易之。

（四）按摩法

即用双手或单手，或借助电熨器反复按摩小腹部、少腹部，有助于经行通畅及排卵顺利，适用于经间期腹痛、经行量少、痛经等病证。

（五）小剂量穴位注射法

即运用复方当归注射液，肝、脾、肾、三阴经足部穴位。常用三阴交、太冲、血海等，每穴注入复方当归注射液0.2ml，一般取用两个穴位（双），每日一次，连用5次，适用于月经后期量少、闭经等病证。

其他如治疗痛经的肛门塞药，调理月经割治法等，这里就不赘述，可参考有关外治法内容。

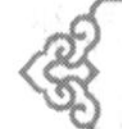

第六章 妇女保健

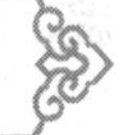

妇女占人口的一半，妇女保健工作是我国人民卫生事业的重要组成部分。妇女有许多解剖和生理方面的特点，特别是生殖功能方面，如经、带、胎、产、乳等生理变化，就月经而论之，有青春期保健、月经期保健、更年期保健及新婚期保健等，以预防和减少疾病的发生。

一、青春期保健

青春期是少年儿童开始发育、成熟，最后成为青年的一个过渡阶段，即人们日常所述的青少年时期。女性青春期一般在14～18岁之间，所谓“二七而至天癸至”之时，以及前人所言的“及笄”、“花汛”、“标梅”的年龄。这段时期，身体方面以性发育、生殖系统成熟为突出表现，往往从第二性征出现月经来潮至生殖器官完成发育成熟到具有生育能力为止的过程。在精神、思想和心理上这是一个复杂的时期，在此时期内，少女的思想情绪和心理状态往往不稳定而易变，自觉失调和不适，应引起家长和师辈们的注意和关心。我们仅就青春期可能会出现的问题作一些叙述，目的在于青春期卫生保健。

（一）正确认识白带

中医认为经与带有着内在联系，在开始月经来潮或将要开始月经来潮时均有白带出现，此与天癸阴精的泌至有关。现代医学认为，在第二性征发育后不久，少女就会出现阴道分泌物，即白带，一般为乳白色、无臭味，这是正常的生理现象。由于卵巢中的卵泡逐渐发育成熟，并且排卵，同时分泌雌激素。雌激素使阴道发育变长、变宽，阴道上皮增生，上皮不断有渗出液渗到阴道内，同时在雌激素的作用下，子宫颈管内膜也会分泌宫颈粘液，白带主要由阴道渗出液和宫颈粘液组成，还有少量子宫腔和输卵管分泌物及阴道、宫颈、宫腔和输卵管脱落的上皮细胞、白细胞和乳酸杆菌等。阴道一般呈酸性 pH 值大约为5.0，故能抑制细菌的生长，由于体内雌激素水平呈周期性变化，当排卵期雌激素水平高时，白带量也多，呈透明蛋清样，平时白带量少，月经来潮前因盆腔充血，阴道渗出液增加，白带又会有所增加，这是正常现象。但女性的生殖道是与外界相通，一些致病微生物，特别是性传播性疾病病菌很容易进入女性生殖道。为了预防生殖器官的炎症和疾病，要注意以下几点。

1. 每晚都要用温水洗外阴，一般不需要用高锰酸钾等消毒剂。

2. 洗外阴的盆和毛巾，要个人专用，也不能与自己洗脚的盆、毛巾和水混杂。

3. 内裤最好用纯棉制品，更切忌互相借用，以免造成交叉感染。

4. 平时注意外阴清洁，大小便时避免使用公厕中的坐位，宜用蹲位，如家庭中的坐位，在外人使用后必须清洗消毒，同时养成大便后用纸从前向后擦的习惯，更要注意经期卫生。

5. 如发现白带增多，有臭味或带血及外阴奇痒都是不正常现象，需要到妇产科检查原因，如滴虫性阴道炎、霉菌性阴道炎或其他细菌性炎症，极少数则可能患有某些生殖道肿瘤，需要查明原因，积极治疗。

（二）青春期心理变化特点

女性在月经初潮时期，也是女性生殖机能发育开始，趋向成熟的时期，肾气盛，天癸至，冲任盛通，气血流畅，个性心理上极不稳定，在传统的和现代开放的思想影响下，可能出现两种不同的心理变化，必须正确引导；一种是含羞的心理特强，缺乏女性生殖生理发育的知识，心理上亦缺乏准备，受旧的思想影响，羞于告人，忧思郁结，心情不畅，所愿不遂，即前人所谓云“积想在心，隐曲不利”，以致气血不畅，冲任不和，进一步加剧了月经失调，甚则出现崩漏、闭经；另一种是由于女性生殖器官的逐渐发育，趋向成熟，心理上也相应地起了变化，心理敏感性增强，并产生成人观，意欲摆脱父母独立走上社会，但由于他们涉世不深，阅历尚浅，社会经验甚少，适应性及自我控制力都较差，性知识薄弱，容易犯错误，且经不起失败和挫折，常常陷入矛盾的痛苦中，同样可以导致一系列经带病证的出现，对这种因心理因素引起的病证，单纯药物治疗，是难以取得满意的效果，且亦反复发作，需要家庭与医务人员双方合作，正确耐心的进行心理疏导，使患者正确认识到此期女性生理变化的特点，正确对待，克服弱点，自我调节。此外，还要注意到学习紧张、生活缺乏规律、长期睡眠过晚等，均将影响正常的经带生理，务必注意克服，养成生活规律，避免过晚睡眠，使其身心沿着健康道路发展成长。

（三）青春期营养

青春期不但身高、体重迅速增长，而且各系统和内脏也迅速发育，因此对营养的需要，特别是对蛋白质、热量、矿物质、维生素的需求也相应增加，充足的营养是青春期身心发育的物质基础，对今后一生的健康起着重要的作用，如果营养不足，就会影响正常的生长发育。

根据中国医学科学院劳动卫生研究所制定的每日膳食中营养素供给量表，一般青少年每天需要热量 10460 ~ 12552kal (2500 ~ 3000kcal)。蛋白质为 75 ~ 90g，钙为 1.0 ~ 1.2g，铁为 15mg 及适量的维生素 A、B、C、D 及充足量的水分。按照目前我国生活水平，部分地区能达到上述要求，但要注意以下因素的影响。

1. 传统饮食习惯的影响：我国食物结构传统以粮食为主，肉、蛋和奶类摄入比较少，故在经济条件许可的情况下要提倡多吃肉、蛋、牛奶、蔬菜、水果等。也可用部分植物蛋白质和豆制品来代替动物蛋白质，因为它含有较高质量的蛋白质。

2. 偏食、挑食等不良习惯：由于缺乏某些营养要素也会严重影响青少年的营养状况，此外有些青少年嗜食甜腻膏粱之物，使其痰湿滋生，形体肥胖。

3. 为追求体形苗条而过度节制饮食：过度节食，除了造成营养不良，还会导致神经性厌食，结果出现严重后果，如皮肤干燥、心动过缓、怕冷、便秘、子宫萎缩、闭经等，反而丧失了青春美。青春美应体现在健康和丰满等方面，如过度肥胖的姑娘可适当的体育运动和健美操等方式达到减肥的目的，不能单纯依赖节食。

4. 饮食有节，不宜过食酸冷之品：虽然青少年女子，活动量较多，脾胃运化功能较强，但仍然要注意到定时定量进食，不宜服过多的零食、水果冷饮，以及有关的生冷物品，特别是在行经期间，更不宜食。

5. 饮食营养要适应季节安排：根据中医养生之道，春夏养阳的道理，食物宜选择素淡温和之品，天暑地热时可以饮冷解暑，但不宜过凉，以伤脾胃之阳；秋冬养阴，特别冬令季节，可服食浓浊厚味，以补养肝肾之阴阳助长女性发育。

总之，青春期的少女应保证有足够的营养，每日需吃四大类食物，它们是粮食与糖类，肉类及其他动物性食品，包括乳、蛋、鱼、虾等，蔬菜与水果、油脂。并且做到粗细搭配，因为粗粮中的维生素和矿物质多于细粮，食物纤维也多，有利于排便。荤蔬杂食，既要有一定数量的荤菜以供给充足蛋白质，也不能忽略蔬菜，因为新鲜蔬菜中富含水分、维生素、矿物质及纤维素，不仅本身具有很高的营养价值，而且能帮助机体吸收蛋白质、糖类和脂肪，青少年要纠正偏食习惯。此外还要注意一日三餐安排，原则上讲，早上吃得饱，中午吃得好，晚上吃得少，避免饱一顿，饿一顿，烹调时注意烹调技术，如熬粥时不要加碱；炒菜时要旺火急炒，以免损失食物中的营养。

（四）乳房发育的保护

据报道，乳房开始发育时间在9～14岁之间，发育完成平均需要4年，但个体差异颇大，发育迅速的少女全过程可在一年半内完成。发育缓慢的前后可持续9年，亦有的一直到首次妊娠时，才最后发育成熟。在乳房发育过程中可能会出现如下问题。

1. 乳房不发育：如果乳房在14～15岁时尚未开始发育，就可能是异常现象，需请专科医生诊治。乳房的发育取决于肾气天癸，肝脾胃及冲任等脏腑经络，西医学认为：取决于卵巢功能是否分泌足够的雌激素。乳房不发育常由于各种原因造成的卵巢功能低下所致，需要特殊的检查和处理。如果单纯治疗乳房不发育效果不好。

2. 乳房过小：乳房小是黄种人的普遍现象。如确实发育欠佳的少女除做一些健美运动外，还可以在医师指导下用药物治疗，甚至用一些激素治疗，同时按摩乳房以促其生长。

3. 乳房过大或发育不对称：极个别少女乳房确实太大，或双侧发育悬殊，造成行动不便或持续性乳房痛。可以在发育完全成熟后，排除乳房纤维瘤，施行乳房整形手术。

4. 束胸和佩戴胸罩的问题：束胸严重影响乳房的发育及今后的哺乳，故应纠正此种陋习。要加强青春期教育，让少女们知道乳房发育是正常的生理现象，并要反复宣传束胸的危害。在乳房基本定型后，应及时佩戴胸罩，因为乳房主要由乳腺管、乳腺泡和脂肪组成，只含有少量分散的平滑肌纤维，如果不注意保护，乳房会下垂，使乳房下部血液郁滞，既影响美观，又引起乳房疾患。佩戴胸罩能使乳房得到支持和扶托，使乳房血液循环通畅有利于乳房发育，并能保护乳头避免擦伤和碰痛。所以胸罩不仅仅是一种装饰品，也是一种妇女必备的保健用品。由于体型和乳房的大小各不相同，故必须选择尺寸合适的胸罩，质地要柔软、吸水、佩戴后要感到舒适而无压迫或紧束感，还要勤洗勤换，保持清洁。

（五）青春期性教育

青春期性教育是关系到青少年心身健康发育，树立良好的社会风气是我们民族繁荣昌盛的一件大事。

青春期是人体生长发育的一个重要阶段，如果不进行适当的性教育，很多少女会在毫无准备的情况下进入青春期，往往对乳房隆起、月经来潮等生理现象产生紧张害怕、焦虑等反应，有些人则因缺乏基本的青春期卫生常识而招致疾病。另一方面，青春期的性发育又使她们开始意识到两性关系的存在，对性知识产生兴趣，产生了对异性的爱慕和渴望，探究性奥秘的心理，如不正确引导会由于认识能力及自我控制能力差，易从“性盲”、“性无知”而走向“性犯罪”。在进行青春期性教育中要着重注意以下几个侧面：

1. 破除青春期的神秘色彩：加强性生理卫生教育，要用医学科学理论加强对青少年性生理卫生教育。首先是了解一般性生理知识及其对卫生的要求。还必须随之了解性发育的过程及其有关问题。

2. 宣传晚恋、晚婚的好处：据有关部门调查，目前青春期男女早恋现象比较普遍，故要大力宣传早恋、早婚的害处，让青年珍惜这一黄金时期，努力学习，力求进取，把充沛的精力投入到有益的活动中去。

3. 道德品质的培养：要正面进行道德品质及行为准则的教育。要培养少女端庄自爱的高尚情操，避免婚前性行为，要让青年认识到，在社会主义中国，性生活只能通过婚姻后才是合法的，合乎道德的，否则就属于违法和不道德的。

4. 正确对待未婚先孕的少女：对未婚先孕者要耐心进行教育，尤其是由于年幼无知受了他人诱惑或暴力而妊娠的未婚少女，不要简单地采取打骂或鄙视，应给予及时中止妊娠，杜绝非法流产。

二、月经期保健

正常妇女从 13～14 岁初潮来月经，一直到 40 多岁绝经，每月均有月经来潮，在月经期由于子宫内膜脱落，子宫内形成创面，子宫颈口微微张开，排出经血，经血又是细菌邪毒的营养物质，如不注意卫生，不注意调摄，容易造成上行性感染。另外月经期抵抗力较差，大脑兴奋性降低，也容易受凉感冒或患其他病证。正如《妇人大全良方·月经绪论》中所说：若遇经脉行时，最宜谨于将理。将理失宜，似产后一般受病，轻为宿疾，重可死矣。盖被惊则血气错乱，经脉斩然不行，逆于身则为血分、痨瘵等疾；若其时劳力，则生虚热，变为疼痛之根；若恚怒则气逆，气逆则血逆，逆于腰腿则遇经行腰腿痛重，过期即安也。逆于头腹心肺背胁手足之间，则遇经行时，其证亦然。若怒极则伤肝，而有眼晕、胁痛、呕血、瘰疬、痈疡之病，加之经血渗漏于其间，遂成窍穴、淋沥无有已也。凡此之时，中风则痛风，感冷则病冷，久而不愈，变证百出。”所以月经期要特别注意以下几个方面。

（一）保持外阴清洁

月经期间，中医谓之血室正开，外邪易于入侵而客于胞中，所以经期禁止盆浴，以免脏水进入阴道引起炎症，但可以淋浴。月经带和内裤要勤洗勤换，保持清洁。要求做到洗阴部要一人一盆一巾一汤，洗脚与洗阴部分用，用的月经垫最好是柔软、清洁、经过消毒处理的卫生纸、毛巾、纱布等，要在太阳下曝晒 6 小时才可用。同时要禁止房事、游泳，否则可导致生殖道炎证。

（二）避免过劳，注意劳逸结合

月经期间虽可照常工作与劳动，但要避免剧烈运动，如打球、游泳、赛跑或过重的体力劳动，如扛挑重物等，以免发生经血过多，经期延长，或闭止不潮。一般行经期间，还是要以适当休息为主，以免劳倦伤气血。

（三）饮食有节，起居有时

月经期间不吃或少吃辛辣、生冷等刺激性食物。一贯嗜食辛辣者有所例外，宜食清淡而有营养的食物。多喝开水，保持大便通畅，饮食有规律，经常作室外活动，多呼吸新鲜空气，但要避免淋雨、涉水、下水田或用冷水洗澡、洗头、洗脚等。起居有时，与自然界生物钟保持平衡。

（四）调节寒温，不宜着凉

月经期间，身体的卫外能力较差，宜注意感寒受暑，《妇科经纶》引王子亨曰:“寒温乖适，经脉则虚，如有风冷，虚则乖之。邪搏于血，或寒或温，寒则血结，温则血清，故月经乍多乍少，为不调也。”所以经行之际，尽量避免受寒，包括冷饮，因为此时血脉易为寒湿凝滞，可致月经不调、痛经、闭经也。但经行之际，感受暑温之邪，亦将迫使月经过多等。

（五）和调情志，保持心脾平和

月经期间，经血下泄，阴血偏虚而肝气偏旺，往往情志不安宁，心理欠稳定，气血不和，容易加重经期的不适感，甚或导致月经失调，故应保持心情舒畅，避免七情过度，五志不遂，消除紧张、烦闷或忧郁、恐惧心理，达到“心脾平和，经候如常”。

三、更年期保健

妇女一生中，从生育能力与性活动旺盛时期转入更年期并过渡到老年期，是一个逐渐变化过程，也是一个必经的生理过程。

随着社会的发展和人民生活水平的提高，人的寿命逐渐延长，绝经年龄也有所推迟，平均年龄在 47 ~ 48 岁之间。更年期一般开始于 40 岁后，但个体差异很大，与月经初潮、婚否、孕次及患有某些疾病有关。

这一过程基本生理变化是卵巢分泌激素功能减退以至完全消失，下丘脑—垂体—卵巢轴的活动失调，主要表现为生育能力和性活动能力下降，月经不规律到停止，继之性器官进行性萎缩和衰老。多数妇女通过神经系统和内分泌系统的调节和适应，得以保持健康，顺利渡过更年期，但亦有不少妇女可在此时出现或轻或重的以自主神经系统功能紊乱为主的症状群，即更年期综合征，因而影响正常生活和工作。主要症状如月经及生殖道改变，血管舒缩综合征、精神症状、尿道症状、皮肤及毛发的变化，骨与关节症状及心血管病变等。

除了上述各种症状外，更年期要特别强调警惕各种肿瘤的发生，因卵巢功能低落，而脑垂体功能往往暂时出现亢进，又由于卵巢不能周期性地分泌雌激素及黄体酮，只能产生单一的雌激素，对靶器官子宫及乳房等长期刺激可致肿瘤。亦即是中医学中所谓肾气衰，天癸竭，心肝郁火气血不畅易致子宫、冲任、乳房等癥瘕，且阴虚为主，癥瘕质地坚硬，易致恶变。此外随着年龄的增长，新陈代谢减慢，各个器官的细胞易不规律地生长，而有发展成为肿瘤的趋势，身体许多肿瘤的发病率者在增多，如肺癌、宫颈癌与乳腺癌等。最常见的妇科肿瘤为子宫颈癌、子宫内膜腺癌和卵巢肿瘤，而过去有的子宫肌瘤也易发生变化。为了保护妇女能顺利地渡过更年期，预防疾病，必须注重更年期的妇女保健。

（一）宣传更年期的有关知识，重视更年期病证的预防

妇女于更年期可以出现一系列的生理紊乱和病理改变，既影响个人健康和工作，又影响家庭气氛。因此必须加强对更年期知识的宣传和普及，从而指导妇女如何安度这一时期。

（二）注意心理变化特点，进行心理调节

更年期，现在又称之为“围绝经期”，也是中壮年向老年期过渡时期。由于这一时期，肾气衰，天癸将竭，阴精不足，心肝失养，气火偏旺，所以极易出现程度不同的烦躁、失眠、激动、健忘、忧郁、乏力等，有的心理极不平衡，不能自我控制，可以发展为更年期综合征、更年期忧郁症、脏躁、癫狂等。由于这一时期妇女抵抗力低下，月经将要断绝，容易导致某些疾病，特别是肿瘤性疾病的发生。因此麻木与恐癌的心理状态，颇为多见。有的忙于工作，忽略已出现的病证；有的整天忧烦、消沉，心理上趋于衰老状态，一旦发现了某些疑似肿瘤的征兆，思想紧张，不能正确对待，反而导致疾病加剧和恶化。所以必须重视更年期心理变化所致的病变。据有关资料报道，更年期综合征的发生与神经质的个性有关。因此，调节心理平衡，保持年轻蓬勃、愉快乐观的心情，注意要安排好生活工作，环境是十分必要的。

（三）生活上要注意起居规律

劳逸结合，避免精神过度紧张和不良刺激，加强身体锻炼，如散步、练太极拳及气功等，改进全身血液循环和神经系统的调节作用，以静为主，动静结合，气功中的静松功、内养功，均适宜此期使用，同时应该认识到生殖器官及其有关组织的虚衰，要避免过重的体力劳动或不适宜的体位工作，以预防子宫脱垂或其他疾病的发生。

（四）注意更年期的饮食营养

更年期在饮食方面，既要选择容易消化而富于营养的食物。忌食辛辣刺激，以及过食生冷之品，多吃蔬菜水果，少吃含动物脂肪多的东西，防止发胖。一般而言，更年期要注意饮食营养中的三高三低。三高者，即高蛋白、高维生素，如维生素 C、B、E 等，这类物质对身体代谢起促进作用，症状较重者，还可服食药片或合镇静安眠药，或中药来缓解症状。高微

量元素，由于更年期容易发生缺钙、钾、锌、铁等微量元素，因此选择虾皮、虾米、大豆制品、肉骨头、鱼粉、鱼松、黑木耳、山楂、甲鱼、乌龟等物品；三低，即低脂肪、低糖、低盐等。在饮食营养中，务必注意到后天脾胃的运化，一切营养物质，均需通过脾胃的运化吸收才能起到营养的作用。

（五）重视健康检查

为了早期发现疾病并作预防，更年期有些症状，可转为病态，故应定期每半年至一年到医院进行一次全面健康检查，其中包括宫颈防癌涂片及乳腺检查，如果发现特殊情况，如绝经后出血、水状或臭味白带、腹部出现肿块或痛、乳房外表或感觉异常，则随时要去医院检查，以期早期发现，早期治疗。

正确对待更年期，在医师指导下，如症状需要时，配合必要的治疗，同时注意心理调节，保持乐观的情绪，生活起居规律，就能顺利地安度这个阶段而进入妇女的第二个青春期。

四、新婚期保健

结婚是男女之间建立家庭的开始，婚后生活是否美满，关系到男女双方的身心健康，家庭幸福，以及下一代的健康成长，因而婚姻保健工作很重要。

（一）结婚年龄

结婚年龄不宜过早，过早则身体发育未完全，影响本身发育。生育过早对母亲和孩子都不利，也严重影响工作、学习。结婚的年龄，男的25岁左右，女的23岁左右。古人也早有认识，如《褚氏遗书》中说："男虽十六而精通，必三十而娶，女虽十四而天癸至，必二十而嫁，皆欲阴阳完实而交合，则交而孕，孕而育，育而为子，坚强壮寿。"据《生殖卫生与计划生育》所载"女的生育最佳年龄是25岁，国外统计表明：痴呆儿的出生率，34岁以下的孕妇中为1/800以下；35~39岁的孕妇中为1/250；40~44岁的孕妇中为1/100；45岁以上的孕妇中为 1/5。因此，35 岁以上的卵子易于发生“老化”现象。年龄过小生育者，由于体内分泌系统的机能尚未发育完善，故对胎儿不利，也易发生畸形儿。”

（二）婚前检查

在结婚登记前，必须进行一次客观的、科学的、全面的检查。婚前检查一般包括三方面内容。

1. 病史询问

除了询问本人和以往健康状态，以及曾患过何种疾病外，重点是有无遗传病、精神病和双方有无血缘关系，对女方还要询问月经史等。

2. 体格检查

全身一般检查，包括发育情况，精神和语言行动有无失常，心、肺、肝、肾有无重要疾病，包括传染疾病、生殖器官的检查，包括生殖器官发育是否正常，有无先天性疾病等。

3. 实验室检查

包括血和尿的检验，心肺 X 线透视，肝功能和肝类病毒抗体及淋病梅毒等试验。婚前检查，是实现优生的重要措施，是防止遗传病延续的第一次优生监督，通过病史、家庭史的调查和身体检查，可以发现遗传病和遗传缺陷方面的问题，根据检查结果，按不同情况进行指导和劝阻，如可以结婚、暂缓结婚、可结婚但禁止生育等几种情况。

（三）性生活指导

性生活是婚后家庭生活中重要组成部分，健康和谐的性生活会给家庭增幸福，反之则可能为家庭带来困惑。过去由于受旧礼教的束缚，人们对性的问题都讳莫如深。结婚的时候，由于缺乏这方面的知识，或只有一些不完全或不正确的认识，婚后往往影响夫妇双方正常性生活。

首先要认识到性生活在男女双方是平等的，无论丈夫或者妻子对于性的要求都是平等的；其次性生活的和谐和美满需要诚心培养和耐心等待，即使性生活中出现问题也要善于正确处理，不可操之过急，互相推诿指责，必要时可找医师进行指导；此外更要提倡性道德，坚决抵制那些“性自由、性解放”的腐朽思想。

（四）新婚卫生

从新婚之夜开始两性的结合，因初次接触两性生活，精神会有紧张和恐惧，特别女方更明显些，男方要体贴，关怀爱护女方，双方要互相照顾。初次性交可以使处女膜发生破裂，给女方带来轻微疼痛或发生少量出血，这就要求男方的动作要轻柔一些，粗暴的性交不仅给女方带来精神上的不快及肉体上的痛苦，偶见严重者可造成会阴裂伤出血，需要立即就医予以止血。第一次性交后因处女膜有伤口，最好多隔几天待裂伤愈合后再性交。新婚后性欲比较强烈，性生活要求比较迫切，应注意节制。一般健康的青年男女婚后早期，每周可有 3 ~4 次性交，要根据各人情况而定，以不影响次日的工作与学习为适度。在每次性生活前后都要清洗外阴，这样能预防生殖道炎症和泌尿系感染。月经期要禁止性生活，除了会引起生殖道炎症外，还因盆腔充血，使月经量增多，故选择婚期应避开月经期。

（五）婚前计划生育指导

婚前应对男女双方讲授一些有关怀孕、生育的生理知识。新婚夫妇一般都比较年轻，由于学习、工作、经济等原因往往都不愿结婚后立即怀孕，考虑到新婚时处女膜有伤口，新婚期性中枢兴奋性较高，以及对今后怀孕的影响等因素，建议第一个月选用短效口服避孕药或探亲药，以后改用男用避孕套，一般不适合选用宫内节育器、长效口服避孕药、长效避孕针及安全期避孕。至于各种外用药膜、膏、栓等失败率也较高些，且这些药物多为杀精子剂，万一失败，最好终止妊娠。

各论

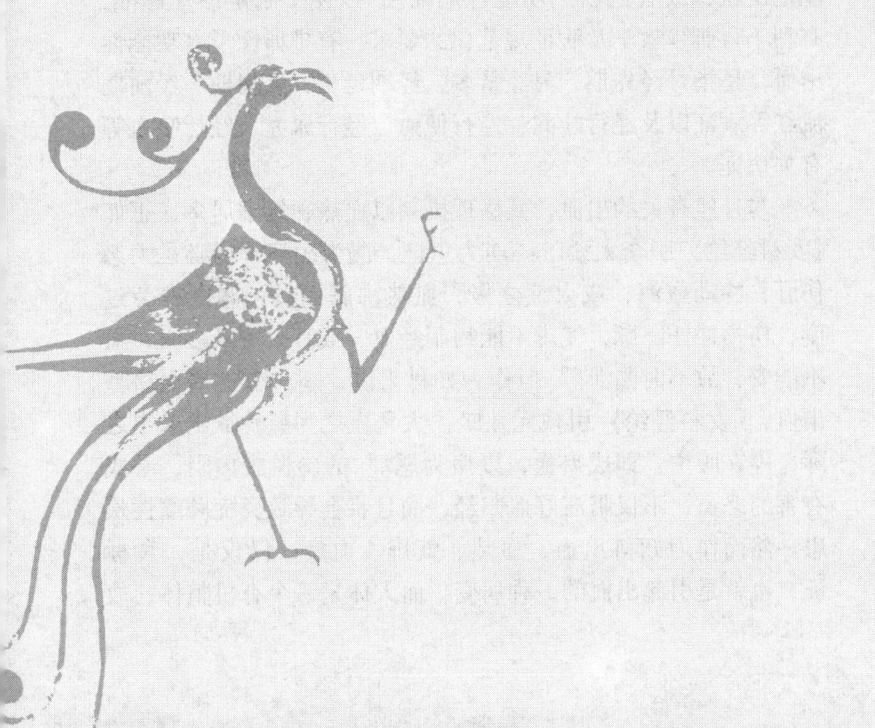

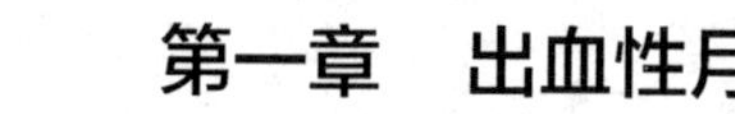

第一章　出血性月经病证

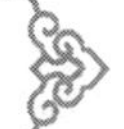

出血性月经病证，是指与月经有关的出血性疾病。就西医妇科而言，主要是功能性子宫出血以及有关的出血病证。功能性子宫出血，可分为无排卵性子宫功能性出血，以及有排卵性子宫功能性出血。无排卵性子宫出血，即中医妇科学中的崩漏。虽然古代医学著作中所论之崩漏，并不完全指功能性子宫出血，有的将崩漏列入妇科杂病门，或者与带下合并在一处，另立一门，脱离月经或调经门，可见崩漏包括器质性疾病在内。我们认为，中医妇科的发展，崩漏只能指无排卵性子宫功能性出血，或者冠以“功能性崩漏”，以便于制定诊疗标准，有利于科研、教学及病证规范化的要求。有排卵性子宫功能性出血，是指月经先期、月经量多、经期延长，经间期、经前期流红等病证以及经行吐衄、经行便血、经行尿血、经行咳血等有关病证。

与月经有关的出血，其病理机制以血热、气虚居多，正如《女科经纶》引李太素曰:“崩为急证，漏为缓病，崩必是大怒伤肝，冲动血海，或火盛之极，血热沸腾而然，漏则房劳过度，伤损冲任二脉，气虚不能约制经血，或其人平素多火，血不能安，故不时漏泄。”但作为妇科来讲，还应考虑到血瘀型出血，《女科经纶》引戴元礼曰:“大凡血之为患，欲出未出之际，停在腹中，即成瘀血，以瘀为恶。”的确血瘀内阻，必成有害的恶血，不仅阻滞好血归经，而且将会导致炎症肿瘤性疾患。然而作为妇科出血，血热、气虚、血瘀，仅仅是一种标证，也就是引起出血的一种病变，而人体是一个有机整体，故

“出血”一证，是有着其整体性病变的。《妇人大全良方》引王子亨曰：“经者，常候也，谓候其一身之阴阳愆伏，知其安危故每月一至，太过不及，皆为不调、阳太过则先期而至，阴不及则后时而来，其有乍多乍少……崩漏不止，皆由阴阳盛衰所致。”所以心、肾、肝、脾等脏腑功能失常，导致阴阳盛衰，从而也致血热、气虚、血瘀等而引起出血性的疾病。

出血性疾病，就一般治疗而言，首在于止血。故《女科经纶》引方约之曰：“治法初用止血以塞其流，中用清热凉血，以澄其源，末用补血，以复其旧。若只塞其流、不澄其源，则滔天之势不能遏，若只澄其源而不复其旧，则孤阳之浮无以止，不可不审也。”所以方约之提出的治疗出血性疾病的三个步骤：止血、澄源、复旧，对出血量多者，具有重要的意义。但对出血量不多者，主要在于澄源，即找出原因，进行针对性的治疗。当然，止血与澄源，有时亦得结合进行才能收到止血的较好效果。控制出血后，调周固本，恢复脏腑功能，从而协调阴阳，使之相对平衡，杜绝血热、气虚、血瘀的病变，恢复和建立健康的月经周期，既防止出血的复发又使全身康复。

一、崩漏

崩漏是指月经的期与量严重紊乱的一类月经病。一般认为，经血非时而下，或量多为主，如《诸病源候论》所说：“忽然暴下，谓之崩中”，或经血量少淋沥不净。”亦如《诸病源候论》所云：“非时而下，淋沥不断，谓之漏下。”崩中漏下，实际上就是张景岳《妇人规》中所说：“经乱之甚者也。”西医学认为是一种无排卵型功能失调性子宫出血，简称“功血。”之所以称为“功血”，是指经询问病史及诊查后未发现有周身及生殖器官器质性病变，而是由于神经内分泌系统功能障碍所致的异常子宫出血，根据无排卵的测定，故认为“无排卵型子宫功能失调性出血”，由于出血的程度、时间，远较一般月经病明显和剧烈，故中医称为崩漏，亦可称为“功能性崩漏。”所以在前人的妇科著作中，多数将崩漏列入月经病证中，亦有少数学者的著作，将崩漏另列一门，或者列入带下疾病门，或者分列入杂病门。可见除月经病证外，尚有崩带疾病、杂病崩漏等不同，可知前人亦意识到崩漏除与月经有关的“功能性子宫出血外”尚有属于炎证性、肿瘤性以及与胎产有关的崩漏。本章介绍的崩漏，是指与月经有关的“功能性子宫出血”病证。

（一）病因病理

与月经有关的崩漏，即功能失调性子宫出血病证在现代医学中，是指神经内分泌调节系统功能失常，以致无排卵、子宫内膜增生性坏死，导致子宫出血的一系列病变。而中医学认为，崩漏有整体和局部两方面的因素。局部因素，主要指子宫冲任而言，子宫失藏，冲任失约所致。而子宫之所以失藏，冲任之所以失约，尤在于“血瘀”或者“瘀结”。《简明中医妇科学》引《备急千金要方》说:“瘀血占据血室致血不归经”。根据我们长期的临床观察，以及现代医学微观检查所示，子宫内膜增殖性坏死是导致出血的根本原因。所以我们认为此瘀非一般之瘀，符合前人对“瘀结”的认识。但是必须知道，“瘀结”较血瘀为重、为顽固，有些运用活血化瘀方药，并不能取得令人满意的疗效，相反有时有增加出血的可能。我们发现，凡是患崩漏病证者，绝大多数人均出现凝血功能偏低下，血管脆性增加，证明与崩漏的整体性病变有关。正如《素问·阴阳别论》所说:“阴虚阳搏，谓之崩。”关于“阴虚阳搏”导致出血者，我们就临床分析有三种意义。第一，阴虚，是导致子宫冲任出血的根本原因。阴虚则不能涵养子宫及冲任等血脉，子宫长期失养，则子宫肌肉不得发育，或者质变硬，将直接影响子宫的收缩，故而不得固藏；冲任等血脉失养，则血管脆性增强，容易引起出血，谓之冲任失约。其次阴虚不能养精（卵），精（卵）不得发育，以及阴虚不长，不能行其消长转化的运动，始终停留在经后期，不能进入排卵期，阴不助阳、阳亦不足，从而导致血瘀；第二，阳搏，亦是导致子宫出血的原因。阳者，常是火的代名词，阳火偏旺，搏者，动的意思，即火热煎迫子宫冲任的血液外流也，这在临床上较为多见。对此，《傅青主女科·调经》说：“妇人有先期经来者，其经水甚多，人以为血热之极也，谁知是肾中水火太旺乎。夫火太旺则血热，水太旺则血多，此有余之症，非不足之症也……方用清经散”。在临床上经过细心观察，的确亦出现少数因雌激素过甚表现出水火太旺，导致崩漏病证。第三，阴虚而阳搏之，这是导致子宫失藏，冲任失约较为常见的原因。所以崩漏的主要病理变化，一方面在于子宫冲任的血瘀到瘀结，而主要的一方面还在于阴阳失衡中的阴虚阳搏。整体的因素加上局部的原因，崩漏才反复发作和顽固难愈。但由于各个具体患者的体质因素、精神因素、生活习惯的不同，临床上可以出现偏于阴虚阳搏，或偏于瘀结的不同。

病理变化常常随着病程与外界因素的介入可以出现整体和局部方面的变化。局部变化可由血瘀到瘀结，由瘀结到癥瘕，即子宫内膜增生过长，可以发展到为子宫内膜腺囊性增生，再进而发展为腺瘤性。而局部病变上的血瘀发展，是与阴阳失衡中的阳虚有关，阳有溶解瘀结的作用，所以瘀结又与阴阳失衡有关。整体性病变，为阴阳失衡，阴虚为主。可由阴虚导致火旺，如因紧张、烦躁失眠，将会引发心火偏旺；愤怒急躁，情怀抑郁，将会导致肝经郁火，加上出血日久，必将导致肾阴更虚，阴虚火旺；阴虚日久，又必及阳，或者素体肾气不足，脾胃薄弱，或因早婚、多产、房事不节，或因年老肾气渐衰、手术损伤等，以致肾阳不足，肾气亏损；或者忧思过度、饮食劳倦、损伤脾气，脾虚气弱，日久必致阳虚，或正由于肾阳虚，而致脾弱，所谓火不暖土，土弱又不能助火，此外还有因出血较久，下元空虚，湿邪或热毒之邪入侵子宫、胞脉胞络，以致出血不已，为继发湿热性崩漏。或者亦可能由于崩漏下血日久，血耗气弱，由血及气，以致气虚为主，反过来气不摄血，倒果为因，形成气虚性崩漏。但前提还在于阴虚血瘀。

还必须指出的是崩漏常见于青春期与绝经期。青春期，肾气尚欠盛，天癸尚欠充，处于发育时期的不足，所以阴阳失衡中的阴盛阳衰的波动大，绝经期肾气渐衰，天癸将竭，阴精亏虚，心肝气火偏旺，神魂不易安宁，兼以精神心理因素颇多，故易导致崩漏发生。

（二）诊断与鉴别诊断

1. 临床表现

以青春期与更年期发病为多见。一般可出现不规则的子宫出血，月经周期紊乱、经期长短不一，出血量时多时少甚则大量出血，有时先有停经，然后发生子宫出血。

2. 检查

妇科检查，包括肛门检查，一般属于正常范围，无特殊情况。BBT 测量呈单温相，阴道涂片，宫颈粘液结晶连续观察，血查促性腺激素、雌激素、孕激素，宫腔镜检查以及血常规、血小板等检查，以确定为功能性疾病者。子宫内膜活检，可见增生期变化，增生过长，但无分泌期变化者。

3. 问病史

通过详细询问病史，月经周期变化及各种检查，排除全身性疾患。胎产有关出血、生殖器官肿瘤和炎症、药物副作用、盆腔静脉曲张症及其他内分泌腺的功能紊乱，如肾上腺皮质功能及甲状腺功能失常等。

（三）辨证论治

崩漏的辨证，应重视对量、色、质的分析，以及子宫内膜病检，BBT 测量后的曲线反应图像，内分泌激素的检测等资料也属于重要的辨证论治内容。就出血期而言，本虚标实，其主证型为阴虚血瘀，并有偏阴虚，偏血瘀之别，日久之后，可演变为阳气虚血瘀型。兼证，可兼肝经郁火、湿热、脾虚等证型。

治疗上主要分为两大步骤，一是控制出血，即古人治崩之大法中的塞流、澄源并用，血止之后着重调周以复其旧，亦即是三大法中的复旧法，着重在补肾滋阴调理月经周期，恢复月经周期中的阴阳消长转化规律。

1. 主证型

阴虚血瘀到阳虚瘀浊，常是一个病证的演变过程。

（1）阴虚血瘀证：

主证：经血非时而下、量多如注，阵发性出血、色鲜红、质粘稠、有较大血块，或量稍多，色红有血块，伴有腰酸头昏，心烦潮热，胸闷急躁、小便黄少、大便干燥，舌苔黄舌质偏红、边有齿轮，脉象细数。

治法：滋阴清热，化瘀止血。

方药：固经丸（《便览》）合加味失笑散《实用妇科方剂学》。

炙龟甲（先煎）10～15g，炒黄柏10g，椿根白皮、炒川断、炒五灵脂各10g，大小蓟各15g，女贞子、墨旱莲各15g，茜草炭、血余炭、炒蒲黄各9g，花蕊石（先煎）10g。

服法：水煎分服，每日一剂。出血过多时可日服2剂，连服4次。

加减：心神不宁、夜寐较差者，加入钩藤15g，合欢皮10g，茯苓12g，莲子心3g；脾胃不和，舌苔黄白腻者，去女贞子、墨旱莲，加入陈皮、制半夏各6g、茯苓10g；腰俞酸楚明显者，加入寄生、杜仲各10g等。

①偏于阴虚证：

主证：经血非时而下，量多如注，色鲜红、质粘稠，量或多或少，淋漓不净，色鲜红有小血块，心烦潮热，头晕腰酸，小便黄少，大便干燥，舌质红苔黄，脉象细数。

治法：滋阴清热，凉血止血。

方药：清热固经汤（《简明中医妇科学》）加减。

炙龟甲（先煎）10～15g，左牡蛎（先煎）15～30g、大生地10g、女贞子、墨旱莲各15g，黄芩9g，焦山栀、地骨皮、地榆、藕节、陈棕炭各10g，蒲黄炭6g、血见愁10g。

服法：水煎分服，每日一剂，出血多时日服2剂。

加减：头昏头疼、夜寐甚差者，加入钩藤15g，莲子心5g，炒枣仁6～10g；腰俞酸楚者，加入炒川断、寄生各10g等品，脘腹作胀，矢气频作者去焦山栀、大生地、女贞子、加入炒白术10g，煨木香、砂仁（后下）各5g。

②偏血瘀证：

主证：经血非时而下，或量多、阵冲，或量少淋沥，时下时止，色紫黑有血块，或有较大血块，小腹不适，或有胀感，胸闷烦躁，口渴不欲饮，脉象细涩，舌质紫暗或有瘀点。

治法：化瘀止血。

方药：加味失笑散（《实用妇科方剂学》）。

黑当归、赤白芍、五灵脂、川断、血见愁各10g、炒蒲黄、大黄炭各6g，茜草、益母草各15g，荆芥5g，干地黄10g。

服法：水煎分服，日服1剂。出血量多时可日服2剂。

加减：腹胀胸闷者，加入制香附9g，广木香、陈皮各6g；小腹有冷感，舌苔偏白者，加入艾叶5g，肉桂（后下）3g；烦热口渴者，加入马鞭草15g，炒丹皮10g，干地黄改生地黄。

（2）阳虚瘀浊证：

主证：经血非时而下，或崩漏日久不愈，或量多如注，或量少淋沥，经色较淡红，有血块，或有大血块，腰酸头昏，形寒怕冷，神疲乏力，脉象细弦，舌质淡红或舌苔白腻。

治法：助阳化瘀。

方药：胶艾四物汤（《万病回春》）加减。

阿胶、鹿角胶（另炖烊入）各10g，黑当归9g，黑姜5g，艾叶6g，赤白芍、五灵脂各10g，炙甘草3g，炒川断10g，蒲黄（包煎）10g，补骨脂10g，黄芪15g，党参15g。

服法：日服一剂，水煎分服。出血量多时可日服2剂。

加减：腹胀便溏，矢气频作者，可去阿胶、当归，加入炒白术10g，砂仁（后下）5g等；舌苔白腻，纳差、小便偏少者，加入陈皮6g，制苍术10g，茯苓12g等；伴有烦热口渴，舌质偏红者，可去艾叶、黑当归、黑姜，加入钩藤15g，黄连3g，陈棕炭10g等。

2. 兼证型

常见的兼证型有郁火证、脾虚证、湿热证三者。

（1）郁火证：

主证：经血非时而下，量多如注，或量时多时少，淋漓不净，色红或紫红，质粘稠，有血块，或有较大血块，胸闷心烦，情绪急躁，头昏腰酸，大便艰，小便黄少，脉象弦数，舌质红、苔黄腻。

治法：清肝解郁，化瘀止血。

方药：丹栀逍遥散（《太平惠民合剂局方》）合加味失笑散（《实用妇科方剂学》）。

钩藤15g，黑山栀10g，炒丹皮9g，黑当归、赤白芍、炒白术、茯苓各10g，炒柴胡、荆芥各5g，炒川断、炒五灵脂各10g，炒蒲黄（包）6g，大小蓟各15g，碧玉散（包）12g。

服法：水煎分服，每日1剂。出血过多时可日服2剂。

加减：郁火偏甚，出血甚多者，加入生地10g，地榆炭12g，大黄炭6g等；心烦寐差，舌尖偏红者，加入炒枣仁10g，夜交藤15g，莲子心5g，青龙齿（先煎）10g；血去气弱，面色苍白，神疲乏力者，加入党参20g，黄芪10g，女贞子

15g 等。

（2）脾虚证：

主证：经血非时而下，量始多继少，淋漓不已，色淡红，质较稀，或有血块，气短神疲、面色萎黄，纳食不馨，心悸怔忡，夜寐不佳，或有便溏，四肢较冷，脉象细弱，舌质淡红，舌苔薄白腻。

治法：健脾宁心，益气化瘀。

方药：归脾汤《济生方》合加味失笑散（《实用妇科方剂学》）。

党参 15～30g，黄芪 15g，炒白术、茯苓各 10g，炙甘草 5g，炒枣仁 6g，炙远志 6g，陈皮 6g，失笑散（包煎）15g，炒川断 10g，血余炭 10g。

服法：水煎分服，日服 1 剂。出血量多时日服 2 剂。

加减：大便偏溏者，加入砂仁后下 5g，六曲 10g；心烦失眠者，加入煅龙齿、煅牡蛎各 15g；气虚颇甚，出汗较多者，加入红参 10g，浮小麦（包）30g 等。

（3）湿热证：

主证：经血量多，呈阵发性出血，或则淋沥不净，色紫红、质粘稠，或有臭秽，并有血块，或血块较大，头昏腰酸，小便偏少，色黄，纳欠神疲，脉象细弦带数，舌质紫，舌苔色黄白腻。

治法：清热利湿，化瘀止血。

方药：四草汤（临床验方）合加味失笑散（《实用妇科方剂学》）。

马鞭草、鹿衔草各 30g，茜草、益母草、大小蓟各 15g，炒五灵脂 10g，蒲黄（包煎）6g，败酱草 15g，苡仁、茯苓各 12g，制苍术 10g，寄生 15g。

服法：水煎分服，每日 1 剂。量多时可日服 2 剂。

加减：大便偏溏者，加入炒白术 10g，砂仁（后下）5g；

烦热口渴，有小腹作痛，并伴发热者，加入大黄炭6g，蒲公英10～15g，金银花10～30g，蚤休15g等品；小便甚少，解而不畅者，加入碧玉散（包煎）10g，泽泻、晚蚕沙（包煎）各9g。

（四）临床体会

崩漏是妇女常见疾病，也是妇科三大急症之一。根据我们临床的体会，就其出血期论之，主要在于“瘀结”，即前人所谓“瘀血占据血室，致血不归经”。而且瘀血日久，结聚而不得融解，自然形成瘀结，血瘀与瘀结，不仅程度上有区别，而且在性质上也有所不同。所以后人从血瘀提出不少化瘀止血方药，并不能令人满意，甚至造成出血增多。为此，我们在临床上作了深入的观察，发现这类病人呈阵发性出血量多，下大血块亦颇多，血块中常夹片状腐肉，经病检为子宫的内膜增殖样变。B超检查有的发现肥厚性子宫内膜，用水冲洗腐血，可见到白色脂膜样组织，或呈片状，或呈条状。由于其脱落时夹于大量血块之中，故前人谓之血瘀，但进而观察，实非血瘀。金元四大家之一的朱丹溪，曾经提出“身中有脂膜闭塞胞宫”的名言，身中有脂膜，意味着脂膜源于机体本身。整体功能失调，促使脂膜组织的增生，生理转变为病理，闭塞胞宫，导致经闭。经闭日久，血脉不畅，势必失养，脂膜呈现部分坏死脱落的变化，随经血下泄，于是成崩漏，此充分反映膜性瘀结具有整体性病变的特点。运用化瘀方法，清除部分坏死的余瘀，可以获得一定疗效，但不能令人满意。考《素问·腹中论》中治崩漏的四乌贼骨一藘茹丸，藘茹即茜草以通利，乌贼以温补固涩，其用意在于清除余瘀，使应泄之经血浊液下泄，同时又防范好血下流。更为重要的是，在论述中已经朦胧地意识到温补肾阳以化脂膜的重要性。我们正是在此种启示下拟制了“化膜祛瘀止崩汤”。药用五灵脂15～30g，炒蒲黄10～15g，茜草15～30g，花蕊石15g，炒川断15g，补骨脂9g，太子参

15g，炙龟甲 15～30g。兼心肝郁火者，加黑山栀、炒丹皮各 10g，荆芥 6g；兼脾虚者，加炒白术 15～30g，砂仁（后下）5g；偏于阴虚火旺者，去补骨脂、加炒黄柏 10g；女贞子、旱莲草各 15g；出血甚多者，加服三七粉或云南白药，或者中西医结合治疗，务求尽快控制出血。在治疗膜样出血中我们初步体会：欲化膜者，补阳药应多于化瘀药，且化瘀药力量亦应较轻；欲脱膜者，化瘀药应多于补阳药，且化瘀药力量应较重，意在通过强有力的活血化瘀药使增厚的内膜样血瘀脱落。事实上在无周期性的崩漏疾病中此法仍难以达到目的，这是在对瘀崩有无周期性出血两种类型长期观察中体会出来的，下面还将深入论述我们对此的认识。

1. 瘀崩的多样性

瘀崩的多样性表现在两个方面，第一是局部病变的多样性，第二是整体病变的多样性。从整个病程及病变而论，整体较之局部病变尤为重要。

首先谈局部病变。膜样血瘀占据子宫，是导致出血的主要原因，但是其中反复出血，以及出血后引起多种变化及兼夹病证，又意味着膜样血瘀尚含有其他因素在内。第一为膜样瘀结的存在，使离经之血不得排泄，留注于内，进一步加剧了病情；第二为膜样瘀结的存在亦影响了子宫冲任的水液代谢和输化，故瘀崩常有水样湿浊下泄。由此推论，膜样瘀结物，实际上包括增厚脂膜、血瘀、湿浊三者；正是此三者的存在和结合，才造成了病证的反复发作和顽固不愈，特别是引起的继发性湿热病变，显然与伴随的湿浊有极大的关系。

再谈整体病变。脂膜增厚，以致不能随周期的演变而溶解者，其病根在于肾虚和阴阳失衡。根据临床观察，本病的原始因素在于肾阴不足，故《素问·阴阳别论》有“阴虚阳搏谓之崩”之论。但子宫脂膜有增无化，又与肾阳虚有关；此或由于肾阴虚又导致了肾阳虚，或由于素体脾肾之阳虚，从而使脂膜壅塞子宫。此外，肾的阴阳不足，还有可能引起心肝脾胃功能的失常，而且反复发作的崩漏，使阴血大耗；一方面心肝失养，气火偏亢而火旺迫血，另一方面血虚及气，气血亏耗而后天生化乏源。脾胃气血益虚，愈不能统摄血液，子宫固藏无力则加剧出血，使病变更加复杂多样。因此，我们既要了解该病的特异性，亦不能轻视其多样性，才能处理好此类错杂顽固的病证。

2. 瘀崩的相关性

瘀崩的相关性，主要表现在纵横两个方面。纵的关系是指肾虚为主的整体性病变与膜样瘀结的局部性病变的关系；横的关系是指肾阴阳之间以及产生的病理物质之间的关系。

肾虚为主的整体性病变与膜样瘀结的关系十分重要。膜样瘀结，可见阵发性出血，夹有片样内膜组织物，或伴有大量血块等症状。肾虚，虽然部分患者缺乏明显的症状，但可以通过检查及病史等有关资料得到证实。第一是发病特点：绝大部分患者发生在青春期与更年期。青春期是肾气盛，天癸至的发育阶段；更年期是肾气、天癸衰竭的时期。肾包括天癸是病变的根本所在。第二是发病前的症状特点：发病前，一般有闭经或严重的月经紊乱病史，张景岳所谓经乱之盛者，与肾有关。第三是各种西医的检查资料，如测量基础体温（简称 BBT）：示单相变化；查雌激素水平，大多示雌激素水平低落，亦有少数示持续性高涨，但均不能随周期后移而变化；B 超探查，可以发现部分青春期患者子宫小或偏小，子宫内膜增厚；妇查还应包括肛查（子宫小或偏小）。所有这些资料，均可作为肾虚的依据。肾虚之所以导致“膜样瘀结”，主要在于阴阳消长转化的月节律失常。反过来，膜样瘀结的局部病变对整体也有影响，主要是膜样瘀结在子宫，会对肾之阴阳，特别是阳气的活动不利，阳气不能流动，气化不利，自然会更衰。在临床观察中我们发现，经后期阴长（阳相对消），经前期阳长（阴相对消），主要在肾与心的整体调节，而经间排卵期和行经期的气血活动加强，促使排卵排经，主要在局部的子宫冲任的功能，除少数和属于先天发育不良及后天肿瘤等因素外，大多数是瘀滞所阻碍。这虽是相关性中的次要方面，但在控制出血后补肾调周，恢复整体功能上，实践证明确实是重要的一环。

阴阳之间的相关性尤为密切，肾之阴阳合于一体，凭借相互依赖或称互根，相互消长或称对抗的双重关系来保持月经周期中消长转化的节律活动。有时消长对抗是激烈的，经间期、行经期就是由于消长对抗激烈，不得不通过转化来维持平衡。阴虚阳亦弱，阳弱则阴更虚；消长转化的演变无法达到，则膜样瘀血无以溶化，且有增无减而达瘀结。此外阴虚不能涵养子宫，以致子宫脉络失养，脆性增强，也为出血增添了一个重要因素。故凡长期反复崩漏的患者，大多有此现象。可从临床观察以明之。

形成膜样瘀结，实际上含有三种病理物质。即脂膜增厚、血瘀、湿浊三者。其中脂膜增厚是主要的。三者虽然性质不同，但在整体病变的影响下，不仅紧密相关，而且互相促进演化，使瘀结向干性、湿性，最终成为癥瘕方面转化。如肾阴虚，常为津液、水湿不足。而肾主五液，五液亏少，增厚的脂膜与血瘀就渐趋干性化。《金匮要略》曾有“内有干血……大黄䗪虫丸主之”之说。我们认为，此属“干性膜样瘀结症”，治疗可根据大黄䗪虫丸方意加减；考虑到崩漏出血的特点，虫类药未必尽合，临床上仍可用“化膜祛瘀止血汤”，加入二至、地黄之类。如脾肾阳虚，肝气郁结，水湿颇甚，膜样瘀结则趋向湿性化，此属“湿性膜样瘀结症”，治疗可根据《金匮要略》的桂枝茯苓丸加味；但考虑到崩漏出血病的特点，临床上仍以化膜祛瘀止血汤加入晚蚕沙、苡仁、碧玉散、茯苓等较大剂量利湿药。如由于继发湿热所致湿性膜样瘀结证者，需选用笔者验方，加味四草汤（由马鞭草、鹿衔草、茜草、益母草、大小蓟、茯苓、黄柏、苍术等)。西医妇科在诊刮子宫内膜病检中，报告为“瑞士干酪样增殖性病变”或“子宫内膜腺囊性增生”者，亦为我们提供了干性、湿性病变发展的依据。脂膜增厚在血瘀加深的影响下，可以使脂膜增生过长，即瘀结加重，湿浊增多。脂膜、血瘀的互结，可形成早期癥瘕，即所谓“子宫内膜呈腺囊性增生”，再进而瘀结为癥瘕，发展成子宫内腔的癥瘕，即所谓“子宫内膜呈腺瘤性增生”的不良后果。这在更年期患者中是较为多见的，必须及早予以预防治疗。

3. 更年期崩漏

较之青春期崩漏似为多见，且更为复杂，病理上虚实寒热夹杂，肾、心、肝、脾、胃均有所失调，治疗上需标本兼顾，温清合用，我们多年来的临床体会。

(1) 虚实夹杂，标本兼顾

①阴虚热瘀，颇为常见，反应出更年期生殖功能衰退。妇科检查大多见子宫质地较硬，收缩必然欠佳，故见崩漏量多、色红，有较大血块，阵发性出血，午后或入晚加剧，或久漏不已，色紫红有血块，小腹作胀。我们体会：凡属崩漏血瘀或夹血瘀证，一般均无腹痛，这是与月经过多之属于血瘀者不同之处。并伴头昏头痛，胸闷烦躁，夜寐不安，口渴咽燥，腰腿酸软，大便干燥，小便黄，苔黄舌质红，脉细弦带数。治当滋阴清热，化瘀止血；标本兼顾，通涩并用、方取固经丸（汤）、四草汤、加味失笑散进退。药用炙龟甲先煎 10 ~ 15g，炒黄柏 10g，制香附 9g，椿根白皮 10g，马鞭草 30g，鹿含草 30g，茜草、益母草各 15g，黑当归、赤白芍、失笑散（包煎），血见愁、炒川断各 10g。临床上如见出血过多者，加服三七粉，每次 1 ~ 5g，一日 2 ~ 3 次，或服云南白药，每次 0.5g，一日 3 次。必须坚持服药，甚则一日 2 剂，每隔 4 小时服药 1 次，卧床休息，务求尽快控制出血。血止之后，转入调补心肝脾肾而复旧。

②阳虚血瘀或夹湿热证，可见崩漏日久，或反复发作，量多色淡红有血块，小腹作胀，亦呈阵发性出血，伴有头晕腰酸，面色㿠白，神疲乏力，气短懒言，胃脘痞胀，纳食甚差，形体作寒，大便易溏，舌苔白腻，舌质边紫，脉细濡。《金匮要略·妇人杂病篇》用温经汤，明清后侧重温补奇经，我仍主张温补脾肾而化瘀浊。补气固经丸、人参鹿茸丸、加味失笑散等加减之。药用黄芪12g，党参、炒白术、茯苓各10g，煨木香、砂仁各5g，炒川断、鹿角霜各10g，炮姜3g，陈皮6g，补骨脂、失笑散（包煎）各10g，茜草15g，血见愁12g，艾叶6g。必要时加服震灵丹，每次4g，一日2~3次，另煎服红参汤送服。

（2）寒热错杂，温清合用：在更年期所有的病证中，寒热错杂者较为多见，而这一时期所发生的崩漏疾患，自然也不例外。崩漏是出血病中最主要的病证，除了血瘀之外，因热而出血者颇为常见。但原始病因均在肾，尤在于肾的“阴虚”。阴虚而不能涵养心肝，心肝失养，在精神心理因素干扰下，木旺易导致郁火，火热下扰于子宫冲任，自然导致崩漏，心肝均属阴中阳脏，但肝为刚脏，内寄相火，性喜升散抒发。因而在更年期出血病证中，肝热（包括心）是最常见的病证，自然也就以清肝（心）为控制出血的主要措施之一。但必须了解到更年期在“阴精衰竭”的同时，阳气也随之而虚衰，肾阳虚则脾阳亦有所不足，加之肝郁之后克伐脾胃，故临床上可见上热下寒和肝热脾寒两种。①肝热脾寒证：一般出血量多，色红或淡红，无血块或有小血块，腹不痛，伴有头晕烦热，胸闷急躁，夜寐不佳，胃脘痞窒，喜热按，腹胀肠鸣，大便溏泄，舌质红、苔白腻，脉细弦少力，治法当以清肝温脾，方选越桃散加味，或选丹栀逍遥散合理中汤加减，或以清肝止血先治，血止后转入温脾的分治方法。药用黑山栀9g，炒丹皮、黑当归、苦丁茶、炒白术、陈棕炭、地榆炭、茯苓神各10g，钩藤

（后下）15g，炮姜6g，砂仁（后下）5g，陈皮9g。②上热（心肝）下寒证：上则心肝郁火，下则肾阳偏虚，症见月经周期紊乱，或则崩冲量多，或则淋漓不净，色红质粘，或色淡红无血块，伴有头晕头痛，血压偏高，胸闷烦躁，口渴咽燥，烘热出汗，心悸失眠，面浮足肿，小腹胀满，小便频数，或小便清长，腰腿酸软，形寒肢冷，舌质淡红，舌苔白腻罩黄，脉象细弦。治当滋阴助阳，清肝宁神。方选二仙汤或金匮肾气丸加清心肝之品。药如仙灵脾，仙茅各9g，巴戟天、鹿角胶、菟丝子、续断、炒白术各10g，钩藤（后下）15g，丹皮炭10g，鹿衔草30g，黑山栀9g，苦丁茶10g，紫贝齿（先煎）、合欢皮各10g。

二、月经先期

月经先期，一般指月经提前七天以上，即在20天左右，甚则一月两次者，称为月经先期，或称经早，经期超前。若周期仅提前数天，并无其他不适，或偶尔一次或两次超前，均不作先期病证论。

（一）病因病理

本病产生的主要原因，在于“热、虚、瘀”三者。热者，在于迫血妄行，虚者，在于气虚不能摄血，瘀者在于瘀阻伤络，血损血溢。前人在阐明血热导致月经先期者，从几个方面来论述。首先归咎于外因，认为或天暑地热，或嗜食辛辣，热邪入于血分，迫血妄行所致，或责之情志因素，认为情志失调，心情不畅，忿怒急躁，以致肝郁化火，热扰冲任，迫血妄行，或者认为素禀阴虚，肝肾不足，兼以入夜少寐，勤于工作，房事过度，肝肾阴虚更甚，阴虚火旺，迫血妄行。所有这些，均指出一个火热病变。惟有火热，才能迫血妄行，正如《校注妇人良方·调经门》引王子亨文“阳太过则先期而至。”所以阳热较盛，乃是月经先期病证的主要病变。从临床来看阳热确也有着“虚、实、错杂”三种情况，其中尤以虚热与错杂的郁热颇为多见。

至于气虚者，虽然素体虚弱，劳倦过度，饮食失调，思虑伤脾，中气虚弱，不能司子宫、冲任之固藏而致月经先期者，临床颇为少见，或者是血热先期，久而耗气所致气虚者，仅是兼夹证型。血瘀者，根据临床观察绝大部分是由于肾虚肝郁，气滞血阻，所致子宫内的血瘀者，《金匮要略·妇人杂病脉证兼治篇》曰:“经一月再见者，土瓜根散主之。”就已指出月经先期与血瘀有关的证治，临床上确有所见，常为阴阳失调的兼夹因素，在出血时期，虽然具有其独特的因素致病，但根本上还要看到脏腑阴阳失调的本质所在。

（二）诊断与鉴别诊断

1. 临床表现

月经周期超前 7 天以上，甚则一月 2 行。有先期的规律性，亦可伴有经期、经量、经色、经质的改变，并伴有全身症状。

2. 检查

通过妇科或肛门检查，排除炎症、肿瘤等器质性疾病。必要时作 B 超探查，测量 BBT，进行阴道脱落细胞检查及诊断性刮宫病理检查等，以观察内分泌失调等。

3. 注意与经间期出血相鉴别，通过测量 BBT，详细询问病史及出血的相对规律，鉴别二者并不困难。

（三）辨证论治

本病以阳热为主证型，所以治疗上亦以清热凉血为要。但清热不宜过用大苦大寒的药物，以防滞血留瘀。如有血瘀，亦宜和血化瘀，以促血瘀下行，但不宜破血伤正，损耗阴血。气虚脾弱者，在健脾益气的同时，也要加入白芍、炒丹皮等以调之。

1. 主证型

阳热证，一般有阴虚阳热证、肝经郁火证、阳热实证。

（1）阴虚阳热证：

主证：月经先期、经量偏多。色红质粘稠或有小血块，烦躁口渴，小便黄，大便干结，舌质红、苔黄、脉数有力。

治法：滋阴清热，凉血调经。

方药：清经散《傅青主女科》合二至丸（《医方集解》）加减。

熟地、炒丹皮、炒黄柏、女贞子、墨旱莲、地骨皮、茯苓各10g，香青蒿6g，白芍9g，阿胶（另炖烊化）10g。

服法：水煎分服，经前、经期每日1剂。

加减：经量多者，去茯苓，加入地榆炭、血余炭各10g，心烦失眠者，加入莲子心5g，炒枣仁9g；腹胀大便欠实者去熟地、黄柏、女贞子等，加入煨木香9g，炒白术10g，砂仁后下5g；血块较多者，加入炒五灵脂10g，炒蒲黄（包）6g，大小蓟各10g。

（2）肝经郁热证：

主证：月经先期，经量偏多，亦有时多时少，色紫红、有小血块，胸闷叹气，烦躁，乳房胀痛，或心烦易怒，夜寐不熟，口苦咽干，舌质偏红，舌苔薄黄，脉弦带数。

治法：清肝解郁，理气调经。

方药：丹栀逍栀散（《太平惠民合剂局方》）加减。

黑山栀9g、丹皮、当归、白芍、白术、茯苓各10g，醋炒柴胡、生甘草、墨旱莲各6g，钩藤15g，莲子心3g。

服法：水煎分服，经前、经期每日1剂。

加减：经行不畅、加入制香附9g，丹参、泽兰叶各10g；月经量多者，加入女贞子15g，墨旱莲改为10g，碧玉散（包煎）10g，地榆炭10g；腰俞酸楚颇甚者，加入川断、寄生、杜仲各10g。

（3）血热实证：

主证：月经先期量多，色红艳，质粘稠，有小血块，烦热口渴，小便黄赤，大便干结，舌质红，舌苔黄或根部较厚腻，脉象弦滑。

治法：凉血清热，泻火调经。

方药：芩连四物汤（《竹林女科》）。

炒当归、白芍各12g，生甘草6g、生熟地、炒丹皮、茯苓、泽泻、炒黄芩各9g，黄连（后下）5g，钩藤（后下）15g。

加减：出血量多者，加入大小蓟各15g，地榆炭10g；出血量淋漓欠畅者，加入丹参、赤芍、泽兰叶各9g；头昏夜寐甚差者，加入柏子仁10g，合欢皮10g，夜交藤15g；大便秘结，有口臭者，加大黄6g，炒枳实10g，全瓜蒌9g。

2. 其他证型

一般临床上较为少见，但亦有之，如血瘀证、气虚证等。

（1）血瘀证：

主证：月经先期，量或多或少，色紫红或紫黑，有血块，或较大血块，小腹作痛，胸闷烦躁，口渴不欲饮，舌质紫暗，或有瘀紫斑点，脉象细弦。

治法：活血化瘀。

方药：桃红四物汤（《医宗金鉴》）加减。

桃仁、当归各10g，红花、川芎各6g，熟地15g，赤白芍各10g，山楂9g，益母草15g，丹皮10g，川断15g。

服法：水煎分服，经前、经期每日1剂。

加减：出血量多者，加入五灵脂10g，三七9g，花蕊石（先煎）10g，炒蒲黄（包）6g；脘腹作胀、气滞明显者，加入制香附10g，广郁金6g等。

（2）气虚型

主证：月经先期，量多色淡红，质较稀，无血块，头昏心悸，神疲体倦，气短懒言，纳食较少，大便偏溏，小腹空坠，舌质偏淡，舌苔色黄白或腻，脉细或虚弱无力。

治法：益气健脾。

方药：归脾汤（《济生方》）加减。

人参（或党参）15～30g，黄芪10～25g，龙眼肉、酸枣仁各12g，炒白术、茯苓、炙远志各10g，广木香、白芍、炙甘草各6g，生姜3片，大枣10枚。

服法：水煎分服，经前、经期每日1剂。

加减：经量过多者，去茯苓，加入赤石脂10g，炮姜5g，煅龙骨15g等；经量时多时少，夹有较大血块者，亦可加入炒蒲黄（包）6g，益母草15g，茜草12g等；小腹冷痛，形体作寒者，加入肉桂、艾叶各5g，补骨脂10g。

（四）临床体会

月经先期、首先在诊断方面，也即是月经先期的定义。我们认为，一般的妇科书籍，均认为月经周期提前7天以上，并说明偶尔超前1次或2次者，不作先期病证论。这就是说月经周期超前7天以上，并连续达到3次以上者，始称为月经先期。然而随着妇专科对月经病的认识深入，发现具体女性的月经周期演变，存在“3、5、7”奇数律的不同类型，因此，判定月经先期，亦因根据具体女性属于“3”数或“5”数，“7”数来决定，如月经周期中，四个时期均按“7”数律演变者，即月经周期须提前7天以上者，始能判定为先期。按“5”数律演变者，提前5天以上，即可判定为先期。按“3”数律者，提前3天以上，即可判定为先期。而且尚须连续3次以上，有的要连续5次，甚则有的要连续7次，始能真正称之为月经先期。其疗效标准，亦必须按具体女性的奇数律不同而衡定之。符合中医学中具体对象不同，其诊断，疗效标准亦有区别的要求。但最少“3”，最多“7”的标准是肯定的。

关于先期的病理认识：月经先期的主要原因在于阳热。但我们体会，阳热仅是标证，是在肝肾阴虚的前提下形成的。《傅青主女科》在分析月经先期量多时说“肾中之水火俱旺乎”，分析月经先期量少时说“肾中水亏火旺乎”，“经水出诸肾”。肾水亏损程度决定了经水之多寡。而先期者，乃火旺所致，因此，我们认为实热、虚热、郁热之所以致月经先期者，固然与火热有关，但根本还在于肾水（阴精）之不足。由于肾阴亏损程度较轻，火旺在外界因素如天暑地热，嗜食辛辣，素体阳盛等影响下，火旺偏甚者，谓之实热；肾阴不足，不能涵养心肝，情绪不畅，烦躁忿怒，所致郁热者，与虚热、实热亦有所不同。至于尚有少数血瘀、气虚所致者，从月经先期这一病证而言，血瘀亦大多数属于阴虚病变发展中的兼夹证型，因为阴阳是互根的关系，即相互依赖而生存发展，长期阴虚，又必及阳，导致阳虚。我们在此病的观察中，运用测量 BBT 发现高温相偏短欠稳定者，占有很大比例，是可以证明在肾阴虚的前提下，亦有肾阳虚的一面。正由于肾阳的不足，阳虚不能溶解膜样血瘀，血瘀占据血室致血不归经。但此处的血瘀，由于肾阴阳虚损的程度较轻，故形成的血瘀，程度较之无排卵性崩漏的“瘀结”要轻得多，所以出血的程度、时间也就轻得多，血瘀只能作为兼夹因素或者是标证的病理变化。气虚除部分确因素体脾胃薄弱、中虚气不足外，有相当部分系先期量多的时间病程较久，出血过多，血去气弱，气虚是果而非因，但气虚之后倒果为因，在一定程度上增剧了先期量多的出血病变。但正由于此，必须认清阴虚阳盛是前提，有些患者所表现的复杂性、顽固性。就是由一面阴虚火旺，一面又出现阳虚血瘀的错杂病变。

在辨治方面，我们认为，不仅要总结本病证的辨治规律，抓住主证型的发生发展，重要的还要借助现代医学微观的手段，结合微观辨治，不仅要深入分析月经的量、色、质的变化，如量多、色鲜红、质粘稠者属于血热证；量多、色淡红、质较稀者，属于气虚证；量多、色紫黑、有血块者属血瘀证。而且要结合观察 BBT 和检验女性内分泌激素的微观辨证方法，同样是血热实证，不仅有着轻、中、重的程度差异，通过妇专科的细致辨析，以及 BBT 温相的偏高偏低，不难作出区别，血热轻证，除了先期量多的症状较轻外，BBT 所反应的温相高低度亦基本符合轻证要求，因此，治疗上可选用荆芩四物汤稍为加减即可。一般血热证，除先期量多的症状有所明显外，全身症状上也可出现烦热口渴，舌红脉数等证候，BBT 温相可以反应出偏高的趋向，治疗上需选用芩连四物汤加减，这就意味着凉血清热的方药就应有所加重；血热重证除明显的先期量多症状外，全身症状上也可见到一系列热象，BBT 温相过高，治疗上需选用凉血清热重剂，如先期汤。但是通过微观检查，可以观察到女性内分泌激素中雌激素偏低或过高，偏低可以引起阴虚火旺，或者是火旺血热中潜伏着阴虚，在治疗上应用凉血清热方药的同时，必须照顾到阴虚的一面，但阴盛火旺，于理论上似乎很难理解，故《傅青主女科·调经门》中所提出的“肾中水火之太旺乎”，水者，阴也，火者，热也，在临床上的确有水太旺的所谓雌激素过多引起先期出血病证，由于水即阴之太旺，所以在治疗上当以清热为主，苦以燥湿，寒以泻火，故先期汤，清经散正为此而用，但实践告诉我们，水即阴之太旺，泻火燥湿虽是主要的，但不能忽略血中之阴即水的调节，故《傅青主女科》之清经散，仍然使用熟地、白芍滋养阴血之品，此可以了解到滋阴养血药的双重调节作用。至于阴虚火旺又夹阴虚血虚的复杂病证，可参考前矛盾辨证法处理之。

三、月经量多

月经周期基本正常、而经量明显增多，一般连续 3 个月以上者，称为“月经量多”，或称“月经过多”、“经水过多”、“经水太多”等不同名称，常与月经先期合并出现，同时亦伴经色、经质的改变。如不及时治疗，常可继发贫血、头晕。本病临床较为常见，由于出血量多，影响身体健康，故要求诊治者众。因此，必须重视本病的防治。

（一）病因病理

本病的主要机理，亦在于血热、血瘀、气虚三者。但我们从长期的临床观察中发现血瘀性出血占有很大的比重。就血瘀的形成而言，其原因，性质有二，一是经期，产后将息不慎，余瘀不净，瘀血滞留，积于冲任子宫，瘀血不去，新血不得循经而妄行；二是肾虚肝郁，情志不畅，气滞则冲任不得畅达，而且冲任功能依赖于肾，肾阳之气不足，既不能溶解子宫内的瘀浊，又不能助冲任以司通达，因而造成子宫内血瘀，以致血不归经，离经之血，溢于脉外，排出体外；如排泄不畅，又将加重血瘀，正如《血证论·瘀血》篇所说："吐衄便崩，其血无不离经，凡系离经之血，与营养周身之血，已睽绝而不合……此血在身，不能加之好血，而反阻新血之化机……"从临床角度来看，月经过多的病证，其血瘀大多属于后者，即由肾肝脏腑功能失调，使气血阴阳的月节律变化失常，导致子宫冲任内的血瘀，但其程度、范围、性质远较崩漏为轻，但其出血者，理亦相同。

瘀热互兼，亦是月经过多中颇为常见的原因。血热除素体阳盛、嗜食辛辣所致外，大多与心、肝有关，心、肝为五脏中的阳脏，极易动火，加上情志不畅，或大怒暴怒，情绪急躁，工作紧张，均足以使心肝气郁而化火，而心肝气郁，所以易于化火以及致瘀者，又常与肾的不足有关。肾阳偏虚，心肝气郁，可以导致瘀痰，肾阴偏虚，心肝气郁，又可以致气郁化火，故心肝气郁病变在肾虚的前提下，极易导致化火致瘀两种不同病变的存在，故临床上常可出现瘀热的病变。

其次气虚脾弱，若素体虚弱，或饮食劳倦，损伤脾气，化源不足，或大病久病，气血俱伤，更为重要的是月经过多，日久之后，阴血耗损，未有不及气虚的，此乃气血间相互滋生、相互依存、相互影响的关系所致，前人所指出的“血为气之母”，亦含有此意。血去气弱，气血不足，则血海冲任不能制约，子宫亦有所失藏，故致月经过多，然而此则发病者少，大多为血瘀或瘀热的兼夹因素。

（二）诊断与鉴别诊断

1. 临床表现：

月经周期基本正常，经量明显增多，一般在经行第2~3天，或者第4天量多，但仍能在一定时间内停止，也可伴见周期提前或落后，或则经期有所延长，仍有一定规律。

2. 检查：作全身检查和血液检查，以排除凝血机能障碍及肾上腺甲状腺等内分泌疾患。作妇科检查、B超探查和诊刮病理检查等，判断有无子宫肌瘤及流产等。测量BBT等可观察雌、孕激素水平。

3. 通过妇科检查，子宫内膜病检等与子宫肿瘤及流产等相鉴别；通过肝功能测定，还应排除肝功能损害所致的出血性病证。

（三）辨证论治

本病以血瘀、瘀热为多见，但易兼夹气虚等。治疗上以化瘀清热为主，由于出血过多，必然耗血伤气，故需要参入益气、扶正、止血之品。

1. 血瘀证：

主证：经行量多，阵发性出血，色紫黑，有较大血块，小腹疼痛，或胀滞不舒，血块排出后疼痛减轻，出血减少，胸闷烦躁，或有腰俞酸楚，舌质紫暗，或有瘀点，脉象细弦。

治法：活血化瘀，固经止血。

方药：加味失笑散（临床验方）。

黑当归、赤白芍、五灵脂、山楂、川续断、制香附、景天三七、花蕊石各10g，炒蒲黄（包煎）、炒荆芥各6g，益母草15~30g。

服法：水煎分服，每日一剂，经前、经期服。

加减：腹胀明显者，加木香6g，台乌药5g；小腹有冷感者，加艾叶9g，肉桂3g（后下）；若烦热口渴者，加丹皮10g，马鞭草、钩藤各15g。

2. 瘀热证

主证：月经过多，周期超前，色深红，或红而暗有血块，或有大血块，面红唇干，烦热口渴，夜寐不安，大便秘结，小便短黄，舌质红、苔黄腻，边有紫斑。

治法：清热凉血，化瘀止血。

方药：丹栀逍遥散（《内科摘要》）合加味失笑散（临床验方）。

钩藤15g，黑山栀、炒丹皮、黑当归、赤白芍各10g，炒柴胡、炒子芩各6g，五灵脂10g，蒲黄（包煎）5g，川续断、益母草各15g。

服法：水煎分服，日服1剂，经前、经期服。

加减：出血过多者，加入大小蓟、茜草炭、地榆炭、血余炭各10g；心烦寐差，惊悸不宁者，加入炙远志6g，莲子心5g，紫贝齿（先煎）10g；脾胃失和，腹胀脘痞者，加入陈皮、广木香各6g，焦山楂10g等。

3. 气虚或兼血瘀证

主证：月经量过多，色淡红或色紫红，质清稀，或夹有血块，小腹胀滞，面色萎黄，气短懒言，肢疲乏力，舌质淡红，舌苔白腻，边有紫瘀点，脉象细弱。

治法：补气健脾，化瘀止血。

方药：补气固经丸（《妇科玉尺》）合加味失笑散《实用妇科方剂学》。

党参15～30g，黄芪10～20g，白术、茯苓各10g，砂仁（后下）5g，炙甘草6g，陈皮6g，川续断15g，失笑散（包煎）10g，荆芥6g，马齿苋15g，合欢皮9g。

服法：水煎分服，每日1剂，经前、经期服。

加减：大便偏溏，腹痛矢气，加入赤白芍各10g，炒防风5g，煨木香9g，炮姜5g；形寒肢冷，腰酸明显者，加入杜仲、补骨脂、鹿角胶（另炖烊化）各10g；小腹胀坠，神疲乏力者，加入炒荆芥、炒柴胡各6g等。

（四）临床体会

月经量多，我们认为，除少数系肾虚气弱之出血外，一般均以血瘀，或瘀热为主。因此，在辨治方面，着重在化瘀调经，控制出血。浙江杭州市中医院何子淮老主任曾经在南京一次学术讲座上说：余生平诊治月经过多病证，早期专事止涩固冲，务求尽快控制出血，药后得效，则沾沾自喜，每以用药得当，但随着年龄的增长，时间的消逝，发现相当部分患者，用固涩止血方药，长期服用后，子宫肌瘤、内膜异位症、盆腔瘀血证、盆腔炎症增多，而且随着时间的后移，服用固涩止血药后疗效渐差，经期延长，抚今追昔，固涩止血并非良法，有瘀者，必当化之逐之，免贻后害。语重心长，的确指出了本病证的主要所在。现代医学因月经过多而采用刮宫止血者，常亦有之。其血瘀形成和发展，已详前论。但由于血瘀的程度和范围不同，以及出血的缓急有异，治疗也就不同。一般程度较轻的，用加味失笑散即可，药用黑当归、赤白芍、五灵脂、蒲黄、川续断、茜草炭、景天三七、血见愁、荆芥、益母草各10g等。其次血瘀程度较甚，手按小腹有疼痛感觉，经血阵下，夹有大血块，用《傅青主女科》的逐瘀止血汤。药用生地酒炒、大黄、赤芍、炒当归、炙鳖甲、炙龟甲、炒枳壳、丹皮、桃仁。水煎服，一剂病轻，二剂病止，三剂血亦全止。根据此方治疗作用的描述，显系月经过多的典型血瘀证，因为，我们临床长期观察，发现真正的无排卵性崩漏，一般均无腹痛症状，而有排卵型的月经过多，之属于血瘀证，均有程度不同的腹痛症状。《女科》虽指出闪跌血崩，我们体会，此乃血瘀性的月经过多病证也。血瘀较为严重者，我们可以运用加味脱膜散，药用肉桂、三棱、莪术、五灵脂、三七粉（分服）、益母草等。但是我们还发现，凡是功能性出血病患者，不论有无排卵性，其属于血瘀证型，确实应按血瘀的程度、范围，分别轻、中、重予以施治，然而活血化瘀的确也有引起出血增多者，特别是阴虚血管脆弱者，更应有所慎重。如《傅青主女科》的逐瘀止血汤之所以有生地、龟甲、鳖甲，就是针对阴虚而用；如有气虚者，尚应加入党参、黄芪、甘草、沙参、白术；如有肾虚者，应加入川断、杜仲、补骨脂、鹿角胶等品；肝肾阴虚，虚热偏甚者，应加入女贞子、墨旱莲、山药、熟地、白芍等品；出血特多者，必须加入大小蓟、血余炭、茜草炭、飞廉、血竭、花蕊石、三七粉、琥珀粉、荆芥等偏于止血之品；如若偏于阳气不足者，则应加入艾叶炭、赤石脂、禹余粮、炮姜、补骨脂等温涩止血之品。在活血化瘀的同时，加强控制出血，以防好血外流，带来不应有的损失。

四、经期延长

月经周期基本正常，行经时间延长，超过 7 天，甚则淋漓达 10 余日者，称为经期延长。经事延长，经期过长，亦称月水不断或月水不绝。

本病证与西医所谓的“黄体功能萎缩不全”的有排卵型功能性子宫出血及子宫内膜炎相一致。因此也有别于月经过多、崩漏等病证。

（一）病因病理

本病证的主要机理，在于瘀热，即是子宫内瘀热不净以致血不归经。但本质上是与肾虚有关的。正如《诸病源候论》所说：“妇人者月水不断，由损伤经血，冲脉任脉虚损故也。”《沈氏女科辑要笺正》亦云：“经事延长，淋漓不断，下元无固摄之权……”因为本病进一步发展，可向崩漏转化，正如张山雷所说:“经如淋漓之延久，即是崩漏之先机。”

西医学认为：由于月经期子宫内膜剥脱后，下一周期卵巢新的卵泡发育迟缓或欠佳，所分泌的雌激素不足，以致子宫内膜不能再生修复已剥脱的创面而止血，而使月经期延长。

我们认为，行经期是重阳转阴的转化时期，转化顺利，经血排泄自然也就顺利，重阳转化不利，经血排泄欠利；反过来，应泄之经血，即陈旧的有害的经血不能排除干净，必然影响重阳的正常转化，而重阳转化欠利，常与阴精不足有关，阴精不足，气火偏旺，自然也就影响重阳的转化。且子宫内瘀热互蕴，也必然影响阳转阴运动，正如《妇科玉尺》所说:“经来十数日不止者，血热也。”而且余瘀内停，子宫冲任瘀阻，经血妄行，不得归经，更为常见。《校注妇人良方·调经门》说得对，“妇人月水不断，淋漓腹痛……或因经行合阴阳，以致外邪容于胞内，滞于血海故也一。”不管血热、或者瘀热交合，必然与阴虚阳旺转化不利有关，将要影响新周期的演变及新周期中阴长及其精卵发育的成熟。

此外，亦有因湿热蕴结所致者，或因七情所伤，肝郁气滞，横克脾土，脾虚运化无力，水湿内停，蕴而化热；或经期产后，或出血不已，血室正开，摄生不慎，感受湿热邪气，蕴结于子宫脉络，或人流手术损伤，或经期同房，败血精浊，互相蕴结，继发于子宫冲任，迫血妄行而致月经淋漓不断也。

（二）诊断与鉴别诊断

1. 临床表现

月经周期基本正常，而行经时间延长，在正常月经期后，仍有少量持续性阴道出血，使月经期延长达10余天，常连续两个周期以上，经量、经色、经质有所改变。

2. 检查

（1）基础体温及子宫内膜检查均正常，或有炎性病变。

（2）B超随诊检查，卵泡发育欠佳，与同期相比，卵泡较小。

（3）激素测定，卵泡期雌激素水平偏低。

3. 可通过宫腔镜检查，或子宫输卵管碘油造影等，排除子宫粘膜下肌瘤及息肉样病变，测量 BBT 与经前期出血、崩漏等相区别。

（三）辨证论治

本病以瘀热为主证型，但本质上属于肾虚。故在行经期以瘀热为主证型，而在经后经前期尤当以肾虚为主证型。

1. 瘀热证

主证：月经先期，抑或后期，经量或多或少，色红或紫红，质粘稠，有血块，小腹作痛或胀滞不舒，胸闷烦躁，头昏腰酸，口渴咽干，夜寐甚差，小便黄少，大便艰干，舌苔黄腻，质紫暗有瘀点，脉象细弦带数。

治法：清热凉血，活血化瘀。

方药：丹栀逍遥散（《内科摘要》）合加味失笑散（临床验方）。

钩藤 15g，炒丹皮、炒山栀各 9g，当归、赤白芍、山楂、茯苓、五灵脂、泽兰叶各 10g，益母草 15g，制香附、蒲黄各 6g，川续断 12g。

服法：每日 1 剂，水煎 2 次分服，于经前 3 天及经期服。

加减：偏于血瘀者，小腹疼痛明显，血块较大，上方去炒山栀，加入炙乳没各 6g，延胡 10g，艾叶 6g；偏于血热者，出血量多，色鲜红，血块较小，上方去当归，加入炙龟甲 10g，炒黄柏 9～12g，大小蓟各 12g；如湿热夹血瘀者，平时黄白带下量多，质粘腻，舌苔厚腻，纳差等，上方去当归，加入马鞭草 15g，薏米仁 15～30g，败酱草、马齿苋各 12g。

2. 肾虚证

主证：经期延长，血止之后，头昏腰酸，或时胸闷烦躁，夜寐较差，形体畏寒，脉象细弦，舌质偏红。测量 BBT 呈高温相上升缓慢或者高温相欠稳定，或者高温相偏短偏低，或者高温相缓慢下降等。

治法：养血补肾。

方药：归芍地黄汤（《症因脉治》）合赵氏苁蓉菟丝子丸（临床验方）。

炒当归、赤白芍、怀山药、山萸肉、熟地、丹皮各10g，茯苓、川断、菟丝子、肉苁蓉、焦山楂各12g。

服法：水煎分服，每日1剂，经净后服，经前3天停服。

加减：偏于肾阴虚的，去肉苁蓉、当归，加入女贞子15g，炙鳖甲（先煎）10g等；偏于肾阳虚的去炒当归，加入巴戟天9g，补骨脂10g等；兼肝郁的，加入炒柴胡5g，广郁金9g；兼心火偏旺的去当归，加入莲子心5g，黄连3g，紫贝齿（先煎）10g；兼脾胃不和的，去当归、熟地、肉苁蓉，加入炒白术10g，煨木香9g，陈皮6g，砂仁（后下）5g。

3. 脾肾气虚证

主证：月经淋漓不易净，色较淡，质稀或粘腻，腰酸头昏，神疲乏力，纳欠腹胀，大便易溏，四肢欠温，小便较频，脉象细弱，舌质淡红，苔色白腻。

治法：健脾补肾，益气固经。

方药：健固汤（《辨证录》）加减。

党参15g，炒白术、茯苓、巴戟天各10g，川断15g，砂仁（后下）5g，陈皮6g，炒荆芥5g，蒲黄炭（包）9g，补骨脂10g。

服法：水煎分服，每日1剂，经前、经期服。

加减：偏于心脾不足者，上方去巴戟天，加入黄芪15g，煨木香9g，炒枣仁6g；偏于肾阳虚者，去炒荆芥，加入杜仲、鹿角胶（另炖烊入）各10g；兼夹血瘀，伴有小腹隐痛，有较大血块者，上方去巴戟天，加入炒五灵脂10g，景天三七9g，益母草15g。

（四）临床体会

经期延长，是从月经过多中衍化出来的，与月经过多相似而有别，虽然均以血瘀、血热为主要机理，但月经过多者，治疗在于化瘀与止血并重，而经期延长者，在于清除余瘀，缩短经期。

关于经期延长的具体概念，尚须进一步明确。一般认为经期超过 7 天以上，甚则淋漓达 10 余日者，谓之“经期延长”；殊不知在日常生活中，各种不同体质类型的女性，其行经期标准也有所不同，3 数律者，行经期均在 3 天净，而且有其规律性，如果超过 3 天，即在 4 天以上者，可谓之经期延长；5 数律者，行经期均在 5 天净，亦有其规律性，如果超过 5 天，即在 6 天以上者，亦可谓之经期延长；因此并非都要 7 天以上者，而且偶然 1 次，甚则 2 次经期延长，又无临床症状，迅即恢复正常经期者，可不作经期延长论治。所以须连续 3 次以上，或者连续 2 次经期超长，具有一定的临床症状者，才能诊断为“经期延长”的病证。

经期延长，从病理角度而言，主要在于“瘀热”，尤以瘀为主，但亦关系到肾虚与子宫固藏的问题。所以在治疗上必须排除子宫残存的血瘀，才能保障子宫的固藏，然而此残存的血瘀，不同于一般血瘀，单纯的祛瘀药有时并不能达到排瘀的目的，相反，有部分患者还会引起出血增多，经期更有所延长。此何故，盖因此瘀与肾阴阳失衡有关，与子宫的藏泻有关，而且瘀血为膜样性血瘀，膜样血瘀已详前有关内容，但是瘀由肾阴阳的失衡，特别是阴虚及阳虚所致，阳虚所致膜样血瘀具有脂膜与血瘀相合的特点，在有阴阳转化保持月经周期性的前提下，仍能排除，但必须与补肾相结合，与收缩子宫相结合，轻则可运用加味失笑散，见前崩漏血瘀证，同时加入川断、杜仲、寄生等品。如果表现出明显的阴虚血热病证，则应运用二至地黄丸（汤）合加味失笑散，即女贞子、墨旱莲、山药、山萸肉、左牡蛎、丹皮、茯苓、五灵脂、蒲黄、茜草、益母草等品；如果表现明显的阳虚血寒病证，则可应用人参鹿茸汤合加味失笑散、即红参、党参、鹿角胶、补骨脂、杜仲、炒白术、赤石脂、五灵脂、蒲黄、茜草、益母草等品，治疗子宫冲任，原本就有通涩并用，补理兼施的方法。血瘀偏重，可运用逐瘀脱膜汤加入补肾之品，如当归、赤芍、五灵脂、肉桂、三棱、莪术、川断、杜仲、益母草、炒枳壳等品；偏于肾阳虚的，尚应加入紫石英、补骨脂等品；偏于阴虚火旺的，上方应去肉桂，加入钩藤、女贞子、墨旱莲、炒丹皮等；如再兼湿热者，必须加马鞭草、鹿衔草、败酱草、苡仁等品。经期延长属于黄体萎缩不全。黄体萎缩不全，可引起经期延长及经量增多的特点，若以经期延长为主者，则可按经期延长辨治，主要抓住血热心肝郁火论治，但亦必夹有血瘀。西医学认为，由于黄体萎缩不全，雌孕激素不能迅速下降，子宫内膜由于激素水平的失衡不能按而呈不规则的脱落，使出血期延长、血量增多，又称子宫内膜脱落不全。辨治虽同上，但我们体会，黄体萎缩不全，BBT 高温相该下降而不顺利，或下降幅度偏小，因此清心肝之郁火，结合化瘀调经，可用钩藤汤、越鞠丸、泽兰汤加减，药用钩藤、白蒺藜、合欢皮、丹皮、制苍术、制香附、泽兰叶、赤芍、丹参、益母草、川牛膝，有时甚则加炒枳壳、大黄等品通泻之，方能取效。平时着重滋肾调心肝气血以治之。

五、经后期出血

在正常月经期后，仍有少量持续性阴道出血，或者经净1～2 天后，又见少量出血，点滴即净，使月经期延长达 10 余天者，称为“经后期出血”，一般归属于经期延长中，但我们认为本病与经期延长相似而有所不同，故应列专篇论述。经后期出血现代医学称为“子宫内膜修复延长”亦称“卵泡期出血”。

（一）病因病理

本病在现代医学认为，由于月经期子宫内膜剥脱后，下周期卵巢新的卵泡发育迟缓或欠佳，所分泌的雌激素不足，以致子宫内膜不能再生修复已剥脱的创面而止血，使经后期出血。

前人限于条件，只能从月水不断，月水不绝加以论治，如《诸病源候论》云："妇人者，月水不断，由损伤经血、冲脉、任脉虚损也。"《沈氏女科辑要笺正》云："经事延长淋漓不断，下元无固摄之权……" 本病如进一步发展，可向崩漏转化，正如张山雷所说："须知淋漓之延久，即是崩漏之先机。" 而崩漏的主要机理在于"阴虚阳搏"，可见本病的主要病机亦在于阴虚。其所以出血者，在于子宫藏之不固、冲任约制欠佳。阴虚子宫冲任失于藏固，是本病的主要所在。阴虚者，肝肾不足也，一方面与素体不足，肝肾不强，天癸亦有所不充。而另一方面，或由慢性失血、房劳多产，或由生活失常，睡眠欠佳，或由于心情欠佳忧郁、忿怒、紧张、恐惧、烦恼等因素的影响，以致阴血不足，阴虚程度较轻，尚能行其消长转化，但必然减慢其生理演变，同时又不能涵养子宫冲任，以致子宫排经后的创伤及冲任脉的约制功能均受到影响，因而出现点滴出血。此外尚可有兼气虚脾弱者，因行经期不慎调摄，或饮食失调，或劳倦过度，或思虑过多，以致气虚脾弱，使子宫冲任不能司藏固之权，因而出现经后期出血，亦有兼夹湿热者。因行经期感受湿浊之邪，或湿热外邪，趁行经期空虚而袭之，或宿有湿热之邪，蕴于子宫，扰乱冲任，亦可致经后期出血也。

（二）诊断与鉴别诊断

1. 临床表现

在正常月经期后，仍有少量持续性或间断性出血，出血量甚少，似乎月经期有延长达 10 余天之象。

2. 检查

BBT 及子宫内膜检查均正常，B 超随诊检查卵泡发育不佳，与同期相比，卵泡较小，激素测定，卵泡期雌激素水平偏低。

3. 临床上应需注意有无器质性疾病的存在。本病还应与黄体萎缩不全相鉴别，可根据月经第5天子宫内膜有无分泌来确定。

（三）辨证论治

本病是以经后期出血为特点，经后期以阴长为主，阴长不及，不能养宫育冲，以致子宫藏之不实，冲任约制欠佳，故治疗上重在养阴止血，并根据不同兼证，分别采用补气、清利等方法以调治之。

1. 阴虚证

主证：经后期出血，持续不断，淋漓10余日不止，或间断性出血，色鲜红、质粘稠，头昏腰酸，胸闷烦躁，五心烦热，口咽干燥，舌红少苔，脉象细数。

治法：滋阴清热，收敛止血。

方药：二至地黄丸（临床验方）加减。

女贞子、墨旱莲各15g，怀山药、山萸肉、熟地各10g，左牡蛎（先煎）20g，炒丹皮、茯苓各9g，阿胶（另炖烊入）、白芍各12g，炒地榆、血余炭各10g。

服法：水煎分服，每日1剂，经后期服。

加减：若潮热甚者，加沙参15g，青蒿10g，白薇9g以滋阴退热；出血时多时少者，加入炙龟甲（先煎）15g，茜草炭10g；情怀抑郁，时欲叹气者，加入荆芥6g，醋炒柴胡5g；腰酸明显，下肢偏凉者，加入炒川断、杜仲各10g。

2. 脾弱气虚证

主证：经后期出血，淋漓10余日，量不多，色淡红，质清稀，头昏腰酸，面色㿠白，精神疲惫，四肢无力，目眩眼花，食欲不振，腹胀矢气，大便易溏，舌质淡红，舌苔薄，脉细弱无力。

治法：健脾益气，固冲止血。

方药：归脾汤（《济生方》）加味。

党参、黄芪各20g，白术15g，茯苓神、白芍、阿胶（另炖化冲）、怀山药各10g，炒枣仁、广木香、炙甘草各6g，合欢皮9g，陈皮5g。

服法：水煎分服，每日1剂，经后期即服。

加减：若兼小腹空坠发凉，四肢欠温，大便溏薄者，加入艾叶炭10g，炮姜6g，肉桂6g，川断10g；若小腹隐痛，夹有血块者，加入三七粉3g（冲服），五灵脂10g，炒蒲黄（包煎）6g；若兼烦热口渴，夜寐盗汗者，加入钩藤15g，炒丹皮10g，莲子心3g。

3. 湿热蕴结证

主证：经后期出血，淋漓不净，或赤白杂下，量少色红或暗红，质粘稠，有臭味，伴有头昏腰酸、神疲少力，低热烦躁，少腹胀痛、平时黄白带下多，小便短赤，大便粘滞，舌红苔黄根厚腻，脉细滑带数。

治法：清热利湿，滋肾固宫。

方药：固经丸（《丹溪心法》）合四妙丸（《成方便读》）加减。

炙龟甲（先煎）9g，炒黄柏10g，黄芩6g，制香附、椿根白皮、生苡仁、制苍术、怀牛膝、泽泻、茯苓、大小蓟各10g。

服法：水煎分服，每日1剂，经后即服。

加减：若发热，小腹疼痛明显，经血暗红，臭秽者，加败酱草15~30g，蒲公英15~30g，白花蛇舌草15g，广木香9g，延胡12g；若兼胸脘痞闷，恶心纳呆者，加广藿香、佩兰、竹茹各10g，陈皮6g以和之；若少腹刺痛颇著，经后出血，色黑有血块者，加入五灵脂、赤白芍各10g，炙乳没各6g，延胡12g。

（四）临床体会

经后期出血与经期延长有时很难区分，但通过测量 BBT 以及有关雌孕激素测定，详细的病史和临床出血情况的分析，是不难辨别的。就一般而言，经期延长，虽然出血亦不过多，但毕竟有一定的出血量，而经后期出血，明显少于经期延长，有的经净 1～2 天后再间断性出血，出血量少或很少，一般均与阴虚、肝肾有所不足、天癸不充有关，阴虚火旺是造成经后期出血的主要原因，脾虚气弱，湿热蕴结较为少见，甚或是阴虚中的兼夹证型，尚有极少数可兼夹血瘀证。辨证主要依据妇科特征，以量、色、质、气味为主。一般来说，经色红或深红，质粘稠或有时质稀者，多属阴虚，再结合头昏腰酸，或其他肝肾不足等证，或者无全身症状，但舌质偏红，脉象细弦者，亦可作为阴虚的辨证；如经色淡，质稀如水，即辨别为脾虚气弱的证型。经色暗红，质粘稠，夹有带下状物，有臭味者，可辨为湿热证型；如经色紫黑，有血块，可辨别为血瘀，治疗上亦以阴虚为主证型。一般服用乌鸡白凤丸，合用六味地黄丸，亦有控制经后期出血的良好作用。如脾胃欠佳，腹胀便溏者，乌鸡白凤丸合香砂六君丸合用亦有较好的作用。兼湿热证者，大多为子宫盆腔炎症性疾患。清热利湿以抗感染，慢性者，仍然要结合调补肝肾，才能达到较好的控制炎症的效果。

六、经间期出血

凡在月经周期中间，即氤氲乐育之时，有周期性的阴道出血，称为经间期出血，又称氤氲期出血。现代医学称为排卵期出血，亦属于有排卵型功能性子宫出血。如果在经间氤氲之期出血很少，仅 1～2 天，或 1～2 次后即已者，均可不作疾病论治。

（一）病因病理

在患者的某些周期中，由于排卵期雌激素短暂下降，使子宫内膜失去激素的支持而出现部分子宫内膜脱落引起撤退出血。当雌激素水平回升或排卵后黄体形成，雌孕激素分泌足够量时则内膜又被修复而止血。中医学认为经间期是继经后期由虚至盛，由阴转阳的转化时期，这是月经周期中的一次重要转化，阳气骤盛，氤氲之状萌发，标示着排卵的到来，但决不是排经。因此，除分泌较多量的白色透明状的粘液，表明阴精充盛，为受孕的“的对时候”，不可能排泄经血，如若排出血液，我们认为有以下几种情况：其一、是阴精有所不足，重阴有所不及，重阴必阳，既然重阴尚有所不足，转化就不太顺利，但又不得不转化，因而氤氲状加剧，子宫血海的固藏受到一定影响，故排卵的同时出现漏红。其二，阴精虚弱的程度较前略重，不仅滋长缓慢，经后期延长，阴精充盛，重阴不足，转化较前更为不利，但接近重阴，不得不转者，必然要加强氤氲状活动，自然要影响子宫冲任的固藏功能。此外，阴精不充，不能持续高涨，时低时长，转化时阴阳不得交接，血管缺乏阴精的滋养而脆性增加，因此，出现经间前期或经间中期反复出血。其三，阴血不足，阴长至重不及，君相之火偏旺，有不少未婚女子，年龄偏大，积想在心，急躁忿怒，心肝郁火，得阳气内动，其火益旺，旺则迫血伤络，络损血溢，故常致经间期反复出血。其四，阴虚日久，又必及阳，因此转化时，一方面阴阳有所脱接，转化后阳气不足，不能行其统藏血液之职，故大多在经间后期出血，或反复不已，此乃阴虚之转归，或素体脾肾不足，转化后阳气不能应时，亦致统藏不足，故多见经间后期出血。此外，在阴虚的病变过程中，常常有兼夹湿热、血瘀者，将更加引起阴阳转化不顺利，氤氲之状加剧，自然导致这一时期出血。正如《哈荔田妇科医案医话选》中所说:“此种病证在中医典籍中较少论述，〈竹林女科〉有‘一月经再行’的记载，庶几近似之，其发病原因〈竹林女科〉认为系由‘性躁多气伤肝，而动冲任之脉’所致，或因误食辛热药物以致再行。”据临床体会，本病多以血海不宁、冲任气盛为主要关键，发病具体原因，则或因阴虚火旺，或因肝经郁热，或因湿热蕴积困扰血海，加以月经中期时冲任二脉之气逐渐旺盛，激动脉络以致血不循经而出，所谓“阴络伤血内溢”。

（二）诊断与鉴别诊断

1. 临床表现

在两次月经中间，氤氲乐育之时，出血持续3～7天，血量少于正常月经，且呈周期性发作，有的伴有明显的腰酸，少腹作胀或有作痛，带下增多，色白质粘腻如蛋清，或呈赤白带下。

2. 检查

测量基础体温，即BBT，大多在高低温相交替时出血，一般BBT升高呈高温相时，则出血停止，亦有BBT升高后继续出血者。

3. 注意与月经先期、月经过少、宫颈息肉、安置宫内节育器等所引起的阴道出血及赤带相鉴别。

（三）辨证论治

本病是以肾阴虚，或阴虚及阳为主要证型。至于郁火、湿热、血瘀仅是兼证型。兹分述如下。

1. 主证型

（1）肾阴虚证

主证：经间前期，或经间中期出血，量少或稍多，色红，无血块，头昏腰酸，夜寐不熟，便艰尿黄，或无明显症状，舌质偏红，脉象细数。

治法：滋阴养血，清热止血。

方药：二至地黄汤（临床验方）加减。

女贞子、墨旱莲、怀山药、干地黄各15g，丹皮、茯苓、泽泻、山萸肉各10g，川断、菟丝子各9g，荆芥炭6g，黑当归、赤白芍各10g。

服法：水煎分服，每日1剂，自经净后5天开始服至BBT

上升3天后停。

加减：大便偏溏的，去干地黄，加炒白术10g，砂仁（后下）5g，焦建曲9g；头昏烦热的，加钩藤15g，地骨皮10g。药后BBT上升缓慢者，加鹿角片（先煎）10g，紫河车9～12g；兼郁火，出现胸闷、忧郁、急躁、焦虑等症状者，加入莲子心5g，醋炒柴胡5g，焦山栀10g；兼湿热者，去干地黄、加马鞭草、苡仁各15g，碧玉散（包煎）10g；兼血瘀，出现少腹刺痛者，去荆芥炭、山萸肉，加五灵脂10g，蒲黄（包煎）9g，丹参、山楂各10g。

（2）肾阳偏虚证（临床较为少见）

主证：经间后期出血，亦有经间中期出血，延续到BBT上升后依然出血，量偏少、色淡红无血块，头昏腰酸，神疲乏力，有时作寒，大便或溏，腹胀矢气，小便频数，脉细弱，舌质淡红，舌苔白腻。

治法：健脾助阳，益气摄血。

方药：健固汤（《辨证录》）加减。

党参、炒白术各15g，茯苓、怀山药、巴戟天各9g，苡仁15g，山萸肉9g，炒丹皮、赤白芍、川断、菟丝子、紫石英（先煎）各10g，五灵脂9g。

服法：水煎分服，每日1剂，经净后5～7天始服，服至BBT上升5天后停。

加减：大便溏泄，次数较多者，加入砂仁（后下）5g，炮姜6g；伴见胸闷烦热，口苦口干者，上方去巴戟天、党参，加入钩藤15g。黑山栀6g，炒柴胡5g，炒丹皮9g；心烦失眠、咽喉干燥者，去党参、巴戟天，加入莲子心5g，沙参10g，钩藤15g。

2. 兼证型

（1）郁火证

主证：经间中期或经间前期出血，血量稍多，色红或紫红，或有小血块，胸闷烦躁，头昏头痛，腰俞酸楚，身热口渴，夜寐欠佳，大便秘结，小便黄赤，脉象细弦带数，舌质偏红，舌苔薄黄腻。

治法：滋阴养血，清肝解郁。

方药：黑逍遥散（《医略六书·女科指要》）加减。

干地黄12g，黑山栀、炒丹皮、炒当归、白芍、焦山楂、茯苓各10g，醋炒柴胡6g；莲子心3g，合欢皮10g，炙远志6g，大小蓟各10g，川断、菟丝子各10g。

服法：水煎分服，每日1剂。经净后5天服，至BBT上升3天后停。

加减：脾胃虚弱的，去当归、墨旱莲，加炒白术10g，砂仁（后下）5g，焦六曲9g；反复出血，出血量稍多者，加地榆炭10g，侧柏炭10g；夜不安寐，心烦颇著，加入炒枣仁9g，青龙齿（先煎）10g，黄连3g。

（2）湿热证

主证：经间期出血，量稍多，色红质粘稠，或赤白带下质粘腻，或有臭气，神疲乏力，周身酸楚，胸闷烦躁，纳食较差，小便短赤，平时带下甚多，色黄白，质粘腻，少腹胀痛，脉象细弦带数，舌质红，舌苔黄白腻，根部尤厚。

治法：滋阴清热，利湿止血。

方药：清肝止淋汤（《傅青主女科》）加减。

黑当归、白芍、生地、炒丹皮、炒黄柏、泽泻各10g，苡仁15g，赤小豆9g，碧玉散（包）12g，茯苓15g，怀山药10g，荆芥5g，大小蓟各10g。

服法：水煎分服，每日1剂。经净后5天服，至BBT上升3天后停。

加减：湿热偏湿甚者，加入瞿麦9g，车前草10g，石韦6g；偏热甚者，加入炒黄芩9g，木通5g，蒲公英15g；少腹胀痛明显者，加入红藤、败酱草各15g，延胡10g，炙乳没各5g；

出血偏多者，加入侧柏叶炭、地榆炭各10g。

（3）血瘀证

主证：经间期出血，量多少不一，或多或少，色紫黑有血块，少腹胀痛或刺痛，头昏腰酸，胸闷烦躁，口渴不欲饮，舌质暗红，边有紫瘀点，脉象细弦。

治法：化瘀和络，益肾止血。

方药：逐瘀止血汤（《傅青主女科》）加减。

熟地10g，大黄6g，当归、赤白芍、丹皮、茯苓各10g，炙龟甲9g，川续断10g，炒枳壳6g，五灵脂10g，山楂10g，红花5g。

服法：水煎分服，每日1剂。于经净后5天开始服药，至经行第2天停。

加减：夹有湿热者；上方加入红藤、败酱草各15g，苡仁15～20g，延胡10g；大便偏溏者，去熟地、大黄，加入煨木香6g，砂仁（后下）5g，炒白术10g；腰酸明显者上方加寄生、杜仲、骨碎补各9g。

（四）临床体会

经间期出血，如果仅见点滴，1～2天即净，且偶见1～2月周期中者，可不作疾病论治，但如出血稍多，时间稍长，伴有明显的临床症状，或者已经影响BBT高温图像，或者检验雌激素水平不能与周期后移相同步增长者，均需作病理调治，而且治疗经间期出血的重要意义并不在于止血，而是在于促进重阴转阳的顺利转化，亦即是促进顺利排卵，保证月经周期的健康发展，我们对此观察多年积有一定经验，特介绍如下：

1. 关于经间期的分类认识

我们在长期的观察中，发现经间期出血，与行经期、经后期等一样，存在着初、中、末三个时期，经间初期，或称前期，出现蛋清样白带，或称锦丝状带下，经间中期，即是真正的排卵期，仅1天，亦即是前人所谓“必有1日氤氲之候”，一般是在蛋清样白带突然减少，是受孕的的对时候，经间末期，即经间后期，时间亦很短暂，一般是指 BBT 开始上升的1～2 天内。我们体会，经间前期及经间中期出血，均与阴的不足有关。经后期出血与阳气不足有关，故临床较为少见。此外，我们还发现女子“3、5、7”奇数律，在经间期也有着重要意义。3 数律者，即行经期 3 天，很有规律，则经间期锦丝状带下亦必有 3 天，始谓正常；5 数律，经间期锦丝状带下应维持5 天，7 数律，经间期锦丝状带下需维持 7 天，才能算作正常。知常达变，了解生理演变，才能推导未病时的防治。

2. 血中养阴，结合补阳

肾阴较虚，是经间期出血的主要原因，肾阴虚的实质内容，应是天癸有所不足，因此补养肾阴，主要恢复天癸至的水平，女子以血为主，天癸阴精亦与血有关。笔者体会，要提高阴精水平，使之达到重阴的要求，有两方面的结合极为重要。第一，与补血相结合，实际上是以补血药为基础，因为阴精来源于肾，达于子宫冲任者，全赖血脉所致也，在子宫、冲任等血脉中行其消长。《傅青主女科》有鉴于此，在它所制的补阴方药中，均以四物汤为基础，正是体现了妇科补阴的特点。如养精种玉汤，在四物中去川芎之辛温，加山萸肉之酸涩而成；其次结合补血，还包含着血肉有情之意，补养天癸，应选择血肉有情之品为佳，我们据此而制定的养阴奠基汤（临床验方），是从归芍地黄汤方中加入鳖甲、紫河车等。第二，与补阳相结合，治阴不忘阳，善补阴者，阳中求阴，此乃张景岳之名言，乃基于阴阳互根理论而来。因此，在补阴方药中加入川断、菟丝子、巴戟天、肉苁蓉、锁阳、黄芪、党参等 1～3 味，有利于阴精的恢复和提高。笔者曾观察 13 例出血病人经后期的雌激素的恢复和提高，在滋阴养血的基础上结合补气助阳之品，较单纯补阴养血，或温阳补阳为主的方法疗效为佳。此外，经间期加入与补阴等量的补阳药，如鹿角、紫石英、蛇床子等，亦有利于重阴转阳的变化，所谓阳主动，动则精化为气，氤氲之状见矣，转化亦开始。故上海中医学院有以温阳法促排卵者，亦属此理，排卵顺利，出血虽或有所增多，终将自愈。

3. 活血以促转化，止血以固冲任

经间期出血不同于其他出血病证，因为出血是由阴转化为阳时所带来，所谓氤氲乐育之气触之使然。一般说正常顺利的转化（即排卵），是不会出血的，即使有，也是极少的，不属病变，活血化瘀的方法，之所以有着促排卵的作用，就是推动阴精转化为阳气，使欲转不能达到较快转化。因为经间排卵是短暂的，促转化的治疗要求“快”，故临床常使用复方当归注射液肌肉注射。复方当归注射液由红花、当归、川芎组成，利用针剂注射，意在尽快促进这一短暂时间的转化，使 BBT 上升呈高温相，不止血而出血自已。近来有人运用强刺激的针灸手法，或温阳促转化的方法，意义相同，但必须在阴精有一定基础而尚嫌不足的情况下，始克有效。笔者曾治一例较为顽固的经间期出血病证，月经周期一贯落后，每于经净后 13 ~ 20 天，相当于周期的 20 ~ 27 天，出血较多，色红无块，腰酸腹痛，时夹白带，予以滋阴清热、凉血止血法后，月经周期更为落后，不得不改弦更张，在滋阴法中加入助阳之品，如川断、菟丝子、巴戟天，另加炒当归、赤芍、五灵脂，并以复方当归注射液肌注，如斯调治 3 个月经周期，经间期出血痊愈，半年后得孕。但是亦确有用活血化瘀药后出血增多，影响转化者，或者少数阴虚血管脆弱之易出血者，不得不与止血固冲药合用，前人在调治奇经方药中的通涩并施之法，如茜草、乌贼骨合用，《傅青主女科》之逐瘀止血汤中龟甲、大黄同用，正是此意。

4. 疏导心肝，解郁清火

临证中常见部分特别是大龄未婚女子的经间期出血病证，反复发作，常与心肝郁火有关。心肝郁火又与心理变化、情绪不畅有关。子宫与心肾有着直接的联系，心肝郁火通过胞脉下扰子宫，且此类患者，均有程度不同的肾阴不足，天癸不充，上不能济火宁心，下不能涵养子宫冲任，藏固不坚，血海欠固，心肝火旺下扰，焉有不出血之理！经间期气血活动加强，氤氲乐育之气触之，是以此时必出血也。治疗之法，清心肝解忧郁，首在疏导，精神、药物双管齐下法疗治之，并佐以滋阴养血助阳等法，方药选丹栀逍遥散，加入黄连、莲子心、黛灯心、炒枣仁、青龙齿等宁心安神之品，配合心理疏导，才能获取效果。若烦躁失眠，精神刺激较大者，可配合西药镇静安眠剂，同时采用多方面的疏导方法，包括旅游玩乐等寄托情怀办法，达到降火解郁，祛除烦恼，安定心神，从而亦有助于肾阴天癸的恢复和提高，不仅控制出血，亦能较好地巩固止血效果。

5. 利湿祛浊，有助转化

在经间期出血病人中，我们发现部分患者，由于湿浊偏甚，蕴阻于胞脉络冲任之间，经间期重阴必阳的转化，阴精处于重的高水平，津液水份随着阴精的高涨而增多，加重了湿蕴的病变，不利于阴转化为阳，势必增强转化时的气血活动，影响子宫、血海的固藏，另一方面湿蕴甚易化热。湿热蒸腾，损伤脉络，导致这一时期的出血，并影响转化。故《刘奉五妇科经验》中所载排卵出血两例，全以瞿麦、萹蓄、木通、车前子、赤白芍等清利湿浊，兼以活血等法治之有验，确实是有助促转化的妙法。《哈荔田女科医案医论选》所载经间出血两例，在滋阴的前提下，大量采用清利湿浊的方法，获得良效。笔者曾治一例较为顽固的经间出血病人，患者每于经净后5～7天，赤白杂下，继则量增多，质粘稠，腰酸头晕，纳欠神疲。小便较少，大便先干后溏，脉濡细，舌红、苔白厚腻根黄，曾服乌鸡白凤丸、六味地黄丸，经间出血有所减少，但继续服用后无效。用二至地黄丸、归脾丸，经间出血反有增多，BBT 测定，低温相偏高、高温相推迟，有时延至月经周期20～25天才能上升，高温相后的3天，出血停止，显系阴虚脾弱，湿浊偏盛，蕴而生热，不利于重阴转阳，治以滋阴健脾为主，但亦要加重利湿祛浊，方药如马鞭草、萹蓄、车前子、泽泻、碧玉散、怀山药、龟甲、墨旱莲、炒白术、六曲、茯苓、川断等，于经后第3天开始服药，至BBT上升后3天停服。如是调治五月，病遂告痊，翌年举一女。

6. 经间后期出血，着意益气补阳

经间后期即排卵后的出血，必须测量BBT始能确定。一般在BBT上升后出血，有的直至月经来潮。有的从经间期开始出血，直至BBT上升后5~7天始已，这种出血虽然亦与肾阴较虚有关，但大多数已与阳气不足有关，阳气有统摄固藏子宫、血海的作用，阴转阳后，阳气不足，子宫血海固藏摄纳不力，故致出血，治疗当以补阳益气的方法为主。如人参鹿茸丸，加入阿胶珠、血余炭等止血之品。如果在BBT上升5~7天后，依然出血，可按经前黄体期出血论治。治阳不忘阴，善补阳者，必于阴中求阳，因此，在补阳益气的同时，仍然要加入怀山药、熟地、白芍、山萸肉等1~2味药，以保证阳能持续高涨。同时亦反应出经间期阴转阳为基础的特点。慎勿忽此。

七、经前期漏红

在经前期阴道点滴出血，随月经而发作者，称经前期漏红，又称经前期出血，西医学称为黄体期出血，或称黄体功能不足。

本病的特征，是反复在经前期漏红，与经漏、经期延长相似，故散见于这些有关病证的记述中，与一般妇科出血病证不同，在临床上时有所见，故立专篇论述。

（一）病因病理

西医学认为，本病亦属于有排卵型功能性子宫出血，属于黄体发育不良，卵泡发育缺陷，导致排卵后黄体功能不足，或有正常的早中期黄体功能但萎缩过早、子宫内膜缺乏孕激素受体而反应不良，均可使孕激素分泌不足，不能维持子宫内膜完整而引起经前不规则脱落出血，或月经周期缩短。中医学认为，经前期阳长至重，阳气有所不足或者重阳不能延续，有所下降和萎缩，以致子宫冲任失于固藏和约制，这有如《景岳全书·妇人规》所说："若脉证无火，而经早不及期者，乃心脾气虚，不能固摄而然……" 所以我们认为经前期漏红，主要在于脾肾之阳气不足，不能固藏所致。但是我们认为经前期阳气偏旺，心肝气火偏盛，火扰血海，亦致经前期漏红，而且这两种因素经常可纠集在一处。形成经前期出血的病理特点。血瘀在经前期漏红中也时有所见。《血证论·吐血》云："经隧之中，既有瘀血踞位，则新血不能安行无恙，终必妄走。"

（二）诊断与鉴别诊断

1. 临床表现

每次在经前 3～5 天，甚则 7 天有少量阴道出血，血色红或淡红，一般无血块，然后才有正式月经。黄体功能不足，多见于 40 岁以上的妇女卵巢功能开始衰退。若发生于生育年龄可影响生育，若能怀孕也易发生早期流产或习惯性流产。

2. 检查

BBT 双相但高温相短于 12 天，自排卵后 BBT 开始上升日至月经来潮前 1 天而计算（正常的 14±2），或体温下降早，上升幅度少于 0.5℃，或黄体期体温上下波动大；经前子宫内膜检查分泌反应差，或仍停留在早期分泌阶段；激素测定有作者认为黄体中期雌二醇达 400pmol/L 和孕酮达 20nmol/L 是防止经前期出血和可能受孕的必要条件。黄体功能不足并不一定每个周期都出现，因此，需要连续测定 BBT 一段时间，若反复出现黄体功能不足，方可确诊。

3. 通过妇科（或肛门）检查

卵巢功能检查、内分泌激素测定、宫腔镜检查、诊断性刮宫病检等，排除宫颈宫腔息肉样病变及宫颈肌瘤、炎症等病变。并与经间期出血及经漏等病证相鉴别。

（三）辨证论治

本病除了证候辨证外，BBT 高温相的变化十分重要，凡是高温相欠稳定、偏低、偏短、缓慢下降等，均有助于脾肾阳虚的辨证。此外，兼证、合并症的辨别也很重要。在治疗上主要是健脾补肾，结合清调心肝。除单纯脾肾阳虚必须单纯温补外，对大多数患者均须温清并施，寒热同用，以达到恢复功能、控制出血的目的。

1. 脾肾阳虚证（主证型）

主证：经前 3 ~5 天，甚则 7 天阴道少量出血，血色淡红或红，无血块、腰酸神疲，纳谷不馨，大便偏溏，舌质淡红、苔薄白，脉象细软。BBT 高温相欠稳定，或高温相偏低、偏短，或呈缓慢下降。

治法：健脾补肾，助阳益气。

方药：温土毓麟汤（《傅青主女科》）加减。

炒白术、党参各 15g，茯苓、川续断、菟丝子、鹿角霜、白芍、怀山药各 10g，巴戟天 9g，六曲 12g，覆盆子 9g。

服法：水煎分服，每日 1 剂，经前期服。

加减：若阴虚亦明显，症见头昏咽干，入夜寐差者，上方去巴戟天，加山萸肉、杞子各 9g，左牡蛎 15g；若兼心肝郁火，症见胸闷烦躁，乳房乳头胀痛，口渴寐差等，上方加入钩藤 15g，丹皮 10g，黑山栀 9g，绿萼梅 5g，黛灯芯 1m；兼肝经湿热，症见带下量多，色黄白，质粘腻，胸闷烦躁，口苦口粘，舌质偏红，舌苔色黄白根腻。上方去怀山药、覆盆子，加入碧玉散（包煎）、小蓟各 10g，败酱草、苡仁各 15g。

2. 心肝郁火证（兼证型）

主证：经前期漏红，量少色鲜红，一般亦无血块，头昏头晕，腰俞酸楚，胸闷烦躁，口苦咽干，乳房胀痛，夜寐甚差，大便时干时软，小便偏黄，舌质偏红、舌苔黄，脉象弦细。BBT 高温相常呈犬齿状波动。

治法：养血补肾、清肝解郁。

方药：毓麟珠（《景岳全书》）合丹栀逍遥散（《内科摘要》）。

黑当归 10g，赤白芍、山药、山萸肉、丹皮、茯苓各 10g，川续断、菟丝子、紫石英（先煎）各 9g，钩藤 15g，黑山栀 9g，炒柴胡 5g，白蒺藜 10g，黛灯心 1m。

服法：水煎分服，每日 1 剂，经前期服。

加减：如失眠重者，上方加入炒枣仁 9g，青龙齿（先煎）10g；大便偏稀，腹胀矢气者，上方去黑山栀、黑当归，加入炒白术 10g，煨木香 9g，砂仁（后下）5g；纳差尿少，苔根腻者，上方去山萸肉，加入泽泻 10g，苡仁 15～30g。

3. 肝经湿热证（兼证型）

主证：经前期漏红，量少色红，质粘腻，胸闷烦躁，头昏腰酸，口苦口腻，少腹隐隐作痛，平时带下偏多，色黄白，质粘腻，纳食欠佳，神疲乏力，小便黄少，舌质红，舌苔黄白根腻，脉象细弦带数。

治法：养血补肾、清肝利湿。

方药：毓麟珠（《景岳全书》）、清肝止淋汤（《傅青主女科》）加减。

黑当归、赤白芍各 10g，怀山药、丹皮、茯苓、川断、寄生各 12g，炒柴胡 5g，碧玉散（包煎）、小蓟各 10g，黑山栀 9g，泽泻、炒黄柏各 9g，鹿角霜 10g。

服法：水煎分服，每日 1 剂，经前期服。

加减：脾胃失和，脘腹痞胀，大便偏溏者，上方去黑山栀，加入陈皮 6g，煨木香 9g，广木香 6g，砂仁（后下）5g；少腹疼痛明显、黄白带下质浓者，加红藤、败酱草各 15g，广木香 9g，延胡 12g；腰酸小腹有冷感者，上方去黑山栀，加入紫石英（先煎）10g。

4. 血瘀证（兼证型）

主证：经前期出血，量偏少或偶有增多状，血色紫黑，或有小血块，小腹或少腹作痛，腰酸头昏，胸闷烦躁，口渴不欲饮，脉象细弦、舌质紫暗，边有瘀点或瘀斑。

治法：养血补肾、活血化瘀。

方药：毓麟珠（《景岳全书》）、加味失笑散（临床验方）。

炒当归、赤白芍、山药各10g，左牡蛎（先煎）15g，丹皮、茯苓、川续断、紫石英各10g，五灵脂、蒲黄各9g，血见愁12g，景天三七10g，血竭6g。

服法：水煎分服，每日1剂，经前期服。

加减：若兼心肝郁火，证见乳房乳头胀痛，夜寐较差者，上方加入广郁金9g，绿萼梅6g，金铃子9g；若兼湿热，症见纳欠，苔腻，带下量多，黄白质浓者，上方去左牡蛎，加入败酱草15g，苡仁20g，制苍术10g，马鞭草12g。

（四）临床体会

经前期漏红，临床上常有所见，极易与经行先期、经期延长相混淆，因此诊治此类疾病，必须测量BBT，观察BBT的高温相变化，是不难诊断的。我们还体会到BBT高温相图像的变化还有着重要的辨证价值，早在1981年杨燕生就此介绍日本松本氏对BBT曲线图像分类法，将高温相失常分为5种类型［杨燕生．测定基础体温在妇科临床的应用．山西医药杂志，1981：(3)］，很有临床意义。1990年饶惠玲等亦报道了“用BBT四项指标判断服用克罗米酚后黄体功能的初步研究”，将高温相失常亦分为5种类型［文戴《中华妇产科杂志》1990：(4)］。我们亦对此进行了长期的临床观察，曾以《基础体温在部分妇科疾病中的运用初探》载于中国医药学报［1991，6（5)］。我们在总结328例肾虚不孕症中有168例黄体功能不健，发现BBT所示高温图像有六种病变形式，①缓慢上升式：此乃明显缓慢上升的一种，如果偶然1次，或者仅仅1～2天呈缓慢上升者不计。②高温相偏低式：即高温相与低温相之差，在0.2～0.3℃之间，上升幅度不大。③高温相偏短式：又有三种情况，很短式，即高温相维持6～7天；短式，高温相维持在8～9天；稍短式，即高温相维持在10～11天。高温相偏短的情况，反应了肾虚程度性质上有所差异。但亦有高温相一贯偏长，即每次经前期高温相均维持在16～18天，甚则有达20天者，则少于此日期者，亦可谓之偏短。亦有极少数人，高温相一贯维持在11天者，并无任何不适，因此这种患者，其高温相偏短的标准亦有所减少，临床上不可不知。④高温相下降缓慢式：即在经行前3～5天，或者6～7天，已开始缓慢下降，常伴见腰酸，甚则可见少量阴道出血，即所谓经前期漏红。⑤高温相呈马鞍式：即BBT上升呈高温相后2～3天，或3～5天后，又下降0.2～0.3℃2～3天或3～5天，继而又复上升者。⑥高温相不稳定：即高温相起伏不定，波动较大，一般可出现犬齿式，是在较高幅度上的起伏。与马鞍式又有所不同。这六种高温相失常的图像，我们体会：1～3式，基本上属于阴阳不足，偏于阳虚的图像，或者夹有气虚。4～5式，多属于脾肾阳虚，或者说脾肾气虚的图像，或者夹有阴虚，6式阴阳俱虚偏于阴虚，常伴心肝郁火的图像。在治疗上，偏于阳虚者，应采用水中补火，阴中求阳的方法，方用右归丸（饮）、金匮肾气丸等。脾肾阳虚的可用真武汤，脾肾气虚的用人参鹿茸丸、《傅青主女科》的健固汤、温土毓麟汤等均可选用。我们所使用的助孕汤，不仅有水中补火、阴中求阳的作用，而且还有调补脾肾之气的作用。心肝郁火者必须加入丹栀逍遥散或越鞠丸等治之为宜。本病证有一定的顽固性，少数自经间期出血一直延伸到整个经前期。病情颇为错杂，既有阴虚及阳的一面，又可能兼有气虚，并夹心肝郁火，故治疗上不仅温清并用调补兼施，而且要处理恰当，耐心服药，一般常用毓麟珠合丹栀逍遥散加减，药用党参、黑当归、白芍、山药、山萸肉、炒丹皮、茯苓、川断、菟丝子、紫石英（先煎）、黑山栀、炒柴胡、五灵脂、小蓟等品。在服药治疗同时，还要注意适当休息，稳定情绪，袪除烦恼，保证睡眠，耐心服药，按照月经周期进行系统调治，才能获得较好的效果。

八、经行吐衄

在行经期，或月经来潮前后，发生衄血、吐血，称为经行吐衄。因为其发病与月经周期有关，常常伴发月经量少，甚或月经不行，类乎月经倒行逆上，所以有倒经或逆经的称呼。李时珍在《本草纲目》就曾经这样写道“有行经只衄血、吐血或眼耳出血者，是谓逆行。”由于它代替了月经的来潮，故现代医学称之为“代偿性月经”。本病多见于青春期女子，月经周期失调，甚则闭经，临床上以鼻衄最为常见，有的出现吐血，也与鼻部出血回流口咽部有关。

本病还应与子宫内膜异位症联系。在代偿性月经的病证中确有子宫内膜异位症存在。

（一）病因病理

发生经行吐衄的原因为血热气逆。因为气为血帅，血随气行，血的升降运行皆从乎气。气热则血热妄行，气逆则血逆而上溢。当月经来潮时或经行前，冲脉气盛，血海满盈，血热气逆，必然迫血上行而为吐衄。之所以形成血热，动乎冲任，是与肾阴阳的失衡有关。正如《女科百问》“气属乎阳，血属乎阴，阴盛则阳亏，阳盛则阴亏，经所谓阳胜则阴病，阴盛则阳病。诸吐血、衄血系阳气胜，阴之气被伤，血失常道，或从口出，或从鼻出，皆谓之妄行。”

根据我们临床体会，本病证的主要机理在于肝郁化火，肝气升逆。正如《傅青主女科》“妇人有行经之前一、二日忽然腹痛而吐血，人以为火盛之极也，谁知肝气之逆而不顺行而上吐乎？夫肝之气最急，宜顺不宜逆，顺则气安，逆则气动，血随气而俱行，若经逆从口上出，乃少阴之火急如奔马，得肝中龙雷之气直冲而上，其势最捷，反经之血，又至便也，不必肝不藏血，始成吐血之症。但此等吐血，不同各经之吐血，各经吐血乃内伤而成，此逆经吐血者，乃内溢而激之使出也，其症绝有异同，而逆气则一也。治法似乎治逆以平肝，不必益精以补肾，虽然逆经而吐血，虽不损夫血，而反复颠倒，未免伤肾之气，而血又上泄过多，则肾水亦亏，必须于补肾之中，以行其顺气之法也。”的确，肝气升逆，是与肾之不足有关，肾阴阳不足，特别是肾阴较虚，肝气升逆易于化火，火性炎上，更使肝气升逆，经前期阳气旺盛，冲脉之气更易使肝气升逆，故为本病的主要病理变化。

此外，血瘀也是常见的病机。血瘀之所以形成，一方面是与肝郁气滞有关，所谓气滞则血滞、滞久必成瘀。另一方面也与肾虚偏阳有关，阳虚气化不利，瘀浊极易内阻，而且有的瘀浊，随冲任、厥少之经脉流注于口鼻部，形成口鼻部的瘀结，随着月经周期中阴阳消长转化而变化。此外尚有肺肾阴虚，虚火随冲脉之气上逆亦可导致本病。

（二）诊断与鉴别诊断

1. 临床表现

行经期间，或行经前后，出现周期性地衄血、吐血，经后自止，每伴经量减少，甚至无月经。

2. 检查

除常规进行鼻咽部检查外，必要时应进行全身体格检查及血液检查等。

3. 妇人内伤杂病，虽可有吐血、衄血，但与月经周期无关，不会同步于月经周期发生，即使有经期加重的趋势，但在非月经期亦会出现吐血、衄血，且伴有其他全身症状；经行吐衄则按月经周期反复出现。至于鼻咽部的器质性病变，以及有关出血的全身性疾病，通过询问病史和有关检查，加以区别。

（三）辨证论治

本病主要是肝经郁火。所谓气逆血热，但常兼夹血瘀，至于肺肾阴虚一般较为少见，治疗着重于清热降逆，引经下行。

1. 肝经郁火证（主证型）

主证：经前或初经即见吐血，衄血。血色鲜红，有的出血量多，有的出血量少，或有血块，或则月经先期，伴有心烦易怒，两胁胀满、口苦咽干，头昏耳鸣，小便黄赤，大便秘结，舌质偏红，舌苔黄，脉象弦数。

治法：清肝降逆，引血下行。

方药：清肝引经汤（《傅青主女科》）。

当归、赤白芍、生地、丹皮各10g，黑山栀、黄芩、川楝子各9g，川牛膝、生茜草各15g，甘草6g，茅针花5g。

服法：水煎分服，每日1剂，经前、经期服。

加减：若兼血瘀，症见小腹疼痛，经行不畅，量少，色黑有血块，上方去生地、黑山栀，加泽兰叶、桃仁、红花各9g；若兼肝郁气滞颇甚，症见乳房胀痛，精神抑郁，时时叹气，脘腹作胀者，上方去生地，加制香附9g，广郁金10g，青陈皮各6g，绿萼梅5g；若兼脾胃不和，症见脘胀痞胀，矢气频作，大便偏溏，纳食欠佳，上方去生地、黑山栀，加入煨木香9g，砂仁、蔻仁各5g（后下），广陈皮6g，六曲10g等。

2. 血瘀证

主证：经期衄血，或有吐血，量或多或少，色偏紫，月经大多后期，行经量少或不行，色黑有血块，小腹疼痛颇甚，拒按，胸闷烦躁，口渴不欲饮水，大便秘结色黑，脉象细弦，舌苔黄白微腻，舌质紫暗，边有瘀点。

治法：顺气降逆，逐瘀通经。

方药：血府逐瘀汤（《医林改错》）加减。

桃仁、红花、当归、赤芍各9g，熟地、丹参、川牛膝各10g，炒枳壳、制香附各6g，泽兰叶、益母草各12g。

服法：水煎分服，每日1剂，经前、经期服。

加减：小腹冷痛、形体畏寒者，加入肉桂（后下）3g，小茴香6g，艾叶9g；头痛鼻衄量多者，加入钩藤15g，丹皮10g，茅针花5g，参三七、茜草各10g；月经排泄不畅，甚则排泄不下者，可加莪术10g，旋覆花（包煎）6g，大黄6g以通泄之。

3. 肺肾阴虚证

主证：经期或经后，衄血、吐血，量较多，或较少，色鲜红无血块，月经先期，经血量少，色淡红，伴有头昏腰酸，潮热咳嗽，口干咽燥，五心烦热，形体清瘦，舌质红、苔剥或有裂纹，脉象细数。

治法：养阴润肺，清热止血。

方药：活血润燥生津汤（《医方集解》）加减。

当归、赤白芍、生地各10g，天麦冬各6g，沙参、天花粉各10g，桃仁、红花各9g，莲子心5g，墨旱莲10g。

服法：水煎分服，每日1剂，经前、经期服。

加减：衄血量多，加入茅针花6g，仙鹤草10g；腰酸头昏，时或耳鸣者，加入元参10g，炙龟甲（先煎）10g，潼白蒺藜各9g；咳嗽较剧，咯痰偏多者，加入青蛤壳（先煎）、杏仁、北沙参各10g，川贝母3g；入夜少寐，心烦失眠者，加入炒枣仁9g，夜交藤15g，青龙齿（先煎）10g。

（四）临床体会

本病大多发生于年轻未婚女子。由于经行时吐衄，绝大部分影响月经的正常来潮。有的甚至经血不行，似乎经血倒行，故现代医学称之为代偿性月经。《类证治裁》称"倒经"，《叶天士女科》称"逆经"。《医宗金鉴·妇科心法》称"经行吐衄"。一般医学著作，均以经行吐衄论之。根据我们临床观察，本病实际上是以鼻衄为多见，有的吐血，亦为鼻衄倒流口腔所致。

本病亦为临床常见疾病之一，常常反复发作，时轻时重，不易治愈。我们临证多年有如下一些体会。

1. 清肝降逆

这是治疗本病的主要方法。因为从临床来看，本病虽有各类证型，但常见的是肝郁化火，即肝火升逆所致，所以清肝降逆颇为常用。我们在长期的实践中摸索出来的倒经汤。药用丹参、川牛膝、泽兰叶、当归尾、赤白芍、丹皮炭、炒山栀、茺蔚子、茅针花、炒竹茹、制香附、钩藤等，常规用量，经行吐衄时服用，一般日服1剂，有时需日服2剂。该方是根据《丁甘仁医案》中治疗经行吐衄的效方化裁而来。如伴有胸闷气短者，可加炒柴胡，大便秘结者，加大黄。大黄不仅有清热泄下，使升逆之火通过大便泻下而去之，又可通过大黄入血行瘀，导经血下行而去之，而且火入血分，排泄经血，是泻火降逆的最好方法。清肝诸药，是抑制肝火升逆，也是抑制吐衄的有效方法。抑之无效时，必须通过降逆而引导肝火下行，故倒经汤意在降逆，导经血以下行，从而亦导引肝火下行，故倒经汤之制降逆引经血下行，才是本方之深意也。

2. 逐瘀通经

我们在经行吐衄的病证观察中，发现瘀阻气逆亦为本病所常见。有相当部分兼夹在肝经郁火证型中，血瘀阻滞子宫血室，经行不畅，或经血不得下行，下既不通，势必通过冲脉而上逆，逆犯清窍，故致鼻部口腔衄血。因此，这种吐衄，病根在下，单治吐衄，不能解决子宫冲任的瘀阻，未必能见效也。故我们推荐血府逐瘀汤，或三和饮（即凉膈散合调胃承气汤）治之。方中必加大黄，大便溏泄去之，在前人治疗倒经的有关论述中，颇崇大黄治此的功效。但我们体会瘀阻者，其逐瘀通经，常须助阳温经药佐之，故需加入肉桂，肉桂合大黄加入血府逐瘀汤方中，更为适合。在前人调治倒经中有人主张童便咸以降之，治疗本病效果较好，我们认为在温通化瘀方药中适当佐入咸降之品，以防逆化火之弊，且咸入肾，引入下焦，亦不失为一种好方法。

3. 补肾降逆

经行吐衄，虽然从表面现象来看，主要在于肝郁化火，瘀阻气逆，但其根本的原因还在于肾虚，肾阴虚，天癸不充，子宫冲任失于涵养，冲脉之气上逆化火所致者，我们据此而制的补肾降逆汤，标本合治。对肝郁化火，肺肾阴虚，瘀阻气逆等证型，经治疗后，仍反复发作者，可用本方，作为经后期平时治本的方法。本方从《傅青主女科》顺经汤化裁，药用熟地、白芍、归身、山药、女贞子、丹皮、茯苓、紫河车、怀牛膝、茜草、牡蛎等。常规用量，在经后期服用，有的尚需加入川断、菟丝子、茺蔚子等品。属血瘀，或者脾虚等类型者，重在温补肾阳，上方必加紫石英、鹿角片、巴戟天等品治之，始为恰当。

4. 子宫内膜异位症的治疗

对于顽固性的经行吐衄，需作鼻腔粘膜组织检验，如属子宫内膜异位症；可按辨病论治的原则处理。消除内膜异位病灶，结合阴虚、肝火、阳虚等不同体质和证候类型，选用倒经汤、补肾降逆汤、三和饮等，加入血竭、山甲片、石打穿等消癥化瘀之品，同时考虑子宫内膜异位病灶，是受卵巢激素周期性变化的影响，与中医学中的阴阳消长转化的月节律有关，经后期阴长，内膜样血瘀亦长，经前阳长，阳气盛则内膜样血渐融解，因此，维持经前期阳长，对消除内膜样血瘀十分重要。我们据此而掌握经前期论治，运用补肾助阳的方药来维持和提高经前期阳长水平，同时加入血竭、山甲片、石打穿等消癥药物。同时结合辨证处理之，有助于控制内膜异位症的发生和发展，取得较好的疗效。

九、经行便血

经行期间，或适逢经前期出现大便下血，伴有月经量少，经后渐愈，呈周期性发作者，称为经行便血，也称错经或差经。

本病证临床上虽不常见，但亦有所发现，故列专篇进行论述之。

（一）病因病理

本病的主要机理在于肾气弱，以及胃肠积热和阴虚火旺所致，兹分别阐明如下：

肾虚气弱者，是本病较为主要的病理变化。《傅青主女科》对此议论颇详。如说："妇人有行经之前一日大便先出血者，人以为血崩之症，谁知是经流于大肠乎？夫大肠与行经之路各有分别，何以能入乎其中？不知胞胎之系，上通心而下通肾，心肾不交，则胞胎之血，两无所归，而心肾二经之气，不来照摄，听其自便，所以血不走小肠走大肠也，治法若单止大肠之血，则愈止而愈多……盖经水之妄行，原因心肾之不交，今不使水火之既济，而徒治其胞胎，则胞胎之气无所归，而血安有归经之日！"从这一段文字中，可以看出，前人在论述经行便血，是由心肾失济的整体性病变所致。心主血，肾为封藏之本，主前后二阴，血不循常道错走后阴，而肾气不摄，故致经行便血。关于气虚不能摄血，还有与脾虚失统的病变有关，正如《医钞类编·调经门》所说："此太阴脾气虚，不能统摄少阴，真阳素亏，阴寒内结，而为腹痛，侵入厥阴，则痛连少腹，引入阴中，其证总为三阴寒极，阻截前阴经血不能归于冲任，而直趋大肠。"说明了脾肾阳虚，阴寒内结，脾肾失统，以致经血错行。

此外，尚有肠胃蕴热，由于平素恣食酒浆厚味，或嗜食辛辣、燥血动火之物，火热郁结肠胃，下注大肠，月经将潮和经行之际，冲脉气盛，引动肠中积热，热灼大肠血络，迫血妄行而致大便出血。

（二）诊断与鉴别诊断

1. 临床表现

每逢经前或值经期，出现大便下血，伴有月经量少，经后渐愈，是周期性发作者。

2. 检查

妇科检查、B超探查，以及女性内分泌激素检验等，明确功能失调性疾病。

3. 通过直肠镜检查，排除肠部器质性疾病，以及血液检查，排除全身性血液病变。

（三）辨证论治

经行便血有虚有实。实者多表现为先血后便，出血多，色暗红，质粘稠；虚者多表现为先便后血，或多或少，色淡质稀；阴虚内热则出血色红等。治疗上不仅要控制便血更为重要在于调理冲任。

1. 肾虚证

主证：经行便血，血量不多，或点滴而下，色淡红，质稀，头晕目眩，腰俞酸楚，五心烦热，夜寐不熟，神疲乏力，小便较频，月经量少，色红质稀，舌质淡红，舌苔黄白薄腻，脉象细弦，重按尺部无力。

治法：补肾益气，调冲涩肠。

方药：顺经两安汤（《傅青主女科》）。

黑当归、白芍各10g、大熟地12g，山萸肉、党参、炒白术各10g，黑芥穗6g，巴戟天9g，升麻3g，麦冬6g。

服法：水煎分服，每日1剂，经前、经期服。

加减：月经量甚少者，加入泽兰叶10g，益母草、马齿苋各15g；经行小腹痛，血块多者，上方去山萸肉、白芍，加入赤芍、五灵脂各10g，炒蒲黄（包煎）3g；若大便下血多者，应加入地榆、炒槐花各10g；夜寐甚差，心烦不已者，上方加入炒枣仁9g，紫贝齿（先煎）10克。

2. 脾肾不足证

主证：经行大便下血，先便后血，量多或少，色淡质稀，神疲体倦，面色少华，气短懒言，四肢不温心悸少寐，食少便溏，月经量多或少，色淡质稀，舌质胖大而色淡，舌苔薄白，脉缓弱。

治法：温肾健脾，补气摄血。

方药：归脾汤（《济生方》）加减。

黄芪、党参、炒白术各15g，茯苓神、龙眼肉、炒枣仁各10g，煨木香、陈皮、炙甘草各6g，炮姜5g，炒杜仲9g，荆芥炭6g。

服法：水煎分服，每日1剂，于经期前、经期服。

加减：出血稍多者，加入地榆炭10g，炙升麻5g，炙乌贼骨15g；血块较多者，加入炒蒲黄（包煎）9g，益母草15g，炒五灵脂10g；血虚较重者，加制首乌、白芍各10g，阿胶（烊化）10g；腰酸尿频者，加入炒川断、菟丝子、覆盆子各10g。

3. 胃肠郁热证

主证：经前或经期大便下血，先血后便，血色暗红，质粘稠，面赤心烦，口苦咽燥，大便干，小便黄，月经先期，经来量少，经血紫红，质稠，甚则经来点滴即净，舌红苔黄、少津，脉象滑数。

治法：清泻积热，凉血止血。

方药：槐花散（《普济本事方》）合泻心汤（《金匮要略》）。

炒槐花15g，侧柏炭、炒芥穗、炒枳壳、黄芩各10g，黄连3g，大黄3~6g，炒丹皮9g，生地榆10g。

服法：水煎分服，每日1剂，经前、经期服。

加减：血分热象明显者，加入生地10g，黛灯心1m，升麻5g；大便偏干者，全瓜蒌、杏仁、火麻仁各10g；夜寐甚差，心烦口渴明显者，加入莲子心5g，青龙齿（先煎）10g，黛灯心1m。

（四）临床体会

经行便血，虽然临床上并不常见，但亦有之，首先要排除直肠的器质性疾病。在辨证论治中，除了肾虚、脾肾不足、肠胃郁热之外，还要注意到阴虚内热的病证，如见形体清瘦，五心烦热，头晕腰酸，舌红少苔，大便干燥者，可选用《景岳全书》的约营煎，药用生地、槐花各15g，白芍12g，黄芩、地榆、芥穗炭、川续断各10g，乌梅、甘草各6g。经前、经期服用。连服3个月经周期。

在经行便血的辨治中，还必须注意到直肠部的子宫内膜异位病变。注意直肠近肛门处的内异病灶，行切片检验，一旦确诊为子宫内膜异位病证者，行测量BBT，观察BBT高温相变化，按调理月经周期法论治，重在调理排卵期后的脾肾阳气，如毓麟珠、温土毓麟汤等。通过振奋阳气溶解膜样瘀结，同时在经前、经期，肾虚或脾肾不足的治法方药中，还要加入化瘀消癥之品，如生山楂、生内金、五灵脂、石打穿等品。或者应用我们治疗子宫内膜异位症的助阳消癥汤，才能获得较好的临床效果。

十、经行尿血

女子月经来潮前后，或正值经期，出现尿血，尿液呈淡红、鲜红或淡酱油色，甚则尿中夹有血块者，称为经行尿血。但本病要与尿中夹杂的月经血相区别。

（一）病因病理

经行尿血多由热伏血分，损伤脉络，或瘀血阻滞，血不循经，或脾肾气虚，失其固摄封藏之职而致。具体的病理变化述之如下。

热伏血分者，其一是由劳神太过，烦恼较多，夜寐过少，心火独亢，移热于小肠，经行前或经期，阳长冲脉气盛，热灼阴络，络损血溢，引起尿血。或则素体阴虚，相火偏旺，经前经期，阳长冲脉气盛，相火更旺，灼伤阴络，亦致经行尿血。

脾肾两虚者，脾气虚则失统藏，肾气虚则失固纳，经行之际，脾肾之气更虚，虚则更失封藏和统摄以致尿血。

瘀血内阻者，由于经行产后，余瘀流注于膀胱脉络，久而为瘀结，经行之时，瘀结伤络，络损血溢以致尿血。

（二）诊断与鉴别诊断

1. 临床表现

行经期或经行前后出现尿血，或者尿中夹有血块，且呈周期性发作者。

2. 检查

妇科检查、B超探查、女性内分泌激素检验等，以明确功能失调性疾病。

3. 通过有关检查，以及膀胱镜检查，排除膀胱、肾脏、输尿管结石等器质性疾病。

（三）辨证论治

尿液颜色的鉴别及全身症状，对于经行尿血的辨证颇为重要。但是各种检查资料进行微观辨证亦为重要，辨证确定，再行分证论治。

1. 热伏血分证

主证：经前或经期小便带血，血色鲜红，伴有灼热感，面赤咽干，口舌生疮，喜食冷饮，心烦热，夜寐不安，头昏腰酸，月经先期量多，舌质红绛，舌苔薄黄，脉象弦数。

治法：清心泻火，凉血止血。

方药：导赤散（《小儿药证直诀》）加味。

生地12g，木通6g，茯苓10g，山栀子、黄芩、车前子、泽泻各9g，生甘草、竹叶各5g，黛灯心1m，莲子心5g。

服法：水煎分服，日服1剂，经前、经期服。

加减：心烦失眠者，加入青龙齿（先煎）10g，左牡蛎（先煎）15g，夜交藤30g；口干津液耗损者，加入麦冬9g，北沙参12g，天花粉10g；月经过多者，加入大小蓟、女贞子、墨旱莲各10g；阴虚火旺者，可见经来小便带血，色鲜红，头晕耳鸣，颧红盗汗，五心烦热，骨蒸潮热，烦躁寐差，治法宜滋阴清热，凉血止血，知柏地黄汤加减：药用知母、黄柏、生熟地、丹皮、茯苓、泽泻各10g，地榆、墨旱连各12g等。

2. 脾肾两虚证

主证：经来小便带血，色淡红，面色萎黄，神疲肢倦，气短乏力，头晕耳鸣，腰膝酸软，食少便溏，舌淡胖、苔薄白，脉濡缓或沉弱。

治法：健脾益肾，益气固涩。

方药：补中益气汤（《脾胃论》）合无比山药丸。

黄芪15g，炒白术、熟地、赤石脂、茯苓、山萸肉、菟丝子各12g，党参、炒当归、陈皮、山药、巴戟天、怀牛膝、泽泻、杜仲、肉苁蓉各10g，升麻、柴胡、炙甘草各6g。

服法：水煎分服，每日1剂，于经前、经期服。

加减：尿血偏多者，加入炒地榆、仙鹤草各15g；头晕耳鸣较著者，加入龙骨（先煎）、牡蛎（先煎）各20g；大便溏泄，次数较多，腹胀矢气明显者，上方去当归、熟地、肉苁蓉等品，加入煨木香6g，砂仁（后下）5g，六曲10g，炮姜3g；小便频数明显者，上方去泽泻，加入覆盆子、炙桑螵蛸各10g。

3. 瘀血内阻证

主证：经来尿血，血量或多，色紫暗，或夹血块，小腹胀痛，经行不畅，经量偏少，色紫，有血块，脉象弦涩或细涩，舌暗或有瘀斑，舌苔薄白。

治法：活血化瘀，通经止血。

方药：震灵丹（《妇科大略》）。

禹余粮、赤石脂各12g，紫石英（先煎）、代赭石（先煎）、五灵脂各10g，制乳没各6g，朱砂1g，侧柏叶、藕节各9g。

服法：水煎分服，每日1剂，经前、经期服。

加减：尿血较多者，可加入白茅根、大小蓟各15g；兼有湿热者，小便有热痛，舌苔根部黄腻者，加入炒黄柏10g，泽泻12g，生地9g，生甘草5g；经行不畅，小腹酸痛者，加入台乌药6g，制香附、延胡各12g。

（四）临床体会

经行尿血，临床虽不常见，但亦有所见，在辨治过程中，首先要排除肾、输尿管、膀胱的炎症、结石、结核及肿瘤疾病。一般以心火亢盛为多见。凡具有月经先期，经量偏多，尿色紫红或鲜红，心烦寐差，尿道有灼热性疼痛者，均可从心火亢盛论治，除导赤散为常用药外，火热偏盛的，应选用《杂病源流犀烛》的清心汤。药用黄连、丹皮、赤芍各10g，灯心1m，生地12g，连翘、山栀子、黄芩、当归、黄柏、甘菊、川芎、甘草各6g。本方清心泻火之力较重，适合热重的患者，本方有的书藉误为《治疗经验良方》，实际上，清心汤有：《证治准绳》方，方中尚有大黄、芒硝、麻黄、石膏等品，其发表通里，清热泻火之力更强；《景岳全书》方，除清心泻火外，亦有大黄、芒硝，较之《证治准绳》方力量为弱，但较本清心散的泻下力为强。如夹气虚者，应用清心莲子饮。又名莲子清心饮，出《太平惠民和剂局方》，方中用莲子肉，一般应为带心莲子肉、党参、黄芪、茯苓、柴胡、黄芩、地骨皮、麦冬、车前子、甘草，水煎服，功能健脾益气，清心利尿。我们临床上所见虚实夹杂者，以本方为常用。

经行尿血与经行便血一样，必须注意有无内膜异位症的存在，必要时行膀胱镜取异位内膜病灶检查之，如确诊为“子宫内膜异位者”，则测量BBT，按补肾调周法论治，着重在排卵期及经前期论治，结合化瘀消癥，可参考子宫内膜异位性痛经；行经期可按瘀血内阻论治。

十一、经行咳血

女子每值行经期间，或经行前后，出现咳血，或痰血相兼。或痰中夹有血丝，月经干净后逐渐消失，呈周期性发作者，称为经行咳血。与“经血吐血”不同。

（一）病因病理

经行咳血与肺密切相关，其主要原因在于热、虚、瘀三者，亦以火热病变为常见。

热者，火之谓也。就临床观察而言，有肝火、胃火、肾火犯肺所致。肝火者与精神情志因素有关，愤怒急躁、紧张烦恼，常是激动肝火的原因，或者素体肝火旺盛，经行之前正是阳长至重，冲脉气盛，故肝火更旺，上逼肺金，灼伤肺络，故见经行咳血。肾火者，即是阴虚火旺也，素体肺肾阴虚或因热病、酒色等耗阴，肺肾阴虚，值行经期及经前期，阳气偏盛，冲任气旺，故阴虚相火更旺，火炎灼金损络，因而产生咳血。或者由于平素胃热颇甚，嗜食辛辣烟酒，以致积热于胃，熏蒸于肺，经前、经期气血壅盛，火载血升，致成咳血。

虚者，肺脾气虚也，素体肺脾薄弱，肺气不足，或者劳倦伤气，或者思虑过度伤脾，以致脾弱气更虚，行经时气随血泄，气虚肺不司降，兼以气不摄血，故见经行咳血。

瘀者，或由经产留瘀，流注于肺络，以致经行时瘀结伤肺损络；或者咳血病久，络伤血溢，肺内留瘀，或者素体瘀血滞留，肺络瘀滞不畅，经行时血壅更甚，又不得顺利排泄，以致肺络破裂而出现咳血。

（二）诊断与鉴别诊断

1. 临床表现

每逢行经期或正值经行前后，出现咳血，或痰中带血，或痰中夹血丝，月经干净后，逐渐消失，呈周期性发作者。

2. 检查

通过肺部的摄片及女性内分泌激素的检查及 BBT 测定等确诊。

通过上述有关检查，排除肺部的炎症、肿瘤等器质性疾病。

（三）辨证论治

本病有虚实之分，实证以热证为主，多在经前、经期发生，出血量多，色红质稠；虚也以虚火为多见，大多在经后或经期出现，咳血色淡红量少，或血多痰少。治疗本病以虚则补之、实则泻之为原则，但均要立足于肺以调治之。

1. 热证

(1) 肝火犯肺证

主证：经前或经期咳血，或痰中带血，血色鲜红，急躁易怒，胸满掣痛，口苦咽干，头痛目赤，乳房胀痛，舌质偏红，舌苔薄黄腻，脉象弦数。

治法：清肝泻火，安络止血。

方药：丹栀逍遥散（《内科摘要》）加减。

钩藤15g，炒山栀、丹皮、黄芩各9g，柴胡5g，生地、焦山楂、茯苓、炒当归、赤白芍各10g，仙鹤草、杏仁各12g，甘草5g。

服法：水煎分服，每日1剂，经前、经期服。

加减：咳血较多者，可加入大小蓟、茜草炭各10g，白茅根15g；肺热颇甚，咳嗽频频者，加入石膏（先煎）15g，炙桑白皮12g；肝火颇甚者，加入龙胆草12g，夏枯草10g；咳痰多者，加入白前10g，川贝母6g。

(2) 阴虚火旺证

主证：经期或经后咳血，血多痰少，或咳血量少，色鲜红，伴有午后潮热，五心烦热，两颧红赤，咽干欲饮，盗汗乏力，腰脊酸痛，舌红少苔，脉象细数。

治法：滋阴降火，佐以止血。

方药：百合固金汤（《慎斋遗书》）。

百合、生地、熟地各15g，麦冬、元参各12g，贝母、当归、白芍各10g，桔梗、甘草各6g，仙鹤草15g。

服法：水煎分服，每日1剂，经前、经期服。

加减：血较多者，加入茜草10g，侧柏叶12g；虚热表现重者，加入地骨皮、青蒿各12g，银柴胡10g，以退虚热；头昏烦热，失眠明显者，加入青龙齿（先煎）10g，炒枣仁9g，莲子心5g；胃纳欠佳，胃脘不舒者，上方去熟地，加入陈皮

6g，炒谷芽、炒麦芽各10g，炒竹茹6g。

（3）肺胃壅热证

主证：经期咳痰带血，血量较多，色红，口干渴，咽干痛，胃脘胀闷，大便干结，小便黄赤，月经先期，量多质稠，舌质红，舌苔黄干燥，脉象滑数。

治法：清肺泻火，佐以止血。

方药：泻白散（《小儿药证直诀》）加味。

桑白皮、地骨皮、大小蓟、侧柏叶、棕榈皮、茜草各12g，粳米30g，荷叶、山栀子、丹皮各10g，白茅根20g，大黄、甘草各5g。

服法：水煎分服，每日1剂，经前、经期服。

加减：肺热盛，咳痰黄，出血量多者，可加黄芩、知母各10g；热邪伤津，口渴甚者，加入麦冬10g，天花粉、元参各12g；脘腹痞胀明显者，加入广木香9g，陈皮、炒枳壳各6g。

2. 肺脾气虚证

主证：经行或经后期咳血，量少，色淡红，面色㿠白，神倦体乏，心悸气短，声低懒言，纳少无味，大便溏，舌质淡，舌苔薄白，脉沉缓无力。

治法：补肺健脾，益气摄血。

方药：补中益气汤（《脾胃论》）加减。

黄芪、党参各15g，白术、茯苓、陈皮、广木香各10g，荆芥炭、炙升麻各5g，黑当归9g，炙甘草6g，北沙参10g。

服法：水煎分服，每日1剂，经前、经期服。

加减：咳血少多者，上方加入地榆炭、侧柏叶、仙鹤草各10g以止血；食欲不振，纳谷少者，加入鸡内金6g，神曲、谷麦芽各10g以开胃进食；大便溏泄，次数较多者，加入砂仁（后下）5g，炮姜5g，焦建曲10g。

3. 瘀阻肺络证

主证：经前或经期，咳痰带血，或吐血沫，色紫黑有血块，胸闷烦躁，目眶发黑，口渴不欲饮，舌质紫暗，或有瘀斑，脉象弦涩，或沉细带迟。

治法：活血化瘀，通经止血。

方药：震灵丹（《妇科大略》）加减。

赤石脂、禹余粮、紫石英（先煎）、代赭石（先煎）各10g，制乳没各6g，五灵脂12g，景天三七9g。

服法：水煎分服，每日1剂，经前、经期服。

加减：出血稍多者，加入侧柏叶、地榆、藕节各10g；月经排泄不畅者，加入制香附9g，川牛膝10g，五灵脂10g，泽兰叶12g，益母草15g；心烦口干者，加入钩藤15g，丹皮、沙参各10g。

（四）临床体会

本病以肝郁化火，木火刑金，以及肺肾阴虚，虚火上炎为多见。肝郁化火属于实证范畴，所以有人提出应运用龙胆泻肝汤来清泻肝经之火，使之从小便排泄。但我们体会到，肝郁化火，表面上看来虽属实火范畴，但实际上是属于本虚标实的一类。本虚者，即肝肾之不足也。故标实者，一般清之即可，如火过甚者，亦可泻之，所谓中病即已，过者将加剧本虚，非所宜也。在处理标实时，还要考虑到肃肺降气以及调经的措施，一般伴月经过多者，应加固冲止血之品，月经量少小腹胀痛者，应加行气化瘀之品，这是辨证的普遍规律和辨病的特殊规律相结合的治疗方法，确能获取较好效果。

十二、经行乳衄

女子月经来潮期间，或行经前后，出现乳头溢血，经净后将逐渐自行停止，呈周期性发作者，称为经行乳衄。亦有倒经之称。因为经血减少，似乎从乳房乳头代偿溢出所致。

（一）病因病理

乳头属肝，乳房属胃，故经行乳衄多与肝、胃有关。由于本病呈周期发作，且由乳头溢血，故与肾及冲任等亦有关。常见主要是肝胃两经火热，其次是脾胃气虚。

1. 肝胃火热

素有肝火旺盛，或情怀不畅，气郁化火；肝火在经前期阳长冲任气盛之时，上犯乳房脉络，乳房血络受损，则见乳衄。或者素有胃中积热，嗜食辛辣及助阳动火之品，以致胃火益旺，阳明气盛，经行之时，冲任气盛，胃火上犯乳房血络，乳络被灼出现乳衄，此为常见。

2. 脾胃气虚

病久耗伤气血，或素禀脾胃薄弱，或过度劳累，或房事不节，更损脾肾，经行之时气随血泻，冲任不足，气虚益甚，脾气虚则摄纳无权，肾气虚则封藏失职，胃气虚则乳络不固，故见乳头溢血。

（二）诊断与鉴别诊断

1. 临床表现

女子在行经期间，或在行经前后，出现乳头溢血，经净后逐渐自行停止，呈周期性发作者。

2. 检查

B超、女性内分泌激素检查，以及有关的检查以诊断之。

3. 通过有关检查，排除乳房乳头的炎症肿瘤特别是恶性肿瘤。

（三）辨证论治

经行乳衄有虚实之分，实者多与肝胃有关，虚者多由气虚肾亏所致。治疗应在辨证论治的同时，酌加止血与补肾的药物。

1. 肝经郁火证

主证：经前或经期乳头溢血，色红或紫红，口苦咽干，胸胁疼痛，心烦易怒，舌红而干、舌苔薄黄，脉象弦数。

治法：清肝泻火，佐以止血。

方药：栀子清肝汤（《外科正宗》）。

山栀子、丹皮、柴胡、炒当归、炒白芍、牛蒡子、煅石膏各10g，川芎、黄芩、黄连、甘草各6g。

服法：水煎分服，每日1剂，经前、经期服。

加减：乳衄稍多者，加入侧柏叶、茜草炭各12g等；若头痛头昏失眠者，加入钩藤15g，白蒺藜10g，青龙齿（先煎）10g等；若脾胃失和，胃脘不舒者，加入陈皮、炒竹茹各6g，娑罗子10g等；若月经量少，小腹胀滞不舒者，上方去煅石膏，加入泽兰叶、制香附各10g，益母草15g等。

2. 胃热蕴盛证

主证：经前或经期出现乳头溢血，乳房胀硬灼热头痛，口臭，口苦而渴，大便干结，小便短赤，月经先期，量多，色红质粘稠，舌红而干，舌苔色黄厚，脉象洪大。

治法：清胃泻火，凉血止血。

方药：清胃散（《脾胃论》）合玉女煎（《景岳全书》）。

生地12g，当归、丹皮各10g，黄连、麦冬、知母、牛膝各6g，石膏、熟地各30g，升麻3g，碧玉散（包煎）10g，炒枳壳9g。

服法：水煎分服，每日1剂，经前、经期服。

加减：乳衄较多者，加入茜草炭、小蓟、侧柏叶各12g；乳房胀痛，胸胁作痛者，加入炒枳壳、川楝子各10g，青皮6g；大便秘结者，加入大黄、芒硝各6g；月经量过多者，加入女贞子、墨旱莲、地榆炭各12g。

3. 脾胃气虚

主证：经期乳头溢血，色淡质稀，神疲体倦，四肢无力，腰酸腿软，大便不实，小便清长，月经大多后期，色淡质稀，经期延长，或淋漓不断，舌质淡红、苔薄白，脉虚弱无力。

治法：健脾益胃，补气摄血。

方药：归脾汤（《济生方》）。

黄芪、党参、白术各15g，陈皮6g，广木香9g，茯苓、炒枣仁、龙眼肉各10g，荆芥穗6g，炒川续断10g。

服法：水煎分服，每日1剂，经前、经期服。

加减：大便不实者，加入砂仁（后下）5g，六曲10g，扁豆12g；出血稍多者，加入仙鹤草15g，藕节炭10g，阿胶珠10g；腰膝酸软者，加入杜仲、寄生各10g等。

（四）临床体会

本病证主要在于肝经郁火，故以清肝解郁，调经止血为要法。一般以丹栀逍遥散为常用，同时要加入小蓟、茅针花以止乳衄，川牛膝、泽兰叶、丹参以引经血下行。但是本病证的特点在于周期性发作，与经前、经期的血分有关，与肾、冲任脉有关，肾阴阳呈消长转化的周期节律，冲任两脉亦多至经前期气血旺盛。所有这些，均是促使肝郁化火灼伤乳络的内在因素，因之滋阴补肾，涵养肝肾，才能杜绝肝郁化火。我们常用高鼓峰的滋水清肝饮，药如生地、怀山药、山萸肉、五味子、醋炒柴胡、炒山栀、丹皮、茯苓、泽泻、白芍、甘草等品，或者运用《杂病源流犀烛》的清火滋阴汤，药如天冬、麦冬、生地、山药、丹皮、山栀子、黄连、山茱萸、泽泻、茯苓、赤芍、甘草等品，从本论治，以巩固清肝解郁的作用。此外，还可出现一种血瘀证型，在排除乳房肿瘤疾患后，可运用活血化瘀的方法。但亦必须在调周法的前提下结合运用之，始为妥当。

结 语

本章系出血性月经病证，前后介绍了十二个病证，除崩漏系无排卵性功能失调性子宫出血病证外，其他十一个病证，均系有排卵型功能失调性子宫出血病证，及有关并发症。崩漏主要是阴虚夹瘀，其瘀非一般血瘀，乃是膜样瘀结，且合阴虚血热，非单纯活血化瘀所能治，必须配合滋阴止血之品始为允当，其他清热益气，健脾补肾，均可因证而施。至于炎症性崩漏，癥瘕性崩漏，以及胎产崩漏等均不在内，但亦可以此进行辨治。月经先期，以血热为主，所谓“阳有余，则先期而至”，以凉血清热为主要治法；月经量多，与经期延长，均以瘀热为主要证型，但月经过多，通过清热化瘀，达到控制出血的目的，所以逐瘀与止血相结合；经期延长，通过化瘀清热，达到缩短经期的目的，所以化瘀务在除尽子宫残瘀，同时要伍以滋阴生新；经后期出血，在于阴虚，滋阴固冲即可；经间期出血，主要亦在于阴有所不足，转化有所不利，因此，滋阴助阳，调气活血，以促转化，是为要务；经前期漏红，既有阳气薄弱，子宫固藏不实的一面，又有心肝郁火，扰乱冲任约制的一面，故在治疗上常常需要助阳益气，清肝凉血合用，始为有效；经行吐衄，系由肝经郁火所致，清肝降逆，引经血下行是为要法；经行便血，又名错经，系由胃肠郁热与脾肾不足所致，清理胃肠郁热与健脾补肾，乃是治疗错经的要法；经行尿血与心火下移有关，导心火下行，导赤散是要方；经行咳血，系火热所致，尤以肝火刑金为常见，清肝肃肺，兼调月经，是为要法；经行乳衄，亦以肝胃火热为主，清肝平胃，兼调月经是为要法。所有这类与经行有关的出血病证，如经行吐衄、经行便血，经行尿血、咳血、乳衄等，均须注意子宫内膜异位症的存在，如有之，则必须按调周法重在经间期、经前期论治，助阳调肝以治其本，本足则瘀浊始能化，然后结合行经期化瘀止血以消之，耐心服药，注意协调情志，生活规律等，才能获得临床上的较好效果。

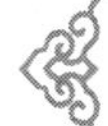

第二章　闭经类月经病证

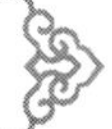

所谓闭止性月经病证，是指月经周期延后，不易来潮，甚则超过半年以上仍不能来潮的一类疾病。本章所概括的这类疾病有：闭经，即整个继发性闭经，其次有精神性厌食性闭经、席汉氏综合征、溢乳性闭经（或称高泌乳素血症）、多囊卵巢综合征、卵巢早衰证、月经后期、月经量少等病证。至于服避孕药后所引起的少数闭经、人工流产术后并发闭经，将在有关章节中加以论述。

闭经是许多妇科疾病所共有的一种症状，它可以由全身或局部的多种原因引起。妇女年满 18 周岁月经尚未来潮称为原发性闭经，约占闭经总数的 5%，多为先天发育异常，一般非药物所能治，故不予讨论。月经来潮但继之又闭经 6 个月经周期，称为继发闭经，约占 95%。关于闭经时间，以往以停经在 3 个月经周期以上者，称为闭经，而今以停经在 6 个月经周期以上者，始能称为闭经，目的在于求得统一，以有利于区分月经稀发，而且亦表示闭经病证的严重性。

闭经病证，古人早有记载，如最早的《素问・阴阳别论》所称的“女子不月”、“月事不来”、“血枯”等，《金匮要略》所称的“经水断绝”、《诸病源候论》的“月水不通”等。到了唐代《备急千金要方》始指出“妇人经闭不行”，清代《医宗金鉴・妇科心法要诀》明确指出“痨瘵闭经”。随着中西医学的相互渗透，各取所长的医疗研究的开展，闭经的内容也日益深化，现就我们临床所及，兹将闭经类有关病证介绍之。

一、闭经

凡女子已有月经、而又中断达六个月经周期以上，又非妊娠、暗经等生理影响者，称为闭经。现代西医学称为“继发性闭经”。

有的少女初经后一段时间内有停经现象，更年期的停经及绝经，妊娠期或哺乳期暂时性的停经现象等，属生理现象，不作闭经论，也有的妇女由于生活环境的突然改变，偶见一两次月经不来潮，又无其他不适者，亦可暂不作闭经病证论。至于因先天性生殖器官发育异常或后天器质性损伤而无月经者，如先天性无子宫、无卵巢，或卵巢后天损坏，或垂体肿瘤，或子宫颈、阴道、处女膜、阴唇等处先天性缺陷或后天性损伤造成粘连性闭锁，经血不能外溢，或阴道、子宫内有横隔膜，而影响经血外溢的假性闭经，非药物治疗所能奏效，本节不予论述。

（一）病因病理

形成闭经的机理十分复杂，既有整体的因素，又有局部的因素。西医学认为：下丘脑—垂体—卵巢轴的功能正常及靶器官子宫内膜对性激素有周期性反应才能建立正常的月经周期。下丘脑分泌促性腺激素释放激素（GnNH）和泌乳素的抑制因子（PIF）调控着垂体促性腺激素的分泌，而垂体促性腺激素又将促使卵巢排卵并分泌雌孕激素，从而使子宫内膜发生周期性变化而出现周期性子宫出血即月经，上述任何一个环节受到干扰引起功能失常均可导致闭经。通常根据引起闭经病变的部位将闭经分为子宫性、卵巢性、垂体性和下丘脑性闭经。历代中医学家对闭经的病因病理亦有较全面的认识。《内经》指出闭经病因系“忧思郁结，损伤心脾”或“心脾郁结，气血阻滞”、“失血过多，房室过度，肝血亏损”、“胞脉闭，心气不得下通”、“寒邪凝血”等。同时还指出了“癥瘕性闭经”的病证。《金匮要略》将闭经的原因概括为“因虚、积冷、结气”。《诸病源候论》认为本病病因外主风冷寒邪所伤，内由房劳、脱血所致。《备急千金要方》认识到闭经由于“血脉瘀滞”，《丹溪心法》以“躯脂满经闭”，补充了痰阻这一病因。

《医学入门》又提出了“虫证经闭”之名。《景岳全书·妇人规》按其病机，将经闭分为血枯与血隔两类。如《景岳全书·妇人规》云:“血枯之与血隔，本自不同，盖隔者，阻隔也；枯者，枯竭也。阻隔者，因邪之相滞，血有所逆也。枯竭者，因冲任之亏败，源断其流也。凡妇女病损，至旬月半载之后，则未有不闭经者。正因阴竭，所以血枯，枯之为义，无血而然。故或以羸弱，或以困倦，或以咳嗽，或以夜热，或以饮食减少，或以亡血失血，及一切无胀、无痛、无阻、无隔，而经有久不至者，即无非血枯经闭之候。”《傅青主女科》又提出了年未老经水断的卵巢早衰性的闭经病证等以及热涸、虫积闭经等等，为后世研讨闭经的病因病理提供了依据。兹将闭经的虚实病变论述如下。

1. 虚变

凡属于先天发育不良，禀赋不足，或者后天各种损伤，以及精神心理的长期失常，营养不足，生活起居不规律，夜寐过少，工作紧张、劳倦、思虑过度等，均足以导致虚变。虚变，即相当于张景岳所说的血枯，根据临床观察，有肾气不足、肝肾亏损、气血虚弱、阴虚血燥、津伤热涸等。

（1）肾气不足：先天肾气不足，禀赋素虚，或幼年多病，发育障碍，天癸不能如期泌至，子宫偏小，任脉欠通，冲脉不盛，而致月事迟迟不行，或经来后期量少，行后又闭。如《妇人大全良方》所说:“女子二七而天癸至，肾气全盛，冲任流通，经血渐盈，应时而下，否则不通也。”如肾气不足，天癸欠至，则月事不能按时而下，此属先天发育不良所致；也可因房劳过度，多产多育，屡孕屡堕，或流产手术不当，损伤肾气冲任，有碍天癸之至，导致闭经者，亦包括现代医学“创伤性闭经”中部分内容。

（2）肝肾亏损：一般来说，是继发性闭经中的主要原因，亦概括原发性闭经中的部分。所以禀赋不足，肾精未充，肝血虚少，冲任不得调和，无以化为经血，源断其流而致经闭。或因早婚多产，房劳过度，屡孕屡堕，或久病失养致肾精亏损，肝血耗伤，精血匮乏，源竭流断，冲任俱虚，血海无余可下而成闭经。《医学正传·妇人科》云:“月经全借肾水施化，肾水既乏，则经血日以干涸。”《景岳全书·妇人规》引薛立斋云“经闭”有因肾水亏不能生肝血而闭者。”由于肾水肝血，素来属“阴”的范畴，与天癸有关，这里所指的肾水不足，实际上是指天癸的癸水不充，与西医学所指的内分泌性闭经，如垂体、卵巢功能不足，甲状腺、肾上腺功能亢进或低下等，及幼稚型子宫等病，多与此有关。

(3) 气血虚弱：前人曾有“女子以血为主”、“月经以血为用”，经血的主要成分是血，血赖气行，若脾胃虚弱，化源不足，或饮食劳倦，忧思过度，损伤心脾，或大病、久病，或长期大量失血，或多产密产；堕胎小产失血，或哺乳过久，或虫积噬血，以致营血亏耗，气血不足，月经源流衰少，血海枯竭而致月经停闭。正如《兰室秘藏·妇人门》云:“妇人脾胃久虚，或形羸气血俱衰，而致经水断绝不行。”

(4) 阴虚血燥：所谓阴虚者，即肝肾不足，天癸不充；血燥者，血分有火热，灼耗阴液所致。一般阴虚常由素体肝肾不足，或失血伤阴，或久病阴血亏耗，或骨蒸劳瘵，或辛燥伤阴，或情怀郁火，日久必耗肺肾之阴，阴虚火旺，燥灼营阴，致血海干涸，发为闭经。正如肖赓六在其所著《女科经纶·月经门》中所云:“大约妇人经闭，由于阴虚火旺，日渐煎熬，津液干涸，以致血枯经闭。”《女科经纶·月经门》引虞天民曰:“妇人百病皆自心生，如五志之火一起，则心火亦从而燔灼，经闭不通之证……光月水全赖肾水施化，肾水既乏，则经水日以干涸，或先或后，淋漓无时，若不早治，渐至闭塞不通，而必为劳极之证，不易治也。”现代医学中的结核性闭经亦属于此，一旦形成闭经，的确不易治也。

(5) 津伤热涸：素体胃阴亏耗，或嗜食膏粱厚味，或因消渴之病，或因劳倦内热，以致胃火消烁津血，冲任津血无源，血海干枯而月水不行。因为阳明多气多血之乡，冲脉隶于阳明，不仅依赖阳明供养气血，而且亦赖以供应精津液，所以阳明气血津液充足，则冲任精血才能满盈，若阳明烁热，津枯血竭，可致闭经。《东垣十书》:“夫经者，血脉津液所化，津液既绝，为热所烁……血海枯竭，病名血枯。”所以我们认为津伤热涸，实际上是热涸津伤，津血耗伤固属虚变，但因热而涸，由实致虚，病虽属虚变，但其因确受热所致，其热来源于胃，胃热入于血分，灼伤津液所致。此外尚有心火郁闭于胸中，乃因劳心过度，心血亏耗，心火上炎，气上迫肺，心气不得下通，胞脉闭阻，月事不来。《女科经纶·月经门》引李东垣曰:“经闭不行有三……或因劳心，心火上行，月事不来，胞脉闭也，胞脉属心络于胞中，气上迫肺，心气不得下通，故不来；或病中消，胃热善饥渐瘦，津液不生。夫经者，血脉津液所化，津液既绝，为热所烁，肌肉渐瘦，时见燥渴，血海枯竭，名曰血枯经绝……或心包络脉洪数，躁作时见，大便闭，小便难，而经水闭绝，此血海干枯。”肖氏注释此下焦胞脉结而经不行也。

2. 实变

凡属实证性变化者，如肝郁气滞，寒凝血瘀，以及痰湿阻滞等等，均属实化，故前人谓之血滞。如《女科经纶·月经门》引李氏曰:“妇人以血为主，天真气降，壬癸水合，肾气全盛，血脉流行，尝以三旬一见，以象月盈则亏，故曰月经，经行与产后，一般若其时有余血一点未净，或被风寒、湿热、暑邪，或内伤生冷，七情郁结，为痰为瘀，凝积于中，曰血滞。”但我们认为：闭经病程长，虽为实证变化，但常与虚证有关，如肝郁气滞、痰湿阻滞，多为本虚标实。血瘀所致者，也常有虚实兼夹的一面，兹分别阐明如下。

（1）肝郁气滞：因情志不遂，郁怒伤肝，或环境改变，或长期精神紧张，或突变刺激，或烦恼思虑过多，或悲哀忧伤过多，以致心肝气郁，气郁则血滞，气机不通，血滞不行，发为经闭。如《万氏女科》曰:“忧愁思虑，恼怒怨恨，气郁血滞而经不行。”实际上早在《内经》一书中，已阐明气郁关乎心，正由心气郁，始能形经闭，如《素问·阴阳别论》:“二阳之病，发心脾，有不得隐曲，女子不月。”不得隐曲，尽管有种种不同解释，但大多认为与心气郁阻有关。心气郁则心气不通。《女科经纶·月经门》引《内照经》曰:“女子不月血滞病也，原其本，则得之心气不通。”气郁者多见因精神因素影响丘脑下部及垂体前叶功能所致的闭经。

（2）寒凝血瘀：经期产时血室正开，风冷寒邪客于胞中，或临经涉水受寒，或内伤发冷，血为寒凝，冲任瘀滞，胞脉阻隔，故经水不行，如《妇人大全良方》云:“寒气客于血室，以致血气凝滞。”《女科经纶·月经门》引娄全善曰:“妇人经闭，有污血凝滞胞门，小腹疼痛有热有寒。”实际上血瘀仅是一种病理现象，有癥瘕性血瘀闭经，有瘀浊粘连性闭经，有慢性炎症性血瘀性闭经等的不同。

（3）痰湿阻滞：因脾肾阳之不运，湿聚成痰，痰湿下注，阻滞冲任，闭塞胞脉而致经不行，或因肥胖之体，脂膜壅塞胞宫，占住血海，冲任不通，胞脉受阻而致经闭。如《女科切要》曰:“肥人经闭必是痰湿与脂膜壅塞之故。”闭经之后形体更肥。我们曾治一痰湿闭经。就一般而言，痰湿是由脾胃虚弱不司运化所产生。但此则与女性月经周期有关，而月经周期是在肾的阴阳消长转化中完成，本质上与肾虚偏阳有关，所以是一种本虚标实的病理变化，肾阳偏虚，气化不利，故而产生脂浊痰湿。此型可见于垂体功能减退，甲状腺机能不足引起内分泌失调，体液代谢障碍所致的闭经。

（二）诊断与鉴别诊断

1. 临床表现

年逾18岁月经尚未初潮，或月经周期建立以后，非生理性停经6个月以上者。有时或伴有全身症状。

因闭经是一种症状，其所涉及的病因和疾病较广，故首先必须寻找引起闭经的原因。临床上应详细地询问病史，再联系不同的临床表现，采用各种辅助诊断方法，审证求因，综合分析，进行鉴别，从而进一步确定引起闭经的疾病。

2. 检查

通过体格检查和辅助诊断方法判断患者的一般生长发育状态是否正常，有无畸形，精神状态及智力发育情况；性发育的状态与其年龄是否符合，是否正常，内外生殖器官的大小、形态及有无缺陷或畸形，以及第二性征发育是否正常。

常用的辅助诊断方法有：

（1）卵巢功能的检查：通过基础体温测定、阴道细胞涂片及宫颈粘液结晶检查，可了解卵巢有无排卵，有排卵时闭经原因可能在子宫及其内膜，无排卵则闭经原因可能在脑垂体或丘脑。

（2）诊断性刮宫：从子宫内膜组织的病理学形态，了解卵巢功能状态，并可协助诊断是否为结核性子宫内膜炎所致的闭经。

（3）药物试验：如孕激素试验，每日用黄体酮 20mg 肌注，连续 3 天。停药后 2～7 日内出现撤药性出血者，表示患者体内有一定的雌激素水平。雌激素试验，每晚口服己烯雌酚 1mg，连续 20 天，停药后 2～7 天内出现撤药性出血者，表示子宫内膜具有对激素的正常反应性。

（4）B 超、气腹盆腔造影、腹腔镜检查等，可协助诊断卵巢肿瘤、多囊卵巢或内生殖器的缺如所致的闭经。

（5）血或尿查内分泌激素水平有助于病变环节的确定。

（6）蝶鞍摄片，可协助诊断脑垂体肿瘤所致闭经。

3. 通过检查，对原发性闭经应先排除生殖器官发育不良、先天畸形等；对继发性闭经者则应先除外早孕、哺乳等生理性闭经，对年轻妇女需注意与结核性盆腔炎鉴别，对经产妇尚应注意由于宫腔或宫颈粘连所致的闭经，并加以鉴别。此外，对甲状腺、肾上腺皮质功能异常、糖尿病等引起闭经者，均应通过有关检查予以鉴别。

（三）辨证论治

闭经是整体机能的失调在妇科的反映，涉及脏腑功能和冲任气血的盛衰畅滞，病因复杂，证型繁多。因此，必须根据全身情况，结合闭经的发病年龄、病史，及临床表现，首先辨其虚实。即张景岳所指出的枯与隔。《类经·疾病类》说："血枯一证，与血隔相似，皆经闭不通之候。然而枯之与隔，则相反有如冰炭。夫枯者，枯竭之谓，血虚之极也。隔者，阻隔之谓，血本不虚，而或气或寒或积有所逆也。"属虚者，大多有先天发育不良，或后天损伤，或失血等病史，多见面色苍白或萎黄，或颧红，形体消瘦或矮小，伴有头晕眼花，心悸怔忡，肢软乏力，纳少或便溏，或有潮热，咳嗽，或腰酸、腹部无胀无痛，舌淡或红，脉沉细无力或细数。属实证者，大多有感寒、饮冷、涉水、精神刺激、环境改变等病史，形体多壮实或肥胖，伴腰酸疼痛，胸胁胀满，或脘闷痰多。脉沉弦或沉滑，年逾十八岁尚未行经，或月经初潮晚，其虚实症状并不明显，凡形体肥胖，小腹疼痛，脉沉实有力者属实，形体清瘦，腰酸体弱，脉细弱，舌质淡红者属虚。一般虚证多见，实证闭经如失治误治，也可转化为虚证，但也有少数误治致实，导致形体肥胖，出现虚实夹杂之复杂证候。故治疗须照顾气血，不能以通经见血为快，既不可一见经闭即谓血滞，而滥用攻破通利之法，使气血重伤，亦不可一见经闭皆以为虚损血枯，频用滋腻养血之品，致脾胃受伤或肾阳被遏，而使枯更枯、滞更滞，加重病情。当忌"虚虚实实"之戒。此外，治疗闭经也当分清经病和他病之先后，若先因他病而致闭经，则当先治他病，病愈则经水自通。

1. 虚证

即血枯证。

（1）肾气不足证

主证：年逾 18 岁尚未行经，或月经初潮较晚，周期延后量少，经色淡或暗质稀，逐渐发展至闭经，面色淡白或晦暗，或伴腰酸腿软，头晕耳鸣，夜尿频多，大便或时欠实，或四肢不温，带下少，舌淡苔白，脉沉细或沉迟，测量BBT单温相偏低。

治法：补肾益气，调养子宫。

方药：加减苁蓉菟丝子丸（《中医妇科临床手册》）。

肉苁蓉10g，菟丝子15g，淫羊藿10g，桑寄生12g，枸杞子、炒当归各15g，熟地12g，覆盆子、焦艾叶、紫河车各10g。

服法：水煎分服，每日1剂。

加减：若肢冷畏寒，可加肉桂6g，鹿角胶10g（炖冲），红参6g；若腰腹部发凉，带下清冷，可用紫石英（先煎）10g，巴戟天9g；若发育欠佳，子宫小者，上方去焦艾叶，加入红花6g，茺蔚子15g，赤白芍、女贞子各10g；若兼脾胃不和者，腹胀、大便易溏者，上方去当归、熟地、肉苁蓉，加入煨木香9g，陈皮6g，炒白术12g，砂仁（后下）5g。

（2）肝肾亏损证

主证：月经周期延后，量少，色淡红，无血块，渐至闭经，头晕目涩，腰膝酸软，足跟作痛，带下少，甚至全无，阴道干涩，或失眠健忘，舌质偏红或淡红，苔薄黄，脉沉细弱。

治法：滋肾养肝，益精补血。

方药：归肾丸（《景岳全书》）加味。

熟地、制首乌各12g，山药、山萸肉、茯苓、炒当归、杜仲、菟丝子、怀牛膝各10g，女贞子、杞子各15g。

服法：水煎分服，每日1剂，经行停服。

加减：若咽干，手足心热，入晚低热者，上方加炙知母6g，地骨皮10g，炒黄柏9g；失眠明显，烦躁不已者，上方加入炒枣仁9g，青龙齿（先煎）10g，莲子心5g；形体作寒，腰膝酸软明显者，上方加川断、肉苁蓉、锁阳各9g；头昏眩晕明显者，上方加入潼白蒺藜各10g，菊花6g；纳谷不馨，脘痞神疲者，上方加入陈皮6g，炒谷芽、炒麦芽、广郁金、党参各10g。

（3）气血虚弱证

主证：月经逐渐后延，量少色淡，质稀，继而停闭不行，面色苍白或萎黄，神倦嗜卧，气短懒言，或食欲不振，头晕眼花，心悸怔忡，失眠多梦，毛发不泽，容易脱落，肌肤不润，甚则甲错，唇色无华，舌质淡、苔薄白，脉细弱无力。

治法：补气养血，兼以调经。

方药：人参养荣汤《三因极一病证方论》合泽兰叶汤《医宗金鉴》。

党参15g，黄芪15g，白术、茯苓各10g，炙远志、陈皮各6g，炒当归、赤白芍、熟地各12g，桂心、炙甘草各6g，泽兰叶10g。

服法：水煎分服，每日1剂。

加减：若因失血较多者，加入穞豆衣9g，桑椹子10g；若因虫积所致闭经，当先治虫，再以健脾和胃，上方去炙甘草，加煨木香9g，焦山楂10g，川断12g；腰腿酸软，形体作寒者，上方加入川断、杜仲各10g，仙灵脾9g。

（4）阴虚血燥证

主证：月经后期量少，渐至闭经，形体瘦削，两颧潮红，五心烦热，盗汗，或骨蒸劳热，或咳嗽唾血，口干咽燥，舌红、苔少，脉细数无力。

治法：养阴清热，佐以调经。

方药：加减一阴煎（《景岳全书》）。

生地、赤白芍各15g，麦冬、熟地各10g，炙甘草、炙知母各6g，地骨皮、炒当归、北沙参各12g，山药9g，炒丹皮10g。

服法：水煎分服，每日1剂。

加减：若阴虚潮热明显者，上方加入青蒿10g，鳖甲15g，白薇9g；若咳嗽唾血，烦热口渴者，加入五味子、川百合各12g，川贝母6g，沙参9g；若大便秘结者，加入玄参、全瓜蒌各10g；若烦躁失眠者，加入炒枣仁9g，紫贝齿（先煎）10g，莲子心5g。

（5）津伤热涸证

主证：月经量少，渐至停闭，伴心胸烦热，急躁，面红口渴，舌燥唇裂，口渴欲饮，小便黄赤，大便秘结，夜寐多梦，或消谷善饥、舌红少津，脉细滑数。

治法：清热养阴，活血通经。

方药：瓜石汤（《刘奉五妇科经验》）

全瓜蒌、石斛各12g，元参、麦冬、瞿麦、车前子、川牛膝各10g，黄连5g，益母草15g，生地12g，桃仁9g。

服法：水煎分服，每日1剂。

加减：若大便燥结，便秘不通者，可加大黄6～10g，芒硝9g冲服；若胸闷烦躁，口渴较甚者，加入桔梗9g，枳实10g，广郁金9g；里热燥实解除后，可加入当归、赤白芍、丹参、泽兰叶各10g等。

2. 实证（血滞证）

（1）肝郁气滞证

主证：月经周期先后不定，量少，色紫暗，渐至闭经，或骤然停闭，精神抑郁，少腹时有胀痛，胸胁及乳房胀痛，时欲叹气，纳食不馨，或便溏腹胀，舌苔薄白或薄黄，脉象沉弦。

治法：疏肝理气，兼调月经。

方药：逍遥散（《和剂局方》）合泽兰叶汤（《鸡峰普济方》）。

炒当归、赤白芍、白术、茯苓、泽兰叶各10g，炒柴胡、青陈皮各6g，广郁金9g，川断、五灵脂各12g，山楂9g，甘草5g，月月红3g。

服法：水煎分服，每日1剂。

加减：若肝郁化火，证见口苦心烦，胸胁乳房胀痛明显，舌质红、苔黄，脉象弦数，上方去白术，加入炒山栀9g，炒丹皮、钩藤、黄芩各10g；若气滞及血滞，导致血瘀，症见小腹作痛，舌质紫暗，或边有紫瘀点，脉细弦有涩象者，上方去白术，加入桃仁、红花、川牛膝各12g；若肝郁克脾，脾胃不和，症见脘腹痞胀，矢气频作、大便溏泄者，上方去炒当归，加入煨木香9g，砂仁（后下）5g，炮姜3g，党参15g，炒防风5g。

（2）寒凝血瘀证

主证：以往月经正常，突然停经，数月不行，小腹疼痛拒按，得热痛减，或四肢不温，带下量多，色白，有饮冷受寒病史，舌质紫暗，或边尖有瘀点，脉象沉涩。

治法：温经散寒，活血化瘀。

方药：温经汤（《妇人大全良方》）加减。

当归、赤芍、熟地各10g，川芎6g，丹参、川牛膝、莪术、官桂各10g，艾叶9g，茯苓、制苍术、五灵脂各12g。

服法：水煎分服，每日1剂。

加减：若小腹疼痛明显者，上方可加入炙乳香、炙没药各10g，广木香6g，延胡12g；若小腹作冷作胀，腰膝酸楚者，上方加入小茴香10g，桂枝9g；若瘀结较重，内有癥积，日久寒化为热，正气尚盛者，可用大黄䗪虫丸（《金匮要略》）加减。药用大黄6~9g，生地、桃仁、杏仁、赤白芍各10g，甘草、黄芩各6g，䗪虫、水蛭、虻虫各9g，水煎分服，每日1剂，若久攻无效，则当改用养血调经之法，以免伤正，产生不良副作用。

（3）痰湿阻滞证

主证：月经延后渐至闭经，形体肥胖，胸脘满闷，或呕恶痰多，倦怠乏力，或面浮足肿，或带下量多，色白，质粘腻，舌质淡、苔白腻，脉象细滑。

治法：燥湿化痰，活血通经。

方药：苍附导痰丸（《叶天士女科诊治秘方》）加减。

苍术、制香附、茯苓、制南星、炒枳壳、神曲各10g，陈皮、制半夏、甘草各6g，当归、泽兰叶各12g。

服法：水煎分服，每日1剂。

加减：若呕恶胸闷明显者，加入厚朴10g，炒竹茹6g，生姜3g；若腰酸形寒者，上方加入菟丝子、巴戟天、淫羊藿各10g；若属于湿热为主者，症见小腹隐疼，带下黄白，质粘腻，有秽臭，舌苔黄白根腻，脉细濡带数者，当予清热利湿，用四妙散（《成方便读》）加味，药用制苍术、黄柏各10g，薏苡仁20g，怀牛膝12g，晚蚕沙（包煎）15g，丹皮、茯苓、鸡血藤、泽兰叶各9g。水煎分服，每日1剂，连服半月。

（四）临床体会

1. 诊断

本病比较复杂，亦比较顽固，治疗上亦有相当大的难度。诊断极为重要，在诊断病理性闭经时，首先应除外生理性闭经，如妊娠期、哺乳期和绝经期，另外还需除外由副中肾管发育异常引起的下生殖道部分梗阻，如处女膜闭锁、阴道畸形等引起的经血不能排出体外所致的假性闭经。

在诊断过程中，详细询问病史，颇为重要。对原发性闭经患者，应详细询问其母妊娠过程中有无急性传染病，如风疹等病毒感染，有否接受激素或其他致畸形药物、放射线等治疗。患者生长发育过程，有无性发育异常家族史。对继发性闭经患者，应了解月经情况，如初潮年龄，既往月经周期、量，闭经期限，有无周期性腹痛，有无经期感寒饮冷病史，有无特别的饮食嗜好，有无严重的生活规律失常，有无手术切除子宫或卵巢史，有无全身慢性疾病，如结核、营养不良以及甲状腺、肾上腺功能亢进或减退，有无精神刺激或生活环境改变等诱因，有否接受过激素治疗，药物种类、剂量、疗程、效果，末次用药时间，有否接受抗精神病药物等。已婚妇女尚需注意是否服过避孕药，有无粗暴或多次刮宫及产后大出血史。另外还需注意有无毛发增加，肥胖、溢乳、头痛、视力改变等病史。

检查是诊断的重要手段，全身检查及妇科检查等均见前诊断项。但应按一定的诊断步骤深入地进行检查，并涉及到功能试验，遗传、病理影像诊断等，同时血、尿及多种激素的测定，对明确闭经的部位，进一步寻找病因，均具有重要意义。

第一步：孕激素撤退试验。目的是了解患者体内内源性雌激素水平和子宫内膜的反应，常用黄体酮20mg，肌肉注射共3

天，或安宫黄体酮8～10mg/d，口服共5天，停药后观察有无撤退性出血。若停药后有月经来潮，即孕激素撤退试验阳性，说明子宫内膜反应良好，卵巢有一定量雌激素分泌，为子宫内膜生长做了足够的准备，下丘脑—垂体—卵巢轴功能基本建立但不完善，因而不能达到排卵，形成正常的月经周期。孕激素撤退试验出血量多少往往与体内雌激素水平有一定的关系，如仅有少量血则可能提示雌激素在临界水平，应引起重视。

第二步：雌激素撤退试验。若给予足够量的孕激素，停药后无月经来潮，即孕激素撤退试验阴性。这说明一是患者内源性雌激素不足，子宫内膜未能受到足够的雌激素准备而增生，即使给予孕激素亦不能使子宫内膜脱落而出血。二是子宫内膜本身病变对雌激素无反应。因此，雌激素撤退试验的目的是给予足够的外源性雌激素，后再行孕激素撤退，观察有无月经来潮，来鉴别闭经部位，闭经部位是在子宫还是卵巢或以上的部位。通常给予已烯雌酚1mg/d，连服20天，继之黄体酮20mg/d，肌肉注射连用3天，停药后若有月经来潮，即雌激素撤退试验阳性，说明患者子宫内膜正常，闭经原因系由于内源性雌激素不足，若停药后仍无月经来潮，即雌激素撤退试验阴性，说明闭经的原因是由于子宫内膜无反应，此时可诊断为子宫性闭经。

第三步：促性腺激素测定。对雌激素撤退试验阳性患者，应寻找雌激素缺乏的原因，区别雌激素缺乏是由于卵巢本身病变丧失分泌雌、孕激素的能力，还是由于垂体促性腺激素不足而致使卵巢不能分泌雌激素。目前多应用放射免疫法测定促性腺激素（FSH）和黄体生成素（LH）。其正常范围FSH5～40IU/L，LH5～25IU/L在正常周期中排卵期高峰为基值的3倍。闭经患者若雌激素低于早期卵泡期水平而FSH增高>40IU/L，提示卵巢功能衰竭；反之若FSH，LH正常或低下，则提示病变在垂体或下丘脑促性腺激素释放激素分泌不足；雌激素水平在正常范围，LH增高，FSH正常或略低，其比值大于3，往往提示多囊卵巢综合征。由于FSH、LH呈脉冲式分泌，且在排卵期均有一高峰，故多次测定异常方可做出结论，另外服用雌激素等药物时，因其影响促性腺激素的分泌，故应停药撤退出血后再行测定。

第四步：垂体兴奋试验。闭经患者若FSH和LH测定低于正常范围，应行垂体兴奋试验，目的主要是测试垂体对促性腺激素（GnRH）刺激起反应的敏感性及储备，以鉴别是垂体本身病变所致，还是由于下丘脑所分泌促性腺激素释放激素不足所致。方法：促黄体生成素释放激素（LHRH）100μg溶于5ml生理盐水静脉注射，于注射前及注射后15、30、60及120分钟各取血2ml用放射免疫法测定LH含量，如果注射后15～45分钟释放的LH较注射前基值增高3倍以上，说明垂体对LHRH反应良好，如果注射后LH值无增高或增高不多，则说明病变部位在垂体。需要注意的是垂体未完全破坏时仍可释放较多的LH，相反正常垂体在较长时间失去内源性GHRH的刺激，亦可出现惰性，因而需多次测定方可得出正确的结论。

上述的诊断步骤应根据病情需要及医院条件而进行。为了清楚了解诊断步骤，可见下表。

闭经的诊断步骤表

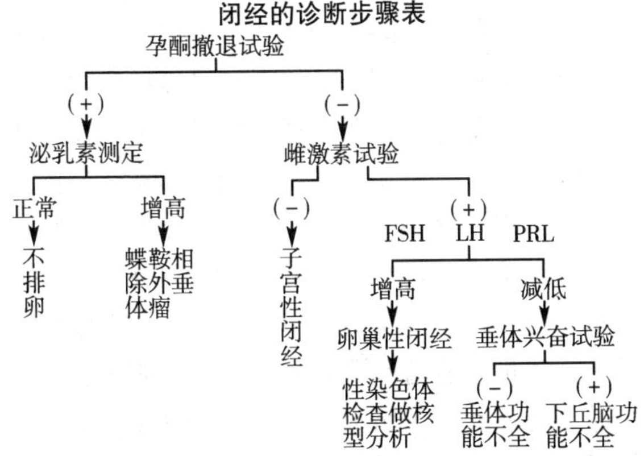

2. 治疗

在明确诊断后，进行辨证论治，我们认为，主要是抓住肝肾不足，天癸不充的调治，肾阴癸水是月经来潮的物质基础，《傅青主女科》直接指出，肾水多则月经多，肾水少则月经少，肾水亏耗自然就将形成闭经。因此，调复肾阴癸水是治疗闭经中的最为主要的治疗方法。根据我们临床的体会，滋阴法在闭经病证中的应用，除了疗程很长外，还必须考虑到几个结合。

（1）血中补阴：女子以血为主，血、阴、精三者有着密切的关系，特别是闭经，血、阴是物质基础，物质基础甚差，自然要养血与滋阴相结合，以适应妇女生理病理特点的需要。血者，肝也，阴者，肾也，养血与滋阴，实则上是肝肾合治，血中养阴。《景岳全书》的归肾丸，是血中养阴，肝肾合治的名方，《傅青主女科》的两地汤、益经汤、养精种玉汤等，均属于血中补阴，肝肾两补的方剂。其中以白芍、熟地、当归养血为基础，以怀山药、山萸肉、元参、牡蛎、炙鳖甲等合熟地以养阴，但闭经中的阴虚，必须滋养一个较长的过程，如能加入丹参、怀牛膝等引药下行之品则疗效更佳。

（2）滋阴降火：阴虚则火旺，火旺则阴更虚。闭经是一个病程长的病证，阴虚火旺者居多，所以清热降火也是滋阴护阴中的重要一面。《景岳全书·阴阳篇》中说："火性本热，使火中无水，其热必极，热极则亡阴，而万物焦枯矣。"阐明了火热在阴虚中的重要性。朱丹溪所制大补阴丸，实际上包含了大量清热降火药物，如黄柏、知母之属；《医宗金鉴》的知柏地黄汤，是在六味地黄丸（汤）的基础上加入知母、黄柏，坚阴泻火，颇为重要；而《傅青主女科》在许多滋阴方剂中，常常加入地骨皮、丹皮、黄柏、青蒿之类，考此类药物清虚热，泄浮火，对护阴有着重要意义，亦符合临床实际。但如加入钩藤、莲子心、龙齿等清火镇降药物则为更好。

（3）阳中求阴，火中补水：这是基于阴阳互根的观念所提出来的。张景岳在其《景岳全书》中写道:“无阳则阴无以生”，在“新方八略引”中说:“善补阴者，必于阳中求阴，则阴得阳升，而泉源不竭。”《傅青主女科》所制的调肝汤、益经汤、定经汤，以张景岳的归肾丸、左归丸等补养肾阴的名方，均是在大量的滋阴方药中加入巴戟天、菟丝子、杜仲、党参、白术等 1、2 或 3 味补阳药，才能更加有利的提高“阴”的水平。1978 年，我们曾经治疗了 13 例出血病人闭经期的雌激素水平，运用阴道脱落细胞检验的方法，发现 13 例出血病人在闭经期的雌激素水平低落，我们分为三组进行观察，一组单用补阴方药，经半月治疗，雌激素水平呈维持状态；二组以补阴为主，加入 1 ~2 味补阳药，经半月治疗，雌激素水平呈上升状态；三组以补阳为主，加入 1 ~2 味补阴药、经半月观察，雌激素水平有下降趋势。证明阳中求阴、火中补水的治法，对提高阴精有着较好的效果。80 年代时，我们曾收治一倪某继发闭经。该人形体清瘦，午后入晚低热，带下甚少，头晕腰酸，烦躁失眠，便艰尿黄，脉细弦带数，舌质红绛、少苔。典型的阴虚火旺证型，应用滋阴的方法，以知柏地黄丸加减。前后服用 20 余日，初服效颇佳，二周后效果不著，自觉神疲，偶罹感冒，形寒发热，鼻塞身痛，周身酸楚，神疲乏力，得清解方药后，感冒虽愈，神疲乏力明显，稍感肢冷，余再三推敲，阴虚火旺之体，日久必及其阳，阳气亦形不足，感冒之后，阳虚已见端倪，应从补阳论治，进右归饮，药用怀山药、熟地、山萸肉、川断、菟丝子、党参、紫河车、仙灵脾、巴戟天、荆芥、丹皮、茯苓、肉桂等品，药用 3 剂，精神大振，出现少量白带，午后潮热亦轻，舌质仍然红降，继服 3 剂，烦躁口渴明显，不得不再转入滋阴降火论治，带下增多，月经来潮。此亦“阴得阳升，泉源不竭”例证。

（4）调理脾胃，以后天水谷之精以养先天阴精:《医宗金鉴 · 妇科心法要诀》:“先天天癸始父母，后天精血水谷生。”

说明了月经来潮的主要物质基础天癸是来源于父母，但仍要依赖后天水谷之精的充实和调养。对此，我们有着较深的体会，一些肝肾不足，阴血亏耗，带下甚少的长期闭经患者，在服用滋阴养血，特别是滋阴降火的方药后，腹胀便溏，甚则泄泻，有的伴有脾虚症状，有的未见脾虚反应，但在服滋阴药后出现腹胀矢气，或者便溏泄泻者，均须运用调理脾胃的方法，或者在滋阴方药中加入调理脾胃之品。张景岳是补肾派的名家，但是他指出“调经之要，贵在补脾胃以资血之源，养肾气以安血之室”。所以他制定的五福饮、七福饮、五阴煎、补阴益气煎、理阴煎，均贯穿了滋阴与健脾并重的治法。我们在临床上也常以参苓白术散、资生健脾丸等，通过健脾达到滋阴的目的。只服药半月，带下逐渐便会增多，此乃不滋阴而达到滋阴的目的。

其他如寒湿凝滞，导致血瘀而闭经的，我科已故黄鹤秋老主任曾经再三介绍他的治疗经验，凡属寒湿凝滞以五积散丸服用之，服药半月到一月即可见效。再如热涸津伤，其热涸有两种不同情况，其一是心火郁阻胸膈之中，心气不得下降，故胞脉闭塞，应用三和饮以治之。三和饮以凉膈散合四物汤合剂，表里双解，以清泄为主，用之得当，颇有疗效。其二是胃热蕴蒸，以致热涸津伤，便秘面红，口渴有臭，应用玉烛散调经泄热。玉烛散是由调胃承气汤加减而成，应用得当，也颇有疗效。河北省卫生厅主持编写的《妇科病中医治疗法》介绍黄锡巽大夫数代家传“酒军饮”，治疗室女经闭，面黄肌瘦、午后发热、食欲不振有效。方中主要是大黄、黄酒两味药。甚则用一味大黄，名生军饮，专治热涸便秘、面赤、口臭的，继发闭经。经行热泄之后，仍应从肝肾阴虚论治，以善其后，乃治本之道。

二、溢乳性闭经

闭经伴有溢乳或及生殖系统萎缩者，称为溢乳性闭经，又称为闭经泌乳综合征。溢出乳汁有的如清水，有的如浓乳，有的挤之方溢，有的不挤自出，月经往往是由稀发渐至闭经。

本病的发生，与高泌乳素血症有关，而高泌乳素血症的临床表现，属中医学闭经、乳泣、月经过少、不孕等范畴。本病近年来在临床上常有所见，虽然对本病的治疗尚不够理想，有相当部分系脑垂体肿瘤所致的高泌乳素（PRL）更为难治外，但一般较轻的溢乳性闭经，仍然可按辨病辨证论治的方法进行处理，配合心理疏导，精神治疗，仍能获得一定效果。

（一）病因病理

月经与乳汁，在中医学论述中，认为是有着密切的内在联系。《冯氏锦囊秘录·女科精要》中说："妇人月水，本于四经，二者冲任，二者于太阳小肠、手少阴心。然冲为血海，任主胞胎，二者相资，故令有子。小肠经属府主表为阳，少阴经为藏主里属阴，此二经在上为乳汁，在下为月水。"清代《王旭高医案》指出："……乳房属胃，乳汁血之所化，无孩子而乳房膨胀，亦下乳汁，非血之有余，乃不循其道为月水，反随肝气上入乳房，变为乳汁……"本案记录了非孕期、产后期的溢乳症，并指出溢乳是血不循常道为月经，而反随肝气上入乳房而变为乳汁。本案实际上是在说明闭经溢乳症的一般机理。由此可知，乳溢者，是经血不循其道，随肝气而上入乳房，变为乳汁而溢出，涉及的脏腑经络有心、肝、肾、胃、肠等，病情错杂系与整体功能失调有关。现代医学认为其病因为：①与长期服用下列药品有关，如多巴胺受体阻断剂、灭吐灵、吩噻嗪类、吗丁啉等；多巴胺耗竭剂如利血平、甲基多巴；多巴胺转换受阻，鸦片类可抑制多巴胺的转换、雌激素类、避孕药、组织胺 H_2 受体拮抗剂等；②垂体泌乳素瘤，为重要而常见的原因，有微腺瘤及大腺瘤 2 种；③下丘脑或垂体疾患，主要有肿瘤或空泡蝶鞍等；④甲状腺功能减退；⑤肾功能不全，慢性肾功能衰竭患者有 20% ~30% 伴发高泌乳素血症；⑥特发性高泌乳素血症，还有应激情况如手术、创伤以及慢性乳房刺激或长期吸吮乳头，均可导致非哺乳期妇女发生高泌乳素血症。中医认为肝肾、脾胃之间失调以及痰湿蕴阻，从而导致本病。

1. 肝郁化火

七情所伤，五志不遂，或情怀抑郁，以致肝气郁结，或者忿怒急躁，烦恼有加，体质阴虚阳旺，肝郁气逆，逆而化火，火性炎上，冲任经血将随肝经郁火而上升，有升无降，化为乳汁，又被肝火煎迫而外溢。但肝经郁火的活动又与心神有关，所谓肝受气于心，肝魂与神相一致，心肝为阴中之阳脏，气火易动，动则有升无降。

2. 肝肾不足

禀赋薄弱，肝肾不足，阴不足则不能制阳火，水亏木旺，子宫失养，子宫空虚，是以不得下泄为经，火旺则经血上行，化为乳汁，又为热迫而外溢，又肝肾不足，气机逆乱，亦有阴虚及阳，日久阳虚为主，不司纳藏统摄，亦可致乳汁外溢。

3. 脾胃虚弱

素体脾胃不强，若饮食失节，劳倦过度，思虑过多，损伤脾胃。“阳明胃经，下乳内廉”，乳房属胃，胃气虚失固，脾气虚失统，不能固摄乳汁，以致乳汁外溢。

4. 脾虚痰湿

素体肥胖，或恣食膏粱厚味，或饮食失节，或思虑劳倦过度，损伤脾胃，脾虚痰湿内生，我们体会：还有肾虚偏阳的因素在内，痰阻气机，气机不畅，经脉受阻，冲任失调，以致月经后期、闭经，甚则不孕，脾虚不能摄血归经，气血逆乱，不得下注冲任，上逆乳房，化为乳汁，导致乳汁外溢。

（二）诊断与鉴别诊断

1. 临床表现：注意询问有否存在导致高泌乳素血症的原因，及主要表现出的溢乳和闭经，以及雌激素水平低落，性欲减退，阴道干燥和性交困难等。垂体肿瘤患者，可出现头痛，视力减退或偏盲，多见于肿瘤较大者。甲状腺功能减退，或肾功能不全则出现相应疾病的症状。溢乳的程度，可以从乳头挤出少许液体到自然溢出乳液不等。闭经程度亦各有不同，有仅表现为月经稀发者，也有较长期闭经者。

2. 检查

体格检查，要注意有无甲状腺肿大及肢端肥大。对月经失调或不孕者，均应详细检查乳房，挤压双侧，观察有无溢乳现象，若发现单侧乳房溢乳，则需查找其他原因。

血清 PRL 测定，是确诊本病的主要方法。一般以上午 10 时左右采血测定最能反映其真实水平，育龄非孕妇女中，至少 2 次测定值 >1.36μmol/L（相当于 30μg/ml，750mIU/L），方诊断为高泌乳素血症。

垂体—卵巢轴功能检查，如阴道涂片、基础体温、黄体酮试验、雌二醇（E_2）测定、促卵泡激素（FSH）及黄体生成素（LH）检查低下为阳性等。

影像学检查，CT 检查、磁共振检查，以鉴别诊断垂体瘤。

3. 通过上述有关检查，及详细询问病史，排除长期服用有关药物所引起者。排除甲状腺功能低下，肾上腺皮质功能病变，垂体泌乳素瘤与其他颅内肿瘤等。

（三）辨证论治

根据本病证溢乳的量、色、质和全身症状及脉舌的变化，以辨别寒热虚实，同时要结合泌乳素升高的指标，以及其他激素的含量，脑垂体瘤的大小等，以决定药物保守治疗。治疗上采取调肝为主，结合滋阴补肾，降火清热，健脾固胃，燥湿化痰等，抑制溢乳、通畅月经。

1. 肝郁化火证

主证：月经稀发，渐至闭经，乳汁自溢，色黄或黄白、质浓，乳房乳头刺痛，头昏头痛，精神忧郁，或烦躁忿怒，口干口苦，夜寐甚差，舌质偏红，舌苔黄腻，脉象弦数。

治法：清肝解郁，抑乳调经。

方药：化肝煎《景岳全书》加减。

当归、白芍各10g，川贝母5g，青皮、陈皮各6g，钩藤（后下）15g，生麦芽15～30g，川牛膝15g，生牡蛎（先煎）15～50g，广郁金6g，丹皮、山栀、泽泻各10g。

服法：水煎分服，日服1剂。

加减：乳胀甚者，加橘叶6g，瓜蒌皮、娑罗子各10g；腋下淋巴结肿大，呈周期性消长者，加入白芥子6g，夏枯草10g，醋炒柴胡5g；大便偏溏者，去当归，加入炒白术10g，建曲12g，砂仁（后下）3g；头昏腰酸者，加入生熟地、山萸肉、炙龟甲（先煎）10g。

2. 肝肾不足证

主证：月经量少，渐至闭经，闭经较长，乳汁自溢，或挤之有乳，色黄质稀，腰脊酸楚，头晕目眩，带下甚少，阴部干燥，面色晦暗，五心烦热，午后或入晚低热，舌红、苔少、脉象细数。

治法：滋肾养肝，降火平肝。

方药：二甲地黄汤（《温病条辨》）加减。

炙龟甲（先煎）10g，炙鳖甲（先煎）15g，枸杞子12g，钩藤（后下）15g，干地黄、怀山药、山萸肉、丹皮、茯苓、泽泻各10g，甘草6g，赤芍、白芍各20g，川续断9g。

服法：水煎分服，每日1剂。

加减：夜寐甚差者，加入炒枣仁9g，青龙齿（先煎）10g，五味子6g；烦热口渴，大便干燥者，加入炙知母6g，炒黄柏9g，全瓜蒌10g；胸胁胀闷，急躁愤怒不已者，加入醋炒柴胡5g，金铃子9g，炒山栀9g；面部痤疮，舌苔黄白腻较厚者，加入碧玉散（包煎）10g，黄连3g，苡仁15g。

3. 脾胃虚弱证

主证：经闭较久，乳汁自溢，或挤之有乳，色白质清稀，乳房无胀痛反应，头晕心慌，神疲乏力，纳谷不馨，大便偏溏，舌质淡红，苔薄白腻，脉象细软。

治法：益气养血，健脾固胃。

方药：归脾丸（《济生方》）加减。

黄芪、党参各15g，白术、茯苓各10g，陈皮6g，煨木香9g，炙远志6g，炒枣仁9g，龙眼肉9g，砂仁（后下）5g，炒麦芽30g。

服法：水煎分服，每日1剂。

加减：兼有胸闷烦躁者，加入炒柴胡5g，青皮、陈皮6g；乳汁溢出较多者，加入煅牡蛎（先煎）30g，炒芡实10g，煨诃子肉6g；形体作寒，大便偏溏者，加入补骨脂10g，炮姜5g，仙灵脾9g。

4. 脾虚痰湿证

主证：形体肥胖，月经后期、量少、色淡红、质稀，渐至闭经不孕，或有乳汁自溢，或挤压而出，乳汁清稀或浓稠，胸闷腹胀，口中淡腻，纳呆便溏，舌质淡胖，边有齿痕，舌苔薄白或白腻，脉象缓滑。

治法：健脾燥湿，理气化痰。

方药：异功散（《小儿药证直诀》）合开郁二陈汤（《万氏妇人科》）。

陈皮6g，党参15g，制苍术、白术、茯苓、制香附各10g，炙甘草5g，广木香6g，白芥子6g，制半夏5g，六曲10g。

服法：水煎分服，每日1剂。

加减：若月经过少，闭经不潮者，加入泽兰叶、丹参、川牛膝各10g；若纳少便溏，形体作寒者，加入补骨脂10g，砂仁（后下）5g，炮姜5g；胸闷烦躁，口渴者去白芥子，加入炒丹皮9g，钩藤（后下）15g，沙参10g，广郁金9g；腰酸带少者，加川断、怀牛膝各10g。

（四）临床体会

溢乳性闭经，我们认为与高泌乳素（PRL）血症有关，因此又称为高泌乳素血症。其检查诊断十分重要，尤其是对垂体肿瘤以及与其他肿瘤的鉴别很为重要。一般高泌乳素血症的患者，应常规行头颅侧位X线摄片或蝶鞍正、侧位断层摄片，以了解蝶鞍有无扩大、破坏，有否垂体瘤存在。头颅电子计算机断层扫描，CT诊断大腺瘤及微腺瘤的准确率分别达95%和80%～90%，高分辨率者，可发现直径为3mm的微腺瘤；还有助于发现空泡蝶鞍等病变，及确定肿瘤扩展的程度与范围。磁共振检查诊断垂体瘤的准确率与CT相仿，由于不接受X射线，可适用于妊娠期垂体瘤的随诊。此外凡疑有垂体肿瘤的患者，均应常规进行此项检查，以了解有无因视交叉或视束受压、破坏所造成的视野缺损。垂体泌乳素瘤与其他颅内肿瘤的鉴别，垂体泌乳素肿瘤患者的PRL水平一般>3.4nmol/L，对多巴胺受体激动剂反应良好，瘤体能迅速缩小。其他类型肿瘤所致的高泌乳素血症，其PRL水平鲜有超过前述水平者，对药物治疗反应差，借此可以鉴别。

在治疗方面，首先是去除病因。药物诱发者，包括服避孕药等，停药后症状多能自行消失；甲状腺功能减退者，可采用甲状腺素替代疗法；肾功能不全可采用血液透析，肾移植和维生素D辅助治疗；颅内病变则应酌情行手术或放射治疗；原发病随内外科相应的积极处理而好转的同时，高泌乳素血症也会得到相应的纠正。而特发性高泌乳素血症的治疗，目的是降低PRL水平，恢复正常的排卵月经周期。已有子女者，主要是维持好性正常生理，改进性生活质量，防止骨质疏松。所以在西医学对此病的治疗中，首选溴隐亭。本品为α-溴α-麦角克碱，系半合成麦角碱的衍生物，治疗本病效佳。闭经患者，多数在用药1个月即有月经来潮，70%～90%在治疗2个月内恢复排卵，溢乳也随之减少或停止，妊娠率约80%，该药能抑制垂体泌乳素瘤的生长。用法应从小剂量开始，1.25mg，晚餐间服，无反应时，每3～5日增量1倍，直至总量达5.0～7.5mg/d，分2～3次于3餐就餐时服。一般在开始服药时，常可见有恶心、呕吐、头痛、眩晕、乏力、便秘，或体位性低血压等。经过2～3周可自然减轻、消失。合并有末梢血管疾病、冠心病、高血压、肝肾疾患或对麦角过敏者则禁用，妊娠后虽无致畸作用，但最好停药。吴学淅等报道，溴隐亭2.5mg，每晚置阴道内，连续使用1个月以上，与每日口服2.5～5mg相比，血PRL值同期下降的程度，二者差异无显著性，提示药物可为阴道吸收，由于不直接通过肝脏代谢，可维持较长时间的作用，胃肠道反应也明显减轻，并可节约用药量，是一种合理有效的用药途径。中医药降低血中PRL的方法主要在于调肝、疏肝、清肝，疏肝方剂有逍遥散、越鞠丸等，药物有合欢皮、制香附、麦芽、广郁金、青皮、山楂、醋炒柴胡等；清肝方剂有化肝煎、丹栀逍遥散、一贯煎等，药物有钩藤、丹皮、山栀、白蒺藜、金铃子、绿萼梅、川贝母、蛇蜕等；肝郁化火夹有湿热的，需运用龙胆泻肝汤，但肝郁者，并非是实证，大多是本虚标实，肝体阴用阳，体阴不足，用阳不及，肝气不得疏泄，故为肝郁，肝郁形成后，在体阴不足的情况下，故又易于化火，形成郁火，所以滋养肝体，才能真正解决肝郁及其化火的根本问题。《内经》所讲“酸甘化阴”实际上是针对肝阴而言，芍药甘草汤、当归芍药散、一贯煎、杞菊地黄丸等，均符合酸甘化阴、滋养肝体的要求，肝体得充，肝郁自能疏解，肝火亦能控制。而酸甘化阴的药物，还有敛肝柔肝的作用，对于火热迫乳外溢，亦有抑制作用，因此我们在一贯煎的基础上加入炒麦芽、山楂、白芍、山萸肉、甘草为抑乳散，治疗作用较丹栀逍遥散、化肝煎为好。据金维新在《不孕症的诊断与中医治疗》中介绍：高催乳素血症是一种常见的下丘脑垂体疾患……中医辨证为肝气不舒、肝经郁热，常用方为丹栀逍遥散、龙胆泻肝汤、知柏地黄汤、增液汤加活血通络的药物，川芎、当归、赤芍、丹参、桃仁、王不留行、路路通等以达清肝通络、滋阴降火、活血行滞之目的，有痰瘀者加海藻、昆布、夏枯草、三棱等……以上方药可能通过下丘脑所分泌之催乳素抑制因子 PIF，影响多巴胺能神经元，而降低了血中催乳素水平，或直接作用于垂体分泌催乳素细胞，有刺激多巴胺受体的作用，并有可能使增殖肥大的垂体恢复正常。动物实验研究从血液流变学，微循环测定以及垂体卵巢子宫的重量，FSH、LH、E_2、PRL、PGF_{2a}、T_xB_2 的测定和卵子计数、妊娠指数的测定等结果看，支持临床研究的成效。

三、席汉综合征

因产后大出血、休克，引起脑垂体缺血、坏死，以致卵巢功能减退、子宫萎缩、继发闭经者，称为席汉综合征，属于血枯范围，有称“干血痨”者。本病常伴有毛发脱落、性欲降低、全身乏力等一系列极度衰弱的综合症状。本病治疗较为困难，疗程较长，不易治愈。

（一）病因病理

本病由于产后各种原因，引起大出血并合并较长时间的休克，可导致垂体前叶缺血性坏死，其所分泌的各种促激素，如促性腺激素、促甲状腺激素、促肾上腺激素等亦因此而减少，并可引起相应靶腺功能减退。垂体前叶缺血性坏死所致的垂体前叶功能减退只发生在产后，其原因系由于妊娠期垂体增生肥大，需氧量增多，因此对缺氧特别敏感，分娩后垂体迅速复旧，血流量减少，此时若发生休克，垂体前叶血流量更少，更易发生缺血性坏死。同时出血休克时，垂体前叶血液及下丘脑激素的供应显著减少，若时间较长则必然引起垂体功能低落。

中医学认为，本病由于产时损伤，失血过多，造成血虚失养，肾气亏损，肾主生殖功能衰退，以致任脉不通，太冲脉衰少而致闭经不行。其实，早在《素问·腹中论》中描述的血枯闭经，与此病相同。如说：“有病胸胁支满者，妨于食，病致则先闻腥臊臭，出清液，先唾血，四支清，目眩，时时前后血，病名为何？何以得之？岐伯曰：病名血枯，此得之年少时，有所大脱血，若醉入房中，气竭肝伤，故月事衰少不来也。”阐明了病的由来，是与大脱血有关，故病变为“气竭肝伤”，反映出了气血阴阳的衰竭。《诸病源候论·月水不通候》进一步解释此血枯闭经：“……内气竭绝伤肝，使月事衰少不来也。所以然者，肝藏于血，劳伤过度、血气枯竭于内，又先经唾血及吐血、下血，谓之脱血，使血枯亦月事不来也。又利血经水亦断，所以然者，津液减耗故也。”所以本病内在的变化在于阴血枯耗，气分亦弱，但以阴血枯耗为主，阴虚则相火偏旺，火旺则阴更伤，气更弱，火更旺，终致阴精耗竭。

在阴虚的同时，或因脾胃薄弱，或因劳倦伤气，或因饮冷感寒，以致阴虚及阳，阳虚气弱显著，渐致阳虚为主，阳虚则不能溶解脂浊，分利水湿，火不暖土，影响脾胃运化，可以出现水湿泛溢、脂浊蕴阻，或者脾胃不和等反应。

（二）诊断与鉴别诊断

1. 临床表现

取决于垂体组织受损的程度及所累及的垂体促激素的种类。一般估计，垂体前叶破坏50%以上开始有临床症状，破坏75%时症状明显，破坏95%时即可出现严重的整个垂体前叶功能低减。由于所累及的垂体促激素的种类及程度不同，临床上可表现为一种或数种促激素的缺乏症状。促肾上腺皮质激素分泌不足，常见有疲乏、厌食、体重减轻、血压偏低、抵抗力低易感染；促性腺激素分泌不足，可见长期闭经、性欲减退或消失、乳房及生殖器萎缩；泌乳素分泌不足，可见产后乳汁分泌减少或缺乏；促甲状腺激素分泌不足，可见畏寒，浮肿，腋毛、阴毛脱落，表现迟钝，心率缓慢等。

2. 检查

根据患者的表现可行有关腺体的激素测定，阴道涂片，或血尿测定雌激素水平；尿及血皮质醇测定；血 T_3、T_4、PBI，吸^{131}I 率；各种促激素：FSH、LH、TSH、PRL、ACTH 等。

3. 通过有关检查，排除结核性、肿瘤等疾病。

（三）辨证论治

本病证可分为阴虚证和阳虚证两种，治疗上以补养为主，阴虚者清补为主，阳虚者温补为主，同时佐以调理气血；气血两虚证，调补气血，健运脾胃。

1. 阴虚证

主证：闭经日久，形体清瘦，带下甚少，阴道干涩，头晕腰酸，胸闷烦躁，脱发心慌，午后低热，皮肤干燥，便艰尿黄，脉象细弦带数，舌质红裂、苔黄。

治法：滋阴养血，宁心安神。

方药：二甲地黄汤（《温病条辨》）加减。

炙鳖甲、炙龟甲各 10g，生熟地、山药、山萸肉各 12g，丹皮、茯苓、泽泻各 9g，柏子仁、太子参各 10g，炒枣仁 6g，制首乌、怀牛膝各 15g。

服法：水煎分服，每日 1 剂。

加减：阴虚火旺，烦热口渴，午后低热明显者，上方加入炙知母 6g，炒黄柏 9g；夜寐甚差，或致失眠者，上方加入紫贝齿（先煎）10g，莲子心 5g，丹参 10g；心情忧郁，烦躁不已者，上方加入广郁金 9g，合欢皮 9g，炒荆芥 6g；纳食不馨，神疲乏力者，上方加入陈皮 6g，炒谷芽、炒麦芽各 10g；腰酸尿频，下肢稍冷者，上方加入川断 10g，菟丝子 10g，锁阳 6g。

2. 阳虚证

主证：闭经日久，带下全无，阴道干涩，头昏腰酸，形体肥胖，畏寒怕冷，神疲乏力，脱发，面容苍老，性欲缺乏，乳房、子宫萎缩，脉象细弱，舌质淡红。

治法：养血补肾，温阳益气。

方药：二仙汤（《中医方剂临床手册》）合人参鹿茸丸（《圣济总录纂要》）。

仙茅、仙灵脾、怀山药、山萸肉、巴戟天各10g，别直参6g，鹿角胶（另炖烊入）9g，川续断、菟丝子各12g，炒当归、赤白芍各10g。

服法：水煎分服，每日1剂。

加减：头昏心慌、眼花者，加入熟地10g，桑椹子9g，穞豆衣9g；纳欠脘痞者，加入陈皮6g，炒香谷芽、炒麦芽各12g，煨木香9g；胸闷口腻多痰者，加入制半夏9g，制陈皮6g，制苍术、陈胆星各10g；气短易汗，形体畏寒明显者，加入炙黄芪15g，炙桂枝9g，炙甘草6g。

3. 气血两虚证

主证：闭经日久，带下偏少，头昏心慌，面乏华色，纳欠神疲，动则易汗，肌肤甲错，夜寐甚差，甚则失眠，周身骨节酸楚，舌质淡红，舌苔色白腻，脉象细弦。

治法：补气健脾，养血调经。

方药：十全大补汤《和剂局方》加减。

人参、黄芪各15g，白术、茯苓各12g，炙甘草6g，炒当归、白芍、熟地各10g，肉桂（后下）5g，陈皮6g，杞子、夜交藤各12g。

服法：水煎分服，日服1剂。

加减：入夜失眠，心悸怔忡明显者，加入炙远志6g，龙眼肉9g，炒枣仁9g；胃脘痞满，纳食甚差，舌苔白腻中根部厚腻者，加入煨木香9g，陈皮6g，炒谷芽12g，佛手片5g；伴有腰酸尿频，形体畏寒者，加入杜仲9g，菟丝子、覆盆子、仙灵脾各10g。

（四）临床体会

席汉综合征属于血枯闭经的范围，俗呼“乾血痨”。本病虽以虚证为主，但在治疗过程中改善整体，提高了肾、肝、脾胃功能时，必须佐以调理气血之品。根据我们的临床体会，调整整体功能，恢复体质健康，防止心肾功能的衰退有着较好的作用，但对调理月经周期、促发排卵和排经尚不太理想。近年来，我们在对此病进行辨证论治的同时，行光量子血液疗法。光量子血液疗法，简称 AUVIB：是将自（异）体血液抽取少量，在体外充氧的环境下用 β 射线、X 线、紫外线或激光等，定时定量照射后再回输入人体内，用以防病治病的一种方法。目前国内多使用紫外线照射自血回输疗法。关于光量子血液疗法的作用机理尚未阐明，但其杀菌消炎，提高血氧饱和度，增加组织供氧，氧自由基产生增多，反馈激活和提高 SOD 活性，增强吞噬细胞的吞噬能力，改善微循环，调整凝血和止血机制，提高机体免疫功能等作用已得到充分证实。其中抗缺血、血栓、高凝，常可用于治疗四肢、脑血管意外后遗症等缺血、凝血、血栓类疾患。本病的原因亦在于产后产时大出血、休克引起脑垂体缺血缺氧、坏死，所致卵巢功能减退，AUVIB 有一定的针对性，与中医药物辨证论治结合，经我们临床治疗 7 例，其中 3 例出现排卵、排经，一例仅有排经的疗效。当然此与脑垂体前叶破坏的程度以及病程有关。但也可以看出本病证在 AUVIB 时合中医药的辨证论治，的确可以提高疗效。

本病是可以预防的，首先应做好孕期保健，及时发现可能引起出血的各种因素（如胎盘问题、前置胎盘，合并血液病等），加以纠正或做好预防措施、临产后应准备好足够血源，产时产后应严密观察阴道出血情况，处理好胎盘滞留，或产后宫缩不良等可能引起产后大出血的因素；一旦发生产后大出血，应及时抢救，防止休克过久，导致垂体缺血、缺氧、坏死。或者及时进行光量子血液疗法，以减少脑垂体破坏的程度和范围。

四、精神性厌食性闭经

闭经，伴有胸闷忧郁或者焦躁不安，默默不思饮食，纳呆神疲，形体消瘦，皮肤干燥，甚则骨瘦如柴，毛发脱落，四肢清冷，乳房萎缩等，称为精神性厌食性闭经。大多见于青少年期。神经质个性人格特征者，易罹此病。《金匮要略》所载百合病，有类于此，可参考之。

（一）病因病理

精神性厌食性闭经，顾名思义，是与精神性厌食性有关。现代医学认为：由于精神性厌食而导致严重的营养不良，影响了下丘脑垂体激素及卵巢激素的合成与分泌，FSH、LH、E_2水平均低下，同时垂体对促性腺激素释放激素反应下降，皮质醇代谢减慢，血皮质醇升高，最终导致低促性腺激素性闭经。中医学认为，此病与心、肝、脾、胃有关，《素问·阴阳别论》说“二阳之病发心脾，有不得隐曲，女子不月，其传为风消，其传为息贲者，死不治。”可见肠胃心脾与不得隐曲，所致闭经，到达风消者，即骨瘦如柴的地步者，的确有死亡的危险。精神性的厌食，在中医的古代文献资料中，《金匮要略》所载的百合病，亦有类似之处。如云“百合病者，百脉一宗，悉致其病也。意欲食，复不能食，常默默，欲卧不能卧，欲行不能行，饮食或有美时，或有不用闻食臭时，如寒无寒，如热无热，口苦，小便赤，诸药不能治，得药则剧吐利，如有神灵者。”尤在泾在注释这段文字中说“百脉一宗者，分之为百脉，合之则为一宗”，我们认为百脉指全身所有的经脉，即气血营卫的通路，“一宗”是说人身百脉同出一源。因心主血脉，肺朝百脉，故百脉源出心肺，心肺正常则百脉俱得其养，心肺阴虚，气血郁阻，则百脉俱受其累，全身皆病，症状百出，而为百合病。其主要者还在心肺，肝脾肠胃的气机不畅，血脉不畅所致。从临床而言，主要尚有偏于心肝、心脾之分，前提在于阴虚，偏于心肝者，可见郁火现象，偏于心脾者，可见夹有痰湿等现象。

（二）诊断与鉴别诊断

1. 临床表现

大多在青少年发病，患者逐渐或突然进食明显减少，人渐消瘦，体重明显下降，有的患者，甚至可形容为“骨瘦如柴”，但检查并未发现任何引起营养不良的器质性疾病，同时月经不规律，稀少至闭经。其他表现还可有低血压，心率慢，皮肤干燥，毛发脱落，四肢发冷，心情抑郁等病证。严重者由于低蛋白血症而引起全身水肿，极度营养不良，甚至危及生命。

2. 检查

测定雌激素及 FSH、LH 水平可正常或低落，个性人格测定可见神经质、内向性。

3. 通过检查，排除结核性及恶性肿瘤等病证。

（三）辨证论治

首先应进行精神治疗。疏导心理，抒畅情怀，同时按中医辨证论治的方法，从心肝气郁，心脾失和论治之。

1. 心肝气郁证

主证：月经不规律，稀少至闭经，饮食突然减少，默默不欲饮食，形体消瘦，心情抑郁，或则胸闷烦躁，夜寐欠佳，舌质淡紫，舌苔色黄白腻，脉象细弦。

治法：疏肝解郁，宁心安神。

方药：逍遥散（《和剂局方》）加减。

炒当归、赤白芍、白术、茯苓各 10g，钩藤（后下）15g，炒柴胡、陈皮各 6g，合欢皮、广郁金各 9g，炒麦芽 15g，炙远志 6g。

服法：水煎分服，每日 1 剂。

加减：头晕头疼者，加入白蒺藜 10g，炒甘菊 6g；心悸失眠者，加入炒枣仁 9g，紫贝齿（先煎）10g，夜交藤 15g；神疲乏力，气短懒言者，加入太子参 15g，制黄精、功劳叶各 10g；头昏晕心慌，舌质红裂者，加入熟地、杞子等。

2. 心脾失和证

主证：月经稀发，渐至闭经，纳食不馨，不思饮食渐至厌食，恶闻食臭，脘腹作胀，神疲乏力，嗜睡，胸闷不舒，时欲嗳气，夜寐欠佳，心慌心悸，脉象细弱，舌质淡红，舌苔色白腻，根部略厚。

治法：理气健脾，宁心安神。

方药：妙香散（《校注妇人良方》）加减。

甘草 5g，炙远志 6g，辰砂、麝香各少量，党参、山药各 10g，广木香 9g，茯苓神、黄芪各 12g，桔梗 5g。

服法：水煎分服，每日 1 剂。

加减：厌食明显者，加入陈皮 6g，炒谷芽 10g；心悸怔忡、失眠者，加入合欢皮 9g，紫贝齿（先煎）10g；大便溏泄、舌苔白腻者，加入砂仁（后下）5g，炮姜 6g，炒白术 10g；口腻多痰、舌苔黄白腻厚者，加入制半夏 6g，制苍术 10g，陈胆星 6g。

（四）临床体会

精神性厌食性闭经，多见于青少年，顾名思义，因精神因素而致厌食、闭经。正如《金匮要略》论述百合病所说，意欲食，复不能食，常默默，性格内向，甚至不欲见人，欲卧不能卧，欲行不能行，得药得食则吐利如有神灵者。因此，调治这种疾病，首先要解决精神上的问题，进行针对性的心理疏导。此外食养疗法调理月经周期，对本病非常重要，可参考总论治法中的有关内容。在药物治疗时，如服药欲吐者，可采用少量多次分服或加入少量生姜汁，甚则少量乌梅等以止吐。

五、多囊卵巢综合征

多囊卵巢综合征（PCOS），是由于下丘脑—垂体—卵巢轴功能失调以致造成持续性无排卵，是妇科较为常见的疾病，多数起病于围青春期，主要的临床表现为月经稀发，甚至闭经、不孕、多毛、肥胖，以及双侧卵巢呈多囊性增大。

多囊卵巢综合征，根据其临床表现，属于中医学闭经、崩漏、月经不调、不孕等范畴。从西医检查有卵巢增大的特点，又可属癥瘕范畴。临床上以肾虚为多见，尤以肾虚、痰湿更为多见，因其形体肥胖，故一般均认为痰湿闭经。如《丹溪心法》中有“肥盛妇人，禀受甚厚，恣于酒食，经水不调，不能成孕，以躯脂满溢，湿痰闭塞子宫故也”之记载。肥胖闭经不孕者，临床常伴有多毛，卵巢可能增大，中医认为此与痰湿所致，而此痰湿形成，就妇科而言，又与肾虚有关。

（一）病因病理

现代医学对 PCOS 的病因病理尚未完全明了，一般认为与下丘脑—垂体—卵巢功能失调，卵巢类固醇激素生物合成过程中酶系统的功能障碍、肾上腺功能紊乱、高胰岛素血症以及遗传等因素有关。其内分泌学特点则为雄激素和黄体化激素分泌过多，以及雌激素的分泌异常。总的来说，雄激素水平升高，高胰岛素血症及失去周期变化的较高水平雌激素，对 H-P-O 轴功能均有干扰作用。起病可首发于一个或多个环节，各环节相互影响形成恶性循环，在 PCOS 的发病中有重要作用。

月经的来潮及其形成周期节律性者，与肾的关系最为密切。早在《素问·上古天真论》中就已指出:“女子七岁肾气盛，齿更发长，二七而天癸至，任脉通，太冲脉盛，月事以时下，故有子……七七任脉虚，太冲脉衰少，天癸竭，地道不通，故形坏而无子也。”这说明了肾气旺盛，天癸泌至，冲任盛与通，对月经的来潮有着极为重要和直接的作用。正如《校注妇人良方》曰:“女子二七而天癸至，肾气全盛，冲任流通，经血既盈，应时而下，否则不通也。”肾对生殖功能的调节是通过心（脑）—肾—子宫（冲任）的环节而进行的，所以多囊卵巢综合征为内分泌失调性疾病，与中医肾的功能失调导致痰湿作祟有相似之处。

痰湿，从一般情况来看，其产生与脾胃有关，所谓“脾为生痰之源”，后天水谷精不能运化就可以产生痰湿，但就妇科月经而论之，其痰湿的产生主要在于肾。肾之阳气，职司气化，主前后二阴，有调节水液、推动月经周期演变的作用。如禀赋薄弱，先天不足，肾气欠盛，冲任失资，天癸不能按时泌至，或早婚多产，房劳伤肾，肾气受损，冲任不足，气化不力，一方面不能推动月经，以致闭经不潮，另一方面，水液精微失运，停聚而成痰湿。其次肾虚气化不利，不能协助肝脾以司运化，加之平素恣食膏粱厚味，或饮食失节，或饥饱无常，损伤脾胃，脾虚则痰湿更易产生，气机不畅，经脉受阻，冲任失调而致月经不调，渐致闭经，或痰湿积聚，脂膜壅塞，体肥多毛，或痰脂凝聚而致卵巢增大，包膜增厚。此即在肾虚偏阳虚所致痰湿的病变。

此外，尚有肝郁凝痰化火者，赵献可在《医贯》中写道：“七情内伤郁而生痰。”可见七情内伤，导致肝郁，肝郁凝痰。因肝有疏泄功能，亦能助脾胃升降运化，特别是对脂浊的运化，更有重要意义。严用和在《济生方》中说：“人生气道贵乎顺，顺则津液流通，绝无痰饮之患。”肝郁气滞，易于凝聚痰湿脂浊。而且肝郁之后，又易化火，故可见食欲亢进，烦躁口渴等现象。

痰瘀成癥。气滞血瘀，日久之后，亦容易导致癥瘕，《女科经纶》引武叔卿之说：“痞一癥二；曰血曰食，而不及痰饮何也？盖痞气之中，未尝无饮，而……血癥之内，未尝无痰。”因此，当血癥形成后，或日益加深，闭经亦日趋顽固，而气滞血瘀也日益加深，痰湿脂浊的表现也日益明显。根据我们临床观察，其痰瘀所致血癥，不仅结于卵巢冲任，而且还将结于脑垂体以及肾的有关脉络，形成顽症。

（二）诊断与鉴别诊断

1. 临床表现

PCOS 的临床表现轻重不一，多发生于 20～40 岁生育期妇女，以无排卵性不孕、月经稀少或闭经、多毛、肥胖为特征，临床可综合病史、症状、体征及激素水平等予以诊断。

2. 检查

通过妇科 B 超检查，发现卵巢增大，血查内分泌激素 LH/FSH＞3 为主要诊断依据。

其他如：①基础体温单相；②气腹盆腔造影、腹腔镜检查、B 超显像可见双侧卵巢均大于正常宫体 1/4，内有多个囊性滤泡；③阴道脱落上皮细胞涂片检查，无周期变化，伊红指数波动偏低；④卵巢活组织检查：卵巢被膜增厚，其下有多个囊性滤泡，卵泡膜细胞增生，无黄体可见；⑤激素测定：黄体生成激素（LH）与促卵泡素（FSH）的比值大于 3。雌酮（E_1）与雌二醇（E_2）比值大于正常或 $E_1 > E_2$。血中雄烯二酮（A^{44}）和睾酮（T）较正常升高；⑥子宫内膜检查：经期 12 小时内取子宫内膜病检，多为无排卵型增殖期子宫内膜或子宫内膜增生过长等形态。

3. 通过有关检查，排除脑垂体、肾上腺皮质肿瘤和男性化肿瘤，以及肾上腺皮质功能、甲状腺功能异常、高泌乳素血症。

（三）辨证论治

本病本虚标实，虚者肾虚偏阳虚，实者，痰湿蕴阻。所以本病的主要证型是肾虚痰湿，其次是肝郁化火，气虚血瘀。治疗的重点在于滋肾补肾，燥湿化痰。同时补肾调气血以促发排卵。

1. 肾虚痰湿证

主证：月经后期，量少，甚或闭经、婚久不孕，或带下量多，或带下甚少、形体肥胖、多毛，腰膝酸软，小腹或有冷感，性欲缺乏，子宫偏小，或胸闷烦躁，口腻多痰，脉象细濡而滑，舌苔白腻，舌质淡暗。

治法：补肾化痰，活血调经。

方药：补肾化痰汤（临床验方）。

炒当归、赤白芍、怀山药、山萸肉各10g，熟地12g，丹皮、茯苓各9g，川断、菟丝子、仙灵脾、鹿角片（先煎）各10g，贝母、皂角刺各6g，制苍术12g。

服法：水煎分服，每日1剂。

加减：如胸闷泛恶，口腻痰多者，加入制半夏9g，制胆星、炒枳壳各10g；如兼便秘者，可加服防风通圣丸、枳实导滞丸；若或月经来潮量甚少者，加入泽兰叶、丹参、川牛膝各10g；若月经来潮量甚多者，去鹿角片、仙灵脾、皂角刺等，加入党参、黄芪各15g，艾叶炭6g，失笑散（包煎）12g；若子宫发育不良者，可加入紫河车、肉苁蓉、茺蔚子等；若浮肿纳差，大便溏泄者，加入炒白术12g，砂仁（后下）5g，炮姜6g。

2. 肝郁化火证

主证：闭经、婚久不孕，形体肥胖，但壮实，毛发浓密，面部痤疮，经前胸闷烦躁，心嘈善饥，口燥面赤，乳房胀痛，或有溢乳，口干喜冷饮，大便秘结，舌苔黄腻，舌质红，脉弦或弦数。

治法：疏肝解郁，清热泻火。

方药：丹栀逍遥散（《内科摘要》）加减。

丹皮、栀子各12g，当归、赤白芍各10g，制苍术9g，茯苓15g，炒柴胡6g，甘草5g，炒枳壳9g，川牛膝10g，碧玉散（包煎）10g。

服法：水煎分服，每日1剂。

加减：若大便秘结，舌苔黄腻，根部厚腻者，上方加入大黄6g，炒枳实10g；若乳房胸胁胀满甚者，上方加入广郁金12g，绿萼梅5g，王不留行、路路通各10g；若乳房胀痛溢乳者，上方加入炒麦芽30g，山楂10g，青皮、蛇蜕各5g；若口腻痰多者，上方加入陈皮6g，制半夏9g，陈胆星10g。

3. 气滞血瘀证

主证：月经后期，量少，色紫红，血块较大，经行腹痛拒按，渐至闭经，婚久不孕，精神抑郁，胸胁胀痛，形体肥胖，毛发较多，舌质暗紫，边有瘀点，脉沉弦或沉涩。

治法：理气行滞，活血化瘀。

方药：膈下逐瘀汤（《医林改错》）加味。

当归、川芎、赤芍、桃仁、红花各10g，枳壳12g，延胡、五灵脂各12g，丹皮、制香附各9g，甘草5g，川续断15g。

服法：水煎分服，每日1剂

加减：血瘀成癥，上方加入山甲片9g，三棱、莪术各10g；口腻痰多，形体肥胖明显者，加入炙桂枝6g，茯苓15g，制半夏9g，陈皮6g；腰酸腿软，皮肤粗糙，痤疮者，上方加入夏枯草10g，仙灵脾、胡芦巴、肉苁蓉各9g。

（四）临床体会

多囊卵巢综合征即PCOS，发病原因尚未完全明了，目前对其发病因素及病理生理的认识，归纳有下述几种理论：第一，是雄激素水平升高，可见于50%的PCOS患者。第二，是高胰岛素血症，PCOS患者外周组织对胰岛素产生抵抗，从而代偿性增加胰岛素的分泌引起高胰岛素血症，该类患者对胰岛素抵抗，并未发现胰岛素受体有缺陷，问题可能是受体后，葡萄糖转送环节障碍。第三，H-P-O轴功能失调。机体内，外环境的变化最终导致H-P-O轴功能失调，引起PCOS，表现为LH释放脉冲增大，释放脉冲的振幅与频率失去周期节律以及水平增高，而FSH呈现相对不足。导致功能失调的原因有以下几方面：①精神因素：忧虑、烦恼、恐惧，或过度紧张等均可成为致病因素，青春期少女对各种刺激尤为敏感，通过改变中枢神经系统递质如多巴胺、鸦片肽对GNRH神经原的抑制性调控等干扰H-P-O轴的功能。②体内无周期变化、持续在较高水平的雌激素丧失了其正常反馈机制，增加垂体促性腺激素细胞的GNRH受体数目，从而增强了垂体对GNRH的敏感性，增加促性腺激素的合成；③高胰岛素血症及（或）游离IGF-1增高，可能也有促进垂体LH分泌亢进的作用，尚需进一步证实。LH分泌亢进而FSH相对不足，可能是由于FSH对雌激素的负反馈作用敏感而对GNRH相对不敏感，也可能由于PCOS卵巢中分泌了较多的对FSH有选择作用的抑制素，致LH/FSH比值增大。LH水平增高以及前述诸因素等导致卵巢泡膜—间质细胞的活性增强，雄激素水平增高，对卵泡成熟可能有抑制作用，并与卵巢包膜增厚可能有关。FSH具有直接刺激颗粒细胞芳香化酶活性作用。其相对不足可能使颗粒细胞的活性降低；另外PCOS患者的卵泡液中含有饱和浓度的IGF-I及FSH，提示可能有FSH抑制因子存在，体外研究发现IGF-B2·3亚单位有抑制FSH激活芳香化酶的作用，其在PCOS发病中的作用还有待进一步阐明。H-P-O轴功能失调、较重者，卵泡有一定程度的发育却不能成熟、排卵，闭锁的中、小型卵泡堆积在卵巢皮质，使卵巢呈现多囊性变化，体积正常或增大，表现持续性无排卵，月经失调及不孕，经药物或手术切断发病过程的任何一环节，可使排卵恢复，表明其缺陷属功能性。第四，遗传因素。由于本征缺乏特异的表现，既往资料多无B超检查，诊断可能不够确切。遗传因素在PCOS发病中的作用还需进行深入全面的研究。第五，肥胖。部分PCOS患者有肥胖，常见于围青春期，原因不明，肥胖者容易发生外周胰岛素抵抗及高胰岛素血症。另外，脂肪组织中含有芳香化酶及17β-羟甾脱氢酶是腺外雄激素转化为雌激素的重要场所，参与性激素的代谢与贮存，可将其视为内分泌的一部分。它在PCOS病理生理中的作用还有待进一步阐明。

本病证的治疗，十分重要，也是中医药的特色。补肾是治疗本病的基本法则，因为本病是以肾虚为本，特别是肾阳虚，故温补肾阳是基本大法，《金匮要略》的肾气丸亦是治疗本病的常用方药，本方由钱乙所制地黄丸（熟地、山萸、山药、丹皮、茯苓、泽泻），加附子、肉桂而成。附、桂温阳化气利水，是方中的主药，不仅有温补肾阳的作用，更有化痰利湿的作用，六味地黄丸滋阴利湿，擅长滋补肾阴，是阴中求阳的理想方剂。但有温阳偏于刚燥，养阴偏于滋腻的缺点，在肾阳虚，痰湿蕴阻的情况下，颇欠允当。因此，我们临床常以二仙汤、人参鹿茸丸合越鞠二陈汤加减，药用仙灵脾、巴戟天、人参、鹿角片、山药、茯苓、制苍术、制香附、陈皮、制半夏、六曲、川断等品，标本同治，但仍以补养肾阳为主。但我们体会，在针对此病的长期治疗中、必须做到几个结合。第一，补阳与补阴相结合。本病所表现的肾阳虚，常常是阴虚及阳所致，因此应用补阳化痰法后，痰湿稍化，要考虑滋阴，通过阴的恢复，才有可能巩固阳复的作用。在痰湿稍有缓解的情况下，仍应结合使用六味地黄丸。第二，补阳与化痰相结合。肾主温煦，有气化作用，兼以火能暖土，亦有资助脾胃、运化运输的功能，肾阳不足，气化不利，水津不布，滞而为饮，结聚成痰，阻滞气机，影响月经和受孕。对此，近年来国内报道，运用补肾化痰法治疗多囊卵巢综合征者，如史常旭等在《中华妇产科杂志》［（1985（3）：144）］发表《多囊卵巢综合征的中医治疗——附117例临床分析》一文，药用熟地、菟丝子、覆盆子、仙灵脾、黄精、昆布各12g，仙茅、山甲、贝母、皂角刺各9g，夏枯草15g；若以肾虚为主，加用鹿角霜、狗脊、葫芦巴各9g，仙桃草15g；若以痰实为主，加用赤芍、元胡、山慈菇各9g，萆薢12g。治疗25例，19例出现32个双相周期，6例妊娠。又如俞瑾等［补肾化痰治疗多囊卵巢综合征中对下丘脑—垂体—卵巢功能调节．中西医结合杂志，1986，（4）：218］，药用熟地、山药、补骨脂、仙灵脾、黄精、桃仁、皂角刺、冰球子，怕冷加附子、肉桂，每日1剂，水煎分2次服。治疗9例，连服3个月。7例排卵，3例妊娠。第三，补阳与化瘀相结合。肾阳不足，气化失司，痰浊蕴阻，必然影响气血的运行，气滞则血瘀，血瘀则使排卵困难。因此补肾化瘀，不仅能促进肾阳之气的运动，有利于气化功能的恢复，而且有促进排卵的作用。李祥云报道［中医药治疗多囊卵巢综合征19例. 辽宁中医杂志，1989，(1)：14］，药用当归、熟地、山萸肉、仙灵脾、肉苁蓉、锁阳、葫芦巴、泽兰、三棱、莪术、夏枯草、香附、元胡、丹参等。治疗5例，4例妊娠，1例行卵巢楔形切除术。葛秦生等报道［中医补肾法诱导排卵——附95例分析. 中医杂志，1982，(5)：19］，药用柴胡、赤芍、白芍、泽兰、益母草、刘寄奴、生蒲黄、牛膝、菟丝子、枸杞子、肉苁蓉、仙茅、仙灵脾各9g，鸡血藤、女贞子、覆盆子各15g，每日1剂，水煎分服。无月经周期者服3剂，停7天，每月服9剂；有周期者经期服3剂，周期第12～13天再服3剂。统计36例，怀孕11例，有效12例，好转8例，无效5例。可见疗效还是较好的。其实我们在治疗此病时，应用补肾调周法，按四期论治、结合丸剂化痰，可明显提高疗效。

六、卵巢早衰

凡妇女在40岁以前绝经，血促性腺激素水平升高而雌激素水平低下，卵巢内无卵泡发育并出现烘热出汗，烦躁寐差，头晕腰酸，神疲乏力者，称卵巢早衰，或早期绝经。

本病证在中医学中，常概括在闭经病证内，《傅青主女科》所提出的“年未老经水断”，是对本病证的专题论述。由于本病证在临床上亦时有所见，因此必须重其防治。

（一）病因病理

关于卵巢早衰的病因较为复杂，目前尚无定论。常见的原因有如下几种：①自身免疫：卵巢早衰常和某些自身免疫疾病同时存在。如Addison’s病，红斑狼疮、桥本甲状腺炎等。患者体内有时可查出抗卵巢甾体激素细胞自体抗体、卵巢内淋巴细胞及浆细胞浸润，因而认为其发生与自身免疫有关。②染色体异常：其核型可为45XO/46XX，或47XXX，多数仍为正常性染色体46XX。③感染：女性青春期患流行性腮腺炎性卵巢炎者，易发生卵巢早衰，其他盆腔感染如严重的结核性、淋菌性或化脓性盆腔炎有时也可引起该病。④遗传性卵巢早衰的患者，有10%有家族史，男性为异常基因携带者，女性后代为显性。⑤医源性因素：因卵巢手术切除过多的卵巢组织，某些肿瘤患者如霍奇金病等在放疗或化疗后损伤卵巢功能均可导致卵巢早衰。此外，尚有一些先天性代谢异常疾病，如粘多糖代谢异常可使有害物质蓄积于卵巢，环境污染，如大量的使用杀虫剂等亦可导致本病的发生。亦有人认为：忧虑和精神抑郁，生活压力过大，或事业遭受打击，夫妇之间长期不和，以及过去有痛苦的性生活经历等，也是致病因素。

中医学认为，首先与肾有关。肾虚主要是阴虚，古人曾有人逾四十阴气自半之说，而早衰的内核在于天癸阴精的亏耗。肾阴天癸的衰少，既与先天禀赋遗传有关、亦与后天的保养不当、损伤过度有关，如房劳多产、手术创伤、劳累过度、长期紧张、生活无规律、失眠、感染等等，均足以使肾阴天癸衰少。其次与心肝脾胃的长期失和亦有关，《傅青主女科·年未老经水断》中说："经云：女子七七而天癸绝，有年未至七七而经水先断者，人以为血枯经闭也，谁知是心、肝、脾之气郁乎。"接着又阐明"且经原非血也，乃天一之水，出自肾之中，是至阴之精而有至阳之气，故其色赤红似血，而实非血，所以谓之天癸……然则经水早断，似乎肾水衰涸，吾以为心、肝、脾气之郁者？盖以肾水之生，原不由于心、肝、脾，而肾水之化，实有关于心、肝、脾。"《辨证奇闻》更进而解释肾与心肝脾的关系中说："肾非肝气之相通，则肾气不能开；肾非心气之交，则肾气不能升；肾非脾气之相养，则肾气不能成。三经有一经之郁，则其气不能入于肾中，而肾之气即闭塞而不宣矣。况三经齐郁，而肾水真足，尚有格络难出之状；若肾气原虚，又何以构精盈满，化经水而外泄耶?!”可见肾虚天癸绝是一面，而气郁肾虚又是一面，病机复杂，以虚为主，虚实相兼，反映出卵巢早衰的复杂病变。

（二）诊断与鉴别诊断

1. 临床表现

继发性闭经，患者可有正常的月经及生育史，然后突然闭经。少数病例还可在月经初潮后 1～2 次月经即出现闭经。出现更年期综合征的表现：面部潮红，烘热出汗，性情烦躁，失眠，阴道干枯，性交困难。

2. 检查

可见内外生殖器及第二性征逐渐萎缩，阴道雌激素水平测定低下，血 E_2 低下，FSH > 40IU/L。染色体核型可为 46XX、45XO/46XX、47XXX 等，腹腔镜或剖腹探查卵巢萎缩，无卵泡发育或偶有少数原始卵泡，卵泡膜内时有淋巴细胞及浆细胞浸润。还可做抗体检测，可测到抗卵泡内膜抗体、抗核抗体、抗肾上腺甾体激素细胞抗体等。

3. 通过病史及有关检查排除因手术切除或放射双侧卵巢，或严重感染损害卵巢及甲状腺、肾上腺皮质等有关疾病，影响卵巢功能者。

（三）辨证论治

本病证主要在于阴虚火旺，但常有兼阳虚、兼气郁的几种证型。治疗除滋阴降火，宁心安神外，助阳、解郁常为兼治要法。同时必须注意调节心理，保持睡眠，注重自我保养。

1. 阴虚火旺证

主证：继发闭经，或月经后期，量少，头昏头晕，腰酸，腿软，面部潮红，烘热出汗，烦躁失眠，心情抑郁，或则急躁易怒，神疲乏力，带下甚少或全无，阴道干枯，性交困难，脉象细弦带数，舌质偏红，舌苔黄白干燥。

治法：滋阴补肾，宁心安神。

方药：二甲地黄汤（《温病条辨》）合柏子仁丸（《景岳全书》）加减。

炙龟甲、炙鳖甲、怀山药、山萸肉、熟地、丹皮、茯苓、泽泻各10g，柏子仁、丹参、川续断、怀牛膝、泽兰叶各9g，炒枣仁12g。

服法：水煎分服，每日1剂。

加减：头昏头晕明显者，上方加入白蒺藜、珍珠母各10g；烘热出汗较著者，上方加入莲子心5g，左牡蛎（先煎）15g，浮小麦（包煎）30g；脘腹胀闷，纳食欠佳者，上方加入广木香9g，陈皮6g，炒麦芽15g；口渴喜饮，咽喉干燥，皮肤失润者，上方加入北沙参、麦冬、天花粉各9g。

2. 兼阳虚证

主证：继发闭经，面部潮红，烘热出汗时作，但程度较轻，烦躁寐差，面容苍老，腰酸腿软，小便较频，乳房萎缩，带下全无，阴道干枯，性欲缺乏，面浮足肿，腹胀纳欠，神疲乏力，脉象细弱，舌质淡红，舌苔薄白。

治法：滋阴助阳，健脾宁心。

方药：补天五子种玉丹（《产科心法》）。

大生地15g，山萸肉、怀山药、丹皮、茯苓、泽泻各10g，炒当归，怀牛膝、杜仲、川断、杞子、女贞子各9g，五味子5g，车前子（包煎）6g，覆盆子、紫河车各10g。

服法：水煎分服，每日1剂。

加减：神疲乏力，气短懒言者，加入黄芪、人参各12g；形体有冷感，腰酸明显者。加入鹿角胶（另炖冲）10g，仙灵脾12g；夜寐甚差，心慌心悸者，加入炒枣仁9g，紫贝齿（先煎）10g，太子参15g；脾胃失和，腹胀纳欠者，上方去大生地、当归，加入煨木香 9g，陈皮 6g，炒谷芽 10g。

3. 兼气郁证

主证：闭经，头昏腰酸，面部潮红，烘热出汗，烦躁失眠，胸闷气窒，心情抑郁，频欲叹气，神疲乏力，乳房萎缩，带下缺乏，阴道干枯，脉象细弦，舌质淡红等。

治法：滋阴养血，解郁宁神。

方药：滋肾生肝饮（《校注妇人良方》）。

炒当归、赤白芍、怀山药、山萸肉、干地黄、丹皮、茯苓各 10g，炒柴胡 6g，广郁金、合欢皮、炙远志各 9g，太子参 15g，五味子 5g，钩藤（后下）15g。

服法：水煎分服，日服 1 剂。

加减：烘热出汗明显者，加入莲子心 5g，浮小麦（包）30g，左牡蛎（先煎）15g；烦躁失眠明显者，加入炒枣仁 9g，紫贝齿（先煎）10g；腹胀便溏，纳欠脘痞者，加入广木香 9g，炒白术 10g，砂仁（后下）、陈皮各 5g；腰酸尿频者，加入川断、菟丝子各 10g。

（四）临床体会

本病证在临床上亦常有所见。一般见于 38 ~ 40 岁左右。极少数可出现在 30 岁前后。我们在临床上曾经治疗 1 例 26 岁闭经 2 年的患者，出现烘热出汗，胸闷烦躁，失眠心悸，头晕腰酸，神疲乏力，带下缺少，阴道干涩，乳房与子宫均有萎缩，卵巢内无卵泡发育，卵巢亦有萎缩，符合卵巢早衰的诊断。我们运用补肾宁心，心肾合治的方法，以三甲地黄汤合柏子仁丸加减，同时进行光量子血液疗法及心理疏导法，前后调治 1 年，恢复月经来潮，恢复排卵功能。《傅青主女科》认为本病证治法，必须散心、肝、脾之郁，而大补其肾水，后再大补其心、肝、脾之气，则精溢而经水自通矣。方用益经汤，药用熟地、白术、当归、白芍、生枣仁、沙参、丹皮、山药、人参、杜仲、柴胡等。治疗年未老经水断者，有一定效果。亦有人认为六味地黄丸有抗衰老作用。衰老变化主要是由于机体在代谢中产生的自由基不能及时消除，这与抗御自由基的SOD等酶系统活性下降有关，自由基使细胞脂质过氧化产生脂褐素，同时又使蛋白质发生交联以致可溶性蛋白含量下降，试验在测定家蝇寿命指标外，同时测定了SOD脂褐素及蛋白质含量等三项生化指标，对药物的抗衰老功能进行比较，结果表明六味地黄煎剂具有改善此几项指标的作用，提示该方在抗衰老方面具有深入研究价值。因此，六味地黄丸抗卵巢早衰确实有一定效果的。

七、月经后期

月经周期延长在5天或7天以上，甚则两、三个月一行、且连续出现3个月经周期以上者，称为月经后期，或称经迟、月经落后、月经后错等。如果月经周期仅延迟在3～5天以内，或偶尔一次月经周期落后，又无其他不适者，均不作病证论。

（一）病因病理

本病证的形成，主要是阴血不足。《校注妇人良方》引王子享所说:“经者，常候也，谓候其一身之阴阳愆伏知其安危，故每月一至，太过不及皆为不调，阴不足则后时而来。”因为月经周期的落后，主要是经后期延长，因为月经周期的演变就在于阴阳消长转化的运动，特别是经后期阴长运动的发展，阴长阳消，阳消为了阴长，阴长必须阳消，阴长至重，才能结束经后期运动。故凡经期落后，就在于经后期的阴长不及，之所以阴长不及，又在于阴血不足，所以导致阴血不足，主要有两个方面的原因，其一是先天因素或禀赋不足，天癸不充，或素体阴血不足，天癸不能及时泌至；其二是后天因素，或者长期失血，或者重病久病耗伤阴血，或者情志不畅，抑郁烦恼，久必伤阴，阴血不足，血海空虚，故月经不能应期来潮。此外，阴虚亦可能由阳的不足所致，所谓无阳则阴无以长，阳之消才能保证阴长运动的发展。因此阳虚血寒的主要方面，还在于不能帮助阴长，以推动经后期的演化，当然阳虚血寒，还有阻滞气血运行的一面，此即前人所说的血为寒凝，经行失畅，或胞脉失于温煦，冲任虚寒，血行无力，故致经行后期。

在阴虚阳弱的病变过程或者有兼夹瘀滞者，即气滞血瘀。情怀抑郁，五志不遂，气机不畅，血行不利，或者兼夹血瘀，阻滞经血运行，亦致月经后期。在阳虚的前提下，脾肾运化功能不足，饮食失调，嗜食膏粱厚味，以致痰浊滋生，气机不利，脉络不畅，亦致后期。

（二）诊断与鉴别诊断

1. 临床表现

月经周期延后 5 天，或者 7 天以上、甚则 2～3 月一行，并连续出现 3 次以上，并伴有经量、经色、经质的异常及全身症状。

2. 检查

通过妇科检查、BBT 测量、阴道涂片、宫颈粘液结晶以及血查雌孕激素等检查，以了解卵巢功能，明确病变的原因所在。

3. 通过有关检查，排除器质性疾病，育龄期妇女，还应排除早孕。

（三）辨证论治

本病证是阴血虚为主要证型，其次是阳虚血寒证型，并常兼血瘀、痰湿证型者。治疗的重点在于养血滋阴，佐以助阳。

1. 阴血虚证

主证：月经后期，经量偏少、色淡红、质稀，无血块，伴有头昏，心慌，腰酸，平时带下甚少，夜寐欠佳，舌质淡红，舌苔少，脉象细弦。

治法：养血滋阴。

方药：小营煎（《景岳全书》）加减。

当归、白芍、熟地、山药、山萸肉、枸杞子各10g，炙甘草6g，焦山楂9g。

服法：水煎分服，每日1剂。

加减：脾运欠佳，腹胀便溏者，上方去当归，加入炒白术、茯苓各10g，煨木香9g，砂仁（后下）5g；心神不宁，心悸失眠者，上方加入五味子5g，炒枣仁9g，夜交藤15g；神疲乏力，气虚易汗者，上方加入黄芪15g，太子参15～30g，白人参10g；烦躁口渴，午后低热者，上方加入钩藤（后下）15g，地骨皮10g，青蒿6g。

2. 阳虚血寒证

主证：月经后期，量少、色淡暗、质清稀，小腹有冷感，腰腿酸冷，神疲乏力，纳食较差，大便易溏，带下偏少，舌质淡红，舌苔色黄白腻，脉象细弱。

治法：健脾温肾。

方药：艾附暖宫丸（《仁斋直指方论》）加减。

制香附、艾叶各9g，炒当归、白芍、黄芪、熟地各10g，官桂5g，川续断12g，吴茱萸3g，炒白术10g，砂仁（后下）5g。

服法：水煎分服，每日1剂。

加减：肾阳亏虚，虚寒所致者，上方加杜仲、补骨脂、仙灵脾各10g；腹胀便溏，小腹有冷感者，上方去当归、熟地，加入煨木香9g，炮姜5g；头昏心慌，带下缺如者，上方加入怀山药10g，山萸肉9g，菟丝子12g。

3. 兼气滞血瘀证

主证：月经后期，经量少、色紫暗，有血块，小腹胀痛，胸闷烦躁，经前乳胀，头昏腰酸，脉象细弦，舌质暗红，或有紫点。

治法：养血补肾，理气化瘀。

方药：七制香附丸（《医学入门》）加减。

制香附、当归、赤白芍、丹皮各10g，艾叶、乌药、川芎各6g，柴胡、红花、片姜黄各5g，延胡、寄生各10g。

服法：水煎分服，每日1剂，经前、经期服。

加减：偏于血瘀，小腹痛，血块多者，上方加入桃仁、五灵脂各10g；脾胃薄弱，大便溏泄者，上方去当归，加入炒白术、焦楂曲各10g，广陈皮6g；头昏腰酸明显的，加入炒川续断12g，熟地10g，制狗脊10g。

4. 兼痰湿蕴阻证

主证：月经后期，经量偏少、色淡红，质粘稠，形体肥胖，胸闷烦躁，口腻多痰，平时带下甚少，或则带多粘腻，舌苔黄白腻，脉象细滑。

治法：补肾助阳，燥湿化痰。

方药：人参鹿茸丸（《圣济总录纂要》）合苍附导痰丸。

党参、鹿角片、巴戟天、补骨脂、茯苓、杜仲、怀牛膝各10g，制苍术、制香附各12g，陈皮、制半夏各6g，炒枳壳6g。

服法：水煎分服，每日1剂。

加减：行经期，上方加入泽兰、丹参各10g，益母草15g；如烦躁口苦，苔黄腻者，加入黄连3g，钩藤（后下）15g，丹皮10g；如腹胀便溏，形体畏寒，舌苔白腻者，上方加炮姜5g、制附片6g，建曲10g。

（四）临床体会

月经后期，其主要原因，虽在于阴血不足，不能及时地适应周期演变，亦正由于阴长不及，阴的物质不足而其动态的功能亦必然有所不足。前人亦曾有“先期者血热有余也，后期者血寒不足”之说。因此月经后期亦反映出阳虚血寒一面的特点。而阳虚血寒的特点，实际上既包括阴血不足，物质亏损的一面，又包括功能不强，消长动态不明显的虚寒性一面，而且阴血的物质基础，与阳气的功能条件两者有着密切的关联。无阳则阴无以生，无阴则阳无以长，阴阳本就在彼此互根、消长中形成和发展，月经周期也藉此而得到推动而变化。正由于此，月经后期的主证型，就必然有阴血虚损与阳虚血寒两者，舍此则是兼证。

在辨治方面。首先在于辨析妇科特征上的后期，量少，色淡红，质清稀，是属于虚证。一般来说，是偏于阴血虚；但如色暗，或稍带紫红色者，均为阳虚血寒的现象；后期量少，色紫黑，有血块者，属于兼血瘀；后期量少，色淡红，质粘腻者，属于兼痰湿，必须结合全身症状，就不难作出初步诊断结论。在治疗方面，一般在滋阴养血的方药中适当地加入温阳祛寒的药物。如前人常用的《医略六书》方过期饮，顾名思义，就是用来治疗月经后期的，方中药物是：熟地、当归、白芍、川芎、肉桂、炮姜、附子、香附、艾叶。其中四物汤是滋阴养血类药物；附、桂、姜完全是为温阳祛寒而用；艾叶不仅有温阳的作用，而且还有调经的功能。此方药适用于经前、经期服用，而经后期服用时，附、桂、艾叶或减其量而用之，或删去不用，适当加川断、杜仲、巴戟天等品以调之。必须说明，其中血瘀、痰湿证所用的主方主药，均适宜经前期、行经期服用，如在经后期，一般应以归芍地黄汤加减服用为佳。这也含有调周的意义。

特别要提出的，我们对月经后期的诊断，必须按照月经周期中“7、5、3”的内源性节律来衡定。尽管以往有关的妇科书籍，提出月经落后 7 天以上，但我们认为，必须结合患者一贯月经史的内源节律来衡定。“7”数律的，月经落后，即周期逾期 7 天以上，而且必须连续 3 次以上者，始能确定为月经后期；“5”数律的，月经逾期 5 天以上，连续 3 次以上者，就可确定为月经后期；“3”数律的月经逾期 3 天以上，连续 3 次以上者，亦可确定为月经后期。至于有些患者，其内在“7、

5、3”数律不明显，即有时4数6数律者，或者“7、5、3”数律交替出现者，则以一般的超越7天以上，连续3次的方法确定之。还有些人在青春期后1~2年内，或者临界围绝经期时，所出现的“3数”、“5数”律月经后期，无明显临床症状者，可暂不作病证论。

八、月经量少

月经周期基本正常，经血排出量明显减少，甚则点滴即净；或行经时间过短，不足2天，经量也因而减少者，称为月经过少，或称月经量过少、月水滞涩等。

本病证常与月经后期伴见，一般多伴有经色、经质的改变。如果偶而1次或2次经量减少，以及青春期、围绝经期见此者，无全身不适，可不作病证论。

（一）病因病理

本病的主要机理在于阴血不足，血海较为空虚，子宫内物质亏少，所以经行时，血下量少。亦有三方面的原因，其一是先天因素，禀赋薄弱，天癸不充，泌至偏少，子宫偏小，故经行量亦偏少。其二是后天因素，或大病久病之后，损耗阴血，或心脾亏损，化源不足，水谷之精不能养先天之精，精血不足，血海空虚，但我们在临床上体会到较为常见的是刮宫流产手术创伤，以致肝肾不足，阴血亏虚，更为重要的是子宫血海受到伤害，恢复不良，致经行血下偏少；其次服用激素类药物或者长期服用避孕药，抑制天癸的泌至，阴长不良，阴阳消长、转化的月节律受到抑制，长期不能形成阴阳消长转化，亦将损害到子宫血海，使子宫血海排泄不良，故终致排经量少。其三，长期的精神紧张，心情忧郁，五志不遂，心肝郁阻，化火伤阴，阴血不足，血海子宫亏虚兼以气郁不畅，胞脉虽不至闭塞，但毕竟开放不利，是以经行量少。

但在阴血不足过程中，还可能有单纯的气滞、血瘀、血寒、痰湿等证型。气滞者，素体忧郁，情志不畅，气机阻遏，经行不畅，以致经来涩少；血瘀者，常因经、产留瘀，瘀滞子宫，子宫居下焦，且湿浊常与余瘀交合，粘留于子宫内，阻遏于血海之中，每逢经行，必滞遏经血下行，亦致经血量少；血寒者，常因经行、产后，摄生不慎，寒邪内侵，寒客子宫之内，与湿瘀交阻，以致经行不畅，所下涩少；痰湿者，常与肾阳偏虚，脾运不及，气化不利，津液水湿内聚，凝而为痰湿，蕴阻气机，气血运行不畅，经脉受阻，发为经行量少。

（二）诊断与鉴别诊断

1. 临床表现

月经周期基本正常，经血排出量明显减少，甚则点滴即净，也可伴有期、量、色、质的改变，且连续 3 次以上者。

2. 检查

一般通过妇科检查，BBT 测量以及有关激素水平检测等诊断之，还可以腹腔镜及 B 超探查，观察子宫内膜的程度，及有无粘连及粘连程度。

3. 通过有关早孕检查，与激经相鉴别；通过宫腹腔镜检查，排除子宫内膜炎及程度较重的粘连及肿瘤，特别是结核性炎症，并详细询问病史，排除因计划生育所致的月经过少。

（三）辨证论治

本病证以阴血虚为主要证型，而阴血虚中常或有一些兼夹证型者，治疗上亦以滋阴养血为主要治法。

1. 阴血虚证

主证：月经量少，或伴有月经后期，经色淡红，质清稀无血块，头昏眼花，腰俞酸楚，或有耳鸣，平时带下甚少，苔色薄白，脉象细弦。

治法：滋阴养血。

方药：小营煎（《景岳全书》）加减。

当归、大熟地、怀山药、白芍、枸杞子各 10g，炙甘草

6g，丹参、怀牛膝、山楂各9g。

服法：水煎分服，每日1剂，经后期开始服。

加减：腰酸明显者，上方加入炒川断、寄生各10g；脾虚纳差，大便偏溏者，上方去当归，加入炒白术10g，茯苓12g，砂仁（后下）5g，党参15g；夜寐甚差，心慌心悸者，加入炒枣仁9g，柏子仁、合欢皮各10g；胸闷抑郁者，上方加入广郁金9g，炒荆芥6g，玫瑰花3g；带下偏少者，形体畏寒者，上方加入菟丝子10g，巴戟天9g，肉苁蓉9g。

2. 肝郁气滞证

主证：月经量少，或伴周期落后，色紫暗，或有小血块，小腹作胀，胸闷烦躁，两胁作胀，时欲叹气，经前乳房胀疼，舌质暗红，舌苔色黄白，脉象弦细，或弦涩。

治法：疏肝理气，活血调经。

方药：八物汤（《女科准绳》）加减。

当归、赤白芍、熟地各10g，川芎6g，川楝子、广木香各9g，炒槟榔6g，玄胡12g，制香附10g，山楂9g，广郁金10g。

服法：水煎分服，每日1剂，以经前、经期服用为宜。

加减：月经量少者，上方加入丹参、泽兰叶各10g；小腹有冷感，上方去川楝子，加入台乌药5g，官桂5g；夜寐甚差，心慌心悸者，上方加入合欢皮、茯苓神各10g，钩藤15g；头昏头痛，烦躁口渴者，上方加入白蒺藜、炒丹皮、钩藤各10g等。

3. 血瘀内留证

主证：经行量少，周期落后，经色紫暗，有血块，或较大血块，小腹疼痛拒按，血块排出后，疼痛减轻，胸闷烦躁，口渴不欲饮，脉弦涩或细涩，舌质紫暗、边有瘀点。

治法：活血化瘀，通络调经。

方药：血府逐瘀汤（《医林改错》）加减。

桃仁、红花、当归、赤白芍、熟地、川牛膝各10g，炒枳壳、桔梗各9g，柴胡5g，延胡10g，艾叶9g，川芎5g。

服法：水煎分服，每日1剂，经前、经期服。

加减：头昏心慌，眼花肢麻者，上方加入甘杞子、穞豆衣、太子参各10g；经行小腹痛剧烈者，上方去艾叶，加入五灵脂10g，广木香9g，肉桂（后下）3g；腰酸、小腹冷痛者，上方去枳壳、桔梗，加上小茴香6g，肉桂（后下）5g；心肝郁火，烦躁口渴者，上方去艾叶，加入钩藤15g，丹皮10g，凌霄花6g。

4. 痰湿蕴阻证

主证：经来量少，或伴有经后期，经色淡红，或则经色紫淡，质粘腻，或混杂粘液，形体肥胖，胸闷不舒，口腻痰多，舌苔白腻，脉象细滑。

治法：燥湿化痰，理气调经。

方药：苍附导痰丸（《叶天士女科》）加减。

制苍术、制香附各10g，陈皮6g，制半夏5g，茯苓12g，川芎5g，当归10g，生姜5片，川断10g，制南星5g，赤白芍各12g。

服法：水煎分服，每日1剂。

加减：眩晕甚者，上方加入煨天麻、炙僵蚕各6g；胸闷呕恶，纳食甚差者，加入砂蔻仁各5g，炒谷麦芽各10g，佩兰9g；腹胀便溏者，加入煨木香9g，炒白术10g，砂仁（后下）5g；腰酸带下甚少者，加入桑寄生、楮实子、山药各10g。

（四）临床体会

月经量少，常与月经后期相伴见，有可能发展为闭经。现代医学称为月经稀发。由于本病证是以月经量少为特征，所以阴血是主要的，其阴虚的重要性较之月经后期尤为重要。《傅青主女科》有云："经水出诸肾"，又云："先期者，火气之冲；多寡者，水气之验。故先期而来多者，火热而水有余也；先期而来少者，火热而水不足也。"肾中之水，即天癸之水，简称癸水，癸水与月经、带下有着直接的关系。所以在平时期带下不多，月经量少者，即标示着癸水不充。癸水溶于血中，属于阴的范畴，子宫又称血室，冲任为血海，癸水溶于血分，直达子宫血海，以主持排泄月经，分泌带下，也是整个月经周期演变的物质基础，所以在辨证过程中，务必要结合观察雌激素水平，了解雌激素低落的程度，以及子宫内膜的基础。一般来说，雌激素低落明显，子宫内膜基础差，即内膜很薄者，疗程偏长。有些与先天发育有关的月经稀发，即月经后期量少者，其疗程更长，而且这类病证，由于病程长，疗程长，在一定程度上与心理因素互为影响，心肝气郁，情怀不畅，《傅青主女科》说得对："盖以肾水之生，原不由于心、肝、脾，而肾水之化，实有关于心、肝、脾……倘心、肝、脾有一经之郁，则其气不能入于肾之中，肾之气即郁而不宣矣。况心、肝、脾之俱郁，即肾气直足而无亏，尚有茹而难吐之势，矧肾气之本虚，又何能盈满而化经水而外泄哉?"在35岁以上的女子，常见月经量少后期心情不畅者，极易发展致卵巢早衰病证。

在辨病的过程中，血瘀性月经过少，务必注意到子宫内腔及宫颈口的粘连，粘连程度，范围较大者，且可致闭经，单纯性用药物治疗其效果不够理想，手术分离后亦必须配合中药治疗。子宫内膜结核的后期，所致月经量少，子宫内膜已遭受较严重的损害，其治疗效果也不够理想。多囊卵巢综合征所见月经量少后期，与本病的痰湿证型相似，可参考之。其他测量BBT，及检查雌激素、孕激素、泌乳素、雄性激素及子宫、卵巢等形态检查，均有助于辨证论治及疗效观察。

在治疗上，我们力主血中养阴，如养精种玉汤、归芍地黄汤，甚则还要加入血肉有情之品，如二甲地黄汤等。经后期，就得服药，而且随着月经周期的后移，逐渐加入川续断、菟丝子、肉苁蓉等1~2味补阳药，以适应"阳中补阴，火中补水"

的要求，把调补阴阳置于动态运动的观念中。同时还必须注意心理变化，适当加入调达心肝脾胃之间的郁滞，如荆芥、广郁金、合欢皮等。坚持治疗，耐心服药，稳定情绪，才能获得较好的效果。

结 语

本章列举了八个病证。

首列闭经，以继发闭经为主，总论闭经中的各类证型，但中心还在于心—肾—子宫生殖轴的功能失调，滋肾补肾是治疗闭经的中心。溢乳性闭经，或称高泌乳素血症，虽亦以肾为主，但肝郁或郁火是占有与肾同等重要的地位。在治疗上需注意调肝法的运用，时时注意脑垂体瘤的存在。席汉氏闭经，的确是属于血枯闭经，时间长，病程久，必致肾阴阳衰竭，在调补肾阴阳的过程中，我们认为要结合光量子血液疗法。精神性厌食性闭经，首先与心胃有关，但与肝肾亦有关，在调补肝肾，宁心和胃的同时，要结合心理疏导。多囊卵巢综合征，其本在肾，其标在痰气蕴阻，治疗上应从阴中补阳，结合化痰理气治标。卵巢早衰，治疗的重点在于心肾，治心在于清降，治肾在于滋阴稍佐助阳。月经后期，主要在于阴血不足，但阳虚血寒亦占有重要地位，所以在滋阴养血中要注意温补的一面。月经量少，常与月经后期相伴见。其主要的原因，亦在于阴血不足，但程度上显然已较月经后期的阴虚更为明显，更为重要，治疗上也必然更要重视滋阴养血，至于血瘀痰湿证型者，要注意到子宫内腔及宫颈口粘连及多囊卵巢综合征。在明确诊断的前提下，进行辨证论治，才能提高临床疗效。

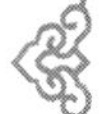

第三章　错杂性月经病证

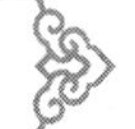

所谓错杂性月经病证，是指期、量间的矛盾病证，既有先期或量多的出血性病变，又有后期或量少的闭经类病证，先期指月经先期，系月经周期提前；后期指月经后期，系月经周期落后；月经量多与月经量少，指行经期的经量多少而言。前人曾经指出：阳有余则先期而至，阴不足则后期而来。亦有人指出，血热则月经提前，血寒则月经延后。所以月经先期属阳有余，属血热，月经后期，属阴不足、属血寒，月经量多、量少与先期、后期相同，量多与先期相一致，量少与后期相一致，泾渭分明，界限清楚。如今周期忽前忽后，经量或多或少，病证错杂，病理矛盾。临床上亦颇为常见，故不得不另立专章讨论。兹将常见的月经先后无定期、月经先期量少、月经后期量多介绍之。

月经先后无定期、月经先期量少、月经后期量多者，介乎出血性病证与闭经类病证之间，本身就有其复杂性，病理变化就更为复杂。根据我们多年来的临床体会，这类病证，必然涉及心—肾—子宫生殖轴及肝脾（胃）等一系列整体功能的失调，以致阴阳气血失和所致。一般均有两个证型兼夹在一处，有的甚至可以4个或者5个证型的兼夹，少数可由气郁与血瘀所致。因气郁与血瘀可以出现两重性变化，气郁则滞，滞则排经不畅，可致月经后期、量少，但气郁化火，火热则迫血妄行，可致月经先期、量多；血瘀则气滞，排经不利，不利则月经后期、量少，瘀阻伤络，络损血溢，或瘀结占据血室，致血不归经，可见月经先期、量多。在治疗上当按复杂病证辨证处理，但过分复杂者，应按月经周期阶段特点，分期处理，可运用调周法，不仅要获取疗效，而且要巩固疗效。

一、月经先后无定期

月经周期不能按时来潮，或先或后，先则超前 5～7 天以上，后则延迟 5～7 天以上，甚则 2～3 月一行，且伴有量、色、质的改变，谓之经行先后无定期，又称经水先后无定期、经乱等。如仅提前或错后在 2～3 天者，可不作病证论。在青春期、更年期所见月经先后无定期，量、色、质基本正常，又无过多的全身症状，亦不可作病证论。

（一）病因病理

《校注妇人良方·王子亨方论》："经者，常候也。谓候其一身之阴阳愆伏，知其安危，故每月一至，太过不及，皆为不调。阳太过则先期而至，阴不及，则后时而来，其有乍多乍少，断绝不行，崩漏不止，皆由阴阳衰盛所致。"月经先期，以及月经过多，与阳热有余有关，月经后期，月经量少，与阴血不足有关，而先后无定期者，既有阳热有余的一面，又有阴血不足的一面，所以在病理上必然具有阴阳两个方面的病变。根据我们临床观察，的确本病证有着肾虚阴阳失衡，以及肝郁、脾虚、血瘀四种病理情况。

肾虚阴阳失衡者，有两个方面的机理变化，肾阴虚亦可致月经先后无定期，因为肾阴虚，物质亏少，"经水出诸肾"，肾水不足，则经水自然不能应期而潮，以致月经后期，但阴虚则火旺，火旺则热，热则迫血妄行，以致月经先期；经行之后，火热下泄，又让位于阴虚，阴虚则癸水不足，以致月经又见后期；肾阳虚亦可致月经先后无定期，因为肾气不足，封藏失职，气化无力，冲任功能紊乱，血海蓄溢失常，遂致经行前后不定。说得直接一点，肾阳之气具有两种不同的功能，即既有封藏统摄的功能，以助子宫之固藏，如失职，则子宫失于固藏，故必致经行先期；另一方面又有气运推动的功能，有助于冲任脉的通达作用，如失职则冲任通达无力，必致经行后期，这两种功能交替失调，自然形成月经先后无定期。其次是肝郁，肝有着疏泄的作用，疏泄功能有助于排泄月经，而肝郁气滞，疏泄不利，排经不畅，则月经后期，肝郁则易于化火，火旺又将迫血妄行，疏泄太过，以致月经先期，经行之后，火热下泄，又让位于肝郁，肝郁则气滞，气滞则月经又必后期；此外肝郁与肾有关，正如《傅青主女科》中说："夫经水出诸肾，而肝为肾之子，肝郁则肾亦郁矣，肾郁而气必不宣，前后之或断或续，正肾气之或通或闭耳。"又曰："肝气郁而肾气不应，未必至于如此，殊不知子母关切……肝气之或开或闭，即肾气之或去或留，相因而致，又何疑焉！"脾为气血生化之源，若劳倦过度，或饮食失节，或思虑过度，使脾气受损，脾胃化源不足，血海过期不满则可致月经逐后；又脾主统摄血液，若脾虚气弱，统摄失职，冲任亦不能约制，子宫亦失于固藏，则可致月经提前。时而生化不足，时而统摄失常，冲任子宫有时失达，有时失充，自然会出现月经先后无定期。此乃肾、肝、脾脏腑双相功能失调所反映的复杂病变。但临床中还可见到一种血瘀病变，亦具有双向发病特点。瘀阻子宫，脉络失和，滞而不畅，血行迟缓而后延，可致月经后期；但血瘀不去，好血不得归经，亦可致血妄行，而使月经周期提前，因而形成月经先后无定期。

（二）诊断与鉴别诊断

1. 临床表现

月经不按周期而来，或一月两至，或逾月不来，提前或退后均超过5~7天以上，并连续出现3个月经周期以上者，同时尚伴有经量、经色、经质的改变及全身症状。

2. 检查

通过妇科检查、BBT测量、阴道脱落细胞涂片检查，排除器质性疾病，确定有无排卵及雌、孕激素失调等。

3. 月经落后较长者，育龄妇女应与早孕相鉴别。

（三）辨证论治

本病证以肾虚、肝郁两者为主，脾虚血瘀较为少见。治疗上补虚调实，不可过用香燥或滋腻之品。

1. 肾虚证

主证：月经先后无定期、量少或多，色淡红、质偏稀，伴有头昏，腰酸，小便频数，夜寐欠佳，舌质淡红或红裂，舌苔少，脉细数或沉弱无力。

治法：养血补肾，兼以调经。

方药：定经汤（《傅青主女科》）加减。

炒当归、赤白芍、怀山药、山萸肉、熟地、炒丹皮、茯苓各10g，川续断、菟丝子各12g，炒荆芥、五味子各5g。

服法：水煎分服，日服一剂，经后期开始服。

加减：肾阳偏虚者，腰酸颇著，形体作寒，小腹有冷感者，上方入巴戟天、鹿角霜、覆盆子、杜仲各10g；脾胃失和，纳欠脘痞，腹胀矢气者，上方去当归、熟地，加入煨木香9g，炒白术10g，砂仁（后下）5g，陈皮6g；偏于阴虚火旺，烦躁口渴，午后低热，舌质红绛者，上方去荆芥、当归，加入炙龟甲（先煎）10g，钩藤15g，炒黄柏9g，地骨皮12g。

2. 肝郁证

主证：月经周期或先或后，经量或多或少，色正常或暗红，质稀或粘，有小血块，行而不畅，小腹胀痛，胸闷不舒，两乳房作胀，或时作痛，精神抑郁，或烦躁易怒，舌苔黄白而腻，脉象弦细。

治法：疏肝解郁，养血调经。

方药：逍遥散（《和剂局方》）加减。

炒当归、赤白芍、炒白术、茯苓各10g，炒柴胡5g，陈皮、制香附各6g，焦山楂、炒丹皮、炒川续断各10g。

服法：水煎分服，日服1剂，经前、经期服。

加减：经行时量多，色鲜红，质粘稠者，上方加入黑山栀9g，炒黄芩10g，大小蓟各12g；经行时量少，色紫暗，有血块者，上方加入泽兰叶、五灵脂各10g，益母草15g；若脾胃不和，脘腹作胀，纳食欠佳者，上方加入陈皮、广木香各6g，玫瑰花3g，炒谷芽、炒麦芽各10g。

3. 脾虚证

主证：经周期先后不一，量或多或少，色淡红，无血块，腹不痛，面色萎黄，头晕心悸，神疲乏力，腹胀矢气，大便易溏，经行大便必溏，夜寐较差，舌质淡红，舌苔薄白腻，脉象细弱。

治法：补益心脾，调养冲任。

方药：归脾汤（《济生方》）加减。

党参、黄芪各15～30g，炒白术、茯苓神各10g，煨木香9g，炒枣仁、广陈皮、炙甘草、炙远志各6g，合欢皮10g。

服法：水煎分服，日服1剂，经后期服。

加减：脾虚大便溏泄明显者，上方加入砂仁（后下）5g，炮姜6g；腰酸形体畏寒者，上方加入杜仲、补骨脂各10g，肉桂（后下）3g；带下量多，色黄白质粘稠，舌苔黄白腻厚者，上方去炙甘草，加入制苍术10g，苡仁30g，佩兰9g。

4. 血瘀证

主证：月经先后无定期，经量乍多乍少，经色紫暗，质粘有血块，小腹疼痛拒按，胸闷烦躁，口渴不喜饮，舌质淡紫，有瘀斑，脉象弦细或涩。

治法：活血化瘀，理气调经。

方药：通瘀煎（《景岳全书》）加减。

炒当归、桃仁、红花、山楂、泽泻各9g，乌药、青皮、木香各6g，益母草15g，川续断10g。

服法：水煎分服，日服1剂，经前、经期服。

加减：夹有血寒，小腹冷痛，形体作寒，舌苔白腻者，上方加入炙桂枝 5～10g，艾叶 9g，吴萸 5g；夹有血热，口渴，头痛目赤，便艰尿黄者，上方去乌药，加入钩藤 15g，炒丹皮 10g，炒山栀 9g；经行小腹疼痛明显，血块较多者，上方加入玄胡 12g，五灵脂 10g，炙乳没各 6g；小腹胀甚，胸闷气窒，胃脘痞满者，上方加入广郁金、制香附各 9g，广陈皮 6g，大腹皮 9g。

（四）临床体会

月经先后无定期，在周期的病变上存在着矛盾，忽前忽后，以月相为准则。但是根据我们的长期观察，其月经周期一般存在着“3、5、7”奇数律的周期节律演变。3 数律者，其超前落后在 3 数范围上，即超前在 26 到 27 天之前，落后在 33～34 天之后，且连续在 3 个月经周期以上者；“5”数律者，其超前落后在 5 数范围上，即超前在 25 天之前，落后在 35 天之后，且连续在 3 个月经周期以上者；7 数律者，其超前落后在 7 数范围上，即超前在 23 天之前、落后在 37 天之后，且连续在 3 个月经周期以上者。在这里还必须说明一点，即先后无定期，并不全是一次先期一次后期，又一次先期，又一次后期的，有的可能连续 2 次先期，再来一次后期，亦有少数连续 3 次先期，然后出现一次后期，反之如连续 2～3 次后期，再来一次先期，亦谓先后无定期。但亦要注意到有一种在后期中的时间不一致，如有时 35 天左右来一次，有时 40 天、50 天，或 2～3 月来一次，由于没有超前一月的标准，所以仍然只能作为月经后期，不能称为先后无定期。关于本病证，既然存在着周期上的矛盾，必然也反映了病理上错杂性。一般来说阳有余则先期而至，阴不及则后期而来，或者亦有人说，后期而来者与血寒有关，那么，先后无定期必然存在着阳热有余、阴血不足、血寒滞冲等复杂变化，而这种变化，我们认为植根于肾虚肝郁的肝肾矛盾病变中。肾不足，肝有余，肾阴偏虚，阴精不足，滋长不利，则经后期大大延长，以致月经后期。但阴虚者常易使肝经相火偏旺，阴虚有时程度较轻，但有着滋长的变化，在肝火的促动下，有时可能提前排卵，但毕竟肾阴有所不足，因此排卵后，由阴转阳，阳赖阴长，阴不足则阳亦有所不足，因此阳长不及，阳长期缩短，月经又必先期；先期量多，必耗阴血，又让位于阴长不及，加之肝郁气滞经血运行不利，因此月经后期，从而形成月经先后无定期，这也是月经先后无定期中的主要机理。

我们认为辨证论治，也必须掌握这一主要的病理变化。辨证上虽然仍以妇科特征为主，即期、量、色、质四者，尤其是色、质的变化。一般而论，色深质粘属于实证范围，色淡质稀属于虚证范围，而色淡有时色深，质稀但有时有血块，属于虚实夹杂的范围。虚实夹杂较为多见，在治疗上，一般要按经前经期从实论治，从调经入手，以逍遥散加减。一般要加入制香附、五灵脂、焦山楂等品，月经先期量多的，尚须加入黑山栀、炒丹皮、大小蓟、炒荆芥；月经后期量少的，需加入泽兰叶、丹参、益母草等；在经净后，即当以补肾调周法调治，由于治本治标的结合，在补肾调周的系统治疗中，要适当加入疏肝理气的药物，如荆芥、炒柴胡、合欢皮、陈皮等药物；如属于阴虚证型者，即使在经间及经前期补阳为主时，仍然要体现滋阴的特点，加入滋阴的药物；如属阳虚证型者，即使在经后期滋阴为主时，仍然要强调补阳的特点，加入滋阴的药物，但补阳时，可用平补法以照顾这阶段的特点。至于脾虚、血瘀、亦在一定程度上与阴阳的不足有关，所以治本治标均在肾肝。

二、月经先期量少

月经先期，甚则半月余一行，并伴经量偏少，连续 3 次以上者，谓之月经先期量少。一般月经先期，均伴月经量多，所谓先期与量多的一致性，但现在先期与量少相伴见，反映出病证间的矛盾性，但偶尔1次先期量少，尚不足以称之为月经先期量少。如果在青春期或围绝经期出现先期量少，但无临床症状者，可不作病证论治。

（一）病因病理

月经先期的病因、病理已详出血性月经病证中，而月经量少，亦详闭经类病证中，两者之间存在着矛盾性。月经先期，阳热有余，所谓“热迫血行”，但月经量少与月经后期相一致，而量少，其阴血虚更为明显和主要，阴血亏虚，物质亏少，血海欠盈，子宫内膜基础薄弱，故经行时经血下泄少或偏少。但由于内有火热、热迫血行，所以经行先期，这正如《傅青主女科》在“经行先期量少”时说所说：“先期者，火气之冲，多寡者，水气之验，故先期而来多者，火热而水有余也，先期而来少者，火热而水不足也。”此为最常见的病理变化。但亦有阴血不足，情志抑郁，或忿怒急躁，以致肝郁气滞，郁而化火，郁则气机不畅，气滞则血滞，血滞则经血排泄不畅，而且本体阴血不足，故致月经量少；但气郁化火，火热迫血妄行，且肝郁化火，疏泄太过故又致月经先期，这属于阴虚郁火的病变。

此外，尚有一种更为复杂的病变，即肾虚，阴阳均有所不足。一般偏于阳虚，阳虚则火不暖土，脾阳不运，可见脾虚，但肾阳虚则不能行其消长，又不能司气化，以致瘀浊凝结子宫，融解不利，同时冲任得不到肾阳之气的支持，以致通达欠利，产生瘀浊而致月经量少不畅；肾阴虚则肝所养，加之情志不遂，精神心理不稳定，或长期紧张，以致肝气郁滞，肝郁化火，郁滞则亦克伐脾胃，故致脾虚，火旺则易迫血妄行，以致经周期提前，故见先期量少。其病理机制复杂，临床上常见于年龄偏大或围绝经期时。

（二）诊断与鉴别诊断

1. 临床表现

月经先期量少，色红，或淡红，或紫黑，质稀或有血块，或较大血块，连续3次月经先期量少者，并伴有头昏、腰酸、胸闷、烦躁等全身症状。

2. 检查

通过妇科检查、激素检验、BBT测定等，以明确为功能性病证。

3. 通过BBT测定，激素检验，首先应与经间期出血相鉴别，同时要排除器质性疾病。

（三）辨证论治

本病证较为复杂，一般均有兼夹两个以上证型。治疗上虽以辨证论治为主，但亦要照顾阴虚血热的特点。同时还要观察，先期为主者，着重清热；量少为主者，着重滋阴。

1. 虚热证

主证：月经先期，量少，色红，质稀无血块，头昏腰酸，心烦口渴，或有午后低热，手足心内热，大便干燥，小便黄赤，舌质红裂，苔色薄黄，脉象细弦带数。

治法：滋阴清热，养血调经。

方药：两地汤（《傅青主女科》）加减。

大生地、地骨皮各12g，元参、麦冬各9g，阿胶（另炖烊入）、白芍各10g，丹皮、茯苓各6g，川牛膝、泽兰叶各10g。

服法：水煎分服，日服1剂，经前、经期服。

加减：若相火偏旺，面红升火，舌红苔黄腻者，上方加入炙知母6g，炒黄柏10g；若心火偏旺，口舌生疮，入夜失眠者，上方加入柏子仁、青龙齿（先煎）各10g，炒枣仁、莲子心各6g；若行经时小腹胀滞者，上方加入制香附9g，山楂10g；行经时，小腹作痛，经行有血块者，上方去阿胶，加入五灵脂10g，益母草15g。

2. 阴虚郁热证

主证：月经先期，量少，色紫红，有小血块，经行不畅，头昏腰酸，胸闷烦躁，乳房胀痛，口苦咽干，舌质偏红，舌苔薄黄，脉弦略数。

治法：疏肝解郁，清热调经。

方药：丹栀逍遥散（《校注妇人良方》）加减。

炒丹皮、炒山栀、炒当归、赤白芍、白术、茯苓各10g，炒柴胡、陈皮各5g，钩藤15g，绿萼梅5g，熟地、丹参各12g。

服法：水煎分服，每日1剂，经前、经期服。

加减：若胸闷腹胀明显者，上方加入广郁金、制香附各10g；乳房小腹作痛者，上方加入五灵脂10g，金铃子9g，醋炒青皮6g；心慌心悸，入夜不寐者，上方加入炙远志6g，合欢皮10g，夜交藤15g，青龙齿（先煎）10g；腰酸明显者，上方加入炒川断、寄生各10g。

3. 脾肾虚夹瘀证

主证：月经先期，量少，色淡红有时紫黑，质稀有较大血块，小腹作痛，头昏腰酸，胸闷烦躁，纳欠神疲，腹胀矢气，大便溏泄，舌质淡边有瘀斑，舌苔色白腻罩黄，脉象细弦较软。

治法：健脾益气，清肝化瘀。

方药：越鞠丸（《丹溪心法》）、健固汤（《辨证录》）、五味调经散（临床验方）合方加减。

丹皮、制苍白术、制香附各10g，钩藤15g，党参、炒川断、杜仲、茯苓、五灵脂、泽兰叶各10g，益母草15g。

服法：水煎分服，日服1剂，经前、经期服。

加减：肝火偏旺，头疼烦热者，加入苦丁茶、白蒺藜各10g，甘菊6g；小腹胀痛，泄泻较频者，加入炒防风、炮姜各5g，六曲10g，砂仁（后下）6g；经行小腹冷痛者，加入延胡10g，肉桂（后下）5g，煨木香6g；胸闷脘痞，乳房作胀明显者，上方加入广郁金9g，青陈皮各6g，玫瑰花5g。

（四）临床体会

月经先期量少，实际上是由月经先期与月经量少两个病证的兼夹。一般而言，月经先期常与月经量多相伴见，因为月经先期与月经量多均以血热为主，故有一致性，而月经量少与月经先期存在着矛盾性。这就本应不宜相兼，而今既然相兼夹，说明了这一复杂病证，必然存在两个以上的证型及病机变化的复合。就月经先期量少而言，主要是血热与阴虚的并存，血热与阴虚的相合，就可以简称为虚热，所以按论阴虚而有血热，即《傅青主女科》谓云："肾中水亏火旺也"。治疗方药，一般可以两地汤加减，但我们临床上较为常用的是知柏地黄汤，即炙知母、炒黄柏各9g，山药、山萸肉、生熟地、丹皮、茯苓、泽泻各10g，怀牛膝、白芍各12g等，行经期还应加入丹参、泽兰叶各10g以调经。又据我们临床上的体会，月经先期量少，以阴血虚，肝郁气滞，郁而化火为多见，即阴虚、肝郁、血热三个证型的兼夹，病情亦较虚热为复杂。治疗当以滋阴养血、疏肝解郁、清热调经为主，我们临床上常用归芍地黄汤合丹栀逍遥散合剂，或者以高鼓峰的滋水清肝饮加减亦可，药用丹参、茯苓、赤白芍、怀山药、山萸肉、生熟地、丹皮各10g，炒山栀、炒柴胡、五味子各6g，山楂9g。行经期还应加入泽兰叶、川牛膝、制香附各9g等调经之品为宜。但是尚有一种更为复杂的病证，即脾肾两虚，夹有血瘀、血热的四个证型的兼夹。在38岁以上的女性常易见到此类病证。临床处理此类病证，有两种方法。一是按月经周期阶段特点，分别处理，即经后期以健脾补脾为主，佐以补肾，可选用参苓白术散加入一些补肾之品，经间排卵期后，逐步转入补肾为主，以健固汤加减；经前、经期时，再以血热血瘀论治，可用越鞠丸合通瘀煎加减；二是综合处理。即健脾补肾、清热化瘀为法，常用健固汤越鞠丸、五味调经散加减，经前经期服用为宜。

三、月经后期量多

月经后期，甚则2~3月一行，并伴月经量多，连续3次以上者，称为月经后期量多。一般月经后期，均伴月经量少，所谓月经后期与量少的一致性，但现在月经后期却与量多伴见，反映出病证间的矛盾性。如果在青春期或围绝经期出现后期量多，量多的情况尚好，又无全身症状，可不作病证论治。

（一）病因病理

月经后期的病因病理已详闭经类月经病证中，而月经量多，亦详述于出血性月经病证中，两者之间存在着矛盾性，月经后期，阴血不足，且偏于血寒，所谓物质亏少，不能及时行经，且血寒经涩滞，更易后期；而月经量多，与阳热有余，夹有血瘀有关，热则迫血妄行，瘀则好血不得归经，所以后期的阴血不足，且偏于寒，与量多的阳热夹瘀，两者相兼，形成虚实寒热的错杂病变。《傅青主女科·经水后期》中说："妇人有经水后期而来多者……盖后期之多少，实有不同，不可执一而论，盖后期而来少，血寒而不足，后期而来多，血寒而有余，夫经本于肾，而其流五脏六腑之血皆归之，故经来而诸经之血尽来附益，以经水行而门启不遑迅阖，诸经之血乘其隙而皆出也，但血既出矣则成不足。"这是脾肾阳虚所出现的病理变化。但在临床上常见的是以脾肾阳虚夹血瘀的病变，脾肾阳虚者，常由素体肾虚，或房劳多产，主要是多次流产，或劳累过度，以致肾阳亏虚，脾气不足，既不能温煦子宫，调达冲任，又不能司气化而助肝气疏泄，以致脂膜样血瘀内结，占据子宫内血室，以致经行后好血不得归经，这种月经后期必然出血量多，而且脾肾虚夹血瘀的同时，尚有肝郁气滞，郁而化火的更为错杂的一面。同时临床上还可见到一种平素肾虚，情怀不畅，或忿怒急躁，或忧思不已，或长期紧张，以致心肝气郁，气郁则血滞，血滞则阻遏冲任而致瘀，因而月经后期。但另一方面肝郁易于化火，火热迫冲，血热妄行，故致月经量多。此外血瘀有两重性，既有阻滞经血运行的一面，又有瘀结占据血室致血不归经，形成出血量多的一面。

（二）诊断与鉴别诊断

1. 临床表现

月经后期，甚则2～3月一行经量多，色淡红或紫黑，质稀但有较大血块，小腹作痛，或小腹不痛，血块甚少，伴有腰酸，小腹或有冷痛，胸闷心烦，乳房作胀，脘腹作胀，神疲乏力等全身症状。

2. 检查

通过妇科检查，有条件的地方可行宫腹腔镜检查、B超探查，特别是女性内分泌激素检验、BBT检测等，可确定为功能性疾病，尤其要注意黄体功能不健所致者。

3. 通过上述有关检查，排除早期流产及器质性疾病，还有内外各科所引起的疾病等。

（三）辨证论治

本病证至关复杂，常常是两个以上证型的兼夹，治疗上以主证型为主，适当照顾次要证型。或者按急则治标，先处理较急的标证型，待稳定再从本论治。

1. 脾肾虚寒证

主证：月经后期，经量多、色淡红，或淡暗，质稀无血块，腹不痛，头昏腰酸，神疲乏力，胸闷腹胀，矢气频作，大便易溏，形体作寒，小便较频，心悸寐差，舌质淡红，苔薄白腻，脉象细软，或细迟。

治法：健脾温肾，固经摄血。

方药：温经摄血汤（《傅青主女科》）加减。

熟地、白芍、炒白术、炒川续断各10g，五味子5g，肉桂（后下）3g，炒柴胡5g，党参15g，砂仁（后下）6g，血余炭12g。

服法：水煎分服，每日1剂，经前、经期服。

加减：经行出血量甚多者，上方加艾叶炭6g，阿胶珠10g，鹿角胶（另炖烊冲）10g；气短出汗，神疲乏力明显者，加入黄芪15g，白人参6～9g，炮姜5g，炙甘草5g；纳欠腹胀，大便泄泻者，上方去熟地，加入煨木香9g，陈皮6g，炒谷芽、六曲各10g；小腹隐痛，经行有血块者，上方加入五灵脂10g，蒲黄（包煎）6g，茜草炭10g。

2. 郁热夹瘀证

主证：月经后期，经量偏多，色紫红或红，质粘有较大血块，小腹胀痛，头昏头痛，胸闷烦躁，乳房胀痛，夜寐不熟，腰俞酸楚，舌质偏红边有紫点，舌苔薄黄，脉象细弦带数。

治法：清肝解郁，化瘀固冲。

方药：丹栀逍遥散（《方剂学》合加味失笑散（临床验方）。

钩藤15g，炒山栀、丹皮、炒白术、茯苓、五灵脂各10g，炒柴胡、炒蒲黄（包煎）各6g，大小蓟、益母草各15g，炒荆芥6g。

服法：水煎分服，日服1剂，经前、经期服。

加减：腰酸明显，头昏头晕者，上方加入杞子10g，女贞子、炒川断、桑寄生各10g；出血量甚多者，上方加入血余炭10g，三七粉1.5g（吞服），阿胶珠10g；纳欠神疲，大便欠实者，上方加入煨木香、陈皮各6g，砂仁（后下）5g；烦躁失眠者，上方加入合欢皮10g，炒枣仁9g，莲子心5g。

3. 阳虚热瘀证

主证：月经后期，量多色暗红，或夹淡红，质稀有较大血块，或伴烂肉样血块，小腹冷痛，腰腿关节酸痛，胸闷烦躁，乳房胀痛，舌质暗红，苔薄白，脉象细弦少力。

治法：温肾助阳，清肝化瘀。

方药：健固汤（《傅青主女科》、越鞠丸（《丹溪心法》）、脱膜散（经验方）合方。

党参、炒白术、怀山药、丹皮、茯苓、川续断各10g，紫石英（先煎）15g，制香附、绿萼梅各6g，五灵脂10g，莪术9g，钩藤15g，益母草15g。

服法：水煎分服，日服1剂，经前、经期服。

加减：出血甚多者，上方加入三七粉（另吞）1.5g，茜草15g，炒蒲黄（包煎）6g；腰膝酸冷，大便偏溏者，上方加入炮姜5g，补骨脂10g；胸闷烦躁明显，口渴者，上方加黄连3g，白蒺藜10g；脘腹痞胀，纳食欠佳者，上方加入陈皮、佛手片各6g，炒谷芽、炒麦芽各10g。

（四）临床体会

月经后期量多，实际上是由月经后期与月经量多两个病证的兼夹。一般而言，月经后期应与月经量少相伴见，因为月经后期与月经量少，同属于闭经类月经病证，均以阴血虚血寒为主，有一致性。而今两者有矛盾性的病证既然兼夹在一起出现，说明病证内容的复杂，必然存有两个以上的证型及矛盾的病理变化，就月经后期而言，主要有阴血虚、血寒、气滞、血瘀、痰湿等证型和病变。而量多，主要是血热、血瘀、气虚三者。因此两个不同病证的兼夹，就我们临床来看，有实实、虚虚及虚实寒热互兼的三个方面。实实者，即气滞血瘀夹血热，是由三个证型三种病机相组合而成，但实际上还存在着阴虚、气滞与血热，完全由肝郁所形成，临床上常称之为郁热，故一般称之为郁热夹瘀。血瘀较轻，出血较多者，故以丹栀逍遥散合加味失笑散为宜，经前、经期服用之；但如血瘀偏重者，一般应选用越鞠丸合膈下逐瘀汤为宜；月经干净后，才从脾肾的阴血调治，方为允当。虚虚者，即脾肾虚寒，即肾阳虚脾气弱的病变。我们所选用的温经摄血汤，应在行经期服用，目的在于温经摄血，故立足在“血分”。实际上本病证的治疗重点应在气分，故月经干净后，即当从健脾益气，补肾助阳论治，应选用人参鹿茸汤、真武汤，以及《傅青主女科》的健固汤、宽带汤、并提汤、温土毓麟汤等。虚实寒热互兼者，即阳虚热瘀证，是由脾肾虚寒，气滞血瘀，血热五个不同证型的相兼，病证的确很复杂，其病理机制涉及脾肾虚寒，心肝郁火，子宫瘀结，治疗虽然亦可合治，补理兼施，上清下温，化瘀脱膜，但实际上可以按照月经周期的阶段特点，分期论治，运用调周法，经前期必须结合清肝解郁，宁心安神，才能获取佳效。

小　结

本章所列月经先后无定期、月经先期量少、月经后期量多三个错杂性月经病证。

月经先后无定期，主要在于肝肾的病变。肾虚阴阳失衡，不论阴虚或阳虚，均有两重性的病理变化，肝郁亦有两重性病变，气滞则月经后期；气郁化火，热迫血行，则月经先期。肾虚者，宜定经汤加减，肝郁者，宜逍遥散加减。至于血瘀所造成的，宜活血化瘀，应选用血府逐瘀汤。但经净后仍从补肾入手。月经先期量少者，应以阴血虚血热为主，我们临床常用滋水清肝饮，或滋肾生肝饮加减以治之。月经后期量多者，以阴虚郁热为主，治当滋阴清热，疏肝解郁为法，滋水清肝饮加减，但量多者，大多夹有血瘀，因此还需加入失笑散以化瘀止血。至于这类病证中更为错杂，证型夹杂在 4 个证型以上者，其处理和治疗的方法，应按照月经周期的阶段特点分期论治，基本上可参考调周法。

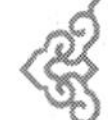

第四章 疼痛性月经病

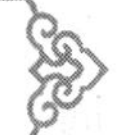

凡与月经有关的疼痛病症，即行经期，或行经前后期，或经间期所发生的周期性疼痛病症，均称为疼痛性月经病症。不论疼痛发生在腹部、胸乳、头、身等部，均与月经周期有关，因其有独特的病理变化故不同于一般的疼痛病症，临床常见有：原发性痛经，又称功能性痛经、子宫内膜异位症、膜样性痛经、经行吊阴痛、经间期腹痛、经行头痛、经行身痛、经前乳房胀痛等，其中经间期腹痛，有少数与行经期腹痛有关，甚则相互交替，头痛、身痛必须与月经有关，呈周期性发作者，才能列入本章之内。

本类病症的病机，主要表现在与经血有关的疼痛。前人认为，疼痛的发生，在于气血不和，气滞血瘀，不通则痛，或者营血不足，络脉失养，血虚气滞，或者肝经郁火，经络受灼，或者风寒湿，损伤经络，均致疼痛。但《素问·举痛论》指出疼痛与脉络绌急，脉络缩踡有关，而脉络的绌急与缩踡，是一种经络肌肉痉挛状收缩，《金匮要略》有芍药甘草汤，用来治疗疼痛，有缓解痉挛的作用，但有时尚难完全控制疼痛，因为气血失和，脉络绌急、缩踡，是与心肝两脏有关。《内经》云“诸痛疮疡，皆属于心”，《金匮要略》亦云，疼痛者，脉弦，即疼痛与肝有关。心者，君主之官，主血脉，藏神明；肝者，将军之官，藏血而主血海，有着调节精神情志的作用。脉络绌急、缩踡之所以作痛，是由心肝所主宰，所以调达气血，缓解痉挛，重在稳定心肝，才能较好地控制疼痛，但此类疼痛，有着周期性发作的特点。因此，从根本上看，本病证又与肾虚阴阳失衡有关，与月经周期中阴阳消长转化节律的失调有关。张景岳曾经说过："凡妇人经行作痛，夹虚者多，全实者少"。可见疼痛性月经病，也属于本虚标实的病证。疼痛发作时，按急则治标的原则，先从实治，结合稳定心肝，或重在心肝论治，平时期，按缓则治本，从补肾调阴阳论治，只有这样，才能巩固治疗效果，防止疼痛发作。

在诊治疼痛性月经病症中，除子宫内膜异位症外，一般均需排除器质性疾病，如炎症、肿瘤，特别是恶性肿瘤所引起的周期性疼痛病症，以及感受风寒，或忿怒忧郁所致偶然性一次经行腹痛。并注意经期疼痛时的护理和平时期的预防，也是控制疼痛，巩固疗效的重要措施。

一、原发性痛经

痛经指女性月经期前后或在经期时，出现周期性下腹部痉挛性疼痛、痛引腰骶、痛剧昏厥，或者行经末期经净后短时期内小腹坠痛、隐痛，影响日常生活者。其中经过详细妇科临床检查，未发生器质性异常者，称为原发性痛经，亦谓之功能性痛经。

原发性痛经是青春期妇女中最常见的妇科疾患之一。发病率达30%~50%，其中大约10%左右的患者由于月经的疼痛，难以正常工作和生活，因而诊治原发性痛经对改善女性个体健康，提高工作效率、生活质量，有着重要的意义。

痛经，在中医学上亦谓"行经腹痛"，最早记载见汉代《金匮要略方论·妇人杂病脉证并治》："带下，经水不利，少腹满痛……"至宋·《妇人良方大全·调经门》列出治疗痛经方药——温经汤，均认为由于"风冷之气客于胞络，损伤冲任之脉"所致发病，后经《丹溪心法·妇人》指出痛经有由实、郁滞、瘀血所致，并以经行作痛、经后作痛分辨虚实。直至明、清时期《景岳全书·妇人规》，对本病辨证作了较系统的论述，《宋氏女科秘书》、《傅青主女科》、《医宗金鉴·妇科心法要诀》等对本病治法及方药作了大量的探索，纵贯前人对本病发生的认识，结合现代医学对原发性痛经归咎的几种原因：子宫发育不全、子宫屈曲、宫颈管狭窄、子宫内膜脱落、不良体态姿势、体质因素、变态反应状态及精神因素等，与前人所提出的先天禀赋不足、后天摄生不慎，风冷、寒湿、气滞瘀阻胞宫颇相谋合。近年来根据细胞和分子水平调节肌肉收缩机能的研究成果，揭示了原发性痛经的关键是子宫肌反应性过高、继发子宫肌层缺血导致的疼痛，鉴于诸种病因所诱发子宫局部的强烈反应，所以必须积极的给予治疗，采用温经散寒、理气活血、补虚培本等手段，从整体出发，缓解局部因素的危害和影响，达到治本之目的。

（一）病因病理

本病起于经水初潮后，起初即痛经，或行经1~2年后出现严重症状，按照《内经》中女性生长发育的阶段特点，此时正应是肾气盛、天癸至的时期，若经行疼痛、势必首先要考虑肾与天癸系统的功能。《圣济总录·室女月水来腹痛》中说：“室女月水来腹痛者，以天癸乍至，荣卫未和，心神不宁，间为寒气所客，其血与气不流利，致令月经结搏于脐腹间，如刺疼痛。”这一论说，阐述初行经时期，天癸刚至，心肾坎离之间尚未达到正常的既济水平，寒凝胞脉，致使气血失畅，发为腹痛。究其原因，多由禀赋不足、素体薄弱、肾气欠盛、子宫发育不良，或宫颈管狭窄，以致经血排泄困难，不通则痛。平素气血不足，或母体妊育之时，胞室内营养欠缺，致成虚弱体质，抑或幼年大病、重病，气血亏损，冲任胞脉失养，不荣而痛，正如《景岳全书·妇人规》所曰：“凡妇人经行作痛，夹虚者多，全实者少……然有气血本虚，而血未得行者，亦每拒按，故于经前亦常有此证。此以气虚血滞，无力流通而然。”若因久居阴湿之地，或初行经摄生不慎，感寒淋雨，贪凉饮冷，或迁居寒冷之地，寒湿伤于下焦，客于胞宫，以致寒凝经血，血行失畅，不通则痛。前人论痛经多责之风冷客于胞络冲任。如《妇人大全良方·卷之一》："寒气客于血室，血凝不行，绪积血为气所冲，新血与故血相搏所以发痛"。青年女子青春发育期，由于学习紧张、考试精神负担，常招致心情压抑，加上月经初潮，心理不适，加重情绪之烦恼，或抑郁或恚怒，均致气机郁滞，血行不畅，冲任气血运行受阻，经血难以正常下泄发而为痛。

综上所述，原发性痛经的发生，多因先天不足，禀赋虚弱、肾气未盛、肝肾亏虚、子宫发育不良，或体质因素，子宫形状屈曲、颈管狭窄，或气血不足、体质虚弱、胞脉失养，不荣而痛；再则多因寒湿积于胞宫，或情志伤肝、气滞血瘀、血行不畅，不通则痛，此种疾患经期冲任气血变化，所以矛盾显露，诸种病因而致病理各种变化，骤然发病，在非行经期，冲任气血平和，致病因素尚未能引起冲任，胞宫气血局部变化，故不表现出疼痛。然而绝不能认为平时期的治疗比行经期治疗不重要，应提倡"治未病"的观点，利用中药在排卵期促进阴阳顺利转化，协调阴阳，维持经前期阳长至重，高水平，以利于行经期转化。或针对致痛因素，拟治本之法，缓解这些促使子宫局部产生疼痛的变化因素，达到止痛治疗之目的。所以说对原发性痛经的认识及其治疗，经行者及经期止痛为治疗之权宜之计，而对经后与平时调整肾与诸脏之间阴阳平衡，加强肝肾涵养之功，促进脾胃生化之源，交济心肾阴阳平衡，从根本上消除病源，达到治疗之目的方是上策。

（二）诊断与鉴别诊断

1. 临床表现

痛经大多开始于月经来潮或在阴道出血前数小时，常出现小腹部痉挛性绞痛，历时 1/2～2 小时，在剧烈腹病发作后，转为中等度阵发性疼痛，约持续 12～24 小时。经血外流畅通后逐渐消失，亦偶有需卧床2~3天者。疼痛部位多在下腹部，重者可放射至腰骶部或股内前侧。同时伴见有恶心、呕吐、腹泻，头晕、头痛，疲乏感，严重者可面色苍白，手足厥冷，一时晕厥，片刻可缓。原发性痛经常在分娩后自行消失，或在婚后随年龄增长逐渐消失。

2. 检查

①测基础体温（BBT），多呈双相者；②B 超或 CT 检查提示：子宫偏小，宫颈管偏狭窄，子宫高度前屈或后屈等；③肛查：未见生殖器炎症等异常反应，并排除子宫内膜异位症、粘膜下肌瘤；④宫腔镜或腹腔镜：必要时需进一步做此项检查。

3. 通过有关检查，排除继发性痛经种种疾病，如：子宫畸形、生殖道下段完全阻塞之患者（处女膜闭锁及阴道横膈），或融合缺陷形成一侧生殖道阻塞，对称通畅者此种难以诊断；未分离之双子宫，一侧阴道盲端或有一与阴道不相通的残角子宫，这类患者均呈逐渐加重痛经史，扪及肿块，易误诊为阴道囊肿或卵巢肿痛。子宫腺肌病、子宫内膜息肉、子宫肌瘤少见于青春期少女发生痛经，一般发生于25 岁以后年龄，疼痛类型不定，持续时间及程度均不等。

其他如盆腔炎、旋转宫腔节育器，或人工流产术后宫腔粘连盆腔瘀血综合征等，通过详细询问家庭史（母或姐妹中有患此病）、病史（初经后3 年以上），把握阳性体征不难与原发性痛经加以区别。

（三）辨证论治

本病属痛证，首当辨其属性，根据原发疼痛性质部位以及疼痛的程度，结合月经期、量、色、质及兼证、舌脉情况、素体情况等辨其虚实。疼痛发作于经前经期多属实；发作在经后多属虚。疼痛剧烈拒按多属实；隐痛喜揉喜按多属虚。得热之后疼痛减轻多为寒，反加重则为属热；痛甚于胀，血块排出疼痛减轻，多为血瘀，胀甚于痛者多为气滞，冷痛、绞痛多属寒，钝痛者属热。病在两侧少腹多在肝，痛连腰际病多在肾。

本病在发作前及发作时，关键是针对病因，施用止痛方药，非经期则扶正培本，增强体质，治疗“未病”。

1. 肾虚证

主证：月经后期，经量偏小，经色暗淡，经行期第一日腹痛剧烈，伴腰酸膝软、小便清长，初经后即有月经不调史，舌质淡，体胖、苔白，脉沉细。

治法：补肾，通络，止痛。

方药：

（1）痛经发作时，艾附暖宫丸（《仁斋直指》）加减。

艾叶 6g，香附 10g，吴萸 6g，川芎 5g，赤芍 10g，官桂 5g，炒五灵脂 10g，炒玄胡 12g，石见穿 10g，枳壳 12g，益母草 12g，路路通 12g。

（2）月经干净后，补肾育宫汤——加减。

炒当归 10g，炒白芍 10g，怀山药 15g，熟地 10g，川断 10g，菟丝子 10g，紫河车 10g，茺蔚子 15g，川芎 6g，肉苁蓉 6g，柏子仁 10g。

服法：水煎分服，日服 1 剂。由月经干净后 7 天服至经前 3 天停用。

加减：胸脘不舒，纳谷欠佳，去熟地、山药，加用广郁金 10g，苏梗 10g，陈皮 10g；小腹空坠、隐痛不已去柏子仁、熟地，加黄芪 10g，益母草 15g。

2. 气血虚弱证

主证：后期或先期，经量偏少，或有量多，色淡红，无血块，经期及经后小腹隐痛、坠痛，绵绵不休，面色少华，头昏心悸，神疲乏力，食欲不振，经行便溏，舌质淡、苔薄，脉细弱。

治法：益气健脾，养血缓急止痛。

方药：八珍汤（《正体类要》）加减。

党参15g，白术10g，茯苓10g，炒当归10g，炒白芍20g，炙甘草5g，熟地10g，川芎5g，生炙黄芪各10g，炒玄胡10g，益母草15g。

加减：夹有血块腹痛者加失笑散10g，花蕊石15g；便溏严重，腹痛较著去当归、川芎，加煨木香6g，补骨脂10g，炒谷芽10g；夜寐不能，心脾虚者，加炙远志9g，夜交藤15g，合欢皮10g，大枣5个。

3. 寒湿证

主证：月经落后而至，经量少、色紫暗，夹有血块，一般于行经第一天小腹阵发剧痛，得热则舒，形寒怕冷，关节酸痛，舌苔白腻，脉沉细。

治法：温经散寒，活血止痛。

方药：少腹逐瘀汤（《医林改错》）加减。

吴萸6g，炒当归12g，川芎6g，党参10g，肉桂6g，炒玄胡12g，艾叶6g，半夏10g，阿胶9g，炒赤芍10g，生姜3g，炒五灵脂10g。

服法：经前、经期水煎分服，每日1剂。

加减：胸胁胀痛加柴胡6g，青陈皮各6g，枳壳10g；关节酸痛加川桂枝5g，制附片6g，鸡血藤20g。

4. 气滞血瘀证

主证：行经多落后、量不多、色紫红或紫暗，有小血块，经前小腹作痛，胀痛或重坠感明显、拒按，胸闷乳胀，烦躁或抑郁，口唇紫色，脉细弦，舌苔薄黄。

治法：理气疏肝，化瘀止痛。

方药：

（1）偏于气滞，加味乌药汤（《证治准绳》）加减。

乌药10g，制香附10g，炒玄胡10g，青皮10g，当归12g，赤芍10g，川牛膝10g，广木香6g，枳壳10g，炒五灵脂10g，山楂12g。

（2）偏于血瘀：膈下逐瘀汤（《医林改错》）加减。

当归10g，赤芍10g，川芎5g，延胡10g，五灵脂10g，桃仁10g，红花10g，乌药、青皮10g，制香附10g，炒玄胡10g，枳壳10g，丹皮10g，甘草3g。

服法：经前3天至经期，水煎分服，每日1剂。

加减：头痛眩晕加白蒺藜10g，钩藤15g；肝郁脾虚便溏者去当归，加炒白术10g，炮姜5g。

（四）临床体会

对痛经的认识，过去认为痛经的发生在于“不通则痛”，由于气血的运行不畅所致，因此治疗痛经着眼于“通则不痛”，无可厚非，但是在实践过程中我们还体会到之所以发生疼痛以及疼痛剧烈，以致晕厥者，除不通则痛外，还与心肝神魂、脉络的因素有关。《素问·举痛论》：“岐伯曰：寒气客于脉外则脉寒，脉寒则缩卷，缩卷则脉绌急，绌急则外引小络，故卒然而痛，得炅则痛立止。”后世注释家认为缩卷即收缩不伸，卷者曲也，绌急即卷缩如缝连也，也即是痉挛状，炅者，热也。明确地说，即感受寒凉后大小脉络出现一种收缩痉挛状态，是以发生疼痛。所以痛经，也是与之有关的子宫脉络出现一种收缩痉挛状态，是以发生疼痛。《素问·至真要大论》并说“诸痛疮疡，皆属于心”。说明一切疼痛，均与心脑神明有关，反过来说，心脑神明是主感疼痛的脏腑，且血脉亦属心之所主，由此脉络等发生痉挛收缩，亦是与心脑神明有关的。《金匮要略·心痛短气病脉证治》“夫脉当取太过不及……所以胸痹心痛者，以其阴弦故也。”《金匮要略·腹满寒疝宿食痛脉证治》“寸口脉弦者，即胁下拘急而痛。”可见《金匮要略》以阴弦即尺脉弦，或小口脉弦者均主痛，弦脉者，一般属于肝脉，说明疼痛与肝有关，我们临床亦的确体会到痛经患者，尤其是疼痛剧烈者脉象出现弦象，或者弦紧，或者弦而不畅。由此可见气血不通不畅，脉络包括子宫虽收缩不伸，甚则痉挛状收缩，再加上心肝神魂的影响，从而发生疼痛，甚则晕厥，但之所以导致心肝脉络以及寒性病变者，还在于肾虚阴阳消长转化，特别阳长至重有所失调所致，再加上心肝的因素，以致痛经发作有一定顽固性。

原发性痛经临床特点为：①发生于排卵周期，初潮或此后6~12个月发病；②每次痛经通常多在经潮后发生，最早在经前12小时出现，疼痛持续48~72小时；③疼痛多呈痉挛性，位于耻骨联合上，可放射至腰或大腿内侧；④妇检无阳性体征。

关于痛经的系统辨证，原发性痛经正如张景岳所说：全实者少，夹虚者多。本虚标实，其治疗的重点，尤其是青春后期，着重补肾调周。经后期，滋阴养血，以归芍地黄汤加减，奠定月经周期中转阳的物质基础。然而本病证的重点应掌握月经周期后半期的调治，即经间排卵期，经前黄体期治疗，有着重要的临床意义。经间排卵期，是重阴必阳、阴转化为阳的重要时期，转化顺利，气血活动顺畅，排出卵子、阳气始旺，这是月经周期中的节律活动，也是阳长的奠基时刻。一般来说痛经与有排卵有关，之所以有关者，缘排卵期及行经期的转化尚有欠顺利之处，经间期治疗之所以重要，不仅是阴转阳的顺利，关键还在于转阳，为阳长奠定基础。阳长之健康，包括经前期补肾助阳在内，助阳有补充阳的不足，又有调节阳长之有余，即调节孕酮分泌，一般所谓双相调节作用。在经间排卵期，运用补肾促排卵汤，药用炒当归、赤白芍、怀山药、山萸肉、熟地、丹皮、茯苓、川断、菟丝子、紫石英、紫河车、红花、川芎等品；经前期再从上方去川芎，加入钩藤、制香附或炒柴胡、五灵脂、琥珀末等类药物；行经期再予辨证施治。亦可以采用药物抑制排卵，控制孕酮分泌。当控制孕酮分泌后，使子宫内膜及血循环中的PGS浓度降低，而不发病或发之轻微。曾有人用棉酚片20mg，每日1次，连用3~6个月，其疗效据报道达95%以上，但有出现心悸、恶心、水肿、头晕潮热、厌食、腹泻等副作用，严重者出现血小板减少、低血钾等，服用期间密切观察病情，有副反应时停药，改用桂枝茯苓丸10g，每日3次，或桃仁承气汤，每日5g，分早、晚各1次，缓解疼痛达80%，无上述副作用。我们此期考虑到青春发育期，多采用补肾调气血方药，使之功能发挥正常，届经前或经期，注意使子宫局部血液流畅，防止其局部痉挛性缺血，注意维生素B_6类及其摄入，利用维生素B_6促进镁离子（Mg）透过细胞膜，增加胞浆内Mg浓度，治疗原发性痛经，一般每日量200mg，4周后可见红细胞镁含量增加。也可与镁—氨基酸螯合物合用，每种各100mg，日服2次，治疗4～6个月，痛经的严重程度及持续时间均呈进行性下降。

本病治疗以止痛为核心，因其病理机转的虚实两端，实则不通则痛，采用温通法，气得温则行，寒得温则散，瘀得温则化，所以温通为治痛经常用大法、首选之法，药如肉桂、艾叶、制附片、大炮姜、吴茱萸、小茴香、川芎等。其次止痛之法，具体有化瘀止痛，如大黄䗪虫丸，用虫类药化瘀止痛，还有三七、血竭、石打穿等均属此类；根据不同致痛原因，针对采用止痛类药，如气滞之痛，宜选用疏肝理气之剂，如宣郁通经汤，用柴胡、郁金、合欢皮、绿萼梅、青皮、陈皮、乳香、没药、延胡索、乌药、小茴香等；寒湿凝滞之痛，则散寒化湿。如《医宗金鉴·妇科心法要诀》：吴茱萸汤加味，用川桂枝、细辛、藁本、干姜等；虚则不荣则痛，主要是肾气不足或肝肾亏损，急则止痛之后，要顾护肾气，帮助子宫发育，为治本之疗法；若气血虚弱，则重用党参、黄芪以益气生血，子宫过度后倾后屈，经血难以顺利排出致痛者，服药同时每日采用膝胸卧位1～2次，每次15分钟，以纠正子宫位置，减轻痛经程度。近年研究表明，原发性痛经仍与子宫痉挛性收缩和病人剧烈疼痛密切相关，故缓和子宫挛急不失为止痛直接方法，药物一般可在各证治方中加用芍药甘草汤。痛剧他药无效时，加入蜈蚣、全蝎、地鳖虫等虫类解痉止痛药。其他可采用温针灸，针刺血海、三阴交，温灸气海、关元、子宫等穴。

二、子宫内膜异位症

当具有生长功能的子宫内膜组织出现在子宫腔被覆粘膜以外的身体其他部位（不包括子宫肌层），在卵巢内分泌影响下，这些异位的子宫内膜组织亦呈周期性改变，因而引起所在部位的一系列病变，称子宫内膜异位症。本病的确切发病率虽然尚不清楚，但近年来在世界范围内均有上升趋势，是目前常见妇科疾病之一。在妇科剖腹手术中，约5%~15%患者发现有此病存在。此病一般仅见于生育年龄妇女，以30~40岁妇女居多，病变部位常限于盆腔，80%在卵巢，其次为直肠陷凹及子宫骶骨韧带，也可发生在身体的几乎任何器官，子宫内膜异位症在组织学上是良性的，恶变是罕见的，但确有与癌瘤相似的侵犯能力，以致可广泛破坏卵巢，引起输卵管、膀胱、肠纤维化及变形，并造成肠道及输卵管梗阻。

子宫内膜异位症属中医“痛经”、“癥瘕”、“不孕”等范围，本病的特点为经期及行经前后下腹胀痛，肛门作坠，疼痛剧烈，进行性加剧，经量甚少，或有量多，一般伴有不孕不育，类似古人所描述的“血瘕”。如《证治准绳》所说：“血瘕之聚……腰痛不可俯仰……小腹里急苦痛，背膂疼，深达腰腹……此病令人无子。”

（一）病因病理

本病多因正气不足，肾虚气弱，六淫外侵，七情内伤或经期、产后养息失调，余血流注于子宫、冲任脉络之外，或手术损伤等因素导致脏腑失和、气血乖违，离经之血不循常通，阻滞冲任而发生，其主要病机是血瘀。瘀血阻滞，不通则痛而见痛经；瘀血积久遂成癥瘕。

西医学则认为本病系因子宫内膜组织随经血逆流入腹腔种植，或在慢性炎症的反复刺激和卵巢激素的长期作用下，使体腔上皮化生，而演变为子宫内膜样组织；或因子宫内膜碎屑通过淋巴或静脉播散而致者；亦有因局部细胞免疫功能不足，或因月经输卵管逆流入腹腔内的内膜细胞数量过多，免疫细胞不足以将其杀灭而致者。其主要的病理变化为异位内膜随卵巢激素的变化而发生周期性出血，伴有纤维增生和粘连形成，以致在病变区出现紫褐色斑点，或小疱，最后发展为大小不等的紫蓝色实质结节和包块，但病变可因发生部位和程度不同而有所差异。

1. 肾虚瘀结

肾阳虚弱，经行感寒，或者经期同房，经行不净，血行不畅，积于子宫，逆流于子宫之外，蕴结于脉络肌肉之间，形成本病。

2. 气滞血瘀

情志内伤，肝郁气滞，冲任气血运行不利而瘀滞不行以致形成本病。

3. 寒凝瘀滞

经期或产后将息失宜，阴寒之邪乘虚侵入，经血凝滞不行，或经期性交，或妇科手术等损伤，以致瘀血内伤，瘀阻胞络而形成本病。

4. 气虚血瘀

体质不足、肝胃虚弱，或者大产、流产后，正气虚弱，气虚下陷，瘀浊郁结于下所致；或患者病程相对较长，其疾病演变过程为由实转虚而致。

5. 痰瘀互结

脾肾不足，阳气虚弱，脾失健运，水湿不化，聚而成痰，痰滞胞络，与血气相结，积而形成本病。

总之，本病证的主要机制，肾虚气弱，正气不足，经产余血浊液，流注于胞脉胞络之中，泛溢于子宫之外，并随着肾阴阳的消长转化而发作。经产余血，本属于阴，因此，阴长则留瘀亦长，得阳长始有所化，因而亦出现消长的变化，异位的子宫内膜不易吸收，不易消散，所以在临床从属难治的疾患。

（二）诊断与鉴别诊断

1. 临床表现

经期或经期前后小腹或少腹剧痛，进行性加剧，伴腰骶部疼痛，可放射至阴道，会阴、肛门或大腿，常于月经来潮前1～2日开始，经期第一日最剧，后随异位内膜出血停止而逐渐缓解，至月经干净时消失。常有经量增多，经期延长或周期紊乱，不孕史甚为常见。如果卵巢内膜异位囊肿发生破裂，则可引起剧烈腹痛，并可伴有恶心、呕吐、肛门坠胀感等。

2. 检查

（1）妇科检查：子宫多后倾固定，直肠子宫凹陷或宫骶韧带或子宫后壁下段等部位扪及触痛结节，在子宫的一侧或双侧附件处扪到与子宫相连的不活动囊性偏实包块，往往有轻度压痛。若病变累及直肠阴道隔，可在阴道后穹窿处扪及甚至可看到隆起的紫蓝色斑点，小结节或包块。

（2）B型超声检查：B超可确定卵巢子宫内膜异位囊肿的位置、大小和形状，偶能发现盆腔检查时未能扪及的包块。B超显示卵巢内膜异位囊肿壁较厚，且粗糙不平，与周围脏器特别是与子宫粘连较紧。

（3）腹腔镜检查：是目前诊断子宫内膜异位症的最佳方法，特别是对盆腔检查和B超检查均无阳性发现的不育或腹痛患者更是唯一手段，往往在腹腔镜下对可疑病变进行活检即可确诊为子宫内膜异位症。

3. 通过有关检查应与子宫肌瘤、慢性盆腔炎性包块、子宫腺肌病及卵巢肿瘤相鉴别。

（三）辨证论治

本病主要是由于正气不足、肾虚气弱、六淫外侵等因素导致脏腑失和、气血乖违，离经之血不循常规，阻滞冲任而发生。其主要病机是血瘀，故治病原则总的是活血化瘀，临床上根据不同病机，分别配用行气活血、温经散寒、益气补血、化痰消瘀、软坚散结之法。

1. 肾虚瘀结证

主证：经行不畅，色紫暗，夹小血块，或经量过多，色紫红有大血块，少腹胀痛，拒按，痛甚则恶心呕吐，四肢厥冷，面色苍白，舌质暗，边有瘀点，舌苔薄，脉弦。

治法：活血化瘀，消癥止痛。

方药：琥珀散（《医宗金鉴》）加减。

琥珀粉 3g（分吞），当归 10g，赤芍 10g，生蒲黄 6g（包煎），延胡索 10g，肉桂 3g（后下），三棱 9g，莪术 9g，制乳没各 6g，广陈皮 6g。

服法：经前、经期水煎分服，每日 1 剂。

加减：疼痛剧烈者加蜈蚣粉 1. 5g，全蝎粉 1. 5g（吞）；血量过多者加三七粉 1. 5g（吞），醋炒五灵脂 10g；小腹冷痛，经前白带偏多者加艾叶 9g，吴茱萸 6g；少腹刺痛，经前黄带多者，上方加败酱草 15g，红藤 15g，苡仁 15g 等。

2. 气滞血瘀证

主证：经行小腹胀痛难忍、拒按，月经提前或错后，经色紫红，质稠为血块，量少，行而不畅。胸胁乳房胀痛，善叹息，心烦易怒，舌暗或有瘀斑，脉涩或弦涩。

治则：行气活血，逐瘀软坚调经。

方药：血府逐瘀汤（《医林改错》）加减。

桃仁、红花、川芎、柴胡、枳壳、川牛膝各 10g，生地、白芍、当归各 12g，桔梗、甘草各 6g。

服法：经前五天服至月经期，水煎分服，每日 1 剂。

加减：方中可加地鳖虫、昆布、海藻各12g，以软坚散结；腹痛剧烈者加血竭（冲服）3g，三棱、莪术各10g，以逐瘀止痛；腹胀重者加青皮、香附各12g，以行气消胀；出血量多者加茜草炭10g，马齿苋30g，三七粉3g（冲服），以活血止血，病久化热者加丹皮、黄芩、山栀子各12g，以清热活血。

3. 寒凝瘀滞证

主证：经行小腹剧烈绞痛或冷痛，拒按，喜热。经色紫暗；多血块，质稀。面青唇紫，肢冷畏寒，带为清稀，舌暗或有瘀斑，脉沉细或沉紧。

治则：温经散寒，逐瘀软坚。

方药：少腹逐瘀汤（《医林改错》）加减。

当归、赤芍、五灵脂、元胡各10g，川芎、蒲黄、干姜、没药、小茴香、肉桂各6g。

服法：经前三天水煎，温服，每日1剂。

加减；寒邪重者可再加炮附子6g，艾叶12g，以散寒；肾阳不足者加仙灵脾15g，仙茅10g，以助阳；腹痛重者加青皮、香附、莪术各12g，全虫6g，以行气祛瘀，解痉止痛；白带多者加苍术、白术各12g，炒薏苡仁30g，以健脾燥湿止带。

4. 气虚血瘀

主证：经后一二日或经期小腹隐隐作痛，或小腹及阴部空坠，喜揉按，月经量少色淡质薄，但淋漓不尽，或神疲乏力，面色无华，舌质淡，脉细弱。

治则：益气补血，活血化瘀。

方药：益母草汤（《古今医彻》）加减。

黄芪、益母草各30g，生蒲黄、元胡、莪术各15g，当归、川芎、牛膝、乌药10g，田三七粉（冲服）2g。

服法：月经期将结束前1~2天服，水煎分服，每日1剂。

加减：使用时根据月经周期加减用药，如经净后，加滋水之品，如女贞子、墨旱莲、山茱萸；经前加温肾之品，如巴戟天、菟丝子、仙灵脾；经期和经间期（排卵期），加重活血化瘀药，因势利导，促使排卵和经血排出；包块较大者，将上药渣调醋外敷腹部。

5. 痰瘀互结证

主证：经行剧烈腹痛，形体偏胖，带下量多，质粘稠，月经量少色暗，质粘腻，头晕心悸，胸闷泛恶，苔白腻，脉滑。

治则：蠲化痰浊，活血消瘀。

方药：苍附导痰汤（《叶氏女科》）合血府逐瘀汤（《医林改错》）。

制苍白术各10g，枳壳、全瓜蒌各12g，桃仁、浙贝母、香附各10g，丹参、焦山楂、夏枯草各15g，生牡蛎、鳖甲各30g，薏苡仁24g。

服法：经前3~5天时服，水煎每日1剂，温服。

加减：痛经剧烈者，加乳香、没药、川楝子、延胡索各10g，月经量多兼夹血块者，加蒲黄炭10g；便秘者，加生大黄6g；寒结者，加白芥子6g；便溏者加白术6g；畏寒者，加桂枝3g；腰痛者加续断10g，菟丝子12g；经血不畅者，加当归10g，益母草15g。

（四）临床体会

子宫内膜异位症，简称内异症，本病证虽以血瘀为主，而且与肾、肝、脾、胃及心神的功能失调有关，尤其是肾阴阳的失衡有重要关系，因此，在治疗上虽然本着急则治标，化瘀止痛，缓则治本，从脏腑论治，故提出补肾助阳，益气补阳，疏肝宁心等法。具体介绍如下：急则治标，化瘀止痛，乃是经前期内异症发作疼痛时常用的方法。由于内异症所致的痛经，常具有进行性加剧，所以大多数患者有着恐惧紧张的心理状态，因此，在运用活血化瘀、和络止痛法时，必须加入宁心安神、镇静的药物，以有利于止痛。此外，疼痛剧烈时子宫呈痉挛状收缩，换言之，即子宫呈痉挛状收缩必然反映出剧烈性疼痛，缓解痉挛的全蝎、蜈蚣，甚则地龙等所谓止痉药物，也是需要运用的。我们所制的内异止痛汤，是我们常用的有效验方。药用钩藤15g，丹皮、紫贝齿（先煎），丹参、赤芍、川断、肉桂、广木香、五灵脂、元胡各12g，全蝎粉1.5g，蜈蚣粉1.5g（另吞）。一般经前1天开始服，连服至3~5剂，或至经净停服。如疼痛虽然剧烈，但尚能忍受者，可去全蝎、蜈蚣，加入琥珀粉1.5g（另吞），徐长卿9g；如出血量多者，可加入炒蒲公英9g，血竭粉1.5g（另吞），荆芥6g。缓则治本，即是在经行之后，根据体质类型和临床表现的症状，可予补肾助阳、益气补阳、疏肝宁心等法治疗。

（1）补肾助阳法的运用：经我们临床长期观察，内异症的瘀结与肾阳不足有着重要的关系。阳气不仅能推动气血的运行。而且有助于血瘀癥瘕患者局部病灶的溶化与吸收，同时对水湿、津液、脂肪的代谢运化也有着重要的作用，故阳不足，不仅能使血液滞涩成瘀，而且也易使水湿、脂肪代谢运化障碍而有所积聚和凝结。我们发现内异症患者一般均有盆腔不同程度的积液，从而也证实阳气不足，气化不利，水湿、津液不运的论点。我们曾经观察了33例内异症的基础体温，即BBT高温相的变化，其中BBT高温相失常者有4型。Ⅰ型：高温相示缓慢上升明显者，常与低温相失常伴见；Ⅱ型：高温相偏短者，即高温相持续8~10天者；Ⅲ型：高温相不稳定，波动在0.2~0.3℃之间；Ⅳ型：高温相偏低，与低温相温差在0.2℃，故凡临床上较剧之痛经，且呈进行性加剧，及具有上述四型BBT高温相失常之一者，且子宫内膜抗体呈阳性者，可考虑诊断为子宫内膜异位症。内异症从BBT高温相失常者亦可看出肾阳不足是本，血瘀凝结是标。拙著《中医临床妇科学》在“子宫内膜异位性痛经”的临床体会中指出温补肾阳，提高冲任气血的通畅作用，是抑制内异症发生发展的有力措施。BBT

高温相的偏短偏低欠稳定的四种失常类型，也有助于肾阳不足的诊断与辨治。运用补肾助阳的方法，可供选择的方法较多，如毓麟珠、右归丸、定坤丹及我们所制的助孕汤等。其中怀山药、川续断、菟丝子、紫石英、肉苁蓉等品，是为基本的常用药。服药后 BBT 高温相得到程度不同的恢复，一般行经期均能有能控制或能缩短疼痛的发作。这说明温补肾阳在治疗中的重要意义，但是必须指出，补肾助阳，不能忽略结合补阴，此乃阴阳互根的关系，也即阴中求阳的道理。

（2）益气补阳法的运用：据临床观察所得，内异症患者的确有存在着阳虚气弱，脾肾不足，气虚下陷的症状，常可见小腹与肛门坠胀，神疲乏力，大便易溏等。尽管坠胀坠痛未必就是气虚，或者说是“瘀结”的反映，但伴见神疲乏力，大便易溏者，当属气虚或兼有气虚。曾经有一例患者在服用较强的活血化瘀方药后，小腹之坠胀坠痛更为明显，用补气药后有所好转，说明此例坠胀坠痛是与气虚有关。李东垣的补中益气汤、张景岳的举元煎，是最为常用方药。我们在经前经期时亦常在一些活血化瘀方药中，加入黄芪、党参、陈皮、升麻、柴胡等品，服药后，对改善临床症状，特别是小腹肛门的坠痛有明显的作用。有一张姓患者，40 岁，系子宫内膜异位性痛经 5 年余，体质较弱，每逢经前、经期及经将净时，小腹坠痛颇剧，且进行性加剧，伴有腰酸神疲，经前胸闷烦躁，乳房胀痛，行经时大便溏薄，脉象细弦，舌质淡红边紫，曾经多次运用活血化瘀法的方药，包括生化汤在内，疗效欠佳。不得不转用香砂六君子汤、补中益气汤，小腹坠胀有所改善，但进步不大，求余诊治。嘱其测量 BBT，观察高温相的变化，示高温相不稳定，且高温相偏短。余始从肾阳虚论治，进补阳消癥汤，BBT 高温相有所好转，但痛经未减，坠胀大为明显，且伴有神疲乏力，很明显阳虚气弱夹有血瘀，因此，不得不在补阳消癥汤基础上加入黄芪、党参、甘草、陈皮、升麻等品。服药后，小腹及肛门坠痛明显减轻，续服3个月经周期，基本上控制症状。但是必须指出，如果没有脾弱气虚下陷症状，就不必组合本法本方，特别是行经期，免得影响月经之排泄。

（3）疏肝宁心法的应用：疏肝宁心法在内异症的治疗中，是一个重要的兼治法，甚者在某一阶段中也可算作是一个重要的治疗方法。根据我们临床观察，内异症患者兼夹心肝症状者，亦系为多见。虽然，心肝在本病中不占主要地位，但是不能忽略其对本病症的形成和发展的一定影响，而且心肝在疼痛的发作上有重要的意义。所谓“诸痛疮疡，皆属于心”、“痛脉多弦，弦脉属肝”，且心藏神，肝藏魂，神魂与精神意识的活动有关，肝藏与冲脉亦密切相关，不仅藏血以支持血海不足，而且肝主疏泻之功能亦差，肝气疏泻不利，又将形成肝郁气滞，冲任经血之排泄必将受到影响，从而促进血瘀形成和发展之可能，而更为重要的是肝郁气滞，窒痹阳气活动，从而影响气化，影响脾肾，不仅致瘀，且对水湿、痰脂之代谢不利，必将形成膜样性血瘀，故在补肾助阳的同时，不可忽略心肝的重要性。因此，我们在补肾助阳，或益气助阳法中，常须组合越鞠丸或逍遥散，同时加入合欢皮、钩藤、远志、广郁金、莲子心等品，是治疗本病必须组合的一种方法，不可忽视，而且还要辅以心理疏导，要注意心理疏导的长期性、反复性、针对性等，才能获取较好的临床效果。

其他如专方专药，外治方药，亦可考虑使用，我们认为醋酸棉酚片，对治疗本病有直接抑制子宫内膜的作用，能降低子宫内膜细胞雌孕激素受体水平，并能抑制卵巢雌激素的分泌，有针对性治疗血瘕病证。一般每天服棉酚60mg，给药第1个月起症状逐渐好转，第2个月起盆腔肿块缩小，BBT单相，第4个月多数闭经，血清E_2下降，FSH、LH上升，停药后1~5个月均先后恢复月经，BBT转为双相，E_2、P恢复正常水平。但在服药期间，补充钾很重要，防止低钾乏力的副作用。外治方药，一般可用三棱、莪术、地鳖虫、乳香、没药、桃仁、红花、皂角刺、苍术，水 250ml。水煎浓缩为 100ml，于月经干净后保留灌肠，每日一次，连用 15～20 次为一疗程。

三、膜样性痛经

经行小腹疼痛剧烈，甚则恶心呕吐，四肢厥冷，并伴经量过多，掉下腐肉样血片（即于宫内膜片状脱离），叫做膜样性痛经，或称脱膜性痛经，属于功能性痛经的范畴。西医学认为当子宫内膜整块排出时，则使子宫收缩增强，或出现不协调收缩而引起疼痛。

在祖国医学的书籍中，虽无膜样性痛经的记载和专论，但在朱丹溪的著作中，已经有“脂膜闭塞胞宫”的描述。《叶天士女科证治》中更有“经行下牛膜片”的记录，而且认识到本病证不同于一般痛经。我们从临床观察中，亦发现本病证有其病变特点和治疗方法。

（一）病因病理

本病证的主要原因，在于肾或者涉及脾的阳气不足，无力化解，冲任子宫中的膜瘀和湿浊的蕴结，以致于宫内膜脱落而不能碎解，凝成内膜状。所以痛经发作时出现较重的瘀浊证，但根本的原因在于肾阳脾气的不足，也有寒凝冲任，肝郁夹瘀证等等。

1. 肾虚瘀浊

先天不足，禀赋薄弱，或者房劳过频，劳损过度，以致肾阳偏虚，气化不及，冲任流通欠佳，经血与湿浊蕴结在子宫。

2. 脾虚瘀浊

素体脾胃薄弱，中虚气陷，或者饮食不节，劳逸失常，脾虚气弱，均致湿浊下流，冲任流通受阻，湿浊与经血蕴结于子宫。

3. 寒凝冲任

经期或产后将息不利，或冒雨涉水，或久居寒湿之地，寒邪乘虚而入，阳气被遏，胞宫失煦，气血运行不畅，冲任流通受阻，子宫内膜不能碎解，瘀结在子宫。

4. 肝郁夹瘀

情怀抑郁，肝气郁结，郁而化火，血气不畅，冲任流通受阻，湿浊不化，与经血蕴阻于子宫。

总之，子宫系于肾、冲任等隶属于肝肾，又隶属于脾胃，肾脾阳气不足，寒凝冲任、肝气郁阻，势必影响冲任子宫的经血流通。《妇人良方》曾云："肾气全盛，冲任流通"，冲任不得应时流通，必然导致瘀阻子宫。湿浊依赖肾阳气之运化和肝气之疏泄，肾、脾、肝之气机失调，亦必将导致湿浊蕴阻，与瘀血相合，凝结于子宫内。经行之时，瘀阻于内，好血不得归经，是以形成腹痛、出血、内膜片脱下等。

（二）诊断与鉴别诊断

1. 临床表现

经行第2~3天腹痛加剧，呈阵发性，出血量多，色紫红有大血块，夹有大片腐肉样血块，血块下后疼痛减轻，出血减少。同时伴腰酸腿软，胸闷烦躁，或乳房胀痛等症状。

2. 检查

一般腐肉样血块呈内膜片状。经病理检查为子宫内膜组织，即可诊断。同时测量基础体温，示高温相不稳定、偏短、偏低，血查孕酮值偏低。

3. 可通过详细询问月经史、婚产史以及病理检查等与流产鉴别之。

（三）辨证论治

本病以经行剧烈疼痛，甚则出现晕厥，经血中有膜样片状血块，块下痛减为临床特征，临证需根据疼痛的时间、部位、性质及经血之色质，结合年龄特点加以分析。其治疗以活血化瘀治其标，补肾健脾助气化治其本。在经期重活血化瘀。平时宜补肾健脾助阳，并根据不同证型而灵活选方用药。

1. 肾虚瘀浊证

主证：经行腹痛，量多色红有大血块，块下则痛减，出血亦少，头昏耳鸣，胸闷、乳胀，腰俞或腰骶酸楚，小腹冷痛，脉象沉细，舌质淡红，舌苔白腻。

治法：补肾温阳，逐瘀脱膜。

方药：脱膜散（临床验方）加味。

肉桂5g（后下），五灵脂10g，三棱10g，莪术10g，川续断10g，延胡索10g，丹皮10g，杜仲10g，益母草30g。

服法：经前3天服至经期结束，水煎分服，每日1剂。

加减：小腹冷痛明显的，加艾叶9g，吴萸3g；小腹胀痛明显的加制香附9g，台乌药6g，出血特多的加血竭6g（冲服），炒蒲黄8g（另包）。

2. 脾虚瘀浊证

主证：经行小腹坠痛，量多色淡红有内膜片状大血块，块下后，腹痛消失，出血减少，伴有头昏神疲，纳谷欠佳，脘腹痞胀，大便易溏，舌质淡红，脉细弱。

治法：补气健脾，化瘀脱膜。

方药：补中益气汤（《脾胃论》）加减。

黄芪15g，党参15g，白术10g，茯苓10g，陈皮6g，炒柴胡5g，川续断10g，延胡索10g，五灵脂10g，木香5g，益母草15g。

服法：经前期至行经期水煎分服，每日服1剂。

加减：如胃脘胀痛，形体畏寒者加炮姜5g，肉桂3g（后下）；出血过多者加蒲黄10g（包煎），参三七粉1.5g（另吞）；小腹坠胀明显者加炙升麻5g，荆芥6g。

3. 寒凝冲任证

主证：经行小腹冷痛难忍，量少色暗，月经中夹有膜样物。腹部喜热拒按，畏寒肢冷，便溏尿清长。舌苔白，脉沉紧。

治法：温经化瘀，散寒止痛。

方药：少腹逐瘀汤（《医林改错》）加减。

当归、赤芍、五灵脂、元胡各10g，川芎、蒲黄、干姜、没药、小茴香、肉桂各6g。

加减：寒邪重者，加炮附子10g，以暖宫驱寒；疼痛重者，加莪术、青皮各10g，郁金15g，以通经止痛，如为青春期患者，于方中加仙灵脾15g，巴戟天10g以温肾助阳；生育期患者可于方中加紫石英30g，黄芪15g，以益气扶阳。

4. 肝郁血瘀证

主证：经行小腹胀痛，或者少腹刺痛，量多色红有内膜片状大血块，块下痛减，胸闷烦躁，乳房胀痛，大便艰，小便黄，平时黄白带下多质粘腻；脉弦，舌苔黄腻。

治法：清肝利湿，化瘀蜕膜。

方药：金铃子散（《叶氏女科》）合脱膜散（临床验方）加减。

炒川楝子6～10g，炒延胡索10g，当归10g，赤芍10g，三棱10g，莪术10g，五灵脂10g，炒柴胡5g，苡仁10g，丹皮10g，制香附9g。

服法：经前一周至行经期水煎分服，日服1剂。

加减：烦热口干口苦者，加炒山栀6g，碧玉散10g（包煎），腰俞酸楚者加川续断10g，桑寄生10g；纳欠苔腻者加制苍术10g，青皮、陈皮各6g。

（四）临床体会

膜样性痛经，绝大多数属于阳气虚血瘀滞，阳虚气弱是本，血瘀凝滞是标，但此标与内膜异位症之瘀结不同，此则可以通过活血化瘀排除，而化解，而驱逐，非比内膜异位之瘀结血瘕之易祛除的。本病证的治本，较之内膜异位症之治本尤为重要。因为治本得当，基本上可以解决问题，就不必治标。所谓膜样性痛，实际上我们是通过现代医学诊断性刮宫病检而发现的。

关于这类病症，早在前人的实践中就有所记载，如《叶氏女科证治》在“调经”中所描述的“经来成块如葱白色”、“经来臭如腐肉”、“经来如牛膜片”、“经来下肉胞”等，的确有如子宫内膜片随经血排出的痛证。而且在治疗上，经来成块如葱白色者，认为是虚、冷，急服内补当归丸，药用续断、肉苁蓉、厚朴、阿胶、当归、白芷、干姜、熟地、香附、川芎等品温阳散寒调经；经来臭如腐肉状者，认为血弱、结热、停瘀，用龙骨丸合通瘀饮。药用龙骨、海螵蛸、四物汤加黄芩，复加三棱、莪术、香附、猪苓、木通、生姜等治之；经来如牛膜片者认为血气结聚，用朱雄丸，即朱砂、雄黄、白茯苓、姜汤下；经来下肉胞者，认为气血虚弱所致，用十全大补汤温补之。虽然前人缺乏深入的认识，但是已经意识到痛的根本原因还在气血阴阳的不足，所以着重在调补，并非全用活血化瘀的方法。当然在经行期间亦曾提出运用三棱、莪术、香附、木通、猪苓、生姜等通瘀饮方药，实乃急则治标。我们依据琥珀散及通瘀煎的方意，所制脱膜散，即三棱、莪术、五灵脂、肉桂四药研末吞服，并在本方中再加当归、赤芍、川断、广木香、延胡、益母草组成逐瘀脱膜汤，是临床上较为常用的方药。上海中医药大学朱南孙在《中医杂志》［1995;(37):13］上介绍的化膜汤，药用蒲黄、赤芍、三棱、莪术、青皮、生山楂、乳香、没药、血竭粉，在行经期服用，的确亦有着化瘀止痛，控制出血的作用。但是本病证必须从肾、肝、脾胃论治，而且更以肾虚偏阳为主，调理月经周期，恢复经前期阳长的功能，即恢复正常的黄体功能。要求重视经间排卵期的治疗重阴转阳，排卵正常，转阳顺利，阳长水平偏高，则瘀浊自能溶解，不治瘀而瘀自解，乃为上策。如偏于脾虚气弱者，则经间排卵期在补肾调气血促排卵的前提下，更重视健脾益气的结合，甚或以此为主，将补肾降到次要地位。如偏于肝郁化火者，在经间排卵期，亦更着重考虑温肝解郁的治法，或者结合，或者按急则治标处理，但亦必注意到月经周期中的阶段特点，尽可能做到全面确当地调理方药。

四、经行吊阴痛

妇女在经行期间，出现外阴、阴道、小腹部掣痛，牵制至两侧乳头亦痛，似有筋脉从阴部吊至乳上，阵发性发作，经后自行缓解者，称为“经行吊阴痛”，又名“缩阴症”。

本病症的特点在于妇女经行期间，外阴、阴道、小腹部向两侧乳房上抽紧缩，为妇科常见疾病之一。《萧山竹林寺女科》记载“厥阴腹寒湿滞于下，气血运行不畅”乃本病原因之一，并拟川楝子汤治之。

（一）病因病理

经行吊阴痛的成因是由于肝气郁滞，冲脉里急气逆，七情过极，恼怒伤肝，劳作受寒，凝滞经脉，湿热内陷厥阴或房事不节，肾阳虚弱，使气机不利，气血失调，疏泄失常，乳房和生殖器的络脉受阻，导致外阴掣痛，同时牵引乳房作痛，多发于绝经前后或育龄期。

1. 肝郁气滞

肝喜条达，肝脉络阴器，乳头属肝。七情过极，恼怒伤肝，肝气郁滞。疏泄失常，冲脉气逆里急，以致气血失调，阴中和乳头络脉不畅，上下不顺，遂发本病。

2. 寒凝肝脉

经行之际感受寒邪，或经期冒雨、涉水、游泳或经水临行贪食生冷，内伤于寒，风冷寒湿侵犯肝脉，寒性凝滞而主收引，以致肝脉收引而致掣痛。

3. 肾阳虚衰

禀赋柔弱，或少年肾气不充，或多产房劳伤肾，以致肾阳不足，阴器失温，经行之际，阳气更虚，以致肝脉失温，阴器寒冷而致掣痛不已。

4. 肝经热郁

肝郁化热，或素常肝火偏旺，肝经湿热等。经行之际，肝热下迫血海，阻挠气血，气血运行逆乱而引发吊阴痛。

（二）诊断与鉴别诊断

1. 临床表现

经行期间，外阴、阴道、小腹部掣痛，牵掣至两侧乳头亦痛，呈阵发性发作，经后自行缓解。月经的期、量、色、质随不同证型而发生不同的变化。

2. 检查

除了检查雌孕激素和泌乳素外，可作检查子宫、输卵管，了解其发育和通畅情况。此外应检查乳房局部有无触痛性结节或包块。

3. 鉴别诊断

通过以上有关检查，本病应与“乳癖”、“痛经”、“乳悬”相鉴别。

（三）辨证论治

经行吊阴痛与肝、肾二脏关系密切，肝气疏泄失常，冲任子宫气滞血结，治疗须以调和气血，疏通阴中和乳头的脉络为主，随证制宜。

1. 肝气郁滞

主证：经将行阴中，乳房、少腹胀痛剧烈，时有掣痛，犹如抽吊之感。月经前后不定，经行不畅，血色暗红。伴心情不畅，胸胁胀满，嗳气频作。舌苔薄白，脉弦。

治法：疏肝解郁，理气止痛。

方药：柴胡疏肝散（《景岳全书》）加减。

柴胡、枳壳、陈皮各 10g，白芍、香附各 12g，川芎、甘草各 6g。

服法：经前 3 ~ 5 天服用，每日一剂，一日 2 次。

加减：方中可加元胡、路路通各10g，益母草15g，以通络止痛；经行不畅者加莪术、红花各10g，以活血通经；情绪不宁者加龙骨30g、合欢花6g以宁神；恶心嗳气者加半夏10g、代赭石20g以降逆气。

2. 寒凝肝脉证

主证：经行之际，阴道疼痛，牵引两侧少腹甚则阴中紧缩，手足痉挛厥逆，面色青紫，冷汗自出。月经后期，夹有血块。舌淡白，苔薄白，脉紧或弦细。

治法：暖肝散寒，通经止痛。

方药：金匮温经汤。

吴茱萸、肉桂、川芎各6g，党参12g，当归、白芍、丹皮、麦冬、阿胶（烊化）各10g，清半夏9g，炙甘草3g，生姜3g。

服法：经前3~5天服用，每日一剂，一日2次。

加减：寒象明显者加附子6g，小茴香12g，以暖宫散寒；伴有肾阳不足者加淫羊藿、巴戟天各12g，以温肾阳；疼痛重者加乌药、橘核各12g，蜈蚣2条以行气止痛。

3. 肾阳虚衰证

主证：经行阴道抽痛，连及腰部，得热则舒。月经后期，色淡质稀，腰膝酸软而发凉，性欲淡漠。舌淡胖大，苔薄白，脉沉弱。

治法：温肾助阳，暖肝止痛。

方药：右归饮（《景岳全书》）加减。

熟地24g，山药、山茱萸、枸杞子各10g，杜仲12g，炮附子、肉桂各6g，甘草5g。

服法：经前7天服用，每日一剂，一日2次。

加减：方中可再加紫石英15g，淫羊藿、锁阳各12g，巴戟天10g以助肾阳；痛重者加细辛3g，乌药10g以行气止痛。

4. 肝经郁热证

主证：经前带下黄白，或有血丝，少腹刺痛，继则痛引阴中，带下如脓，月经粘稠，量多，面红目赤，口苦咽干。舌红，舌苔黄腻，或黄厚，脉弦数。

治法：清肝泻火。

方药：丹栀逍遥散（《校注妇人良方》）加减。

丹皮、山栀子、柴胡、白术、茯苓各10g，白芍、当归各12g，薄荷3g，生姜3片。

服法：经前3～5天服用，每日一剂，一日2次。

加减：方中可倍芍药以柔肝止痛，若痛甚者可再加元胡12g，荔枝核15g以理气止痛；带下如脓者加败酱草、地丁各30g以清热解毒止带。

（四）临床体会

吊阴痛痛经，临床虽为少用，但亦有之，有一些女性羞于启口，必须医师启发后始能言出。本病症载于《竹林女科》、《叶氏女科证治》等书，原书所指出的吊阴痛痛经，是比较典型的。但临床上常有非典型病症出现。我们认为：凡是行经期间或行经期前后出现阴道内或阴门处抽痛、灼痛、挛急性痛或牵引少腹，或涉及乳房者，均可隶属于吊阴痛痛经的范围。亦有非经期出现吊阴痛者，亦可按此进行论治。本病症与肝有关，大多属于肝郁、肝火、肝风等病变所致。所以治疗上着重在疏肝、清肝、柔肝、泻肝以及和络止痛等方法。但病来源于下焦，虽主要与肝有关，从临床实践中总结可知，肝肾阴血虚尤为关键，因此上述治肝的诸法必须结合滋阴养血。我们常选用一贯煎或合金铃子散，药用大生地、当归、白芍、怀山药、枇杷叶、青皮、金铃子、甘草、延胡、沙参等品。如若阴内干痛，大便干燥者，还要加入龟甲、黄柏、元参等品；如肝火偏旺，烦躁头痛，小便黄赤而阴内灼热痛明显者，可选用我们所创制的凉肝川楝汤，药用川楝子、当归、白芍、生地、山栀、丹皮、白蒺藜、生甘草、钩藤等品。如兼有寒湿，出现白带多，腰酸小腹冷感者，可选用我们所创制的温肝川楝汤，药用川楝子、大小茴香、吴萸、苏梗、台乌药、葱白头、生姜等品。疼痛明显者，可加入延胡、全蝎等，务求先控制疼痛。

五、经间期腹痛

在两次月经中间，即氤氲乐育之时，出现周期性少腹两侧或一侧作痛，称为“经间期腹痛”，或称排卵期腹痛。与经行腹痛相似，少数痛甚往往致厥。若经间期少腹隐痛，时间短暂者，可不作病论。

西医学则认为经间期腹痛分为Ⅱ型。第Ⅰ型表现为钝痛，仅为病人隐隐自觉，单侧多发，1～2 日中小发作反复多次，此为成熟卵泡表面的血管破裂，因此腹腔内有少量出血，或为卵泡本身的破裂，漏出卵泡液，进入腹腔，所以出现腹痛；第Ⅱ型腹痛位置在正中线，疼痛稍重，为痉挛性，间歇性发作，疼痛发作时间与子宫收缩有关。

本病的特点是腹痛发作在月经周期的中间并持续时间短，常于数小时或 1～2 天后消失，且有同样反复发作的倾向。

（一）病因病理

本病发生的病因病理，目前尚未完全清楚，多数认为可能与体质有关。月经排净以后，血海空虚，冲任虚少，经气逐渐蓄积，由空虚渐充盛。至两次月经之间，为由虚至盛之转折，阴精充实，功能加强，阳气内动而出现动情之期。若体内阴阳调节功能正常者，自可适应此种变化。无特殊证候。若肾虚瘀阻，转化不利，冲任脉络失和，瘀滞作痛。具体分析有肾虚、瘀滞、湿热三者。

1. 肾虚

肾阴较虚，阴长不及，经间期阴精转化为阳时不利，冲任等气血活动明显加强，因而脉络失和，故见少腹作痛。

2. 血瘀

经行产后，余瘀未净，留阻脉络，影响经络气血运行，经间期阴精转化为阳，阳气内动，触及瘀阻，脉络失畅，以致疼痛。

3. 湿热

经行产后，湿邪内侵，久而化热，伤于脉络，经间期阳气内动，触及湿热，络脉更失和畅，气血不得运行，因而作痛。

（二）诊断与鉴别诊断

1. 临床表现

两次月经中间、氤氲乐育之时，少腹胀痛、刺痛等，历3~7天始已，且呈周期性发作，伴有明显的腰酸，带下增多，色白、质粘腻如蛋清，或呈赤白带下。

2. 检查

测量BBT，大多在高低相交替时出现腹痛，一般BBT升高则腹痛消失。或进行宫颈粘液涂片检查，或检验尿LH，以明确是否为排卵期腹痛。

3. 通过有关检查与急慢性附件炎、子宫内膜异位症及盆腔瘀血症等相鉴别。

（三）辨证论治

本病证主要是肾虚血瘀。由于适值排卵期，故治疗在补肾养血的前提下，务加疏肝通络之品。

1. 肾虚证

主证：经间期两少腹胀痛作坠，腰酸如折，头昏耳鸣，胸闷烦躁，脉细弦，舌质偏红。

治法：补肾养血，和络止痛。

方药：补肾促排汤（临床验方）加味。

当归10g，赤白芍各10g，怀山药、干地黄、丹皮、茯苓、泽泻、川断、菟丝子、五灵脂、山楂、鹿角片（先煎）各10g，甘草10g。

服法：经净后5~7天开始水煎分服，每日一剂。BBT上升3天后停。

加减：腰酸甚剧者，应加桑寄生、杜仲各10g；烦躁失眠，应加钩藤15g，炒枣仁6g；大便偏溏者，去当归，加炒白术10g，砂仁（后下）5g。

2. 血瘀证

主证：经间期少腹疼痛，有时甚剧，或有少量出血，色黑或有血块，腰稍酸，胸闷烦躁，脉细弦，舌质偏红或有暗紫色。妇科检查，或伴有慢性附件炎。

治法：化瘀通络，佐以补肾。

方药：膈下逐瘀汤（《医林改错》）加味。

当归、赤白芍、怀山药、干地黄、川续断、五灵脂各10g，炙乳没各10g，青、陈皮各10g，延胡、山楂各10g。

服法：经净后5~7天开始水煎分服，BBT上升3天后停。

加减：小腹胀痛明显者，应加柴胡6g，制香附9g；小腹有冷感者，加川桂枝5g，艾叶6g。

3. 湿热证

主证：经间期两少腹作痛，或伴有赤白带下，平时黄白带下量多，质粘腻，有臭气，腰酸神疲，纳食欠佳，小便偏少。大便偏溏，腹胀矢气，舌苔白腻，根部尤厚，脉细濡。

治法：清热利湿，和络止痛。

方药：复方红藤败酱散（临床验方）。

炒当归、赤、白芍各10g，红藤、败酱草、苡仁各15g，制苍术、茯苓、泽泻、焦山楂、川续断各10g，广木香5g。

服法：经净后5~7天开始水煎分服，BBT上升3天后停。

加减：大便便溏，一日2次者，加炒白术10g，焦六曲10g；小便甚少者，加瞿麦10g，萆薢6g萹，猪苓10g；疼痛剧烈者，加延胡10g，炙乳没各6g。

（四）临床体会

经间期腹痛，有周期性、有规律性，此属排卵期腹痛，虽与痛经不同，但我们在临床上曾发现与痛经有着一定的内在联系。有位张姓患者，患痛经与经间期腹痛交替发作，从痛经论治，用我们的临床验方，痛经汤加减服药后，疼痛控制，但出现经间期腹痛，用逍遥散合金铃子散，简称逍金散加入补肾药，如怀山药、川断、鹿角片、五灵脂等品，服药后，经间期腹痛减轻，出现行经期腹痛，但程度较轻。因此，我们通过补肾调周法，并着重经间期和行经期化瘀止痛法治疗，完全控制了经间期、行经期疼痛，使其痊愈。正由于经间期与行经期的内在联系，亦有少数患者出现行经期腹痛与经间期腹痛交替发作，所以我们将归到疼痛性月经病证中。

在经间期腹痛中，我们发现相当部分的患者有附件发病史，即两侧输卵管，或一侧输卵管有慢性病证存在，在经间排卵期气血活动加强，因而发生疼痛，其特点是疼痛发生在两侧少腹或一侧，疼痛常呈针刺状，所以在治疗上常用复方红藤煎加减，药用红藤、败酱草、炒当归、赤白芍、广木香、苡仁、延胡、炙乳没、川断、寄生、山楂等品，必要时加入金铃子、橘核等疏肝通络之品，亦有助于控制疼痛。在我们诊治这类所谓慢性附件炎性经间期腹痛中，发现一种结核性附件炎，所致的经间期腹痛病证。其疼痛剧烈，常是针刺样或抽掣性痛，在治疗上除养血补肾，清肝化瘀法，取归芍地黄汤、逍金散等方药，加入干地龙、全蝎、炙蜈蚣等品，有助于较好的控制疼痛，曾有一王姓妇女，35 岁，患经间期腹痛烈，伴有一定量的锦丝状带下，但亦有少量黄水，形体清瘦，胸闷烦躁，头昏腰酸，舌质偏红少苔，治疗当以滋阴清热，用青蒿鳖甲汤合逍金散加减治之，并加入虫类药的和络止痛，药用青蒿、鳖甲、炒丹皮、当归、赤白芍、泽泻、银柴胡、金铃子、延胡、山楂、茯苓、川断、干地龙、全蝎、炙山甲片等复方治之。经间期后转入经前期，适当加入寄生、杜仲、怀山药等品，而减少全蝎、山甲片。行经期再加入泽兰叶、益母草等调经之品，而经净之后，补养肝肾，清热通络，增强体质，提高免疫机能，才能较好的控制经间期腹痛。但慢性附件炎，特别是结核性的治之非易，不可不知。

六、经行头痛

每逢经期，或行经前后出现以头痛为主要证候的病证，称为经行头痛。本病在古医籍中缺乏专篇论述，散见于月经不调中。为临床常见的多发病，严重影响妇女身体健康和工作学习，现归属于经前期综合征的范畴，但因头痛为主，有一定的独立性。

本病在《张氏医通》中有“经行辄头痛”的记载，认为由痰湿引起，也可因血瘀所致，因头痛与经行有关，且有周期性，可见血瘀、痰湿等仅是局部的证候病变，其整体必与心、肾、子宫、冲任的整体功能失调有关，因此不仅从局部病变，也要从整体考虑。

（一）病因病理

头为诸阳之会，五脏六腑之气血皆上荣于头，足厥阴肝经上颠络脑。而头部经络又与三阳经有关，少阳行头侧，太阳经与督脉经行头后，上颠顶，阳明经行头额前面。子宫、冲任与三阴三阳经有关，而发生的主导因素在于肝为藏血之脏，冲脉血海之本。经行时血液下注冲任而为月经，若素体虚弱，或脾虚化源不足，或失血伤精，或精血不足，经前经行时，阴血下注子宫，或行经时出血过多，阴血更虚，虚则肝脏不足，不能通过经络上行至头，以致清窍失养，脉络失养，是以发生头疼，或者头晕；或者由于情志所伤，肝气郁结，肝脏阴血不足，则肝郁易于化火，经前冲脉气旺，上逆；乃肝之气火上逆，犯乎清窍，是以发生头痛，或致目赤；或者，肾虚肝郁，气滞不畅，久而血滞致病，或者形寒饮冷，血为寒凝，或跌仆外伤，以致瘀血阻滞经脉，气之横窜入络，上犯清窍，脉络壅阻，不通则痛。还有一种肝郁脾弱，水湿痰浊内阻，窜入脉络，上犯清窍，清窍脉络水肿，不通则痛，同样发生经前、经期头疼，常与肝火血瘀相伴见，反复发作，时重时轻，不可轻视。

但本病发作时，是以血虚、肝火、血瘀、痰湿的局部病变出现，而且这些局部病变虽与肝有着重要的关系，但亦涉及三阴三阳的经络，故出现不同部位的病证。但之所以形成经前、经期、经后发作者，主要是与整体的心肾阴阳消长转化的演变有所失常有关。如阴血有所不足，则转化为阳气亦有所不足，气载血行，经前期阳长较差，重阳有所不及，阴血不足，又不能较多地赖气载之上行，故致血虚头痛，或者阴不足，气火偏旺，经前期阳长至重，虽有所不足，但毕竟能达到接近重阳的水平，因而易于激动肝经气火上升，犯乎清空之窍，是以头痛，得经血下行，重阳下泄，气火下降，是以头痛自已；若阴血不足，阳亦薄弱，经前重阳不及，不能溶解子宫内的瘀浊，及协助冲任子宫的顺利排泄，故致血瘀，瘀随任督经脉上行，上犯清窍脉络，故经行之前冲任肝气盛而头痛发作。阳虚则不能助脾运化水湿，以致湿痰随经前期任、督、冲、肝较盛之气上行而犯乎清窍，蕴于脉络所致，所以疼痛的局部病变，实与阴阳消长转化的较差及冲任督脉络偏盛偏衰有关。

（二）诊断与鉴别诊断

1. 临床表现

头痛有规律性地发生在经前、经期或者经后较短时期内，和月经周期有密切关系，且反复发作；亦或有平素隐隐头痛，或则偏头痛，但近经期，或经前经后期加剧，且有规律者。

2. 检查

可通过女性内分泌激素、BBT以及头颅检查，包括CT检查、脑电图等，有助诊断女性内分泌功能失调性病变。

3. 通过有关检查，排除脑部器质性疾病，及眼耳、口腔等所致病变。同时要与感冒头痛，以及头痛难忍、头中有声、轻则若蝉鸣、重则两耳若雷响、风动作响、发病无规律的雷头风相区别。

（三）辨证论治

本病证在发作期，可按肝火、血瘀、血虚、痰湿论治，其中肝火病证尤为常见。治疗在发作期，主要是清火化瘀、养血、利湿以控制头痛，但经净之后，应按调理月经的调周法，调整和提高阴阳消长转化的周期节律运动。

1. 肝火证

主证：头痛多始于经前，疼痛在两侧或颠顶，至经行而痛剧，经行后渐缓，兼有情志抑郁，心烦易怒，头晕目眩，或伴目赤，口苦咽干，胸胁苦满，大便秘结，小便黄赤；或见月经先期，经血量多，鲜红、质粘稠，有血块，舌质偏红，舌苔黄，脉象弦数。

治法：疏肝解郁，清热泻火。

方药：丹栀逍遥散（《内科摘要》）加减。

山栀、丹皮、炒当归、白芍、茯苓各10g，醋炒柴胡5g，钩藤15g，白蒺藜12g，苦丁茶10g，甘菊6g，大小蓟各10g。

服法：经前、经期，水煎分服，每日1剂。

加减：腹脘不舒，恶心呕吐者，上加入陈皮6g，制半夏5g，竹茹9g，头痛目赤，大便秘结甚者，加入石决明（先煎）15g，草决明10g，青葙子9g，生地10g，必要时可加大黄5g；经血量甚多者，加入贯众炭、地榆、血余炭各10g；经量不太多，色紫红有血块，行经不畅者，加入丹参、泽兰各10g，益母草15g，制香附9g。

2. 血瘀证

主证：经行头痛剧烈，针刺痛状，或跳痛，经行量多或少，色紫暗，有血块，伴有小腹疼痛，胸闷不舒，口渴不欲饮，舌质紫暗，尖边有瘀斑、瘀点，脉象沉细或细涩，细弦。

治法：活血化瘀，通络止痛。

方药：通窍活血汤（《医林改错》）加减。

赤芍、桃仁、红花各10g，川芎6g，老葱5g，丝瓜络5g，石菖蒲6g，炙乳没各5g，干地龙10g，丹参15g。

服法：经前、经期水煎分服，每日1剂。

加减：原方本有麝香，因缺药改用乳没、菖蒲；如烦躁口渴者，加入钩藤15g，苦丁茶10g，丹皮10g；如形寒腹泻，苔白脉细者，加入北细辛5g，川桂皮3g，鸡血藤15g；若月经量多者，加入炒蒲黄（包煎）6g，炒五灵脂10g，血竭3g；若月经量少不畅者，加入制香附、泽兰、川牛膝各10g，益母草15g。

3. 血虚证

主证：经后或行经中后期，头部绵绵作痛，或伴头晕目眩，经血量少，色淡红，无血块，周期延迟，面色萎黄不荣，头重脚轻，神疲乏力，食少不寐，舌质淡红，舌苔白，脉细软乏力。

治法：滋阴养血，宁心调肝。

方药：杞菊地黄丸（汤）（《医级》）加减。

杞子10g，甘菊6g，怀山药、山萸肉、熟地、丹皮、茯苓各10g，红花9g，桑椹子12g，丹参、当归各10g。

服法：经期、经后水煎分服，每日1剂。

加减：若气虚明显，神疲乏力者，加入黄芪、党参、白术各10g，甘草5g；腹胀便溏者，加入煨木香9g，砂仁下5g，炒白术、六曲各10g；经血量少，经行不畅者，上方去甘菊、山萸肉，加入鸡血藤15g，赤白芍、泽兰、川牛膝各10g；经血量较多，色淡红，无血块者，上方去丹参、当归，加入阿胶珠10g，党参15g，血余炭12g。

4. 痰湿证

主证：经期头重胀痛，或至头晕，甚则眩晕，动则欲倒，胸闷恶心，呕吐痰沫，体形肥胖，纳食较少，面目或有浮肿，舌质淡胖，边有齿痕，舌苔白根部微厚，脉象细滑。

治法：燥湿化痰，和络止痛。

方药：半夏白术天麻散（《金匮要略》）加味。

制半夏6g，制苍白术各12g，明天麻9g，茯苓、泽泻各10g，陈皮5g，丹参、赤白芍各10g，苏梗6g。

服法：经前、经期，水煎分服，日服1剂。

加减：脘痞纳少者，加入广木香9g，炒谷芽各10g；小便偏少，形体作寒者，加入川桂枝5g，车前子（包煎）10g，猪苓12g；月经量少，色紫黑，有血块者，加入桃仁、红花各9g，川芎6g；月经过多，色淡红，无血块者，上方去丹参、赤芍，加入党参、炒白术各15g，阿胶珠10g，血余炭12g。

（四）临床体会

本病证临床上颇为常见，尤其多见于40岁左右的妇女，病证虽有肝火、血瘀、血虚、痰湿四者，但临床上以肝火为常见，而且肝火夹血瘀、肝火夹痰湿者多。从本质上讲，又与阴血虚，或者阴虚及阳，偏于阳虚者有关。

在辨证方面，首先要辨别头痛的部位，两侧头痛，属于少阳、厥阴经络部位。所以大多与厥阴肝经及少阳胆经的郁火有关；前额部疼痛，与阳明胃经有关，大多属于风热痰浊的痛证；后脑部疼痛，乃太阳经与督脉经部位，与太阳膀胱经及少阴肾经的风湿或血瘀有关；头颠作痛，乃督阳不足，常夹风寒。同时在不同部位发作疼痛，尚需注意他症的鉴别。前额痛，多见于眼、鼻、咽部的疾病，或贫血和发热性疼痛；一侧痛，多见于血病及偏头痛；颠顶痛，要排除神经衰弱症；枕部疼痛，多见于高血压、脑部肿瘤；全头痛或部位不定的要与脑震荡、动脉硬化、神经衰弱和中枢神经系统感染相区别。其次是疼痛的性质，如跳痛、胀痛、刺痛，一般属于热证、实证，以风火或血瘀为多见，亦有血瘀夹痰湿者；收缩性疼痛剧烈者，属于血瘀、血寒者多；绵绵隐痛、晕痛，大多属于虚证。

疼痛发作的时间也有一定的辨证价值，下午或晚上痛甚的，常多属于阴虚火旺，但要排除眼部疾病；清晨、上午痛甚的，多与痰湿血瘀有关，但要排除副鼻窦炎；进行性加剧，持续不已的头痛，要排除脑部肿瘤；时作时止，间歇发作，一侧为主，多为偏头痛，遇经期加剧者，常与肝经郁火有关。此外尚更注意经前期发作头痛者，大多属于肝经郁火证型；行经期发作头痛，与血瘀有关，亦要注意痰湿证型。经后发作头痛者，多呈绵绵隐痛、空痛，与阴血虚或气血不足有关。同时要与前痛经的具体部位、性质、时间相参考。

在治疗方面，对肝火头痛的，除了清肝解郁止痛之外，必须注意到两种情况，其一是否夹有痰湿，如若夹有痰湿者，必须清利，可运用龙胆泻肝汤，加入白蒺藜、苦丁茶之类以清之利之，非丹栀逍遥散所能治；其二是否热甚化为风阳，即肝阳肝风内动者，亦非丹栀逍遥散所能治，必须借用治疗子痫的羚羊角散，或者较为常用的羚角钩藤汤治之，羚羊角常缺货，可以石决明重剂代之，石决明亦缺者可以珍珠、白蒺藜、牡蛎等代之，务必要潜阳熄风控制疼痛为要务，但不能忽略调经、固经，如经行量少者，要结合调经，保持经血畅行，肝火随经血而下泄；如经行量多者，要结合固经，防止阴血损耗过多，而水不涵木，肝火更甚。血瘀头痛者，必须活血化瘀，但亦要注意到血得热则行，故凡活血化瘀，一般需要加入艾叶、肉桂之属，并非有寒而用，实因活血化瘀之所需。如若头部肿瘤病灶存在者，一般极为少见。除了行经期需用活血化瘀通窍的通窍活血汤外，主要着重调周论治。所谓痰湿证型者一般单纯的较为少见，但大多数量夹于肝火、血瘀证型中。我们体会有相当部分兼夹痰湿证型者，需要通过现代医学的检查，始能发现，如有脑部血管明显水肿者，我们认为，属于痰湿，或兼夹痰湿，必须运用利湿化痰的方法，有的需要重用利湿之药，才能见效。曾有一例左姓患者，年龄 42 岁，近一年来，患有经行头疼颇剧，一般均于经行第 1 ~ 2 天头痛，左侧为剧，胸闷烦躁，乳房作胀，头部胀痛，失眠，经量一般有时偏少，色紫红有小血块，一般均按肝经郁火头痛论治，进丹栀逍遥散加入白蒺藜、钩藤、苦丁茶、泽兰、益母草得效。偶有一次因紧工作过度，导致经行头痛大发，于经前 3 天即疼痛剧烈，呈胀痛状，心胸烦躁，面目浮肿，小便偏少，检查脑部明显的血管水肿，未见其他病患，仍用前方，未效，西医要求服利尿药，余思之再三，经前、经期痛剧烈者，属于实证，此乃肝火夹痰湿为患，急则治标，从越鞠丸加牛膝治之，药用制苍术、香附、丹皮、钩藤、川牛膝、瞿麦、萹蓄、泽泻、车前子、茯苓、肉桂、猪苓、丹参等。服后，小便增多，月经来潮，量较前为多，头痛基本消失，患者十分感谢，可资痰湿证型治疗时的参考。

七、经行身痛

经期或经前后出现遍身疼痛，或肢体关节疼痛，随月经周期而发作者，称为“经行身痛”，亦称“经行遍身痛”。中医认为是素体气血不足，营卫失调，筋脉失养；或因宿有寒邪稽留，经行则乘虚而发身痛。宋·《女科百问》中有“或外亏卫气之充养，内乏荣血之灌溉，血气不足，经候欲行，身体先痛也”的记载。清·《医宗金鉴·妇科心法要诀》中用黄芪建中汤治疗血虚不荣经行身痛。此外，明清时的《景岳全书》、《济阴纲目》、《叶氏女科证治·调经》都有经行身痛的记载。

现代医学认为经前期由于水钠潴留引起骨骼肌及关节周围组织充血水肿，从而出现全身疼痛或周身关节疼痛。

（一）病因病理

本病主要在于营血的失调，影响经络营卫的失和所致。

1. 血虚

素体营血亏虚或大病久病，失血伤津，致使气血亏虚，经行时阴血下注血海，肢体百骸缺乏营血灌溉充养而致不荣而痛。

2. 血瘀

素体虚弱，或经期产后，寒湿之邪乘虚内着，稽留于经络关节之间，寒凝血瘀，经行时气血欲下注胞宫，而经脉滞阻，经水欲行而致身痛。

3. 风寒乘袭

素体虚弱，经期卫外不固，风寒之邪乘虚侵袭，稽留于筋肉骨节之间，寒凝血滞，经脉痹阻不通而出现身痛。

（二）诊断与鉴别诊断

1. 临床表现

经行身痛发生于经期或行经期前后，出现周身关节酸楚，疼痛不适，行经过后即愈或疼痛减轻，届时又发。血虚多发生在经后，伴有肢体麻木乏力。

2. 与其他身痛相鉴别

单纯外感身痛和行经期无关，可发生在任何时候，疼痛无周期性，通过询问病史不难鉴别。风湿性身痛亦可通过查血沉、抗溶血性链球菌“O”，及X线检查与经行身痛相鉴别。

（三）辨证论治

本病辨证当辨其虚实，疼痛发作于经前、经期多属实，发作在经后多属虚。治疗以调气血，和营卫为主。气血虚弱者，养营和血；因于寒湿者，则温阳散寒除湿。

1. 血虚证

主证：经行肢体疼痛麻木，软弱乏力，月经量少色淡，头昏眼花，面色无华，舌质淡红，舌苔薄白，脉搏细弱。

治法：养血调营，柔筋止痛。

方药：人参养荣汤（《保命歌括》）。

当归、白芍、黄芪、白术、熟地、茯苓、炙远志各10g，陈皮、人参各5g，肉桂、炙甘草、五味子各3g，生姜3片，大枣3枚。

服法：经前、经期、经后水煎分服，每日1剂。

加减：周身骨节酸痛明显者，去肉桂，加炙桂枝9g，鸡血藤15g；烦躁口渴，夜寐甚差者，去肉桂，加钩藤15g，炒丹皮10g。

2. 血瘀证

主证：经行腰膝、肢体、关节疼痛，酸楚不适，得热则减，得寒则重，经期落后，量少色紫有血块，腹痛，胸闷，烦躁，口渴不欲饮，舌质紫暗或有瘀斑，脉沉涩，或弦紧。

治法：养血活血，和络止痛。

方药：趁痛散（《景岳全书》）。

当归、白术、川牛膝各15g，黄芪15g，桂心、炙甘草、独活、薤白各1g，生姜3片。

服法：经前、经期水煎分服，每日1剂，严重者日服2剂。

加减：形寒肢冷，关节酸楚者，去桂心，加入川桂枝9g，赤白芍各10g，羌活9g；疼痛颇剧，舌苔白腻者，加炙草、川乌各6g，炙乳香、没药各5g；腰膝酸软，小便较频者，加川断、杜仲、骨碎补各9g。

3. 风寒乘袭证

主证：经行遍身肌肉，筋骨，关节疼痛，酸楚不适，恶寒发热，鼻塞头痛，无汗或恶风汗出，月经量少不畅，小腹冷痛，舌淡苔薄白，脉浮而细，或紧或缓。

治法：祛风散寒，养血温经。

方药：四物汤（《和剂局方》）加味。

熟地、当归、白芍、川芎各10g，麻黄、桂枝、羌活各6g。

服法：经前、经期、经后水煎分服，每日1剂。

（四）临床体会

经行身痛，早在《女科百问》一书中，已有记载，病因归之于气血之不足，谓之“外亏卫气之充养，内乏荣血之灌溉，血气不足，经候欲行，身体先痛也”。并以趁痛饮子治疗。指出了气血虚风寒所凝的类血痹性经行身痛。实际上这一学术思想，来源于《金匮要略·血痹虚劳病脉证并治第六》血痹病。所谓血痹病，张仲景指出，平素养尊处优，好逸恶劳之人，因动时恒少，缺乏锻炼而肌肤疏松，房劳伤肾，精髓空虚而筋骨脆弱，故精血不足于内，又因恣食肥甘厚味，肌肤丰满充盛而有余于外。此种人多属外强中虚，卫阳不足之人，如遇疲劳汗出则阳气被伤，卧不时动摇，阳气两伤。于是，风气虽微，亦可直入血中，致血行凝滞，阻于血室，痹于肌肤而成血痹。此即《素问·五脏生成篇》所说的“卧出而风吹之，血凝于肌肤者，为痹”。故以黄芪桂枝五物汤主之。药用黄芪、桂枝、生姜、大枣、芍药五味，温阳和营，养血和络，融桂枝汤、小建中汤于一炉，外祛风寒以和营卫，内调阴阳以建中气。如营血不足较为明显者，原方应加党参、当归，如身痛明显者，加入鸡血藤、干地龙等品和络止痛，更好地控制身痛。《古今医鉴·妇人科》云：“行经之际，与产后一般，将理失宜，为病不浅……若其时劳力太过，则生虚热，亦为疼痛之根；若喜怒则气逆……逆于腰腿心腹背胁之间，遇经行时则痛而重，过期又安。”指出了劳力太过的虚热性作痛，以及情志所致郁逆性痛，给我们治疗经行身痛以很大的启迪。虚热性身痛，我们可以自拟秦艽鳖甲知母汤，即以秦艽、炙鳖甲、炙知母、炒当归、白芍、太子参、生黄芪、钩藤、白蒺藜等品为佳。如气机郁逆的，可以加减逍遥散，即逍遥散加入钩藤、广郁金、元胡、鸡血藤、白蒺藜、荆芥等品。同时辅以心理疏导，以收功效。

经行身痛，属于血瘀者，夹有风寒者居多。在活血化瘀散寒止痛法中，尤当养血和络，一般多选用趁痛散。药用当归、黄芪、白术、炙甘草、桂心、独活、牛膝、生姜、薤白等常规用量。趁痛散，有名同而方药稍异的数方。如《证治准绳》的趁痛散，药用乳香，没药、桃仁、红花、当归、羌活、地龙、牛膝、五灵脂、甘草、香附研为细末，每服6g，黄酒调下；还有《杨氏家藏方》的趁痛散，药用没药、杜仲、延胡索、当归、肉桂、萆薢，上药研为细末。每服10g，黄酒调服。这类方剂，不仅可以治疗体质较虚，血瘀恶风寒的经行身痛，而且还可以治疗明显腰腿酸痛的腰肌劳损、坐骨神经痛等病证。

始终注意调理月经，月经过多者，尚需加入炒五灵脂、炒蒲黄、血余炭、荆芥炭等药；月经过少者，尚需加入泽兰、益母草、艾叶、莪术等品；如大便偏溏，腹胀失气者，尚需加入煨木香、砂仁、炒白术、陈皮、炮姜等品以调治之。

本病除药物治疗外，稳定情绪，谨避风寒，注意锻炼身体，也是很重要的。

八、经行乳房胀痛

每于行经前，或正值经期、经后，出现乳房胀痛，或乳头作痒疼痛，甚至不能触衣，影响正常工作、生活与学习者，称为“经行乳房胀痛”。本病可兼见情志及心理不稳定等证候。

（一）病因病理

乳房为足阳明经络循行之所，乳头为足厥阴肝经支络所属，若肝气不舒，肝胃经气循行不畅，气血受阻，而表现为乳头、乳房胀痛。肝病日久不愈，阴血耗损，肝病及肾，又可出现肝肾阴虚之乳痛。本病多为肝气亢盛，气滞郁结于乳络所致，经行后气血下泄，乳房胀痛即缓解；经前冲任气血满盛，夹肝气上逆，故经前胀满疼痛不舒。

经行乳房胀痛在临床上可分为：

1. 肝郁气滞

情志不舒，肝气郁结，气机不畅，乳络郁滞，故见经行乳房胀痛。

2. 血瘀阻络

肝气郁结日久，气滞则血凝，气血瘀滞，阻塞乳络，经前气血充盛，血脉壅滞，以致乳房气血运行不畅而成本病。

3. 肝郁脾虚

郁怒伤肝，肝气横逆，侮犯脾土，脾运失常，升降失司，脉络不和，发为乳房胀痛。

4. 肝肾阴虚

素体阴虚，或久病精亏，经行阴血下注血海，精血益亏，水不涵木，肝失所养而胀痛。

5. 痰湿阻遏

素体痰湿壅盛，或脾虚失运，水湿内停，凝聚为痰，阻遏乳络，经脉不畅，而发为乳房胀痛。

（二）诊断与鉴别诊断

1. 临床表现

乳房胀痛多始于经前 3～5 天，也可始于经前 2 周，或于经行后仍作胀痛，随月经周期反复发作，多数于以行经后胀痛渐缓解、消失。经行前乳房检查虽有触痛，但无肿块，皮肤色泽无明显改变。个别患者可有界限不甚清楚的结块，但也于月经后消失。

2. 检查

除了检查雌、孕激素和泌乳素外，可作 BBT 测量，作子宫内膜活检。同时还要检查子宫、输卵管，了解其发育和通畅情况。此外应检查乳房局部，有无触痛性结节或包块。

3. 应与乳腺增生症和乳癌相鉴别

乳腺增生症多有乳房胀痛，也随月经周期反复于经前加重，经行后疼痛减轻，但仍可触及肿块，月经后也不消失。乳癌初起，也可有乳房胀痛，但往往可扪及结块。至病变晚期，可伴有乳头凹陷、溢血、表皮橘皮样改变等体征。

（三）辨证论治

经行乳房胀痛有虚实之分。一般情况下，经前、经期乳胀者属实；经后乳胀者属虚。胀甚于痛者属气滞；痛甚于胀者属血瘀。乳房有硬结者属痰凝或血瘀，治疗应根据病机的不同，采取疏解、温散、调补、化瘀、祛痰等治法。

1. 肝郁气滞

主证：经前乳房胀满疼痛，甚则不可触衣，经行之后即见减轻。胸胁胀闷不舒，或连及腋下。精神抑郁，时叹息，心烦易怒，月经后期，量少，经行小腹胀痛，舌苔薄白，脉弦。

治法：疏肝解郁，理气止痛。

方药：柴胡疏肝散（《景岳全书》）加减。

柴胡、枳壳、陈皮、当归各 10g，白芍、香附各 12g，熟地 10g，川芎、甘草各 6g。

服法：经前、经期水煎分服，每日 1 剂。

加减：乳头刺痛者加炒川楝子 10g，荔枝核 12g，以理气止痛；月经不畅者加川牛膝、泽兰各 10g，以活血调经。

2. 瘀血阻络

主证：乳房素有结块，经前增大变硬，胀痛难忍，经后缩小渐软，胀痛消失。月经量少不畅，夹有血块，小腹疼痛，血块下后疼痛减轻。舌暗或有瘀点，脉弦涩。

治法：活血化瘀，理气行滞。

方药：橘核丸（《济生方》）加减。

炒橘核、海藻、昆布、川楝子、桃仁、海带各 10g，厚朴、木通、枳实、元胡、桂心、木香各 10g。

服法：经前、经期水煎分服，每日 1 剂。

加减：伴有肝气郁滞者加香附、青皮各 10g，以理气行滞；月经血块多者加莪术 10g，以活血祛瘀；伴有畏寒肢凉者加桂枝、炮附子各6g，以温经散寒；乳房硬块较大者加穿山甲8g以软坚。

3. 肝郁脾虚

主证：经前乳胀，胸闷不舒，心烦易怒，纳食欠佳，泛恶欲吐，腹胀肢肿，大便稀薄，月经量多，色淡质稀，舌淡而胖，舌苔白，脉弦细。

治法：理气行滞，健脾消胀。

方药：逍遥散（《和剂局方》）加减。

炒当归、赤白芍、白术、茯苓各10g，炒柴胡6g，青皮、陈皮各6g，广郁金10g，党参12g，砂仁5g。

服法：经前、经期水煎分服，每日1剂。

加减：肝郁化火者加丹皮、栀子各6g，以清肝泻火；腹胀者加木香10g，以理气健脾；便溏者加苍术、白扁豆各12g，以健脾止泻；肢面虚浮者加车前子10g，以利湿消肿。

4. 肝肾阴虚

主证：经行或经后乳头胀痛，而乳房较软，胸胁不适，头晕目眩，心烦易怒，夜寐不安，五心烦热，腰膝酸软。经来提前，量少或多，经色深红。舌红少苔，脉弦细数。

治法：滋肾养肝，行气止痛。

方药：一贯煎（《柳州医话》）加减。

生地、当归、枸杞子、川楝子、山萸肉、丹皮、茯苓各10g，柴胡6g，山药15g，白芍15g。

服法：经期、经后水煎分服，每日1剂。

加减：肾虚明显者加杜仲10g，桑寄生15g，以益肾；胀痛较重者加郁金、青皮、元胡各10g，以理气疏郁。

5. 痰湿阻遏

主证：经行乳胀且痛，触之有块，经净后渐缩而软。形体肥胖，胸胁胀闷，纳食不香，白带量多，质稀色白，舌胖苔厚腻，脉弦滑。

治法：祛湿化痰，理气止痛。

方药：苍附导痰丸（《叶天士女科》）。

苍术、香附、陈皮、半夏、枳壳、南星各10g，茯苓10g，甘草3g，姜汁少许。

服法：经前、经期水煎分服，每日1剂。

加减：伴有血瘀者加三棱、莪术各10g，以活血化瘀；乳房结块不消者加海藻10g，昆布15g，以祛痰散结；胀痛甚者加橘核10g，青皮6g，以理气通络。

（四）临床体会

经前乳房胀痛，临床上颇为多见。《朱小南妇科经验选》"经前有胸闷乳胀等症状者，十有六七兼有不孕症，该乳房属胃，乳头属肝，情绪不欢，肝气郁滞，木横克土，所以经前有胸腹胀闷不宽，乳部胀痛等情况，同时往往影响孕育。"在《实用妇科学》中也谈到"乳房胀痛，经前期常有乳房胀满感，有时疼痛且甚严重，可影响睡眠。检查有触痛性结节，系乳腺腺体及周围纤维组织水肿所致。行经后消肿，疼痛亦消失，但下周期重新出现。"该书又指出"乳痛证，为乳腺结构不良症中最常见最轻型的病变。多发生在30~40岁乳房发育正常的妇女；少数在20~30岁，并伴有乳房发育不全现象。"

我们认为经前期为阳长至重，冲脉气盛，心肝气火偏旺，是以出现乳房胀痛，此其一也，但据我们临床观察，乳房胀痛甚则结为癖瘕，但大多数是肾虚偏阳，即阴中阳虚，久则不能涵养肝木，又不能助肝气以疏发，以致肝郁气滞，加以肾阳偏虚，气化不利，水湿欠运，乳络之间痰湿与肝郁气滞相阻，所以形成乳房胀痛结块。而且经前乳房胀痛的部位在外上、外中，即前总论中所说以后天八卦，对应乳房部位而言，乳房胀痛以及结块在四阴卦处，经前期属阳，其发育长运动规呈偶数律，此乃阳中赖阴之故。而经前乳房胀痛，由于地处四阴卦，阴赖阳的运动规律，故大多出现"7、5、3"奇数律的变化，即乳房胀痛，大多出现在经前7天、5天、3天的时间内，反映出阳中有阴，阴中有阳的错杂变化，而且程度较轻，无结块现象者，不作疾病论治。

在治疗上，单纯性的肝郁气滞，或肝郁化火者，可选用疏肝解郁，或清肝解郁的逍遥散，或丹栀逍遥散加入一些疏肝通络之品，如橘叶、橘核、路路通、八月扎、绿萼梅等品，但必须注意两点，其一是心气不舒，心火偏旺者，又必须加入黄连、石菖蒲、五灵脂、琥珀、合欢皮等，其二是痰湿阻络者，尚需加入茯苓、贝母、黄药子、牡蛎、海藻、陈皮、制半夏等。但是乳房胀痛，大多数是属于肾虚偏阳，因此补肾助阳是治疗本病症的主要方法。可用毓麟珠加入疏肝通络化痰之品。药用当归、赤白芍、怀山药、左牡蛎、丹皮、茯苓、川断、菟丝子、鹿角片、丝瓜络、绿萼梅、大贝母、五灵脂、瓜蒌皮等品，其中鹿角片、大贝母、五灵脂、绿萼梅是主要药物，据报道一味鹿角片亦能治愈乳癖。在治疗过程中测量BBT，观察BBT高温相的变化有助于补肾温阳药的应用，亦有助于疗效的提高。

九、经行胸胁痛

经行胸胁痛是指妇女每于月经来潮前后或正值经期，出现胸胁部作痛，或伴胀满不适，月经过后逐渐消失者。

（一）病因病理

“不通则痛”，胸胁部疼痛主要是由于经脉气血运行不畅引起。两胁为足厥阴肝经或足少阳胆经所过之处，故胁痛多与肝胆二经有关，中医认为经行胸胁痛主要是由于肝郁气滞，瘀血阻络所致。

1. 肝郁气滞

平素性情急躁易怒，或抑郁不舒，造成肝失疏泄，气机不畅，经行时气血壅盛，加重气滞，血运不畅而出现胸胁痛。

2. 瘀血阻络

素常阳虚内寒，经行更损阳气，再若生活调摄不慎，寒邪外侵，凝阻血脉，气血运行阻滞而疼痛；或平素肝郁不舒，日久入络，血流不畅，瘀血停滞，经前气血旺盛，以致影响气血流通，加重脉络瘀阻而发生胸胁痛。

（二）诊断与鉴别诊断

1. 临床表现

经行胸胁痛主要是围绕月经周期而发作，经净后疼痛缓解或消失。

2. 通过详细询问病史及做B超、X线等检查应与内科胸胁痛病症相鉴别。这些疼痛在月经过后仍疼痛并不消失，没有周期性。

（三）辨证论治

本病有在气在血之别，在气者多为胀痛，在血者多为刺痛。治疗时应根据“通则不痛”的原则，重在调畅气血，通经活络。

1. 肝郁气滞

主证：经前或经期胸部胀痛，痛连及乳房、胁肋，痛无定处，并随情志变化而增减。胸闷不适，善叹息，脘腹胀满，饮食减少，月经先后无定期，经量时多时少。舌苔薄，脉弦。

治法：疏肝理气，解郁止痛。

方药：柴胡疏肝散（《景岳全书》）加减。

柴胡、枳壳、陈皮、当归各10g，白芍、香附各12g，熟地15g，川芎、甘草各6g。

服法：经前经期水煎分服，每日1剂。

加减：急躁易怒而心烦者加山栀子、黄芩各10g，以泻肝火；血瘀者加桃仁12g、红花、五灵脂（包）各10g，以活血止痛。

2. 瘀血阻络

主证：经前或经期胸胁刺痛，痛有定处，入夜尤甚。月经提前或错后，经行小腹疼痛，量或多或少，经期或长或短，挟有血块。舌暗紫或有瘀斑，脉涩。

治法：活血化瘀，通络止痛。

方药：复元活血汤（《成方便读》）加减。

柴胡 10g，瓜蒌根、当归、红花、甘草、桃仁各 10g，穿山甲、大黄 6g，甘草 3g。

服法：经前经期经水煎服，每日 1 剂。

加减：方中可再加白芍 20g，乌梅 10g，以缓肝止痛，月经过多者应用此方时可减轻剂量，或适当减去破血之品。

（四）临床体会

经行胸胁痛，实际上主要是胁痛，胁肋与肝胆经络有关，属于肝经部位，所以疏肝理气是本病证的主要治疗方法。柴胡疏肝散是治疗本病证的主要方药。但本病证与行经期有关，与血分有联系，是以在处方用药时需要加入赤芍、五灵脂、丝瓜络，甚则九香虫、川郁金、延胡、旋覆花等。我们认为：肝郁气滞与瘀血阻络，既有联系，又有区别，不仅在肝郁气滞中有瘀血阻络的存在，而且在瘀血阻络证型中亦有肝郁气滞的存在，但各有侧重，治疗上必须气血双调，但有所侧重。同时胁肋部经络丛集，和络止痛，在所必用，同时注意与调理月经相结合。月经过少者，在行经期要加入川牛膝、泽兰叶、益母草以调经；月经过多者，在行经期要加入炒五灵脂、炒蒲黄、血余炭、大小蓟等以止血。由于本病证发作呈周期性，所以要补养肝肾，调理肾阴阳的相对平衡性，保证阴阳消长转化的月节律正常。经后期要应用归芍地黄汤，兼有阳虚者用定经汤；脾胃失和者，用归芍六君汤。至排卵期后，要选用阴阳平调，稍偏于阳，或着重补阳的方剂，如毓麟珠、右归丸、调经种玉丸等，才能稳固临床效果。

十、经行腰痛

经行腰痛是指每逢经行前后或正值经期，出现腰部作痛，经净后逐渐消失。中医学早在《金匮要略》及其后世诸家多在经水不调中论及，而且认为与肝经阴血虚有关。张锡纯认为："凡人之腰痛，皆是脊梁处作痛，此实督脉主之。督脉即脊梁中的脊髓袋，下连命门穴处，为人之副肾脏"。故腰痛是肾虚导致督脉亏虚所引发的。

（一）病因病理

经行腰痛多与肾脏有关。肾阴不足，肾精亏虚，肾阳虚衰均可引起经行腰痛，另外气血不足，瘀血阻滞，寒湿凝滞等亦可引起经行腰痛。

1. 气血不足

平素血虚，或久病大病耗伤气血，经行阴血下注，气随血泄，气血更感不足，以致筋失所养。筋脉拘急，或气虚运血无力，经脉失于通畅，发为经行腰痛。

2. 肾阴亏损

素体肝肾不足，或久病多产，精血亏损，经行阴血下注胞宫，阴精亏虚益甚，腰为肾之外府，肾精亏虚则其府失充而作痛。

3. 肾阳虚衰

素体阳虚，或房劳伤肾，损竭其精，耗散肾气。经血下注，气随血泄，命门火衰，阴寒内盛，凝滞经络，形成本病。

4. 寒湿凝滞

寒湿之邪客于腰部，或经行淋雨涉水，长久坐卧湿地，寒湿伤于下焦，经脉气血凝滞不通。经行时经气受损，运行无力，以致不通则痛。

5. 气滞血瘀

气郁日久，气滞血亦滞，或素有血瘀阻滞经络；经行时气血旺盛，经气壅滞而不通畅，以致出现腰骶疼痛。

（二）诊断与鉴别诊断

1. 临床表现

每逢经行前后或正值经期，出现腰部作痛，有周期性，经净后疼痛消失，并伴有经量、色、质等的改变。

2. 本症应与腰部疼痛相鉴别

通过详细询问病史及做有关检查如 X 线检查，外科检查不难鉴别，另外必要时可做血沉，抗“O”检查以排除风湿性疾病。

（三）辨证论治

经行腰痛，虚多实少。虚证腰痛在经期或经后。气血不足者，腰痛绵绵不已，伴有气短懒言，心悸失眠，经行量少，色淡质稀；肾虚者，腰痛如折，休息后减轻。实证腰痛，多为寒湿为患，以腰部酸沉冷痛为主，或自经前开始发作；气滞血瘀者，腰痛如刺，部位固定，有坠胀感。治疗宜遵补虚泻实的原则，虚者补而兼通；实者通而兼调和气血。

1. 气血不足证

主证：经期限或经后腰痛而酸，绵绵不已，伴有神疲乏力，气短懒言，心悸失眠，经行量少，色淡质稀。舌淡嫩，苔薄白，脉沉细无力。

治法：补气养血，柔筋止痛。

方药：益荣汤（《景岳全书》）。

黄芪、党参、白芍各 15g，茯神、远志、柏子仁、酸枣仁各 10g，紫石英、当归各 12g，木香、炙甘草各 6g。

服法：经前、经期、经后水煎分服，每日 1 剂。

加减：方中可加桑寄生、续断各 15g，狗脊、杜仲各 12g，以增加疗效；月经量少者加鸡血藤 15g，泽兰 10g，以养血活血。

2. 肾阴不足

主证：经行时腰痛如折，卧床休息后稍有减轻。伴有心烦失眠，头晕乏力，五心烦热，口燥咽干，潮热盗汗，面颊色赤。经行量少，经色紫暗。舌红少苔，脉细数，两尺无力。

治法：补肾益阴，强腰止痛。

方药：左归饮（《景岳全书》）。

服法：经前、经期、经后水煎分服，每日1剂。

加减：方中可再加菟丝子、女贞子、续断各12g，以补肾阴，止腰痛；潮热明显者加生地、白芍各15g，黄柏6g，以坚阴潜阳。

3. 肾阳虚衰证

主证：经行腰痛如折，或酸冷欲坠，得热则舒，遇冷加剧。伴有形寒肢冷，足跟疼痛，双膝酸软，大便溏或五更泻，小便清长，夜尿频，白带清稀，月经后期，量少色淡，或淋沥不断。舌淡而胖，脉沉迟无力。

治法：温补肾阳，强腰止痛。

方药：右归丸（《景岳全书》）。

服法：经前、经期经后水煎分服，每日1剂。

加减：方中可再加狗脊、续断各12g，桑寄生15g，细辛3g，以温肾强腰，通经止痛；大便溏泄者加补骨脂10g，白术、山药各15g，以健脾止泻。

4. 寒湿凝滞证

主证：经前或经期，腰部沉冷痛，转侧不利，寒冷或阴雨天加重。伴有腰骶及下肢凉麻，小腹冷痛。月经量少，色黯不畅，带下清稀，大便溏薄。舌苔白腻，脉沉缓。

治法：温经散寒，祛湿止痛。

方药：独活寄生汤（《千金要方》）。

独活、防风、当归、杜仲、牛膝、茯苓各10g，桑寄生、党参各15g，白芍、秦艽、熟地各12g，川芎、桂心、甘草各6g，细辛3g。

服法：经前、经期、经后水煎分服，每日1剂。

加减：伴经行不畅者加桃仁12g，红花10g，以活血通经；四肢凉麻，小腹冷痛者加炮附子9g，姜黄10g，白术12g，以温补脾肾。

5. 气滞血瘀

主证：经前或经期腰部如锥刺作痛，部位固定，有坠胀感。伴有胸胁不适，两乳作胀。月经量少，或经行不畅，小腹刺痛或胀痛月经有血块，血块下后腹痛暂缓。舌暗或有瘀斑，脉弦涩。

治法：行气活血，通经止痛。

方药：身痛逐瘀汤（《医林改错》）。

羌活、秦艽、牛膝、地龙、香附、川芎、桃仁、红花、五灵脂各10g，当归12g，制没药6g，甘草3g。

服法：经前、经期水煎分服，每日1剂。

加减：气滞明显者加柴胡6g，枳壳12g，以理气行滞；痛重者加穿山甲6g，元胡、威灵仙各12g，以通络止痛；伴有寒象者加干姜10g，炮附子6g，以温阳散寒。

（四）临床体会

经行腰痛，临床上常有所见。我们体会，本病证主要有肾虚、血瘀两者，或者肾虚与血瘀互相兼夹，至于其他一些证型较为少见。在辨证方面，必须分析腰痛发生的部位。我们认为：两侧肾俞部位酸痛，此属肾虚，而且酸冷痛，大多为肾阳虚；腰椎处酸痛，为肾虚夹有风寒湿邪，酸痛见于平时期，而行经期加重者，要注意有无腰椎间盘突出、腰肌劳损、肿瘤等疾病；腰骶处酸痛，此属奇经八脉亏损证，如同时伴有小腹或少腹作痛者，要考虑慢性盆腔炎存在的可能。在治疗上除针对不同原因外，还要考虑与调理月经相结合，如月经过多者，行经期要加入蒲黄炭、血余炭、艾叶炭、炒荆芥等止血之品；月经过少者，行经期要加入川牛膝、泽兰叶、鸡血藤、红花等品，腰俞酸冷作痛者，要加入骨碎补、补骨脂、制狗脊等，经期避风寒，多休息，调情志，保证睡眠，更好地缓解或控制行经腰痛，亦可有助于防止临床上的反复发作。

结 语

此类疾病，均以周期性疼痛为主证，原发性痛经、子宫内膜异位症、膜样痛经，均与肾虚血瘀有关，在其疼痛发作时，均需应用化瘀止痛的方法，但原发性痛经，还要与镇静温经的治法相结合，我们选用临床验方痛经汤；内异症痛经，还要与止痉温阳法相结合，我们选用临床验方内异止痛汤，此乃血瘕之疾，非活血化瘀所能除；膜样痛经着重逐瘀脱膜，但要与温阳补肾相结合，我们选用逐瘀脱膜汤或脱膜散；吊阴痛痛经着重疏肝泄肝，化瘀止痛，方用川楝汤；经间期腹痛，在于补肾化瘀，疏肝通络，方用补肾促排卵汤加入通络止痛之品；经行头痛，在于清肝熄风，和络止痛，方用钩藤汤加入和络止痛之品，有时尚须加入利湿之品；经行身痛，养血和络，方用趁痛散加减；经前乳房胀痛，疏肝清肝，理气和络，方用逍遥散加味；行经期胸胁痛，疏肝通络，柴胡疏肝散加味；经行腰痛，补肾化瘀，独活寄生汤加减。但在平时，不论何处部位的痛经，都要从肾肝阴阳论治，按调周法以治其本，结合调理气血，只有这样，才能获取较佳疗效，并巩固其治疗效果。

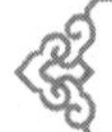

第五章　经间期诸证

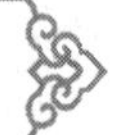

在两次月经中间时期，相当于月经周期的半月左右，即前人所谓氤氲乐育之时，亦即现代医学所说的排卵期间所发生的一些病证，与经间排卵有关，呈周期性，称之为经间期诸证。随着妇科的发展，临床实践的深入，已发现多种病证，这类病证在古人的论述中虽无专题记载，但可散见于经行前后诸证及有关的资料中，如经间期乳房胀痛，可参考经前乳房胀痛或经前期紧张综合征。

经间期，是月经周期中一个重要的时期，也就是月经周期中阴阳运动，重阴必阳，阴阳转化的交替时期，已详述于前总论生理、病理中。一般所指经间期，从表面的时间概念来看，即月经来潮后半月左右，因为月经周期是由阴阳各半月组成，但实际上经间期的含义，是指转化的动态反应，亦即是前人所谓氤氲乐育状态，氤氲者，是一种形容气血显著活动的状态，而这种显著活动状态十分重要，所以这里所指的经间期，含有特定的意义。如果这一时期发生病变，出现明显的症状，谓之经间期病证。这一时期的病证，主要有两个方面，一是经间期延后，阴阳转化交替不能应期，时间与转化的动态反应不一致，不协调，因此锦丝状带下偏少；二是由于氤氲状的活动状态太过或有所不及，以致出现一些明显的症状，或系列证候。临床上常见的有：经间期出血、经间期腹痛、经间期乳房胀痛、经间期情志失常、经间期带下偏少等等。经间期出血，已详述于出血性月经病中，经间期腹痛也已列入疼痛性月经病中，所以本章仅介绍经间期乳房胀痛、经间期情志异常、经间期带下偏少。

关于经间期的治疗，不仅要解除所出现的诸病证，而更为重要的要恢复这一时期重阴必阳的转化机制，恢复正常的氤氲乐育状态，从而亦恢复正常的月经周期，消除或缓解这一时期所出现的诸种病证。

一、经间期乳房胀痛

女子在经间期，或者在经前半月左右，即氤氲乐育之时，出现乳房胀痛，或乳头作痒，或乳头触痛不可近衣者，称为经间期乳房胀痛。有的 3~7 天后逐渐消失，有的直至经行始已。

本病证虽以乳房胀痛为主，与经前期乳房胀痛相似而稍有不同，主要的区别点在阴阳的不足，而经前期乳胀，本质和阳不足有关，而本病证与阴有所不足有关。

（一）病因病理

本病的病理机转主要在于肾阴有所不足，以致阴长至重，重阴亦有所不足，转化不利，以致气血活动加剧，促动心肝气火，转化后阳气内动，心肝气火乘机上扰所致。但在具体病变上有偏于肝肾不足，心肝气郁两者。

肝郁者，素性忧郁，或恚怒忧思，以致肝郁气滞，疏泄失常，乳房脉络失畅，经间重阴转阳，阳气内动，促肝郁化火，上扰乳房，以致乳络不利。素体肝肾阴虚，或先天禀赋薄弱，阴阳俱有所不足，经间期重阴不及，氤氲乐育之气加强，促动心肝之气，郁滞不畅，乳房脉络不和，故见乳房胀痛。

（二）诊断与鉴别诊断

1. 临床表现

经间期出现乳房胀痛，或乳头触痛，部位大多在乳房外侧或偏外上侧，有的直至腋窝处，一般 3~7 天左右消失，但有的直至经行始已，或逐渐加重，或逐渐减轻，均伴一定程度的情绪烦躁，或心情忧郁。

2. 检查

除了检验雌、孕激素和泌乳素外，可作 BBT 测量，作子宫内膜活检，宫颈粘液结晶及检测尿 LH，同时还要检查子宫、输卵管，了解其发育和通畅情况。此外应检查乳房局部有无触痛性结节或包块。

3. 通过有关检查，特别是乳房结块，分清善恶，注意与乳癖、乳癌等鉴别。

（三）辨证论治

本病主要在于肝郁、肾虚，肝郁虽为乳房胀痛的主因，但肝郁确是由肾阴虚所产生，所以两者存在着关联。经间期及经前期重在治肝，经后期及经间前期重在滋肾养阴。

1. 偏于肝郁证

主证：经间期两侧乳房胀痛，以外侧或偏上为主，或有直至腋窝处疼痛者，或则乳头触痛不能近衣，胸闷烦躁，性情忧郁，沉默寡言，或则忿怒言高，夜寐欠佳，脉来细弦，舌质偏红。

治法：疏肝解郁，滋肾养血。

方药：逍遥散（《和剂局方》）加味。

炒当归、赤白芍各 12g，炒白术、茯苓各 10g，炒柴胡 5g，青陈皮、路路通各 6g，广郁金、制香附各 9g，川断、菟丝子、怀山药各 10g。

服法：经净后 5 天，水煎分服，每日 1 剂。

加减：如乳房内侧胀痛明显，纳食欠佳者，加入炒麦芽 15g，鸡内金 6g，焦山楂 10g；肝郁化火，乳头触痛，烦躁口渴者，加入炒山栀、丹皮、白蒺藜、蒲公英、夏枯草各 10g；乳房胀痛结块者，加入山甲片 9g，海藻、牡蛎（先煎）各 10g；转化不利，BBT 高温相上升不明显者，加入鹿角片（先煎）10g，熟地 12g，红花 5g。

2. 偏于肾虚证

主证：经间期乳房胀痛，或则乳头触痛，不可近衣，头昏腰酸，锦丝状带下虽有，偏少，胸闷心烦，夜寐不熟，或则小腹有凉感，尿频尿少，BBT高温相延后，或呈缓慢上升，脉象细弦，舌质淡红，舌苔色黄白。

治法：滋阴补肾，疏肝和胃。

方药：滋肾生肝饮（《校注妇人良方》）加减。

炒当归、赤白芍、怀山药、山萸肉、干地黄、丹皮、茯苓各10g，炒柴胡5g，川断、菟丝子、紫石英（先煎）各10g，五灵脂10g，青陈皮各6g。

服法：经净后5~7天，水煎分服，每日1剂。

加减：若脾胃失和，脘腹作胀，大便偏溏者，上方去当归、干地黄，加入炒白术10g，砂仁（后下）5g，煨木香6~9g；若肝郁明显，乳房胀痛明显者，上方加入制香附9g，玫瑰花3g，绿萼梅5g；若肝郁化火，乳头触痛明显，烦躁口渴者，上方加入钩藤12g，白蒺藜、金铃子各9g；阴虚及阳，肝气不舒者，上方加入巴戟天、紫河车各6~9g，肉苁蓉10g。

（四）临床体会

本病证虽见于经间期，但与经前期乳房胀痛有联系，有的从经间期开始，一直到行经期均有乳房胀痛，所以经间期乳房胀痛与经前期乳房胀痛有时很难区分，均以肝郁为主证型，这是一致的地方。但是亦有区别的地方，即经间期乳房胀痛，是重阴必阳，以阴为主的时期，所以重在肾阴有所不足，而致肝郁化火，而经前期的乳房胀痛，是在阳长至重，重阳必阴，以阳为主的时期，重在肾阳有所不足，而致肝郁气结。所以肝郁是一致的、共性的，而由于月经周期中的时期不同，故一偏于阴虚，一偏于阳虚，就反应出了特性。在处理肝郁时，疏肝解郁是所必用的，但由于经间期与经前期的时期不同，疏肝解郁的方药运用也有程度的不同，经前期特别是接近行经期时，疏肝解郁可以重用，我们愿意推荐上海名医朱小南家传疏肝汤，药用制香附、广郁金、娑罗子、合欢皮、路路通、焦白术、炒枳壳、炒乌药、赤芍。因重用疏肝解郁方药，有助于调经，亦符合前人“经前以理气为先”的要求，而经间期疏肝解郁者，只能轻用，一般如柴胡、荆芥、广郁金等，甚则亦可用佩兰、藿梗等品，以利于转化运动而排卵，但必须要在滋阴为主佐以补肾助阳的前提下，结合运用方为确当。还必须注意到疏肝解郁，促进转化（排卵）的方药，在一定程度上损耗阴血，故制香附、广郁金、柴胡、枳壳等，在肾阴阳不足的情况下，要谨慎使用。我们曾经发现在经间排卵期、锦丝状带下不太多时，在一般滋阴助阳的前提下，加入了疏肝解郁及活血化瘀促进转化的方药较多时，反而影响转化，影响排卵，虽然从表面上看肝郁得到缓解，但影响排卵，则更为不利。但在经间排卵期，肝郁明显，排卵不利，又不得不用，关键必须掌握肾阴阳有所不足的程度时间等，适当地选用之。

二、经间期情志异常

经间期出现情志异常，如烦躁易怒，心悸失眠，甚则语言颠倒，不能自控，有的情怀抑郁，默默不欲饮食，有的无故悲伤欲哭，像如神灵所作，有的性欲亢进，烦乱不寐，过后康复如常，至期又复发作，偶有延续到经前期，至经行始已，谓之经间期情志异常。本病与经行情志异常相似，均称为周期性情志异常病证。除药物治疗外，需要结合心理疏导。由于本病证处于经间期，所以在病理和治疗上有其特点，故设专题论述。

（一）病因病理

本病证主要的机理在于肾阴虚，心肝郁火，尤以心火旺盛，在经间期氤氲乐育之气触之而发病。其心肝郁火者，常与思虑劳倦，烦怒忧郁，动乎肝胆伤乎心脾，兼之素体肾阴偏虚，不能涵养心肝，心肝气郁，得经间期氤氲乐育之气触之，气郁化火，上扰心脑清窍，神魂不宁，以致发生本病。

尚有素体痰盛，或肝郁犯脾，脾失健运，从而滋生痰湿，加肝郁之火，炼液成痰，痰火内盛、值经间期阳气内动，氤氲乐育之气触之，而上蒙清窍，遂发为本病。

（二）诊断与鉴别诊断

1. 临床表现

轻者，烦躁易怒，夜寐不宁，甚则失眠，性欲亢进，或者郁郁寡言，反应迟钝，悲伤欲哭，神情恍惚。临床上常可表现为狂躁型与抑郁型。重者，神志呆滞，语无伦次，或詈骂殴打，狂言妄语，不能自控，过后复如常人，届期又复发作。有周期性，也有的可延续至经行始已。

2. 检查

可通过血查，或阴道涂片检查内分泌激素水平，还可作心理、神经检测。

3. 通过有关检查，排除妇科热入血室及癫狂疾病。

（三）辨证论治

本病证在发作期，可按急则治标论，先从气郁、痰火及精神神志论治，待病情缓解后，再从肾虚心肝气机调理，同时辅以心理疏导及安定心神等法治疗，但不管发作期或经前经后期，还要考虑到与月经周期的紧密关联。而予以必要的兼顾。

1. 心肝郁火证

主证：月经先期，或先后无定期，经量偏多，色红有小血块，经间期烦躁易怒，心悸失眠，或胸闷不舒，郁郁寡欢，反应迟钝，悲伤欲哭，神情恍惚，过后复如常人，舌质红、苔黄腻，脉弦细数。

治法：清肝解郁，宁心安神。

方药：丹栀逍遥散（《内科摘要》）加味。

钩藤 20g，炒山栀、炒丹皮、炒当归、赤白芍各 10g，白术、茯苓各 12g，醋炒柴胡 5g，炙远志、炒枣仁各 6g，丹参、五灵脂各 9g，川续断、菟丝子各 10g。

服法：经净 5 ~ 7 天起水煎分服，每日 1 剂。

加减：脾胃失和者，去炒山栀，加入陈皮6g，六曲10g，炒谷芽、炒麦芽各12g；失眠严重者，上方加入夜交藤15g，紫贝齿（先煎）10g；如BBT上升幅度偏低者，上方加入鹿角片（先煎）10g，紫石英（先煎）10g，怀山药10g；心悸神迷者，上方加入广郁金10g，（明矾拌）陈胆星12g。

2. 痰火内扰证

主证：月经或先或后，一般先期偏多，色红，质粘腻有小血块，经间期心胸烦闷，饮食减少，夜卧不宁，或则郁郁寡言，神呆，或者狂躁不安，语无伦次，舌苔黄腻，脉象弦滑。

治法：清火化痰，宁心安神。

方药：黄连温胆汤（《六因条辨》）加味。

黄连5g，橘红6g，茯苓10g，炙远志6g，炒枳壳9g，竹沥制半夏6g，陈胆星10g，天竺黄、石菖蒲各6g，五灵脂、丹参各10g，黛灯心1m。

服法：经后5天起，水煎分服，每日1剂。

加减：整夜失眠者，加入紫贝齿（先煎）、茯神各10g，钩藤15g；大便秘结，烦热口渴者，加入大黄（后下）6g，元明粉（后下）9g；脾胃偏虚，腹胀便溏者，上方去炒枳壳，加入炒白术、六曲各10g，广木香9g；胸闷不舒，转化不利，BBT上升不快者，加入广郁金9g，红花6g，川断10g，女贞子12g。

（四）临床体会

经间期情志异常与经前期情志异常极为相似，除了发病的时间稍有差异外，一般发作的症状基本一致。故以往均按经前期情志异常辨治。但根据我们的体会，这二者病证间的不同点，第一是根本的病因差异，经间期发病者，偏于阴虚或阴盛，而经前期发作者，一般偏向于阳虚或阳盛，所以根本原因性质之不同。第二所表现的心肝郁火及痰火在程度上有所差别性，经间期阴虚与阴盛所致的郁火，一般较轻，而经前期阳盛所致的郁火，一般较重，所以产生的火热症状也就更为明显，这就是两个病证间的区别点。此外尚有因年龄的不同和个性特异体质的不同，也存在差异性。

在治疗上，既要注意到急则治标的原则，亦不能忽略其本质的问题。当病证发作时，均与郁、火、痰三者有关，因此解郁、清火、涤痰、安定神魂，是急则治标的主要方法，丹栀逍遥散、黄连温胆汤、二齿安神汤、生铁落饮、天王补心丹等，均是这一时期常用的方法。但是安定神魂、清降气火类方药，与经间排卵期促进气血活动，让心肝处于某种兴奋状态相矛盾，换言之镇降抑制，不利排卵，而促发排卵，又必影响心神安定，因此在两者兼顾的过程中，选择药物较为重要。从妇科的角度而言，保证排卵顺利，似乎占有更为重要的意义，所以情志异常并非严重者，一般均需用益肾通经汤促发排卵为主要，药用柏子仁、丹参、合欢皮、干地黄、川断、川牛膝、五灵脂、菟丝子、陈胆星、钩藤、红花等。当然本方尚需根据临床症状进行加减，而在经后期时，必须以治本为主，以滋养肾阴为主，佐以调理心肝，滋肾生肝饮加入广郁金、炙远志、合欢皮、钩藤等品，也符合本中顾标的精神。必须了解到不管阴虚或阴盛（即雌激素过高），滋阴方药有着双相调节的作用。由于这类病证与心理因素有关，所以除药物治疗外，必须进行心理疏导，针对患者所存在的心理障碍，精神情绪及其隐伏的内因，进行心理疏导，同时将经间排卵期的生理变化告诉患者，求得患者的配合，必要时亦可加服精神神经类药物，以获取较好的疗效。

三、经间期带下偏少

女子在经间期，即月经周期的半月左右时期，亦即前人所谓氤氲乐育之期，带下有所减少，主要是锦丝状带下偏少，或时间偏短者，称为经间期带下偏少证。一般来说，女性发育趋向成熟，或成熟的女性，在经间期应出现锦丝状带下，而且历时3天或5~7天时间，不仅标示着经间排卵期的到来，而且也说明排卵的健康，如其锦丝状带下有所减少，或时间缩短者，说明经间排卵不顺利，或排出的卵子健康有所欠佳。如锦丝状带下过少，或缺如者，这意味着经间排卵期尚未到来，就不属于经间期了。本病证常见于不孕不育病证中。

（一）病因病理

本病证的主要机理在于阴精不足，肝肾亏虚，故锦丝状带下偏少，具体原因有三。

一般来说经后期开始阴长，阴长至重，重阴之时，带下开始增多，质量亦有所提高，因而形成如锦丝状带下，或如蛋清样带下，或呈拉丝状带下，而且与月经周期中的“3、5、7”奇数律同步，表示排卵期或卵子发育的正常，如果肝肾阴血有所不足，天癸有所不充，则癸水不能较好的滋养精卵，精卵虽能发育，但发育成熟的内含较差，故排卵不顺利，因而这一时期的锦丝状带下就有所减少和时间缩短。其次是偏于阳虚，阳虚者，肾阳有所不足，阳与阴有互相促进，互相依存的一面。经后期阴之所以能长，全赖阳之所以能消，阳消为了阴长，故阳偏虚者，必然影响阴长至重的程度，所以表面上看起来阴有所不足、癸水有所不充，但实际上是由阳不足有关。第三是后天脾胃虚弱，阴血与癸水，亦必须得到水谷之精以养之，水谷之精需要依赖脾胃的运化与输送，才有可能保阴血与癸水的充实，也才能行其消长转化，从而也就保障带下如期分泌。脾胃虚弱，则水谷之精不得输化，不能转变为阴血癸水，因而使阴血癸水有所不足，自然出现经间期锦丝状带下偏少。

（二）诊断与鉴别诊断

1. 临床表现

经间期，即氤氲乐育之时，带下一般，特别是锦丝状带下较之以往减少，或时间上缩短，且连续 3 个月经周期以上，BBT 高温相上升缓慢。

2. 检查

通过血液或阴道涂片以及小便、B 超等观察，雌激素水平及卵泡发育和排卵情况，有助对本病证的诊断。

3. 通过有关检查，排除卵巢、子宫等部位的肿瘤。

（三）辨证论治

1. 肝肾阴虚证

主证：经间期锦丝状带下较之以往经间期略少，或者较之以往经间期所出现的锦丝状带下的天数有所缩短，一般无症状，或者伴有腰俞酸楚，头昏，皮肤较为干燥，脉象细弦，舌质淡红，中有裂纹，舌苔薄黄。

治法：滋阴养血。

方药：归芍地黄汤（《症因脉治》）加减。

炒当归、赤白芍、怀山药、山萸肉、熟地、炒丹皮、茯苓、泽泻各 10g，怀牛膝、女贞子各 12g，甘草 5g。

服法：经间期水煎分服，每日 1 剂。

加减：阴虚明显，口干烦热者，加入炙鳖甲（先煎）10g，麦冬、生地各 9g；烦躁失眠、心慌心悸者，加入夜交藤 15g，五味子 6g，炒枣仁、青龙齿（先煎）各 10g；急躁忿怒，头昏头痛者，加入钩藤 15g，白蒺藜、甘杞子各 10g；胸闷不舒，时欲叹气者，加入广郁金 10g，荆芥 6g，合欢皮 10g，娑罗子 9g。

2. 肾阳偏虚证

主证：经间期锦丝状带下略少，或者锦丝状带下出现的时间较以往经间期为短，伴有头昏腰酸，腰腿有冷感，脉象细弦较迟，舌质淡红、苔色薄白。

治法：补肾助阳，佐以滋阴。

方药：五子衍宗丸（《医学入门》）加减。

菟丝子、覆盆子、韭菜子各 10g，枸杞子 12g，五味子 6g，车前子（包煎）9g，怀山药、熟地、肉苁蓉各 9g，茯苓 12g。

服法：经间期水煎分服，每日 1 剂。

加减：腰脊酸楚明显者，加入川续断、寄生各 10g，杜仲

12g；心烦失眠者，加入夜交藤15g，炒枣仁9g，合欢皮10g；纳欠神疲，脘腹作胀者，上方去熟地、肉苁蓉，加入煨木香9g，广陈皮6g，炒谷芽、炒麦芽各15g，太子参15g。

3. 脾胃虚弱证

主证：经间期锦丝状带下略少、或者锦丝状带下出现的时间较短。伴有纳欠神疲，脘腹作胀，午后入晚尤甚，大便易溏，脉象细弱，舌质淡，舌苔薄白而腻。

治法：健脾和胃，滋阴养血。

方药：参苓白术散（《和剂局方》）加减。

太子参15g，白术、茯苓、怀山药、炒白扁豆各10g，建莲肉12g，广木香、陈皮、砂仁（后下）各6g，薏米仁15~30g。

服法：经间期水煎分服，每日1剂。

加减：头昏心悸，夜寐甚差者，上方加入炙远志6g，合欢皮10g，茯神12g；头昏腰酸，小便较频者，加入炒川续断、寄生、菟丝子各10g；如小腹冷痛，腹鸣漉漉者，加入炮姜6g，肉桂（后下）3g，制附片5g；若胸闷烦躁，郁郁不舒者，加入广郁金10g，合欢花6g，娑罗子12g。

（四）临床体会

经间期带下偏少，在功能性不孕症中颇为常见，所谓经间期，即排卵期，所谓带下偏少，即排卵期所出现的锦丝状带下有所减少，或较之以往经间期有所减少，或原本经间期带下较少，这就意味着经间排卵期的转化不太顺利，亦即排卵功能有所影响，但仍然具有排卵功能，如果影响大，不能排卵者，则不能称之为经间期，既然仍称为经间期者，说明仍有排卵，但由于锦丝状带下偏少一点，排卵显得不太顺利。必须说明一点，这一时期锦丝状带下偏少，要排除假性偏少，因为，我们曾经发现一些患者，这一时期主诉带下偏少，但作阴道检查时，其阴道深度特别是后穹窿锦丝状带下并未减少。所以检验雌激素水平、宫颈粘液结晶及BBT双温相均显示正常。这种情况就是属于假性偏少。

在治疗上一般应采取阳中求阴的方法，即在补阴药中加入一定量的阳药，也符合张景岳所谓阴中求阳，阳中求阴的要求，我们临床所用的补阴奠基汤属于此类方药，药用炙鳖甲、牡蛎（先煎）各10g，怀山药、山萸肉、熟地、茯苓各12g，炒丹皮、白芍、川断、菟丝子各9g，怀牛膝10g。而且要求在经后中期服用，随着进入经间期，助阳药相应的有所增加，如肉苁蓉、锁阳、巴戟天等选用之。在服用滋阴药，即补养肝肾的药物时，需要随时随地的注意脾胃运化情况，因为我们经常碰到一些女性在服用滋阴方药时出现腹胀矢气，大便偏溏的情况，如不加以及时调理脾胃，则不仅不能达到滋阴的目的，相反将更加影响重阴必阳的转化，所以凡遇到脾胃欠佳者，或者适值暑湿季节，加入适量的健脾药，如炒白术、陈皮、煨木香、六曲、砂仁（后下）、佛手片、玫瑰花等中选择1~2或3味药以佐之，以保障滋阴药物的吸收，而达到阴长至重，重阴必阳的转化，顺利的转化，才能缓解这一时期的症状。

结　语

经间期诸证，随着妇专科实践的深入，已发现较多的病证，这里根据我们临床常见的5个病证作介绍，关于经间期出血、经间期腹痛，已归入有关的病证中，经间期乳房胀痛，与经前期乳房胀痛（见经前期紧张综合征）相一致，但由于此时重阴必阳，以阴为主的特点，所以这一时期的治疗，疏肝解郁应与滋阴养血相结合，这是治疗特色；经间期情志异常与经前期情志异常相一致，但亦在这一时期以阴为主，在解郁、清火、涤痰的同时要与滋养心肾之阴相结合；至于阴盛火旺者，亦要选用滋阴降火，结合治标以平之，滋阴有着双相调节的作用；经间期带下偏少，必须注意偏少者，略少也，转化欠顺利，排卵有一定影响，于阳中求阴，保证阴长至重，保证排卵转化的顺利。

第六章　经行前后诸证

经行前后诸证，系指经行前后所出现的一系列症状，诸如头痛头昏，胸闷烦躁，乳房胀痛，夜寐甚差，发热泄泻，眩晕，口糜，癫狂等。因其与月经有关，而且这类症状随着月经的来潮而发作或消失，故称“经行前后诸证”。

本证发病有周期性、规律性，一般症状多出现在经前数日，行经后症状减轻或消失，有的可延及经期或经后，少数发生于经期或经后，亦有极少数患者，整个月经周期中均有不适，经前期明显加重。如果在行经前后稍有不适，出现轻度烦躁乳胀，睡眠较差等反应，一般不属病变，无需治疗。

经行前后诸证，在前人的著作中，并无此病的记载，但有经行发热、经行泄泻、经行眩晕、经行乳胀等。病证极多，不胜枚举。但我们在临床也常见到以主症突出的经行前后诸证，故仍按照传统观点，分别列出各个病证。同时也必须认识到经行前后诸证，的确也有诸证并存一系列证候综合出现，故亦不得不按现代妇科学所列出的经前期紧张综合征的专病列出，同时亦可作为经行前后诸证中最主要的病证。实际上近代学者，之所以提出经行前后诸证，就是针对现代妇科学所提出的经前期紧张综合征而言。我们认为，经前期紧张综合征，是可以作为月经前后诸证的主要病证，或总的代表病证。由于这些证候，大多发生在经前期，亦或在行经期，少数发生在经后期，所以称之为经前期紧张综合征。如果在一系列证候中，某一症状尤为突出，是患者的主要痛苦，仍按传统的观点命名，如经行头痛、经行发热、经前乳房胀痛、经行泄泻等等。至于经行头痛、经前乳房胀痛，归纳在“疼痛性月经病证”中，经行吐衄、经行咳血等归纳在出血性月经病证中，兹不赘述。本章仅介绍经前期紧张综合征、经行发热、经行泄泻、经行眩晕、经行口糜、经行癫狂、经行感冒等。

关于本类疾病的调治，既要依据病变规律，进行辨证论治，又要注意到经前经期的不同特点，予以照顾，而且有些较为顽固，反复发作者，尚须应用调周法，予以系统的全程调控，才能获取较好的临床疗效和巩固效果。

一、经前期紧张综合征

凡行经前期，或在行经期，偶在经后，出现头昏，头痛，烦躁失眠，胸胁作胀，乳房胀痛，浮肿泄泻，发热身痛等证候群，有周期性、规律性随行经期到来而发作者，称为“经前期紧张综合征”。是临床上常见疾病之一，与月经不调、不孕症有一定关联。如果仅仅在经前期出现轻度的胸闷烦躁，乳房胀痛，头昏寐差等，尚不足以影响工作生活者，可不作疾病论治。

（一）病因病理

本病的发生西医多数学者则认为本病证可能与精神过度紧张引起大脑皮质下神经功能紊乱，包括下丘脑对植物神经和脑垂体以及靶腺之间的调节失常有关。当抗利尿激素、肾上腺皮质激素的分泌增加时，可出现水钠潴留现象，亦可因雌孕激素之间的比例失调而引起下丘脑和脑垂体间的功能紊乱，在临床上出现乳房胀痛、水肿、头痛、烦躁等一系列症状。

中医学认为，本病证主要与心肝功能失调有关，其中尤以心肝气郁为主要的病理机制，因此分析心肝气郁的形成和发展，实际上就是本病证发生发展的机理。从一般而言，肝郁的形成，首先在于阴血不足，或者阴虚及阳，肝肾不足。所谓女子，阴类也，以血为本，以血为用，由于经、孕、产、乳，屡耗于血，故使妇女处于阴常不足，阳常有余的状态，此为本病发生的内在条件。但其属生理状态，对健康妇女不足为病，临经之际，阴血下注血海，经前期冲脉血海日渐满盈，行经期血海由藏而泻，由盈而虚，阳长至重，阳气偏旺，使全身本已偏虚之阴血，益显不足，阴不足，则心肝郁火易于妄动。又因各人体质禀赋不同，阴阳各有所偏，若不能适应此时的生理性失衡，则可能引起脏腑功能失常，气血阴阳紊乱，而于经前经期屡见上述诸证。经净后，阴血渐复，气血顺调，脏腑功能恢复平衡，诸证可随之消失。但如禀赋不足，阴血、肝肾有损，必然有导致肝郁的可能，加以素性抑郁，情志不舒，或恚怒伤肝，或长期紧张烦恼，以致肝失条达冲和，形成肝郁，肝郁之后，由于体质阴虚，故肝郁易于化火，必然导致郁火，火性炎上，故致与肝有关的各种证候；阴虚肝郁化火，火旺则肝阳肝风上扰，必然又可致肝阳亢盛类疾病；肝郁气滞，脾肾阳气亦虚，气化不利，津液水湿不运，极易凝聚为痰湿。若素体脾肾阳虚，饮食不慎，损伤脾胃，则肝郁气滞，克伐脾胃，脾胃更虚，肝气更郁，更郁更虚，必致土虚木郁，以致腹痛泄泻、浮肿呕吐等证候；血虚气弱，心肝气郁，可致神魂失宁，亦可导致一系列心脾为主的证候。此外、肾虚肝郁，亦可致气滞、血滞、滞久生瘀的血瘀证候。

（二）诊断与鉴别诊断

1. 临床表现

经前、经期，偶或在经后出现头昏头痛，胸闷烦躁，精神紧张，入夜失眠，胸胁作胀，乳房胀痛，浮肿泄泻等证候群，并呈周期性规律性发作者。

2. 检查

内分泌检查，部分病例血、尿中雌激素浓度升高，或雌激素/孕酮比值增高，少数病例泌乳素水平增高。阴道涂片检查，在周期的前半期，角化程度低于正常，约在 10%~20% 之间，而至中期时，角化程度突然增高，可达80%~90%，甚至全部角化。说明雌激素水平过高。

3. 对本病精神、神经症状，如精神紧张、头痛、烦躁等应与神经官能症鉴别；对浮肿应与心肾疾病相鉴别；对乳房胀痛、结节等应与乳房肿瘤相鉴别。

（三）辨证论治

对本病的辨证，应抓住肝郁气滞的主证型，并注意证型演变所表现出的热化、寒化症状。治疗一般亦以调肝为中心，结合清肝、泄肝、柔肝、健脾、补肾等方法，或佐以化痰、化瘀、利湿等等。

1. 肝郁气滞证

主证：月经紊乱，先后不一，量或多或少，色紫红有小血块，经前胸闷烦躁，乳房胀痛，烦躁易怒，小腹胀痛，纳食较差，神疲乏力，舌质偏红，舌苔色黄白微腻，脉象细弦。

治法：疏肝理气，活血和络。

方药：逍遥散（《和剂局方》）加味。

当归、赤白芍、白术、茯苓各10g，炒柴胡6g，青皮、陈皮各6g，广郁金6g，制香附9g，丹参10g。

服法：水煎分服，每日1剂，经前期服。

加减：经行量偏少时，上方加入泽兰叶，川牛膝各10g，益母草15g；经行量多时，上方去丹参，加入钩藤15g，大小蓟各10g，地榆炭9g；若头昏头痛颇甚者，上方加入钩藤、白蒺藜各10g，甘菊6g；夜寐甚差，心烦颇著，上方加入莲子心5g，炙远志6g，合欢皮9g，青龙齿（先煎）10g；纳欠脘痞，神疲乏力者，上方加入娑罗子10g，炒谷芽 、炒麦芽各12g，佛手片6g；乳房胀痛，胸胁不舒者，上方加入路路通5g，八月札6g，绿萼梅3g。

肝郁化火证：除上述症状外，尚有头疼头晕，口苦烦热，乳头作痛，大便艰行，小便黄赤，脉象弦数，舌质红、苔黄腻。治当清肝解郁，方用丹栀逍遥散加减，药用山栀子9g，炒丹皮、当归、赤白芍、山楂、茯苓各10g，炒柴胡5g，钩藤15g，金铃子9g，绿萼梅3g。

肝郁致瘀证：除上述症状外，尚有经行腹痛，经量或多或少，色紫黑，有血块，血块较多、较大，口干不欲饮水，脉细弦或涩，舌质边有紫瘀点。治当调气化瘀，方用血府逐瘀汤加减，药用桃仁、红花各9g，当归、赤白芍、熟地、川牛膝、炒枳壳各10g，川芎5g，炒柴胡5g，桔梗9g，五灵脂10g，益母草15g。

肝郁凝痰证：除上述症状外，尚可见形体肥胖，且越来越胖，胸闷口腻多痰，带下或多或少，色黄白，质粘腻，脉象细滑，舌苔黄白腻厚，治当理气化痰，方用苍附导痰丸（汤）加减，药用制苍术、制香附各9g，广陈皮、制半夏各6g，炒枳壳9g，广郁金9g，陈胆星、茯苓、川续断各10g，丹参、赤白芍各12g。

2. 血虚肝旺证

主证：月经先期，经量偏多，色红有小血块，经前头晕头疼，烦躁失眠、乳头作痛，腰俞酸楚，或则经后头晕耳鸣，眼花心慌，急躁易怒，脉象弦细带数，舌红质裂，舌苔色黄燥。

治法：滋阴柔肝。

方药：杞菊地黄汤（《医级》）加减。

枸杞子、钩藤、怀山药、山萸肉、熟地、丹皮、茯苓各10g，甘菊6g，白蒺藜12g，白芍10g，怀牛膝12g，桑椹子、寄生各9g。

服法：水煎分服，日服1剂，经后期即服。

加减：心火偏亢，失眠口糜者，上方加黄连、莲子心各5g，黛灯心1m，夜交藤15g；脘腹作胀，大便偏溏者，上方去熟地、桑椹子，加入煨木香9g，砂仁（后下）5g，炒白术12g，陈皮6g；胸闷叹气，情怀不畅者，上方加入广郁金9g，合欢皮 10g，娑罗子 12g。

3. 脾肾亏虚证

主证：月经大多后期，经量或多或少，色淡红，无血块，经前浮肿，纳谷不馨，脘腹胀满，矢气频作，大便溏泄，身困神疲，腰膝酸软，神疲乏力，胸闷烦躁，或有乳胀，舌苔白腻，脉象细弱。

治法：健脾补肾。

方药：温土毓麟汤（《傅青主女科》）加减。

炒白术、党参、茯苓、巴戟天、川续断各 10g，炮姜、煨木香、六曲各 6g，菟丝子 12g，陈皮、荆芥各 6g，肉桂（后下）3g，砂仁（后下）5g。

服法：水煎分服，日服 1 剂，经前期服。

加减：经行量少，上方去菟丝子，加入丹参、泽兰叶各 10g，益母草 15g；经行量多，色淡红，无血块者，上方去肉桂，加入黄芪 15g，艾叶炭 6g，赤石脂、禹余粮各 9g；若经行量多，色紫红，有血块者，上方去菟丝子、炮姜，加入炒五灵脂、炒蒲黄各 9g，补骨脂 10g，三七粉 5g（分吞）；腰俞酸楚，小便频数者，上方加入杜仲、覆盆子各 10g，鹿角霜 9g；若胸闷烦躁，夜寐甚差者，上方加入广郁金、合欢皮各 10g，炙远志 6g，钩藤 15g，炒丹皮 10g；若浮肿明显，小便偏少者，上方加入黄芪 15g，防己 10g，连皮茯苓 10g。

（四）临床体会

关于本病证的发病原因，至关复杂，西医学中，尚有以下几种认识。①水钠潴留。某些经前期紧张综合征患者，孕激素分泌不足，或雌激素水平增高，或雌激素与孕激素比值异常、造成水钠潴留。有作者报告周期中黄体期醛固酮水平升高，造成水钠潴留；血 PRL 升高亦可影响电解质平衡，可引起水钠潴留。②精神神经因素。经前期紧张综合征好发于平时精神紧张者，在这里，根据心理医学检测，发现本病证与个性神经质的心理因素有关，神经质的个性特征，是本病发生的重要因素。③维生素缺乏。维生素 A 或 B 的缺少，可影响雌激素在肝脏中的代谢。④内源性鸦片肽系统 B-内啡肽可抑制中枢胺系统，导致去甲肾上腺素或多巴胺的释放减少而导致疲劳、烦躁或抑郁的精神症状。此外，微量元素镁与本病有重要关系，据 Rosensnstin DL，Biol Psychiatry 报道［1994;35(8):557］：研究患者跨月经期镁离子浓度变化，认为本病证与镁离子浓度有关。总的说来，经前期紧张综合征确切病因目前尚不清楚，上述几种病因只能解释部分临床症状，甚至出现相反不符的情况。因此目前倾向于经前期紧张综合征系由于多种因素所造成。

中医学中认为本病证的发生发展，主要是与肝郁，实际上应是心肝气郁有重要关系。而且以内因为主，形成肝郁的内因：①血少气多的生理特点，由于女性体内经常处于一种血少气多的状态，血者来源于肝，因肝为藏血之脏，血少必然要影响到肝，气多亦将动乎肝气，肝体阴用阳，体阴不足用阳不及，将成肝郁，但及时纠正后，不至于形成病理，反之如纠正不力，必将形成病理。②心理欠稳定，心神欠安宁，心气不得抒发，肝受气于心，肝藏魂，但心藏神，神统魂，心为五脏六腑之大主，所以心理欠稳定，心神心气不安宁，亦必然导致肝气不舒，亦是致郁的主要方面。③肾虚。肾有阴阳之分，藏精而主生殖，肾之阴精有着滋养肝的作用，肝之阴血亦必赖肾之阴精以支持，所谓肾为肝之母，母子之藏，肝气的疏泄，全赖肾肝阴血的滋养，阴不足，则不能养肝，体阴不足，肝气疏泄不及，自然形成肝郁；肾阳不足，肾阳者有推动气血运动，促进气化分利的作用。《景岳全书·命门余义》中说：“五脏之气，非此（指命门肾阳）不能发。”肝得不到肾阳的支持，肝气不发，肝郁自成，在乳房作胀为主的病证中颇为常见。④脾胃不足，脾胃者，后天之本，生化之源，肝藏之气血，除依赖先天之本肾外，主要来源于后天脾胃之本。脾胃有所不足，气血虚弱，不仅肝之藏血有亏，体阴不足，而且肝用不及，肝气不得疏泄，自然也就形成肝郁。正由于有这些内因，所以本病证的发生率较高，据柴丽娜在1988年《新中医》上报道，她们通过1050例育龄妇女普查分析，发病率为59.2%，可见本病的发病率之高，且随着现代生活节奏的加快，妇女的工作学习、生活愈趋紧张，发病率呈上升趋势。且肝郁形成后在这些内因及外在的情志因素、紧张烦恼等因素影响下，可以向郁结、化火、致瘀、凝痰的实证转化，简称实化，亦可以向耗血、克脾、伤肾、损阳等虚证转化，简称虚化，故可产生各种证候群及某些主症突出。因此辨治肝郁是治疗本病的主要内容。肝郁必须疏肝，气滞又需理气，这是解决肝郁的基本方法。我们临床上对此处理有以下几种解郁的方法：①轻清疏解：即运用轻清的药物，达到疏肝解郁的目的，一般运用于上中焦的气郁证候。就肝脏而言，性喜条达而欲升散，疏泄者，先升后降，升是主要的，轻清疏解，正是适合条达升散的要求。逍遥散、四逆散以及佛手片、玫瑰花、合欢花、代代花、八月扎、绿萼梅、苏叶、香橼皮等，大多属此范围。《傅青主女科》在治疗月经病的解郁方中，常取用柴胡、荆芥、桑叶之类者，均寓有此意。我们体会，轻清疏解剂，不仅药用轻清升散，而且用量亦轻，所以对上中焦肝郁气滞症状明显者适合。有的病情较重，反复发作者，亦可加重剂量，提高治疗效果。②理气行滞：即运用理气行滞的方药，来解除气滞较重的病证，一般本方药较轻清疏解在行滞方面力量要大。此法的特点，在于通畅泄解，或称横通旁解，推动气机运行，与逍遥散、四逆散之升散有所不同。代表方剂如四制香附丸、加味乌药汤、八物汤、越鞠丸等。根据病情以各人的体质不同，在选方用药上不一致，对夹有痰湿的，可选用越鞠丸加入藿梗、苏梗、川厚朴、佩兰、郁金、枳壳等；对引起月经量少，气滞血不畅者，可选用四制香附丸加入丹参、泽兰等品；对引起痛经、气滞血阻者，可选用加味乌药汤加入炙乳没等；对引起月经周期落后者，可选用七制香附丸加入泽兰、月季花、川续断、肉桂、茺蔚子等药；对引起乳房胀痛结块者，可选用越鞠丸加入五灵脂、山甲片、川郁金、川贝母、瓜蒌皮等消散之。总之，理气行滞通过转运气机，导滞化浊的方法，是妇科较为常用的方法。③通泄阳明，泄浊解郁：肝郁气滞，常蕴阻在脾胃之间，特别是大肠之间，与浊滞相蕴结，疏肝泄肝，难于见效，转以通泄阳明，排除浊滞，常能较好的解除肝郁，此乃中焦升降枢纽通过胃降而调节肝气的一种方法。江苏省徐州市铜山有位老中医，擅用开胸丸、厚朴三物汤一类方剂，治疗胸闷乳胀不孕症有一定效果，开胸丸由槟榔、木通、川厚朴、六曲、山楂、麦芽、莱菔子、枳壳、乌药、青皮等组成，该老中医谓之行药；厚朴三物汤药物同小承气汤，但用量稍有不同。我科已故黄鹤秋老主任在治疗经前乳房胀痛，胸闷烦躁，夜寐甚差，月经量少的病人时，亦喜欢运用通泄阳明的药物，即越鞠二陈汤加入青皮、川朴、枳壳之类，他并告诫我们，见肝之病，用肝之药，虽谓正治，但如治之无益，当从脾胃论治，《金匮要略》所谓见肝之病，当先实脾，乃治未病之法也，此则见肝之病，运用泻胃腑的方法，乃含有实则泻子的意义。我们按他的经验治疗此类病人，的确有效。④调经解郁，行血达气：调经者，即调达血气，从血分来疏通，所谓血行则气行，因为气机郁滞，必然阻碍血行，血不行则气不畅，气不畅则血更不行，血更不行则气更阻滞，相互影响，但气附于血，血不行则成瘀，血乃有形之物，血瘀之后更加影响气机的流通。且经血排泄，每月一次，正由于经血排泄，才能使大量有余之阳气随经血下泄，故凡一切肝郁之气，尤其是周期性发作的肝郁之气，必得经血下泄而排除之，月经量少，则对排除肝郁之气不利，所以必须通过经血正常的排泄，才能排除有余之气，故凡血府逐瘀汤、少腹逐瘀汤、通瘀煎等通过活血化瘀，使月经排泄顺利，月经量增多，表面上看起来为了调经，实际上是为了排泄有余之气，达到疏肝解郁的目的。我们在临床上用此调治肝郁例子颇多，且疗效亦佳。

在辨治本病证的今天，我们还必须结合现代医学微观检测的方法，进行微观论治，是非常重要的。根据我多年来的临床体会，微观辨治，不外乎检测女性内分泌激素与微量元素进行论治。检测女性内分泌激素，首先是检查雌激素（即 E_2），E_2 是卵巢内分泌激素中的主要组成成分。它的过少或过多，将是导致本病的重要因素，我们认为 E_2 与天癸阴水相一致。是月经来潮的物质基础，相似《傅青主女科》中所指出的肾中之水。所以 E_2 的过少过多，均属于肾阴的范畴，均需运用补肾滋阴的方法，如《傅青主女科》的两地汤、清经散，因为补肾滋阴具有调节 E_2 的作用，既能补其不足，又能抑其有余，如果 E_2 过多，反映出阴虚火旺，或火旺阴虚的证候者，必加知母、黄柏、黄连等泻火坚阴，或者清经散以清泻肝肾之火为主；如果 E_2 过低，补肾滋阴法不足以提高其水平，恢复天癸肾阴的不足，可在滋阴法中加入川断、菟丝子、肉苁蓉、紫河车等补阳之品，此即张景岳所说“善补阴者，必于阳中求阴，则阴得阳升而泉源不竭”之意也。黄体激素即“P”也是卵巢激素组成的部分，它的过少或过多，亦将导致本病，我们在长期的观察中，认为 P 与肾阳相一致，属于肾阳的范畴，但此阳乃水中之阳，又称为阳水，是天癸中的壬，为阳水的部分，可以运用测量基础体温，简称 BBT，观察高温相的变化，有助于了解肾阳的盛衰。BBT 高温相图像所示偏短、偏低、不稳定，以及上升缓慢等，均标示着黄体功能不健，也就意味着肾阳的不足和虚衰，肾阳的不足，可以导致水湿的潴留，和肝气的不舒，因此也就产生一系列复杂证候，运用补肾助阳的方法，一般可选用毓麟珠、右归饮等方药治疗，如兼脾虚者，可采用脾肾双补的方法，选用健固汤、温土毓麟汤等治疗。如 BBT 高温相下降不显著，或降而又升，以致经行淋沥，经期延长，此与黄体萎缩不全有关，属于阳太过，重阳不转，心肝气火不平，治疗轻补肾阳佐以清降和清泄，或运用重剂量的活血化瘀方药，以促经行而使重阳下降。我们对此常选用《妇人大全良方》的柏子仁丸合泽兰叶汤，甚至用张子和的三和饮、玉烛散，或者王清任的血府逐瘀汤加重剂量，务必达到月经正式来潮，使过多之阳随经血而下泄。泌乳素（PRL）偏高或过高，亦将导致本病证，特别是乳房胀痛、溢乳、烦躁、头痛等反应。经我们长期临床观察，PRL 与肝郁化火相一致，一般应属肝郁的范畴，可运用疏肝、清肝、柔肝、敛肝等方法。我们常选用一贯煎、化肝煎、芍药甘草汤等治疗，必要时加入健脾和胃、滋阴助阳的药物才能获取良效。检测微量元素，也是微观辨治的主要手段。检测血清中的镁（Mg）、钙（Ca）、锌（Zn）、铜（Cu）、铁（Fe）等有着重要意义，镁（Mg）元素偏低，可在辨证论治选用方药的基础上，加入或加重海蜇、牡蛎、人参、章鱼等药治之，如 Mg 元素过高，可通过发汗及大小便以泄之；钙（Ca）元素偏低时，可在辨证论治选用方药的基础上，加入龙牡壮骨冲剂，或者加入骨粉、龟甲、鳖甲等品，如 Ca 元素过高时，亦可通二便以泄之；锌（Zn）、铜（Cu）元素偏低时，需要在辨证论治、选方用药中，加入仙灵脾、仙茅、锁阳、龟甲、鳖甲等，而且这些滋阴补阳的药物，不仅有富集 Zn、Cu 的作用，而又有双相调节的作用。由于我们对微量元素的临床应用观察为时尚短，缺乏系统的研究，但就凭已取得的初步经验，已预示着良好的开端。至于本病证在经前期发作所存在的“3、5、7”奇数律，与内源性月经周期中的“3、5、7”奇数律的关系，亦有着重要意义，为我们推断未病论治提供了依据。

二、经行发热

女子每值经期或经行前后，出现以发热为主症，经净后其热渐退者，称为经行发热。若偶尔出现一次经行发热者，不属此病之列，并应与经期外感，或其他疾病引起的发热相区别。经行发热，一般以经前、经期发作者偏于实，经后发作者偏于虚。但尚需参考具体症状体征，才能确定。

（一）病因病理

本病的病理机制主要在于阴虚郁火。其次还有气虚与血瘀等因素。阴虚者，素体阴血不足，或房劳多产，久病损伤，精血亏虚，月经来潮之后，阴血益虚，相火偏旺，阴不制阳，亦即《济阴纲目》所说："经行潮热有时为内伤。"而且阴虚相火偏旺，经行之前，阳长至重，重则必然气火更旺，更旺则烦热不已，或者经行之后，阴血更虚，虚则火更旺，是以出现发热。肝经郁火者，或由平素情绪烦躁，或由精神抑郁，郁而化火。经前期阳长至重，阳气偏旺，激动肝火，肝郁之火内蒸，自然出现经前发热。

此外，尚有瘀热所致者，或因产后恶露未净，瘀血内停，或经血未尽，外感六淫，或内伤七情，致瘀血滞于子宫，经行之际，因瘀阻于子宫，气血乖违，营卫失和，而致经行发热，亦正如《女科要旨》中说："人之气血周流，忽有忧思忿怒则郁结不行，经前产后忽遇饮冷形寒，则恶露不尽，此经候不调，不通则痛。发热所由作也。"气血虚弱之发热，临床虽较少见，但亦有之，其原由在于素体亏虚，或劳倦思虑伤脾，或病后失养，气血虚弱，经行气随血泄，其气亦虚，气血阴阳失和，虚阳浮越在外，是以发热，类乎产后之虚热。

（二）诊断与鉴别诊断

1. 临床表现

每届月经周期发热，反复发作者；实热一般在经前或经行

1~2 天发热，虚热在经行后期及净时出现，经净后逐渐消失，届月经来潮前或来潮时再次发生。

2. 检查

血查女性内分泌激素及 BBT，以观察女性内分泌的失调，及高温相的稳定性等。

3. 本病证应与经期外感相区别。外感者，当有表证可查，与热入血室相鉴别。热入血室虽亦与月经有关，但其热型多呈往来寒热或寒热如疟，以及寒热程度重，并伴神志症状，其热不随每次月经周期而出现。

（三）辨证论治

经行发热，主要根据发热时间、性质，以辨寒、热、虚、实。一般在经前发热无时为实热、客热，经后潮热为虚，乍寒乍热为瘀热，低热怕冷气虚，烦热胸闷为郁热，临证时谨慎审察之。

1. 阴虚证

主证：经期或经后，午后潮热，颧红，头昏腰酸，五心烦热，夜寐不安，盗汗，舌红少苔，脉象细数。

治法：养阴清热。

方药：地骨皮饮（《医宗金鉴》）加减。

当归、赤白芍、生地、丹皮、地骨皮各 10g，川芎 6g，寄生 10g，五味子、莲子心各 5g。

服法：水煎分服，每日 1 剂，经行末期及经后期服。

加减：骨蒸内热者，可加胡黄连 5g，青蒿 10g；头昏头晕明显者，加入钩藤 15g，白蒺藜 10g，甘菊 5g；烦躁失眠者，可加入夜交藤 15g，炒枣仁 6g，青龙齿（先煎）10g；若经行量多者，经期服用，可加入女贞子、墨旱莲各 15g，小蓟 10g；经行量少者，经期服用，可加入泽兰叶、丹参、川牛膝各 10g。

2. 郁热证

主证：经前发热，或经期发热，月经先期，量或多或少，色紫红，有小血块，或有小腹胀痛，伴头昏疼，胸闷烦躁，乳房胀痛，口渴，寐差，尿黄便艰，舌质偏红，舌苔黄腻，脉细弦带数。

治法：清肝解郁。

方药：丹栀逍遥散（《方剂学》）加减。

丹皮、山栀、当归、赤白芍各10g，柴胡6g，白术、茯苓、制香附各9g，黄芩10g，钩藤15g。

服法：水煎分服，每日1剂，经前、经期服。

加减：经行量多者，可加入大小蓟各15g，地榆炭、炒槐花各9g；经行量时多时少，行而不畅者，可加入丹参、泽兰叶各10g，益母草15g；脾胃失和，腹胀大便偏溏者，可加入煨木香9g，砂仁（后下）5g，党参10g，陈皮6g。

3. 瘀热证

主证：经行发热，或经前发热，月经先后不一，大多偏后期，经行量较少，色紫红，有较大血块，小腹胀痛，头昏，胸闷烦躁，口渴不欲饮，或有乳胀，舌质偏红有紫瘀点，脉象细弦带涩。

治法：清热化瘀。

方药：血府逐瘀汤（《医林改错》）加减。

炒柴胡、桔梗各6g，牛膝、枳壳、当归、赤芍、生地、丹皮、泽兰、桃仁、红花各10g，山楂9g，灵霄花、甘草各5g。

服法：水煎分服，每日1剂，经前、经期服。

加减：发热较重，小腹疼痛明显者，可加入银花、蒲公英、红藤各10~15g。炙乳没各5g；夹有湿浊，舌苔黄白腻厚者，上方可加入制苍术10g，广木香9g，薏米仁20g，茯苓12g。

4. 气虚证

主证：经后期发热，喜热，月经周期或有超前，行经量多，色淡红，无血块，头昏头晕，神疲乏力，四肢懈怠，不思饮食，胸闷气短，动则心慌易汗，舌质淡红，苔色薄白，脉象细弱。

治法：补中益气。

方药：补中益气汤（《脾胃论》）加减。

黄芪、党参、白术各 15～30g，炙甘草、升麻、柴胡各 6g，陈皮 5g，白芍、炒当归各 10g，生姜 3g，大枣 5 枚。

服法：水煎分服，每日 1 剂，经前、经期服。

加减：大便溏泄者，上方去当归，加入炮姜 5g，六曲 10g，砂仁（后下）3g；胸闷烦躁，乳房胀痛者，上方加入广郁金 6g，玫瑰花 5g；腰酸明显，形体作寒者，上方加入肉桂（后下）3g，炒川断、杜仲、补骨脂各 10g；经行量多者，经期服用时，要加入阿胶珠 10g，艾叶炭 9g；月经量稍少有血块者，可加入炒蒲黄（包煎）6g，益母草 15g。

（四）临床体会

经行发热，有周期性，少数患者于月经周期的中间期（即排卵期）亦发热，总的是与气血阴阳失调有关，但主要还在于阴血不足，气火有余，因为经前期是阳长至重，重阳即将转阴的时期，冲脉气盛，因此，阴虚者气火必然更旺，是以导致经行发热。我们曾遇到一位女教师，年龄 42 岁，据述近半年来，每至经前半月头昏腰俞酸痛，五心烦热，入夜头面升火，鼻咽干燥，发热体温 37.8℃，最高时达 38℃，盗汗，凌晨热解，并有烦躁失眠，口渴喜饮，大便较干燥，小便黄少，每次经行，经量偏多，色殷红，质较粘稠，必至经净后身热始能全退，诸证亦渐愈，患者初不介意，继则疑及内科疾患所致，查血象、胸透，风湿热、结核、肝炎等经查已排除，常服用解热药、镇静剂、维生素 C、B 等药治疗无效。适值一次月经量多，来我处诊治。诊得脉来弦细带数，舌红少苔，属于阴虚火旺型经行发热，经行量多。方用知柏地黄汤加减，药用炙知母、炒黄柏、丹皮、茯苓、生地、怀山药、女贞子、墨旱莲、钩藤、地榆、炙龟甲等加减，经行前半月，加入白芍、炙远志、莲子心等品，如是连续调治3个月经周期，经行发热、经行量多渐愈。但是我们在临床上较多见的是阴虚郁热的兼夹证型，因此，我们认为高鼓峰的滋水清肝饮，即六味地黄丸合丹栀逍遥散组成，是治疗阴虚郁热的主方。《校注妇人良方》的滋肾生肝饮亦可用。至于瘀热证者，要注意有无感染，如系炎症发热者，应用银翘散、红藤败酱散合血府逐瘀汤治之为好。气虚发热，颇为少见，而气阴两虚者则有之，如《类证治裁》所说："经后发热，倦怠，两目如帛蔽不明，此脾肾精华不能上注于目也，朝用补中益气汤，夕用地黄丸加杞子。"实际上气阴两虚的证候，有着升降之间的矛盾病变，气虚下陷，精华不得上升，故朝服补中益气汤以补气升阳，以使精华上升，浊热下降，晚则阴虚火升，故晚用杞菊地黄丸（汤），这种调治的方法不仅合理，而亦给我们以很大的启迪，早阳、晚阴，符合时间医学的要求。至于医籍中所谈到的热入血室，也是经期发热的一种病证，以其内容颇多，包括了一种经期外感病证，以及一种较重的炎症病变等，应作为专题讨论，当区别之。

三、经行泄泻

女子行经期间，大便泄泻，经行即作，经净即止，称为经行泄泻。本病证常兼夹在其他疾病中，但由于本证突出，故以经行泄泻名之，或称经来泄泻。若偶因饮食不节，或感受寒凉，发生经行泄泻者，不属本病范围。

（一）病因病理

本病证的发生，总的在于虚。这正如《医宗金鉴·妇科心法要诀》中所说："此证分脾虚、虚寒、虚热、虚湿等，但总因为虚。而且其虚者，以脾虚为主，因脾统血，属湿土，司运化，若素体脾气虚弱，经期脾血注入血海，脾气既亏，则化湿无权，水湿渗于肠胃而为泄泻，正如《新锲汪石医案》中所云“此脾虚也，脾主血，属湿，经水将动，脾血先已流注血海，然后下流为经，脾血亏不能运行其湿。”总的来说脾虚之后，经血排泄之时，必得后天脾胃以支持，因而脾气更虚，虚不能运化水湿，是以水湿随经血下泄而排出。其次是肾虚，肾主开阖，司二便，而经本于肾，若素体先天不足，或因房劳多产，克伐肾气，经行则肾气更虚，开阖失司，且火不足以暖土，阳虚无以制水，则经行泄泻，亦如《叶氏女科证治》所说：“经来之时，五更泄泻……此乃肾虚。”肾阳虚之所以泄泻，根据我们临床观察，肾虚主要是阳虚气弱，阳者，火也，火不能暖脾土，则脾阳亦虚，而阳气主要约制二便的作用，经行之时大量阳气下泄，阳更虚不能制约大便，是以经行泄泻。此外肝郁克伐脾土者，正如王孟英所说“亦有肝木侮土者”，因为经前经期肝气偏旺，旺则克伐脾胃，影响脾土的正常运化，是以导致经行泄泻。

（二）诊断与鉴别诊断

1. 临床表现

经行泄泻，伴随月经周期发作，经后自愈，大便稀薄，一日 2 次以上，或者伴有腹痛者。

2. 检查

通过 BBT 测定及女性内分泌激素检查等，可发现黄体功能不健，或雌二醇/孕酮的比值异常。大便常规检查无异常，必要时应行肛门指诊、钡剂灌肠及内窥镜检查等。

3. 通过详细的询问病史，及有关检查，需排除胃肠道的炎症及肿瘤等疾患。

（三）辨证论治

1. 脾虚证

主证：经行泄泻，泻下溏薄或稀水，月经大多落后，经量较多，色淡红无血块，面色萎黄，精神疲倦，四肢乏力，浮肿腹胀，头昏目眩，胸闷烦躁，口腻痰多，舌淡苔白腻，脉象细弦。

治法：健脾化湿。

方药：参苓白术散（《和剂局方》）加减。

党参、炒白术、茯苓、炒白扁豆各12g，桔梗6g，焦建曲10g，煨木香5g，苡仁15g，陈皮6g，广藿香6g，砂仁（后下）5g。

服法：水煎分服，每日1剂，经前、经期服。

加减：如月经量少者，上方加入香附、丹参、泽兰、山楂各9g，益母草15g；月经量多者，上方加入炮姜5g，陈棕炭10g，阿胶珠12g等；纳食较差，气虚汗多者，上方加入炙黄芪12g，炒谷芽、炒麦芽各10g。

2. 肾虚证

主证：月经期间或经净时，大便溏泄，或见五更泄泻，腰酸腿软，形体畏寒，下肢冰冷，头晕耳鸣，小便清长，舌质淡，苔白滑，脉沉细尺弱。

治法：补肾止泻。

方药：健固汤（《傅青主女科》）合四神丸（《证治准绳》）。

党参、炒白术、茯苓、薏米仁各15g，巴戟天、补骨脂各9g，砂仁（后下）5g，肉豆蔻、炮姜各6g。

服法：水煎分服，每日1剂，经前、经期服。

加减：月经量少者，去炮姜、肉豆蔻、补骨脂，上方加入丹参、泽兰各10g，鸡血藤、益母草各15g；月经量多者，上方加入艾叶炭6g，陈棕炭、鹿角胶（另炖烊入）10g；胸闷烦躁，心慌失眠者，上方加入钩藤（后下）15g，合欢皮10g，炒枣仁6g。

3. 肝郁证

主证：经前或经期，腹痛泄泻，伴有胸闷烦躁，乳房胀痛，夜寐不熟，头昏头痛，口渴欲饮，舌质偏红，苔色黄白微腻，脉象细弦带数。

治法：疏肝健脾。

方药：痛泻要方（《景岳全书》）加减。

炒防风6g，赤白芍各10g，陈皮6g，白术、茯苓、丹参、制香附各9g，山楂、六曲各10g，玫瑰花5g。

服法：水煎分服，每日1剂，经前、经期服。

加减：月经量少，色紫黑有血块者，上方加入泽兰10g，苏梗5g，川郁金、广郁金各9g；若月经量较多，有较大血块者，上方加入五灵脂10g，蒲黄（包煎）6g，炒荆芥6g；神疲乏力，气短懒言者，上方加入党参15g，炙黄芪10g，炮姜5g。

（四）临床体会

经行泄泻者，必然反映两个方面的特点，其一泄泻与脾胃有关，脾胃之所以形成泄泻，乃脾胃不能运化水谷精微所致，所以健脾化湿，乃是治疗泄泻的要法，故凡治疗泄泻的香砂六君丸、参苓白术散、理中汤等，均是治疗此等病证的方剂。但经行泄泻者，与月经有关的泄泻存在着周期性的特点，而月经的来潮与否与肾的关系较大，“经水出诸肾”，因此，我们体会，临床上所见脾虚型泄泻者，大多兼有肾虚，即脾肾两虚证，一般尚伴有较明显的阴虚寒湿症状。《医宗金鉴》说得对，“经行泄泻，乃脾虚也，若鸭溏、冷痛、是寒湿也”。亦说明脾阳弱之中，显有肾阳不足的一面。因此，在治疗上必须温补脾肾之阳，或取真武汤的刚猛之剂，或用温土毓麟汤、健固汤等平和之剂。但同时必须加调经固冲之品，如月经量不太多时，一般要加入泽兰、益母草、鸡血藤等品；如月经量较多或过多时，一般尚需加入炒蒲黄（包煎）6~9g，茜草炭、阿胶珠、鹿角胶（另炖烊化）以调之。其二，是泄泻与肝郁有关，因泄泻随经血来潮而发作，显系其泄泻由来于血分，肝为藏血之脏，以血为主，以气为用，气用不及，肝气不得疏发，郁滞于脾胃之间，久之必然导致脾虚。前人称之为“木郁克土”，脾土虚弱，运化不良，故致泄泻。经前期阳长至重，行经期重阳转阴，阳长至重，极易激动心肝之气火，气火偏旺，则克伐脾胃更为明显，故出现腹痛、腹胀、泄泻于行经期，治当疏肝健脾，从血调气，方用逍遥散加减，药用炒当归、赤白芍、炒白术、茯苓各10g，广郁金、山楂、广木香各9g，炒柴胡、玫瑰花各5g，炒丹皮10g，益母草15g，党参10g。经前期服用，月经量少者，务必加入泽兰叶、川牛膝各10g，红花9g，益母草15g；月经量较多者，应加入黑山栀9g，大小蓟各15g，荆芥炭6g，经净之后，当从健脾养血以善其后，或者从补肾调周以巩固效果。

四、经行眩晕

每逢经行或行经前后，出现头目晕眩，视物昏花，规律性发作者，称为经行眩晕。重者自觉天旋地转，甚则昏厥仆倒，经净则愈。若因睡眠不足，劳倦烦恼，而致经期轻度眩晕，又无其他症状，偶然发作者，不可作病论。

（一）病因病理

本病证主要因虚所致，虚者指阴血不足，正如《沈氏女科辑要》引《撮要》云：“经后目暗，属血虚”，张山雷谓是“肝肾阴虚，不能上荣于目”所致。血虚者，大病失血，或素体血虚，或脾虚化源不足，营血亏虚，经行则气血下注，其血益虚，不能上荣头目，故经行头目眩晕；阴虚阳亢，素体肝肾不足，精亏血少，或多产房劳，致阴精耗伤，经行阴血下泄，精血益虚，清空失养而眩晕，亦即张景岳所谓“无虚不作眩”；或则复因忧郁、恚怒等情志刺激，使肝郁化火而伤阴，阴虚阳亢，阳亢生风，风阳上扰，经行时重阳转阴，排出经血，使阴血更虚，而阳亢盛化风，而为经行眩晕，亦即是《素问》所谓“诸风掉眩，皆属于肝”。

此外尚有脾虚痰湿所致者，或由素体肥胖痰盛之体，或脾虚运化失司，痰湿内生，阻遏清阳，经期气血下注，气虚益甚，清阳不升，痰浊上扰清窍，则发为经行眩晕，朱丹溪所谓“无痰不作眩”也。

（二）诊断与鉴别诊断

1. 临床表现

临经期或经行前后头晕目眩，或头晕沉重，或头部昏浑如处雾中。常伴耳鸣恶心，随着月经周期发作。

2. 检查

除一般女性内分泌检查外，应注意耳及心、脑、血管病等的检查。

3. 通过典型的病史及有关检查，与梅尼埃综合征及高血压、低血压、颅脑疾病等相鉴别。

（三）辨证论治

本病以虚证为多见，故以补养阴血为主，佐以熄风静阳，如属脾虚夹痰，则当以健脾化痰、升阳除湿。

1. 血虚证

主证：经行之时，或经行将净已净之期，头昏目眩，经行一般量少，色淡红，质稀，无血块，体倦乏力，面色萎黄，心慌心悸，夜寐欠佳，舌质淡红，苔色薄白，脉象细弱。

治法：补气养血。

方药：人参养荣汤（《保命歌括》）加减。

当归，白芍、黄芪、党参、白术、熟地、茯苓各10g，炙远志、陈皮、炙甘草、五味子各5g，枸杞子、夜交藤各12g。

服法：水煎分服，每日1剂，经前、经期服。

加减：大便偏溏，腹胀矢气者，上方去当归、熟地，加入六曲10g，砂仁（后下）5g；恶心呕吐，纳食甚差者，上方去熟地，加入炒香谷、麦芽各10g，制半夏6g，焦山楂10g；头晕目眩明显者，上方加入穞豆衣9g，桑椹子10g；小腹胀滞，经色紫红者，上方去五味子，加入制香附 9g，益母草 15g；月经量偏多者，上方加入砂仁（后下）5g，阿胶珠 10g。

2. 阴虚阳亢证

主证：经行或经前，头晕目眩，或头部昏痛，血压升高，经行量少或量多，色红质粘腻，烦躁易怒，口干咽燥，舌质红绛，苔色黄腻，脉弦细数。

治法：滋阴熄风。

方药：天麻钩藤饮（《杂病证治新义》）加减。

明天麻、山栀、黄芩、杜仲各 9g，钩藤、生石决明（先煎）、川牛膝、益母草各 12g，夜交藤、茯苓神各 15g。

服法：水煎分服，每日 1 剂，经前、经期服。

加减：烦躁失眠者，上方加入黄连 3g，青龙齿（先煎）10g；腰膝酸软明显者，加入熟地、山萸肉各 10g；腹胀便溏者去山栀、川牛膝，加入煨木香 9g，六曲、炒白术各 10g。

3. 脾虚痰湿证

主证：经行前后，头晕而沉重，经量或多，色淡红，质粘腻夹有痰浊，其头晕或呈昏浑，或如处迷雾之中，平时带下量多，质粘腻，色白无臭，胸闷泛恶，神疲嗜睡，纳少便溏，舌苔白腻，脉象细濡。

治法：健脾升阳，除湿化痰。

方药：半夏白术天麻汤（《金匮要略》）。

制半夏、明天麻、炙橘红各 6g，白术、茯苓各 10g，生姜 3 片，大枣 6 枚，炒荆芥 6g，蔓荆子 10g，广藿香 6g。

服法：水煎分服，每日 1 剂，经前、经期服。

加减：若痰郁生热，证见头目胀痛，心烦口苦者，加入黄连 3g，炒竹茹 6g，钩藤 15g，炒枳壳 6g；若脾虚明显，大便溏泄，次数偏多者，加入砂仁（后下）6g，六曲 10g，炮姜 3g；行经时经量偏少者，上方加入泽兰、丹参、赤芍各 10g，益母草 15g；行经期经量多者，上方加入大小蓟各 15g，侧柏炭 10g，艾叶炭 6g。

（四）临床体会

经行眩晕，以血虚为常见，所谓血虚者，实际上包含两层意义。其一是阴血不足，即肝肾亏虚，治疗着重在滋阴养血，适当加入平肝熄风药物，前人王春山有云“治风先治血，血充风自灭”，在“治风先治血，血行风自灭”的前提下更动一个字，但却反映出两种不同的观念和治法，所以我们在临床上对此类病证，常喜欢运用杞菊地黄丸（即汤）进行治疗，一般尚须加入制首乌、钩藤等品；其二是气血不足，常是心脾亏虚的反应，治疗上着重在补气养血，亦要加入一些养血熄风的药物，前人根据气能生血，脾胃为后天生化之源，所以制定很多补气养血的方药，著名的方剂有：当归补血汤、养血归脾汤、十全大补汤、人参养荣汤、人参滋血汤、归芍六君汤等等，张景岳的大营煎、小营煎均含有此类方意。我们临床对于气血不足所致经行眩晕者，常选用归脾汤，加入枸杞子、稆豆衣、桑椹子等具有养血熄风的药物。但是在经净之后，凡属虚证者，均须补血为主，阴血虚者，从先天肝肾而滋血；气血虚者，从后天脾胃而补气生血，尤为重要。至经前期，仍当在滋补肝肾，或补益心脾前提下，加入适量的熄风治晕的药物，肝肾不足，阴血亏虚的，清降熄风；气血不足，心脾失养的，温养熄风，以达到标本合治。至于肝旺阳亢，脾虚痰湿的患者，大多见于更年期，或者中壮年后期者，治疗的方法有所不同。将在更年期眩晕症中加以较详细的论述。同时在辨治中，还要贯彻调经的意图，如果月经不是过多者，均需加入炒当归、丹参、泽兰、鸡血藤、赤白芍等品，以保证正常经血的顺利排泄，从而亦有利于调复本病证。

五、经行口糜

行经期间，出现口舌生疮、口腔内粘膜糜烂，伴随月经周期反复发作者，称为经行口糜。本病证历代文献中少有记载，但临床上常有所见，故当专题论述之。

（一）病因病理

本病在历代医家中虽无专题论述，但有关资料还是有所记载的，因其病发的部位主要表现在口舌，口为胃之门户，舌为心之苗窍，故本病之发生，当责之于心、胃二经。病因主要是热，而有胃热、心火及虚热之别。

经行口糜，主要是胃热，《诸病源候论》巢元方称："……心气通于舌……脾气通于口，脏腑热甚，热乘心脾，气冲于口与舌，故令口舌生疮。"孙思邈谓："胃中客热，舌干口干燥生疮。"一般来说胃热与多嗜食辛辣香燥之物，膏粱厚味……致肠胃蕴热，阳明胃经与冲脉相通，经前经期，冲脉气盛，冲脉之气夹胃热上蒸而为口糜。或则思虑过度，耗伤心阴，心主血，胞脉胞络属心而络于胞中，经行阴血不足，心火愈亢，火性炎上，以致口舌生疮。

经行口糜，还有一种属虚火所致者。虚火有阴虚火升，火热假心胃而升炎，或则阴虚之体，心情不畅，心肝郁火，得经前经期阳长气旺而郁火更甚，是以发为口舌溃疡，或则素体脾肾阳虚，或房事过频，或多次流产，或过食生冷，以致肾之耗损，虚阳上浮，发为口舌糜烂。

（二）诊断与鉴别诊断

1. 临床表现

经行口舌糜烂，每月如期发作，经净自愈，反复发作，有一定的顽固性。

2. 检查

除局部检查外，应注意皮肤、眼、生殖器官及神经系统体征，对口糜较重者，应常规查血，必要时行病变局部渗出物的涂片培养及皮肤过敏试验等。

3. 根据详细的病史、体征、实验室及有关的辅助检查，应与营养缺乏性口舌病变（如核黄素缺乏症、叶酸缺乏症等）及眼、口、生殖器综合征（狐惑病）相鉴别。

（三）辨证论治

经行口糜，多属于火热，但有虚火、实火之别。实火者，清之泻之；虚火者，养之温之以引火归源。

1. 胃热证

主证：经行口舌生疮，尤以口糜为主，一般月经先期，量多、色红、质稠，伴有口臭，口干渴喜冷饮，小便黄少，大便坚干，舌苔黄厚，脉象滑数。

治法：清热泻火。

方药：凉膈散（《症因脉治》）加减。

大黄（后下）5g，甘草6g，山栀10g，薄荷叶6g，黄芩9g，连翘10g，竹叶10g，黄连10g。

服法：水煎分服，日服1剂，经前、经期服。

加减：经行量少不畅者，加入丹参10g，凌霄花6g，泽兰、桃仁各10g；腹胀脘痞者，加入炒枳壳10g，广木香、青陈皮各6g；小便少而不畅者，加入车前子（包煎）10g，泽泻，碧玉散（包煎）各10g；若经行量多者，加入生地、大小蓟各12g，地榆炭10g；夹有湿热，舌苔黄白腻者，加入苍术、茯苓、泽泻各10g。

2. 心火上炎证

主证：经行口舌糜烂，尤以舌尖部溃疡为主，唇燥咽干，五心烦热，夜寐甚差，尿少色黄赤，心情急躁，脉象细数，舌质红绛，苔黄偏少。

治法：清心泻火。

方药：导赤散（《和剂局方》）加减。

生地、竹叶各10g，川黄连5g，丹皮、黄柏各9g，玄参15g，泽泻9g，木通5g，黛灯心1m，生甘草5g，碧玉散（包煎）10g。

服法：水煎分服，日服1剂，经前、经期服。

加减：口干舌燥，舌苔少津者，上方加入麦冬、沙参各10g；如大便偏软，腹胀矢气者，上方去玄参、加入煨木香9g，炒白术、建莲子肉各10g；头昏腰酸者，加入熟地、怀山药、寄生、怀牛膝各10g；月经量少者，加入丹参、赤芍、泽兰叶各10g；月经量多者，需加入女贞子、墨旱莲、侧柏叶各10g等。

3. 虚热证

分为肝肾阴虚证和脾肾阳虚证。

（1）肝肾阴虚证

主证：经期口糜，咽干口燥，头晕耳鸣，五心烦热，午后升火，夜寐甚差，小便黄少；大便偏干，脉象细数，舌质偏红质裂，苔黄少。

治法：滋阴降火。

方药：知柏地黄汤（《医宗金鉴》）加减。

炙知母6g，炒黄柏9g，熟地黄、怀山药、山萸肉、丹皮、茯苓、泽泻各10g，黄连3g，黛灯心1m。

服法：水煎分服，每日1剂，经前、经期服。

加减：口干舌燥，津液干燥者，上方加入麦冬9g，玄参10g，石斛（先煎）12g；烦躁失眠者，上方加入炒枣仁9g，夜交藤15g，青龙齿（先煎）10g；带下偏多，舌苔黄白腻者，加入碧玉散（包煎）10g，怀牛膝9g，薏米仁20g；月经偏少者，加入丹参、泽兰各10g，益母草15g；月经过多者，加入女贞子、墨旱莲各10g，陈棕炭10g。

（2）脾肾阳虚证

主证：经行口舌糜烂，溃疡处呈晦暗色，胸闷烦躁，口渴喜热饮，腰酸神疲，气短懒言，形寒小腹有冷感，大便偏溏，脉象细弱。

治法：温阳导火。

方药：肾气丸（《金匮要略》）加减。

怀山药、山萸肉、熟地、炒丹皮、茯苓、泽泻各10g，炒白术12g，砂仁（后下）5g，肉桂（后下）5g，补骨脂10g，炮姜5g。

服法：水煎分服，每日1剂，经前、经期服。

加减：小腹冷痛，腹胀矢气，大便溏泄明显者，上方去熟地，加入煨木香9g，制附片6g，党参10g；如口渴舌红苔腻者，上方加入黄连3g，钩藤15g；月经量少，行而不畅者，加入泽兰、丹参各15g，益母草15g；月经量较多者，加入党参15g，艾叶炭6g，阿胶珠10g。

（四）临床体会

本病证多为本虚标实。本虚者，肾阴虚也，标实者，胃热熏蒸也，实际上是阴虚火旺与胃热熏蒸并见。所以然者，在于阴虚之体，平素又多火旺，火旺阴虚，阴虚则火更旺，阴虚于下，火性炎上，经前经期，阳长至重，冲任气盛，盛则易于化火。上犯乎胃，胃本有热，气火加之，故使胃热熏蒸，每至经前期出现口舌糜烂等病证，经行之后，气火随经血以下泄，胃热得以稍减，下次届经前期，气火又旺，又必出现胃热熏蒸，反复发作甚为顽固。我们体会：治疗此病，应分两步立法，经前经期，当以清泄心胃之热为法，治标为主，但要视病情需要佐以滋阴，所谓标中顾本，但不忘却调经，一般可选用玉烛散，即四物汤合调胃承气汤，或则三和饮，即凉膈散合四物汤治之。但是在胃热熏蒸发为口糜的病证中，必须了解到湿热问题，正由于胃热熏蒸中常夹有湿热，故使病情变得复杂和顽固，因此在治法中单纯清泄胃热，尚不足以祛除病患，必须兼以清利和调理气机，我们认为应用甘露消毒丹较为合适，因湿热者宜缓缓清利之，方药如下：滑石（包煎）、绵茵陈、黄芩、泽泻、干地黄各10g，石菖蒲、木通、广藿香、连翘各5g，白蔻仁6g，川贝母、黄连各3g，五灵脂、碧玉散、山楂各9g（滑石与碧玉散可用一种）。经后期以滋养肾阴为主，佐以清利，可选用归芍地黄汤常服之，以巩固疗效。但是，如火旺属于心火偏旺者，常以舌尖糜烂为主症，治疗上滋阴虽同，清火则有别，清心火者，当以导赤散，清心莲子饮等加减治之，至于由脾肾阳虚所致的虚火，临床颇为少见，但是在长期的阴虚火旺病证中，亦有亏耗肾阳者，出现部分虚阳上浮者，加之长期服用滋阴降火药物，亦在一定程度损耗肾阳，或者脾阳，引起虚阳上浮者，亦当在滋阴降火中加入温阳引火归源的药物。《名医类案》所治疗的心火上炎，失眠口舌糜烂病证的心肾交泰丸，药用：沙参、生地各10g，麦冬9g，炒当归、白芍、茯神各10g，川黄连5g，肉桂（后下）3g，炙远志、炙甘草各6g。其方中所用肉桂者，实含有引火归源，鼓动肾水相交于心的意义。但若夹有湿浊者，不得不兼清利。此外在经前经期时，必须考虑到调经的重要性，排泄月经顺利，也是一种泄热降火的方法。故经行血量不过多者，均须佐以丹参、赤芍、泽兰、马鞭草、益母草、川牛膝等调经之品；月经过多者除极少数需用固经止血的药物外，其他亦要用五灵脂、蒲黄、大小蓟等化瘀止血，止中有化的调经药物，此亦是妇科治病的特色。

六、经行癫狂

行经期间，或在经前，神志紊乱，或癫或狂。癫者属阴，常欲静止，不欲见人，情志抑郁，喃喃自语，狂者属阳，狂躁不安，甚则登高而歌，弃衣而走，不避亲疏。经后消失或减轻，下次经前经期又复发作，如此反复发作者，称之为经行癫狂。现在有的书籍命名为经行情志异常，则概括内容较广。本节仅指癫狂而言，临床上虽不常见，但亦有之。由于本病证发作有周期性，故有周期性精神病之称。

（一）病因病理

本病证主要的原因在于心肝的气郁痰浊等病机变化。具体有气郁痰湿证，痰火内蒙证以及心血不足证等。

肝郁夹痰者，恚怒伤肝，情志抑郁，郁而化火，肝胆火炽，冲任隶属于肝，经前冲任气盛，气盛亦易化火，且冲气上逆夹肝经之气火上升，假道于胃，夹带痰浊上扰心神，遂致经行发癫，或狂。如若素体痰湿偏盛，情志抑郁烦躁，经前阳长至重，冲任气血偏盛化火，逐致气火夹痰，蒙蔽心神清窍，所以病发虽为痰火，但主要在乎心肝所致也，正如《妇科一百七症发明》所说“经来狂言如见鬼神……肝必先郁而后怒……心先热而后狂”。实际上心肝所致经行癫狂者，还在心肝之热所致。痰者，一由素体痰盛，二是由火所致，所谓痰即有形之火，火即无形之痰，火热甚则炼液成痰，痰即由火所生。《陈素庵妇科补解》：“妇人血分向有伏火，相火时发多怒，本体虚弱，气血素亏，今经血正行，未免去多血虚，心生内热，加以外受客邪，引动肝火、血分伏火，一时昏闷不省人事，或痰涎上涌，或卒仆口噤，或妄言见鬼，此系血虚火妄，不可汗下，宜凉血清热，则狂妄自止。”

此外尚有心血不足，或因思虑过度，劳倦伤心脾，或因情志不遂，气郁伤脾，脾虚则化源不足，气血亏虚，心神失养，神不守舍所致。

（二）诊断与鉴别诊断

1. 临床表现

轻者，郁闷寡言，反应迟钝，悲伤欲哭，情志恍惚；或心中懊侬，失眠而惊，烦躁易怒，一触即发。重者，神志呆滞，语无伦次，或者詈骂殴打，狂言妄语，不能自控，以上症状可单独出现，亦可三、两出现，每于经期前一周发生，经净后可逐渐复如常人。

2. 检查

女性内分泌激素的检查，了解功能失常的情况。

3. 与热入血室相鉴别，热入血室，是经水适来适断，昼日明了，夜则谵语，如见鬼状等情志症状，病因是适逢经期，外邪乘血室之虚侵袭而致，故有往来寒热，或寒热如疟之症，本病则无寒热之症。

（三）辨证论治

本病证多因情志所伤而引起，因于心血不足者，养心安神；肝郁化火，清肝解郁；痰热上扰，蒙蔽清窍者，清热化痰，开窍宁神。但切需佐以调经。

1. 肝郁夹痰证

主证：经前期情绪不宁，坐卧不安，郁郁寡欢，神呆不语，不欲见人，或则语无伦次，哭笑无常，头昏倦怠，沉默少言，月经量少，或有量多，色红质粘稠有小血块，脉象细弦，舌暗，苔黄白腻。

治法：清肝解郁，化痰宁神。

方药：越鞠丸（《丹溪心法》）合二齿安神汤（验方）。

制苍术、广郁金、炒山栀、六曲各10g，川芎6g，紫贝齿（先煎）10g，琥珀末（分吞）3g，九节菖蒲、仙半夏各6g，合欢皮9g，青龙齿（先煎）10g。

服法：水煎分服，每日1剂，经前、经期服。

加减：胸闷气室，时欲叹气者，加入荆芥6g，娑罗子10g，醋炒柴胡5g；口腻痰多，纳食较差者，加入苏梗5g，炙橘红6g，陈胆星、茯苓各10g；月经量少者，需加入丹参10g，泽兰12g，桃仁、红花各9g；月经过多者，加入大小蓟各15g，侧柏炭10g，贯众炭10g。

2. 痰火上扰证

主证：经行狂躁不安，语无伦次，甚或詈骂，神志不清，或登高而歌，弃衣而走，平时带下量多，色黄，质粘稠，口干烦渴，便结尿黄，脉象滑数，舌苔黄腻较厚。

治法：清热涤痰，宁心开窍。

方药：生铁落饮（《医学心悟》）合黄连温胆汤（《备急

千金要方》)。

麦冬、天冬、贝母各9g，胆星、橘红、炙远志、石菖蒲、连翘各3g，茯苓神各6g，玄参、钩藤、丹参各9g，生铁落（先煎）30g，朱砂（冲）1g，黄连5g，炒枳壳10g。

服法：水煎分服，每日1剂，经前、经期服。

加减：若心烦不眠者，可加青龙齿、紫贝齿（先煎）各10g，莲子心5g，或者加服朱砂安神丸；大便秘结，舌苔黄燥而厚者，加入大黄（后下）6g，礞石（先煎）15g，芒硝（后下）9g，或者兼服礞石滚痰丸；若口苦目赤，小便黄少，肝经火旺者，加入龙胆草6~10g，木通5g，甘菊6g，泽泻10g，或者兼服龙胆泻肝丸。

3. 心血不足证

主证：经前经期出现心烦不舒，头昏心慌，神志呆滞，情神恍惚，或语言错乱，无故悲伤欲哭，月经后期量少色淡红无血块，神疲乏力，面乏华色，脉象虚细，舌质淡红。

治法：养血安神。

方药：甘麦大枣汤（《金匮要略》）合柏子仁丸（《景岳全书》）加减。

甘草5g，淮小麦30g，大枣7枚，炒枣仁9g，柏子仁、熟地、丹参、太子参、川牛膝各12g。

服法：水煎分服，每日1剂，经前、经期服。

加减：胸闷气窒，时欲叹气者，加入广郁金9g，合欢皮9g，荆芥5g；纳食不馨，口腻有痰，舌苔较腻者，加入陈皮6g，茯苓10g，陈胆星9g；腹胀矢气，大便偏溏者，去熟地、柏子仁，加入煨木香9g，炒白术10g，砂仁（后下）5g。

（四）临床体会

本病证呈周期性精神病发作，与经行有关，因此必然与血气的失调有关，从而也与心肝脾胃的失调有关。正如《哈荔田妇科医案医话选》所说：“癫症多以情志抑郁，肝之疏泄无权，以致痰气郁结为主，病久伤及心脾，狂症则多以忿郁恼怒，肝之疏泄太过，气郁化火，痰火炽盛为主，病久伤阴，损及肝肾，至于经期发作癫狂，多与妇女以血为主，以气为用，在生理病理上，具有血不足，气有余的特点有密切关系，加以情志过极，易于产生肝郁、痰结的病理因素。经前由于血聚胞宫，肝血不足，体弱用强，可引起肝阳上亢，而冲任脉盛，也可引起冲气上逆。此时一旦有外界因素的刺激，导致肝阳或冲气夹痰上犯，扰动心神，即可引起发病。”但是癫狂一般病因均为痰，或为气郁痰阻上蒙心窍；或为怒火与痰胶结，痰火扰心。因痰性滞腻，往往阻滞脉道，故病机上必有瘀血存在，瘀血攻心亦为神志失常机理之一，经前气血欲行而脉道不畅，故而发病。因此不可否认的在肝郁夹痰、痰火上扰等证型中常兼夹血瘀的问题，在治疗过程中，亦需要加入琥珀粉、全蝎粉、川广郁金，五灵脂、桃仁、红花等品，即使是心血不足所致的类乎脏躁的病证，用滋养心血，安宁心神的疗法，亦有必要加入丹参、赤芍、广郁金、丹皮、五灵脂等药以调治之，亦符合周期性精神病与经血有关的病理特点要求。

我们还体会到本病所呈现的周期发作，仍然要注意到遗传因素，与个体精神性、神经质的个性人格心理变化有关。除药物治疗外，尚须进行心理疏导，同时平素要常服《证治准绳》的养心汤，即甘草、淮小麦、大枣、熟地、白芍、当归、柏子仁、茯神、炙远志、制半夏、菖蒲、龙齿等以养心安神；有痰者，宜常服黄连温胆汤，即竹茹、枳实、半夏、陈皮、茯苓、黄连，以及调周的方药，以巩固疗效。

七、经行风疹块

行经期间，或经前经后皮肤瘙痒，周身瘾疹，或起疹块，呈周期性发作者，称为经行风疹块，又称经行瘾疹，及经行痦瘟。若偶然发作一次，且症状甚轻，俄而自愈，可不作疾病论。

（一）病因病理

本病的发作不外乎血虚、风热两者，但以风热为常见。之所以形成风热者，素体阳虚，或过食辛辣之品，血分蕴热，经行时气血俱虚，风邪乘虚而入与热相搏所致。亦正如《女科百问·第四十六问》："身瘙痒者，是体虚受风，风入腠理与血气相搏而俱往来在皮肤之间，邪气散而不能冲击为病，故但瘙痒也。"《杂病广要》："妇人血气，或通身痒，或头面痒，如虫行皮中，缘月水来时，为风所吹。"所以本病多系风邪为患，缘于素体本虚，适值经行，气血益虚，易受风邪乘虚而入，郁于皮肤肌腠之间而诱发本病。而风有内风、外风之别。内风者，血虚生风。经行时，阴血亏虚，血虚生风，风胜则痒。外风则是风邪乘经期、产后、体虚之时，袭于肌肤所致。

（二）诊断与鉴别诊断

1. 临床表现

每值经行或经前经后便发生皮肤瘙痒，搔之起疹如粟，或起团起块，经净后一段时间自然痊愈。

2. 检查

测量 BBT 及有关的女性内分泌激素，了解功能失调情况。

3. 通过详细询问病史，了解与一般因药物、食物等外界过敏因素刺激而诱发者不同。因过敏所致者，亦可参此辨治。

（三）辨证论治

1. 风热证

主证：经行皮肤起疹，或呈风团，疹色红，遇风热加重，瘙痒难忍，伴口干喜饮，月经先期量较多，色红，质粘稠，尿黄，舌红苔黄，脉象浮数。

治法：清热疏风。

方药：消风散（《外科正宗》）加减。

炒当归、生地各 10g，防风、蝉蜕、知母各 5g，苦参、胡麻各 9g，荆芥 5g，苍术 12g，石膏 15g，牛蒡子 10g，甘草 5g。

服法：水煎分服，每日 1 剂，经前、经期服。

加减：若夹湿邪较甚，疹块延久不退，神疲纳差，上方去知母、石膏，加入茯苓、泽泻各 10g，薏米仁 30g，豨莶草 10g；月经过多者，上方去炒当归，加入大小蓟各 15g，地榆炭 10g；月经过少者，上方去知母、石膏，加入丹参、赤白芍各 10g，泽兰 12g。

2. 血虚证

主证：经行身痒，或瘾疹频发，瘙痒难忍，入夜尤甚，月经量少，色淡红，无血块，伴有头昏心慌，皮肤干燥，面色不华，舌红苔薄黄，脉象细弦。

治法：养血疏风。

方药：当归饮子（《证治准绳》）。

炒当归 10g，川芎 6g，白芍、生地各 12g，防风、荆芥各 6g，黄芪、白蒺藜各 10g，何首乌 12g，甘草 5g。

服法：水煎分服，每日 1 剂，经前、经期服。

加减：若风寒而致者，症见经行风疹块发作，皮肤瘙痒，疹块色淡，遇冷或风吹尤甚，经行腹痛有块，苔白脉细者，上方去生地、白蒺藜、加入党参 10g，炙桂枝 9g 等，月经量少者，可加入丹参、鸡血藤、川牛膝各 10g；月经量多者，可加入女贞子、墨旱莲各 12g，阿胶珠 10g。

（四）临床体会

本病证以风热证型为主，但每逢经行辄发作者，说明风热与血分有关，不仅风热在于血分，而且亦由于素体阴血不足。所以从根本上说，滋阴养血是治疗本病的主要方法，但在行经期风疹块发作时，应着重在疏风热，调理气血。《陈素庵妇科补解·经行发斑方论》节中认为斑为阳明胃病，经行血虚生热，风邪客热乘虚而入聚于阳明而发斑，以清热连翘饮治疗，药用水牛角、连翘、丹皮、生地、枳壳、荆芥、秦艽、白芷、前胡、花粉、赤芍、葛根、薄荷、红花，以疏风清热凉血，解阳明之毒，可供参考。但如在行经期风疹块发作较重，所反映的风热证热重于风者，可先以清热连翘饮治之，但需结合调经，经行量多者，加侧柏炭、贯众炭、地榆以固经；月经量少者，加入丹参、牛膝、泽兰以调经。经净之后，仍然要着重在滋阴养血，归芍地黄汤加入碧玉散、桑叶、连翘、白蒺藜等品，本中顾标，经行时再以治标为主，必要时可加入大黄，以清血分之热，解阳明之毒。经后仍以滋阴养血为主，前后调治3个月经周期，以巩固治疗效果。

八、经行失眠

行经期，或在经前，胸闷心烦，入夜难眠，重则彻夜不寐，经净之后，睡眠恢复正常，下次经行仍然发作，有周期性者，称为经行失眠。或称经行不寐。但若经行或经期偶尔一次失眠，或因情绪激动，入夜不寐，与经期无关者，均不属于本病范畴。

（一）病因病理

本病主要在于阴血不足，心肝火旺，心神不得安宁所致，根据临床观察所得，有阴虚火旺，心肝郁火，以及心脾不足三者。阴虚火旺者，素体阴虚，或久病、大病损伤阴血，阴血不足，相火偏旺，经前经期，阴血下注，阳长至重，则阴血益虚，相火更旺，旺则肾水不能上济于心，心神为热所扰而不寐，在临床上颇为常见；其次是阴血不足，郁怒伤肝，肝气失于条达，气机郁结化火，且经前冲任气盛、阳长至重，心肝郁火更甚，热扰神明而不寐。

亦有少数属于心脾不足者，即因劳倦思虑损伤心脾，或素常经量过多，病后体衰，以致气血不足，经行时阴血下注冲任，气血更显不足，无以奉养心神而不寐。

（二）诊断与鉴别诊断

1. 临床表现

每逢经期，或则经前，胸闷心烦，入夜难眠，或则彻夜不寐，经净之后，逐渐恢复，有周期性者。

2. 检查

检查女性内分泌激素及测量 BBT 观察女性内分泌激素失调的情况。

3. 通过检查及有关心脑检查，详细的病史询问，排除心脑部的器质性疾病及顽固的失眠症。

（三）辨证论治

1. 阴虚火旺证

主证：经前经期心烦失眠，头晕目眩，五心烦热，潮热盗汗，腰膝酸软，口干咽燥，或伴口舌糜烂，月经先期，经量或多或少，色鲜或稀淡，舌尖红苔薄白，脉象细数。

治法：滋阴清热，宁心安神。

方药：黄连阿胶鸡子黄汤（《伤寒论》）加味。

黄连 3g，黄芩 9g，阿胶（另炖烊化，冲入）10g，白芍 12g，鸡子黄 1 枚（冲服），夜交藤 15～30g，鳖甲（先煎）10g，怀牛膝 12g。

服法：水煎分服，每日 1 剂，经前、经期服。

加减：偏于肾阴不足者，加入干地黄 12g，女贞子、墨旱莲各 12g；偏于心阴虚者，加入麦冬 9g，生地 10g，五味子 5g；夜寐易惊，心悸不宁者，加入青龙齿（先煎）10g，左牡蛎（先煎）30g；月经量过多者，加入地榆、贯众炭各 10g；月经量过少者，加入泽兰 10g，益母草 15g。

2. 心肝郁火证

主证：经前期烦躁胸闷，难以入睡，甚则彻夜不寐，乳头胀痛，两胁胀闷，经常叹息，或伴头晕头痛，口苦咽干，月经先期，量多色紫红，舌质偏红，苔白或黄，脉象弦数。

治法：舒气解郁，养血安神。

方药：酸枣仁汤（《金匮要略》）加减。

酸枣仁 10g，炙知母 6g，茯苓、山栀、广郁金各 10g，合欢皮、柏子仁各12g，夜交藤、石决明、龙齿（先煎）各15g。

服法：水煎分服，每日1剂，经前、经期服。

加减：若脾胃欠和，纳食欠佳者，上方去炙知母、石决明，加入陈皮6g，娑罗子10g，炒谷麦芽各15g；肝火偏旺，目赤舌红，小便黄赤者，加入苦丁茶12g，龙胆草6g，甘菊6g，泽泻12g；心火偏旺，口舌糜烂，心烦心悸者，加入莲子心3g，黄连5g，木通5g；月经过多者，加入墨旱莲、炒地榆各10g；月经过少者，加入泽兰12g，益母草15g。

3. 心脾失养证

主证：经前经期，或则经后夜寐不安，或彻夜不寐，头晕目眩，心慌心悸，纳谷不馨，腹胀矢气，神疲乏力，月经偏多，色淡红，无血块，舌淡苔薄白，脉象细弱。

治法：健脾养血，宁心安神。

方药：归脾汤（《济生方》）加减。

党参、黄芪各15～30g，白术、茯苓神、龙眼肉各10g，酸枣仁9g，炙远志6g，广木香9g，陈皮5g，炒当归10g，夜交藤15g。

服法：水煎分服，每日1剂。

加减：胃脘不舒，时欲恶心者，加入制半夏6g，炒秫米12g；口干心烦者，加入钩藤15g，炒丹皮10g；月经过多者，加入阿胶珠10g，血余炭12g；经行不畅者，加入制香附9g，泽兰叶10g，益母草15g。

（四）临床体会

经行失眠，病位在心。以阴虚火旺证为多见，有时临床上常用天王补心丹来治疗。天王补心丹《摄生秘剖》又名补心丹，药用生地120g，天门冬、麦门冬、炒柏子仁、炒枣仁各60g，太子参、玄参、炒丹参、白茯苓、远志、炒五味子、炒桔梗各15g，研细末，炼蜜和丸，朱砂为衣，每服9g，空腹用温开水或龙眼肉煎汤送下。《症因脉治》方无朱砂，多黄连；

《世医得效方》方少天冬，多菖蒲、炙甘草、百部、杜仲；《药典》方多菖蒲、甘草，我们认为《症因脉治》的补心丹更为合适，一般在临床上应用，还当结合调经，加入琥珀粉、丹参、赤白芍、五灵脂等品，所谓胞脉者，属于心而络于胞中，心气不得下降，心神不得安宁，调经后使经血下行，气火下降，心神自得安宁。如出血量多者，加入炙龟甲、炒黄柏、椿根白皮、地榆炭等固经之品，滋阴降火，以安定心神。痰湿内阻，上扰心神者亦可不寐，但更须了解是否夹有血瘀，痰瘀相阻，通常以温胆汤合通窍活血汤（《医林改错》）加减，然而就笔者所见，此类患者常伴有头痛眩晕，烦躁，乳房胀痛等症状，甚至是癫狂的前兆症状，因此在治疗上还当根据其他症状进行加减，经净之后，再从滋养肾阴入手以治根本，本中顾标，稍佐宁心、解郁化痰和络等品调治之，才能取得较好的疗效。

九、经行呕吐

每值经期，或月经前后，出现恶心呕吐，甚至食入即吐，呕吐频频，经后则自然缓解，称为经行呕吐，或称经来呕吐，经来饮食后即吐，若经前经期仅仅出现恶心不舒，饮食有所不足者，一般不作为病证论。

（一）病因病理

本病证主要是肝胃不和，所谓肝胃不和者，包括两种含义。一在于肝郁，一在于脾胃虚弱，尤其是胃虚。肝郁者，在于情志所伤，肝气郁结，郁怒伤肝，经期气血下注胞宫，冲任气盛，气结不畅，郁逆上扰，随肝气横逆犯胃，以致经前经期呕吐。其次是脾胃虚弱，或因脾胃素虚，运化失常，经行之际，气随血泄，脾胃更弱，致使清气下陷，浊气不降而上逆，再加上经前期冲任气血偏盛，冲气有所升逆，则浊气更不得降。所以，宋·陈素庵认为：“妇人经正行，忽然呕吐，属胃虚。”胃虚不司和降，故浊气上升则为呕吐。

此外，尚有痰饮阻胃证，此乃久病或劳倦所伤，脾胃失和，运化失司，水湿不行，痰饮内停中脘，经行血下，胃气不足，失于和降，冲气升逆，则呕吐痰涎，正如《竹林寺妇科证治》认为经来饮食后即吐，乃因痰在胸膈，米谷不能下胃所致。

（二）诊断与鉴别诊断

1. 临床表现

每次经前，或经行期间，反复有规律的恶心呕吐，将胃内容物吐出，甚至食入即吐。

2. 检查

测量 BBT，检查女性内分泌激素，观察功能失调情况。

3. 通过有关检查及详细询问病史，排除平素脾胃虚弱及慢性胃病、胃脘痛以及经行胃肠型感冒等病证。

（三）辨证论治

1. 肝胃不和证

主证：经前经期，恶心呕吐，吐出黄色粘液，伴有口苦咽干，胸闷烦躁，脘痞胁痛，情志抑郁，头昏目眩，月经先期，量或多或少，色紫红，有小血块，舌质暗红，苔薄黄，脉象细弦。

治法：疏肝理气，降逆和胃。

方药：越鞠二陈汤、左金丸（《丹溪心法》）合方。

制苍术、制香附、炒山栀、六曲各 10g，陈皮、制半夏各 6g，茯苓 12g，黄连 5g，吴茱萸 3g，炒竹茹 6g，泽兰叶 9g。

服法：水煎分服，每日 1 剂，经前、经期服。

加减：胸闷气室，脘腹胀满者，上方加入广木香 9g，苏梗、制川朴各 5g；泛吐酸水明显者，上方加乌贼骨 9g，煅瓦楞子 12g；烦热口渴明显者，可加入黄芩 9g，钩藤 15g；月经过多者，上方加入地榆炭，仙鹤草各 12g；月经过少者，上方加入丹参12g，益母草15g。

2. 脾胃虚弱证

主证：经行之际，呕吐食物，食少腹胀，大便溏薄，神疲乏力，胃脘不舒，或隐隐作痛，得热则舒，精神萎靡，气短懒言，月经后期，经量偏少，色淡红无血块，脉象缓弱，舌质淡红，苔薄白。

治法：健脾和胃，调中止呕。

方药：理中汤（《伤寒论》）加减。

淡干姜5g，党参、炒白术、茯苓各10g，陈皮、煨木香、制半夏各6g，砂仁（后下）5g，炙甘草5g，焦山楂10g，生姜3片。

服法：水煎分服，每日1剂，经前、经期服。

加减：胸闷心烦，口苦苔罩黄者，上方加入黄连3g，炒丹皮10g；舌苔白厚，口腻痰多者，上方加入藿香、苍术各10g；月经偏少者，可加入泽兰、丹参各12g，红花9g。

3. 痰饮阻胃证

主证：经行恶心呕吐，吐出痰涎粘液，胸闷脘痞，身少力，月经后期，经量偏少，色紫红，有粘腻样血块，平时带下少或有痰浊样带下，形体肥胖，舌苔白腻，脉象弦滑。

治法：化痰和胃，降逆止呕。

方药：小半夏加茯苓汤（《金匮要略》）。

制半夏6g，茯苓10g，淡干姜、陈皮各6g，生姜三片，制川朴、苏梗各5g，制苍术10g，丹参、赤白芍各12g。

服法：水煎分服，每日1剂，经前、经期服。

加减：兼有脾胃不和者，上方可加广木香9g，党参、炒白术各10g；大便秘结，解而不畅者，上方加炒枳实、山楂各10g；大便溏泄，日行2~3次者，加入炒煨木香9g，炒白术10g，砂仁（后下）5g。

（四）临床体会

本病证临床虽不常见，但亦有之，病位在胃，以肝胃不和，脾胃虚弱为多见，肝胃不和者，在治疗上不仅要注意到肝郁气滞的一面，还要注意肝郁化火，损耗津液。因此，在治疗肝胃不和时，如见舌红苔有干燥之象者，即应稍加入沙参、芦根等养津之品；在脾胃虚弱类型，既要注意到虚寒的一面，亦要注意到虚热的一面，即胃阴不足，虚热上扰，胃失和降者，可以沙参麦冬饮治之，药用沙参、麦冬、黄连、竹茹、陈皮、太子参、甘草、白扁豆、黄精之属以调治之。

至于痰饮内阻证，还要注意到饮食积滞证的兼夹，影响到胃的和降功能，在小半夏加茯苓汤中兼用保和丸或枳实导滞丸等，以消导之，同时还要兼调月经，这是治疗经行呕吐的特色。

十、经行感冒

每值经期或经行之前，便出现感冒症状，经行之后，逐渐缓解者，称经行感冒。又称触经感冒。正如明·岳甫嘉所著《妙一斋医学正印·种子编》云："妇人遇经行时，身疼痛，手足麻痹，或生寒热，头疼目眩，此乃触经感冒。"近年来，由于有些女性体弱，触经感冒常有所见，故需进行专题介绍。

（一）病因病理

素体本虚，卫气不固，经行期间，血下而体力益衰，气血不固，卫阳薄弱，腠理疏松，易感外邪，病本于虚，但又感受外邪，影响经血排泄，形成了本虚标实，经血失调的三大特点。而且还要注意到外感的邪毒，乘血室之空虚，直犯下焦，伏于冲任血室，不仅影响经血的顺利排泄，而且影响女性的生殖功能。由于邪毒的性质不同，以及体虚的差异及部位不同，正如前人所云"邪之所凑，其气必虚"，"至虚之处，便是容邪之所"，所以经行感冒亦有着风寒、风热、邪入少阳等不同。

风寒者，素体虚弱，卫阳不足，经行气血益虚，卫阳更形不足，卫气不固，风寒之邪，乘虚侵袭肌表腠理，不得宣散，皮毛闭塞，风寒束表而出现一系列风寒表症，但风寒之邪，既侵入体内，部分又必乘血室之虚犯乎下焦，从而影响经血的正常排泄；风热者，表体不健，表气不足，或内有伏热，或阴虚阳盛之体，经血既下，气血更有所不足，腠理不固，风热之邪毒，乘虚袭入，与内热相结郁于肌表，部分热入血犯乎下焦，扰乎冲任血海，以致经行失常。此外，尚有素体虚弱，抗病力弱，经行之时，阴血注于下，抗邪之力更弱，外邪犯表后很快内入少阳，以致出现少阳的病变证候。

（二）诊断与鉴别诊断

1. 临床表现

经行之际有外感表证，以鼻塞流涕，喷嚏，头痛，恶风寒，或发热，月经有所失常等为主症。经行之后，逐渐痊愈，其发病随月经周期而反复发作。

2. 检查

通过头、耳、咽喉、腹部的有关检查，了解有无炎症、肿瘤等器质性疾病。

3. 通过有关检查，既要排除器质性疾病，又要与一般性感冒相区别。

（三）辨证论治

1. 风寒证

主证：每至经行期间，发热，恶寒，无汗，鼻塞流涕，咽痒，咳嗽，咯痰较稀，头痛身疼，月经量偏少，色紫红，有血块，小腹作痛，舌苔白腻，脉象浮紧。

治法：温经散寒，活血调经。

方药：桂枝汤（《伤寒论》）合佛手散（《普济本事方》）。

川桂枝 5 ~ 10g，赤芍 10g，甘草 6g，生姜三片，大枣 5

枚，荆芥、防风各6g，百部10g，当归10g，川芎6g。

服法：水煎分服，每日1剂，经前、经期服。

加减：恶寒明显，无汗者，上方可加麻黄6g，羌活9g；纳食甚差，胃脘不舒者，上方加入陈皮6g，广木香9g，茯苓10g；经行量少，小腹胀痛者，上方加入艾叶6g，泽兰10g，延胡10g，益母草15g。

2. 风热证

主证：每逢经行期间，发热身痛，微恶风，发热头痛汗出，鼻塞流涕，咽痛咳嗽，咯痰质浓，口渴欲饮，月经或量多，色红质粘稠，舌红苔黄，脉象浮数。

治法：辛凉解表，和血调经。

方药：银翘散（《温病条辨》）加减。

金银花15g，连翘10g，豆豉、炒牛蒡子各9g，薄荷、竹叶、荆芥各6g，桔梗，甘草各5g，炒丹皮10g，茜草12g。

服法：水煎分服，每日1剂，经前、经期服。

加减：咳嗽重者，上方加入杏仁10g，川贝母3g；心烦口渴者，上方加入山栀子10g，黄芩6g；恶风身痛明显者，上方加入防风、桑叶各6g；月经量多，持续不净者，加入白茅根30g，侧柏叶、仙鹤草各12g。

3. 邪入少阳证

主证：每逢经期，出现寒热往来，胸胁苦满，口苦咽干，心烦欲呕，头昏目眩，默默不欲饮食，月经或前或后，经量或多或少，色紫红，有血块，舌红苔薄白，或薄黄，脉弦或弦数。

治法：和解少阳，兼以调经。

方药：柴胡桂枝汤（《伤寒论》）加减。

柴胡、赤白芍各10g，桂枝、黄芩、制半夏各9g，党参10g，甘草6g，生姜三片，大枣7枚，鸡血藤15g，丹参10g。

服法：水煎分服，每日1剂，经前、经期服。

加减：周身骨节疼痛明显者，上方加入羌活、独活各9g，防风6g；脘痞纳差者，上方加入广陈皮6g，炒麦芽10g；腰俞酸楚明显者，上方加入寄生、炒川断各10g；月经量过多者，上方加入茜草炭、仙鹤草、侧柏叶各10g；月经量少腹痛，上方加入延胡10g，泽兰叶12g，益母草15g。

（四）临床体会

本病证属于本虚标实，以上从风寒、风热及邪入少阳三者论治，皆是急则治标的方法，故凡经前经期，外感症状明显，不得不先从标证辨治。从我们临床体会，阴虚阳虚之体，感受风邪，可以出现风寒、风热病证，但常有风寒、风热两者兼见者，在治疗上亦可将桂枝汤、银翘散合用之，以祛风达邪，热者清之，寒者温之，在具体用药及剂量上，可依据热重者，以清为主，寒重者，以温为主。方药组合得当，剂量应用合适，自然疗效好，副作用小。但是本虚是最重要的，除阴虚、阳虚的不同外，气血不足也应有所分别，一般来说，经期极易感冒者，当以气虚为主，所以我院在临床上所运用的防感合剂，是以玉屏风散加减，药用黄芪、党参、甘草、防风、大枣、当归、白芍等品，如果气血亏虚明显的，可以十全大补汤养之，十全大补汤是由四君、四物加入肉桂、黄芪而成，只有在恢复气血亏虚，增强体质，提高防御能力后，才能杜绝经期感冒的发生。

结 语

本章为经行前后诸证，是妇科常见的一组病证。近年来，本病证在临床上颇为多见，病证的种类大大超越了中医古籍所载，我们这里仅仅收载了10个病证，以示一斑。

经前期紧张综合征，是经行前后诸证的总病证，根据我们多年临床的体会，肝郁是本病发生发展的主要证型，但是不能忽略肾虚脾弱的本质因素，同时亦要注意到肝郁加深的郁结、化火，致瘀、凝痰以及进一步导致阴虚、阳虚、气血虚的虚化病变。治疗上虽以疏肝解郁为主法，方用逍遥散加减，但应根据病情演变，不仅要佐以清热、化痰、通瘀、散结等邪实的治疗，还要运用滋阴、助阳、补气、养血等正虚的治疗。经行发热，主要是肝经郁火与阴虚火旺，因此治疗上重在滋阴养血、清热解郁，滋水清肝饮是常用的方剂。经行泄泻，常见的是脾虚肝郁，土弱木横的病变，当健脾疏肝，培土抑木，香砂六君汤合痛泻要方是此病的主要方剂。经行眩晕，常见阴血虚、肝阳亢等，养血熄风是常用的方法，人参养荣汤、天麻钩藤饮亦是常用的方剂。经行口糜，主要是阴虚湿热，心火上炎，治疗上知柏地黄汤、导赤散是常用的方药。经行癫狂，癫者主要在于肝郁夹痰，治当解郁化痰，应选用越鞠丸合二齿安神汤治之；狂者，主要在于痰火上扰，当清热涤痰开窍，选用生铁落饮合黄连温胆汤最为合适。经行风疹块，主要在于风热、血虚。风热者，清热疏风，需选用消风散；血虚者，养血疏风，需用当归饮子。经行失眠，亦主要在于阴虚火旺，肝郁化火两者，阴虚火旺者，用黄连阿胶鸡子黄汤加减；肝郁化火者，用酸枣仁汤治之。经行呕吐既有胃虚的一面，又有冲肝气逆的一面，冲肝气逆，即肝胃不和者，可用越鞠二陈汤合左金丸；胃虚者，可用香砂理中汤。经行感冒，主要在于气血不足，表气不固，但可出现风热、风寒两者变化，风寒者用桂枝汤，风热者用银翘散，但从本质上讲，必须补养气血，玉屏风散、十全补汤均可灵活运用，以增强体表的防御能力。

但是所有这些病证，均有其周期性，与经血有关。所以在经前、经期服用时，一般均要加入调理月经的药物，如果月经过多者，又要加入止血固经之品，此亦是治疗此类疾病的特色。

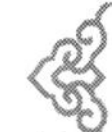

第七章　更年期诸证

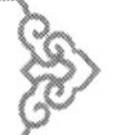

更年期，是指女性成熟期，逐渐进入老年期的过渡时期，也是月经紊乱，绝经的时期，中医称之为绝经前后期，现代医学中亦有称为围绝经期者。绝经，是指月经停止。绝经前后一段时间，称为更年期，一般认为40～60岁，也有认为到达65岁。更年期可分为：绝经前期或称更年早期——卵巢功能开始衰退，临床表现为月经周期延长且不规则，月经量渐趋减少；绝经期或称更年中期——月经停止，一般认为年龄超过45岁，停经已达一年者，则最后一次月经，即为绝经期；绝经后期或称更年后期——月经停止一年后。卵巢内分泌功能即将完全消失时期，亦即进入老年期前的阶段。

更年期最主要的是女性内分泌激素的变化，促性腺激素的变化尤为明显，卵巢功能衰退早期，促卵泡激素（FSH）分泌上升，促黄体生成激素（LH）亦随后上升。绝经期前FSH与LH分泌增高不同，FSH约为生育期的3倍，LH约为7倍，绝经后期，卵巢功能停止，FSH在绝经后10年达高峰，可较生育年龄高15倍，LH在绝经后1～3年达高峰，可达生育年龄的5倍。雌激素在绝经期或后，显著下降，孕酮在绝经期及后下降更为明显，因卵巢功能衰退，孕酮来源于肾上腺的分泌，雄激素随着年龄增长逐渐下降，这正如前人所说，肾气渐衰，天癸将竭已竭之时，冲任虚衰，脏腑功能低下，不仅生殖功能衰退和丧失，而且整个身体均向衰老发展。在衰退的过程中，首先是阴的不足，阴虚则上不能涵养心肝血脉，下不能滋润子宫冲任，阴虚则心肝气火偏旺，神魂不易安宁，阴阳者又必互相依赖，阳不足则阴难生，阴不足则阳亦不旺，阴虚久则必及其阳，肾阳衰减，火不暖土，脾运有所不及，脂肪代谢亦弱，形体逐渐肥胖，所以更年期的生理病理极为复杂，可以归纳为如下几个方面。阴虚阳旺，气火不平，心肝火动，风阳易旋，神魂不得安宁；或则阴虚精衰，骨髓空虚，骨质疏松；或则阴虚液耗，水液不足，五窍不和，皮肤失润，燥证迭至；或则阴虚及阳，阳虚则火不旺，火不旺则不能暖土，土运不及，内则泄泻便利，外则泛溢肌肤；或则阳弱气虚，摄纳无权，便溏带淋，癃闭失禁，诸证纷至。脏腑功能衰弱，久则又将产生痰湿、血瘀、脂浊、气滞等病变，乃形成虚实兼夹，寒热并存，多脏器多系统的疾病。治疗上以协调心—肾—子宫轴为主，交济心肾，调达子宫，佐以化痰、利湿、逐瘀、平肝解郁、和脾等，以达到祛病健身为要。但就临床所及，更年期的病证很多，较为常见的有：更年期综合征、更年期干燥综合征、更年期眩晕证、更年期心悸证、更年期浮肿证、更年期腰痛证等。分别介绍如下。

一、更年期综合征

据统计更年期的妇女约有 2/3 可产生程度不同的更年期综合征，其持续时间长短不一，因肾气衰，天癸竭，阴精不足，心肝失养，出现月经紊乱或中止，烘热出汗，头晕耳鸣，烦躁不安，心情忧郁，失眠心悸，神疲乏力等症状，中医谓之绝经前后诸证，又称经断前后诸证，古代医籍无此病证，1964 年修订全国高等院校中医药教材始录入。因本病的发生是心—肾—子宫轴紊乱所致，故又称其为心—肾—子宫失调综合征。一些因手术切除或放射治疗以及某些内分泌等其他原因，而丧失卵巢功能后出现的肾、心、肝、脾胃证候群者，亦属本病范畴。

本病在前人的著作中无系统论述，散见于月经不调、眩晕、心悸、失眠等有关病证中。治疗除内服药外，应注意摄生保护、饮食、心理等多方面的调节，方能取得稳定性效果。

（一）病因病理

西医认为，卵巢功能衰退是引起本病的主要原因。由于卵巢分泌雌、孕激素的功能减退，使下丘脑、垂体和卵巢间的功能平衡失调，雌激素对脑垂体的反馈抑制作用减弱，导致垂体促性腺激素（促卵泡生成激素 FSH 和促黄体生成激素 LH）的分泌增加，从而影响下丘脑与脑垂体的调节机制及其他内分泌腺（如甲状腺、肾上腺）与垂体间的平衡关系，并干扰大脑皮层与自主神经系统的功能，产生各种临床表现及代谢紊乱，其中自主神经功能紊乱的临床症状尤为常见。但本病的发生及其症状程度的轻重，除与上述内分泌功能状态有关外，同时与人的体质和心理健康状态、环境和精神因素密切有关。

前人认为，更年期肾气渐衰，天癸将绝，冲任子宫功能减退，月经渐趋失调而致断绝，原为女性生殖生理自然衰退的现象。但因有些妇女肾衰、天癸竭的过程或程度突然加速，或加深，或因社会、心理因素的影响较强，或则自身体质较差，或数脱血，或房劳多产，或劳心过度，或紧张不已，或生活不规律，或长期失眠等，必然引起原本肾阴阳有所失衡的状态加剧。根据我们系统的临床观察，本病 90% 以上属于肾阴虚或偏阴虚。阴虚天癸竭乏，上则影响心肝，下则影响子宫，心肝失养。心肝两藏，原为阴中之阳藏，心者君火也，肝者相火也，阴虚不能涵阳，水亏不能养火，心肝气火偏旺，火旺不仅上扰神魂，出现情志异常，而且又将下扰子宫血海，出现月经紊乱，天癸已竭，月经又多半出现愆期闭经。重于心者，必致心烦失眠，且心者，不仅主神明，而又主血脉，血脉失和，神魂失宁，自然又致烘热出汗，胸闷心悸，怔忡不安等证；重于肝者，又必致头痛头晕，焦躁忿怒，胸胁胀痛等证；但病发于心者为多见，因为子宫、胞脉、胞络下系于肾，上通于心，心、肾、子宫有着内在的联系，天癸既竭，子宫失养，经血失调或闭止，则气火不得随经血下泄，从而又将随胞、脉胞、络而扰乎心肾，使心肾更不得交济，心、肾、子宫之间更加失和，所以形成这一时期特有的综合征。

阴虚日久，又必及阳，或者素体脾肾阳虚，天癸既竭，阴虚心火上炎，阳虚则火不暖土，脾胃不运，则水谷不化，水湿不输，因而出现腹胀便溏，面浮肢肿等复杂病证，甚则上热下寒等病理变化。此外尚可能由于心肾失济、肝脾不和，从而又将致痰湿、血瘀、郁结等病理产物，形成更年期综合征中更为复杂的病变。

（二）诊断与鉴别诊断

1. 临床表现

凡年龄在 41 岁以上，出现月经紊乱甚至闭绝，以及烘热出汗，头晕耳鸣，烦躁激动，心悸失眠，心情忧郁，神疲乏力等证候群，可持续 3~5 年，甚至可达 10 余年。

2. 检查

辅助检查有血雌激素水平低而垂体促卵泡素升高，必要时可查血中钙、磷、铜、锌等水平，有条件者亦可检查脑啡肽、儿茶酚胺等。

3. 鉴别诊断

经有关检查排除因子宫肌瘤、子宫内膜癌、宫颈癌、宫颈炎等引起子宫异常出血，以及高血压、冠心病、更年期精神病等。

（三）辨证论治

本病主要治法按照发时调心，从心血（脉）心神为主论治，但要兼顾其肾。平时以调补肝肾为主，兼以调心。实际上可调节体内雌激素水平及补充钙、磷等微量元素。阴虚者，滋阴清降，阳虚者，温阳宁心，如兼有痰浊、血瘀、水湿者，当合治之。

1. 阴虚证

主证：月经先期，量少或先期量多，或崩漏，或闭经，经色鲜红或紫红，无血块，烘热出汗，头晕目眩，五心烦热，腰俞酸楚，心悸失眠，大便干燥，舌红少苔，脉细弦数。

治法：滋阴降火，宁心清肝。

方药：滋肾清心汤（临床验方）。

钩藤15g、莲子心5g、丹皮、紫贝齿（先煎）、怀山药、山萸肉、熟地、茯苓各10g、浮小麦（包煎）30g。

服法：水煎分服，日服1剂，8周为一个疗程。

加减：夜寐甚差者，加炒枣仁10g，夜交藤15g；胸闷不舒，时欲叹气者，加广郁金、合欢皮各9g；肝经郁火明显者，加黑山栀、苦丁茶、夏枯草各9g；大便偏溏者，加炒白术10g，砂仁（后下）5g；阴虚阳亢者，加天麻9g，石决明12g。

2. 偏阳虚证

主证：面色晦暗，浮肿，神疲乏力，形寒肢冷，头昏烦躁，烘热出汗，情绪忧郁，沉默寡言，腰膝酸冷，纳欠腹胀，大便溏薄，小便清长，月经或量多，色淡，无血块，带下清稀，舌质淡红，边有齿痕，苔薄白，脉沉细。

治法：温肾扶阳，健脾利水。

方药：温肾宁心汤（临床验方）。

党参、仙灵脾、仙茅、炒白术各10g，钩藤15g，丹皮10g，黄芪、连皮茯苓、防己各12g，怀山药9g，合欢皮、补骨脂各10g。

服法：水煎分服，每日1剂。

加减：失眠者加紫贝齿（先煎）、炒枣仁各10g；胸闷不舒，情绪忧郁者，加广郁金、娑罗子各10g；眩晕浮肿明显者，加天麻6g、车前子（包煎）、泽泻各10g；夹有阴虚火旺，烦热口渴，大便干结者，加入炙知母6g、炒黄柏10g、女贞子10g等。

3. 兼夹证

（1）兼肝郁：

证见：烘热出汗，头晕腰酸，胸闷烦躁，情绪激动，胸闷忧郁，胁肋疼痛，口苦咽干，月事紊乱，经量多色鲜红，有小血块，舌红苔黄腻，脉弦滑。

治法：滋阴清心，疏肝解郁。

方药：逍遥饮（《景岳全书》）加减。

熟地15g、当归、白芍、枣仁、茯苓、怀山药、炙龟甲（先煎）各10g，甘草、陈皮、合欢皮、炙远志各6g，炒山栀9g。

服法：水煎分服，每日1剂。

加减：纳欠便溏者，去熟地、当归，加入炒白术、六曲各10g，太子参15g；夜寐甚差或失眠者，加入夜交藤15g、青龙齿（先煎）10g。

（2）兼血瘀：

证见：绝经前后，小腹作痛，或有癥瘕病史，胸痹心痛，劳累后头痛，烘热出汗，烦躁寐差，月事紊乱，量少淋沥，色紫黑有块，或量多如崩如冲，舌质紫暗，脉弦涩。

治法：滋阴清心，活血化瘀。

方药：杞菊地黄汤（《医级》）合血府逐瘀汤（《医林改错》）。

桃仁、红花各9g，当归、赤白芍、丹参、熟地各10g，炒柴胡、桔梗各6g，杞子12g，甘菊6g，怀山药、炙鳖甲、茜草各12g，广郁金9g。

服法：水煎分服，每日1剂。

加减：血瘀型崩漏者，去桃仁、红花，加入马鞭草15g，五灵脂、益母草各12g，蒲黄（炒）10g；小腹胀滞、胸闷叹气者，原方去熟地，加入制香附9g，广木香6g。

（3）兼痰浊：

证见：绝经前后，烘热出汗，胸闷烦躁，突感肥胖，头晕目眩，胸痞不舒，夜寐甚差，时泛恶心，轻度浮肿，纳欠神疲，舌苔黄白腻厚，脉细滑带弦。

治法：滋阴熄风，化痰燥湿。

方药：半夏白术天麻散（《脾胃论》）加减。

钩藤 15g，丹皮 10g，莲子心 3g，怀山药 10g，明天麻 9g，制半夏 6g，白术 12g，泽泻 10g，苡仁 15g，陈皮 6g。

服法：水煎分服，每日 1 剂。

加减：口腻痰多，大便干燥，加服防风通圣丸每次 4g，每日服 2 次；大便溏薄者，加入广藿香 5g，云曲 10g，砂仁（后下）3g；脾虚水湿外溢者，加入黄芪、党参各 15g，防已 10g，车前子（包煎）10g。

（四）临床体会

妇女在生殖功能消失（即绝经后）仍能生存 20～30 年或更长，故她们的生命的 1/3 时间是在更年期及绝经后渡过的。目前我国妇女已有 1/5 步入绝经期年龄段，社会的老龄化不仅是我国的问题，更是世界的问题，为此，世界各国医学对研究和治疗绝经期妇女罹病非常重视，而中医药在治疗和预防更年期有关疾病的重要性亦逐渐体现出来，兹将我们对更年期综合征的防治体会介绍如下：

1. 推导“7、5、3”奇数律，防治更年期综合征。

我们在长期对女性生殖机理的研究中，发现“7、5、3”奇数律与女性生殖生理机能的活动有着重要的内在联系。女子以阴血为主，经、孕、产、乳以阴血为基础，但推动阴类物质活动的动力在于阳气，7、5、3 阳奇数是推动阴发展的数律，掌握此数律的变化，不仅对妇科疾病的治疗，而且对预测医学、预防医学的“治未病”至关重要。更年期这一阶段的重要事件是月经的终止，以及此阶段约有 2/3 的妇女会罹更年期综合征。我们认为，月经周期节律的衰退，实际上是女性周期阴阳消长转化运动的衰退和终止，而此运动的衰退和终止，与个体的体质、遗传、地区、气候等不同有关，归纳起来，是受体内“7、5、3”奇数律所支配。摸清“7、5、3”奇数律的生理病理，有着防治的重要意义。7数律类型者，则49～55岁为绝经期，那么42～48岁绝经前期或称更年前期，是防治更年期综合征的重要时期，而防治的重点在厥阴经——肝；5数律属于太阴、阳明中土体质类型者，则50～54岁为绝经期，或者46～50岁为绝经期，则45～49岁或41～45岁为绝经前期或称更年前期，是防治更年期综合征的重要时期，则51～55岁或者55～59岁为绝经后期，或称更年后期，防治的重点在太阴经——脾；3数律属太阳、少阴体质类型者，则48～51岁，或者45～48岁，最早42～45岁，或者51～54岁，为绝经期，则39～41岁，或42～45岁，或45～47岁为更年前期，为防治更年期综合征的重要时期，则46～52岁，或42～48岁，或55～61岁为绝经后期，或称更年后期，防治重点在于少阴经——肾。3数、5数律尚有几种不同绝经年龄，但均按3数或5数波动，这是阴阳运动在个体内部多样性的反映，但也有规律可循，同时还必须考虑到天、地、人三者的影响和调节，这也是我们近年来防治月经病、推导阴阳运动规律及论治未病的最大特色。

2. 发病原因的认识和分析

根据我们在广泛的社会调查以及深入的专病门诊观察所得，综合古人的有关记载，我们将其分为三点加以阐明。

（1）社会心理因素：更年期综合征，很明显地表现出心肝经症状，而心主神明（包括脑为元神之府）、心主血脉的症状尤为显著。因此我们考虑到了心理因素的问题。对确诊为更年期综合征的62例患者进行心理检测，随机选取妇女病普查中年龄45～55岁的健康妇女42例作为对照组，采用艾克森（成人）个性问卷，取1982年全国常模组修订的四个量表（简称E. P. Q），以个别测试形式要求被调查者逐题选择，标记“是”、“否”，测试者记分评判，设有 P 量表（示精神病质），E 量表（示内向与外向），N 量表（示神经质），L 量表（示掩饰、假托）。资料处理：将调查所测四个量表分数，按患者组、正常人对照组分别输入计算机进行计算。N 向度的平均分 ± 标准误，较其他向度［统计表格资料均载于《陕西中医》1987（11）：482］数值高，且更年期综合征患者组数值尤高于正常对照组，说明患者个性倾向是属神经质。而且从更年期妇女人格结构比较和两组人格结构的方差分析，可以说明神经质个性心理特征，很可能早于更年期已经形成，是本病发病的重要内在因素。

（2）社会因素：我们于 1984 年 7 月~1995 年 10 月对南京地区年龄在 45~55 岁不同社会职业的妇女更年期综合征发病情况调查资料来进行总结，比较知识分子和体力劳动者两群体妇女的发病情况，探讨社会职业与本病发生的关系。调查拟定以下几项内容：月经情况、各系统症状、病程、治疗改善情况、个人病史、家族史、家庭状况、工作负担、嗜好等内容。采用随机抽样方式，共获得 1090 份资料。其中知识分子妇女来源于市内 4 所高等院校，包括教师 374 人，干部 106 人，医生护士 89 人，职员 93 人，共计 662 人，占 67.7%，体力劳动妇女主要来自轻纺、机械系统产业工人 378 人，近郊农民 31 人，家务劳动者 19 人，共计 428 人，占 39.3%。1090 例更年期妇女中有症状者 723 人，占 66.3%，无症状者 367 人，占 33.7%，尤以脑力劳动紧张者发病率为高。在病理机转方面，已如下文所述。

（3）肾衰、天癸竭的生理因素：心—肾—子宫轴紊乱，阴阳失衡，是发生本病证的主要机理。更年期肾气衰，天癸竭，冲任虚衰，原属正常的生理现象，但衰退过早，或在衰退过程中受到其他因素的干扰，以致心—肾—子宫生殖轴的任何一个环节受到干扰，引起整体功能的紊乱，也就必然影响到阴阳的平衡，肝脾气血失调。就临床来看，发病最主要的因素由肾阴虚，阴虚则不能上济心火，心火偏亢，火性炎上，炎上则不能下交于肾，从而导致心肾不交，而且在阴虚不能上济心火的同时，由于阴虚水少，水不涵木，肝木之火亦动，心肝火动，益不能下交于肾，从而导致心肾不交，故心肾不得交济是发病机理中最主要的环节。心者主血脉，藏神明，正由于心火偏亢，火性炎上，故发生一系列心主血脉、心藏神明的病变，或者伴随肝郁、肝火的病证，再加上子宫、冲任胞脉反馈加强，形成气机上逆，反扰心脑，使清空神明之窍失和，是以发病，谓之更年期综合征。但是病的根本原因在于肾阴癸水的衰少，在于阴阳消长转化的节律失常。我们认为阴阳消长转化的运动规律，必须在心肾交合的调节下才能正常进行，肾属水，心属火，肾为坎，心为离，所以常有坎中之水，离中之火的称呼，坎居北方，离为南方，坎离既济，推动阴阳的不断运动，这是分析自然界阴阳运动的指导思想，所以与更年期内在的阴阳运动相适应，相平衡，不仅可以防治更年期综合征，而且也可大大提高更年期的健康水平。

3. 病理特点中的寒热分析

我们认为更年期综合征的病理是十分复杂的，其中寒热错杂尤为明显，根据我们长期的临床体会，就其病证反应约可分为如下三种。

(1) 热多寒少，重在心肝气火偏旺：一般来说，更年期综合征在于阴虚火旺，其表现形式有：①上下热，中有轻寒，即阴虚心肾之火偏旺，兼有胃寒，可见月经偏多，烘热出汗频作，心烦寐差，口渴喜饮，心情不畅，时或烦躁，神不守舍，但又伴中脘作胀有冷感，喜热按，或有胃病史，因此这种热多寒少的病理变化，在治疗上滋阴清热法中亦应照顾胃脘的寒性病变。②上中热，下有轻寒，即阴虚心肝火旺，兼有轻度肾阳虚寒，可见月经愆期，闭止，烘热出汗频作，头昏头痛，烦躁失眠，胸闷心悸，口渴咽干，情怀不畅，但又伴有小腹作胀，有冷感，腰酸尿频等，在治疗上，滋阴清热法中应照顾肾阳虚寒的一面。

（2）热少寒多，重在脾肾阳虚：这类病证虽为少见，但亦常有所见。热少者心肝气火偏旺者尚可，而脾肾阳虚较为明显，其表现形式亦有：①阳虚气化不利，水湿潴留或泛溢，可见浮肿尿少，经闭形寒，轻度烘热出汗，头昏烦躁，寐差，神疲等等，治疗当以温阳利水中照顾到清心安神等。②阳虚气滞，血行不利，凝结为血瘀者，可见经行腹痛，有膜样血瘀，腰酸小腹冷感，轻度烘热出汗，胸闷烦躁失眠等，治疗亦当补肾温阳法，佐入清心化瘀的治疗，才能更好地控制综合征的发作。

（3）寒热参半，阴阳紊乱：寒热参半，绝大部分是阴阳俱虚，肝热脾寒的复杂病变。除少数属于阴阳衰竭病情发展的终末阶段外，大多是病变过程中的短暂相持时期，随着病情的发展，将让位于偏阳虚寒为主，或偏阴虚热为主的偏胜状态。就本病证而言，阴虚占有主导地位，因此热为主者，极为常见，在处理上一般得同时兼顾，但在具体选用方药上要尽可能避免相互间有冲突性，即矛盾性，而且注意到寒热间的脏腑归经学说，使滋阴清热不影响到祛寒，祛寒温阳不影响到清热，才能获得较好的效果，免得带来不良的副作用，这是分析处理更年期错杂病变的要法。

4. 几种防治措施

（1）药物治疗：阴虚火旺者，滋阴降火，交济心肾，用滋肾清心汤加减，进入更年期后，身体各器官功能均发生相应的退行性改变，而以卵巢功能的减退最显著，所引起的一系列内分泌变化，削弱了大脑神经细胞的功能，致神经系统不稳定，降低了机体对内外环境的适应能力。近年来对神经递质在更年期综合征发病机理中作用的研究认为，中枢神经下丘脑含大量儿茶酚胺、内源性鸦片肽、5-羟色胺、乙酰胆碱等神经递质，更年期综合征的发生可能与上述神经递质的活动和活性有关。我们曾从120例更年期综合征患者的临床观察中发现，阴虚火旺者尿儿茶酚胺增高，阴虚肝火旺者尿17-羟皮质类固醇增高，阴虚心肝火均旺者，两者均增高。应用滋肾清心汤治疗后，在改善症状的同时，以上各项指标均有所下降，临床治疗总有效率达89.2%。偏阳虚者，助阳清心。总之按照发时治心，从心血（脉）心神为主论治，但要兼顾其肾，平时以调治肝肾为主，兼以调心。

在治疗过程中，必须注意以下几个问题：①寒热错杂，上热下寒，必须处理好矛盾，清心肝、温脾肾，选药得当；②本虚标实，既有肝肾不足，又常兼有痰浊、血瘀者，可按急则治标、缓则治本诊治；③调理脾胃，注意腰腹以下的保暖，适当地参加体育锻炼，以增加脾胃运化能力。

（2）心理调节：可以从三个方面进行。

① 心理疏导：采用个性行为矫正法：如经艾森克人格测定所示神经质个性特征者，拟定个性行为矫正条件。第一，善于客观地评价自我；第二，工作学习要有规律，适当调节工作节奏与休息的关系，避免忙乱和紧张；第三，对生活中发生的事不宜过分紧张，克服心理冲突；第四，对社会发展中新的价值、道德，文化观念要能适应；第五，注意与别人沟通思想，舒畅情怀；第六，热心公益，培养业余爱好，使心理有所寄托；第七，对个人健康不要过分敏感与忧虑。将这些条例传授给患者，克服不良影响，保持较为稳定的心理素质。

② 家庭调节：家庭境况对更年期妇女的发病起着较为重要的作用，所以有人认为一个身心受到过度压抑的妇女，其情绪波动要比一个生活工作在充满爱与理解环境中的妇女大得多。通过调节夫妻、子女、婆媳三种复杂关系，提高心理耐受阈值，充分理解与爱护她们，提供比较平和的生活环境。

③ 社会调节：社会竞争激烈，对更年期妇女而言，不能说是个轻而易举的负担。此期的大多数妇女感到精力明显下降，有人对这一时期妇女的精力能级作过估计，大约在 1/3 左右不可能保持原有的节奏了，所以社会各阶层对妇女更年期保健应有一个相当的重视，适当避免重的工作负担，注意协调好周围的人际关系，量力担负一定的工作。

（3）生活调节：更年期综合征患者往往有长期缺乏生活规律、过度疲劳等病史，我们认为人体的生物钟应与自然界的生物钟保持一致，进入更年期更应如此，遵循自然界四时变化、日夜更替的规律，日出而起，日落而息，夏至养阳，冬至养阴等，始终如一地把体内圆运动生物钟阴阳运动规律与自然界圆运动生物钟阴阳运动规律相一致，即当前所倡导的体内外阴阳平衡学说，这对本病的预防与治疗有着相辅相成的作用。

二、更年期干燥综合征

更年期妇女感到阴道干燥，带下亏少，口干无津，涕泪甚少，皮肤干燥等症状者，谓之“更年期干燥综合征”。大多与更年期综合征同时出现，是临床较为常见的病证之一。

更年期干燥综合征，与肾气衰、天癸竭有着重要的关系，属内燥病的范畴。通过辨证论治与辨病论治相结合，能够取得一定疗效。但由于本病亦属衰退过程中的一种疾患，因此疗程偏长，患者必须耐心服药，同时注意食养疗法，获取较好效果。

（一）病因病理

更年期干燥综合征的主要机理在于肾衰天癸竭，以至肾的阴精亏少，津液等随之而衰少。津液主柔主濡，故人体各脏器组织、四肢百骸无不受其惠养，津充则润，津亏则燥。但津液之所以充盛与亏耗，与天癸肾阴有关。人逾四十，阴气衰半，七七之岁，天癸将竭。天癸者，阴精也；肾阴者，精髓也。五脏之阴气，非此不能滋，肾主五液，全赖精髓。天癸将竭或已竭，全赖肾阴以滋之，阴虚精少，津液不充，故人体各脏器组织、四肢百骸失养，上不能奉养七窍，下不能涵养阴窍，外不能润养肌肤，燥证见矣。内燥与阴虚二者又有着密切的因果关系，阴津伤固可致燥，燥盛化火又必灼津伤阴；阴津耗损则燥益甚，终致水火失调，虚热内生，阴津更耗，形成病理循环，出现一系列阴伤内燥之征。更年期脾胃常易失运，久服滋阴方药，导致脾虚湿浊内阻，形成燥湿错杂之极端复杂病变。若患者禀赋不足，素体阳气虚弱，或由病程久旷，阴液亏虚，阴损及阳（气），阳气虚弱，既不能化水谷之精为津液，又不能输先天之精以濡养诸窍，外荣肌肤，阳虚内燥之证乃作。临床每见病程久延，体质羸弱，经绝，全身功能衰退的特征，从病情上看，远较阴虚型为重。另津液的周流敷布乃其常，凝滞壅聚是其变。此变非生理之演变，一旦气血失运，津液布途障碍，流行受阻，津液不得上承或外布，或者由于肾阴虚调节津液的作用减退，燥结成痰，痰阻脉络，结而成瘀。且肾阴虚子宫胞脉胞络失养，经血排泄失畅，亦致血瘀。瘀阻血气流行不畅，津液不布，《金匮要略》所谓之干血者，即此意也。瘀、痰、热、燥，皆由阴虚所致。瘀滞乃系第二致病因子，但在某种情况下，起主导作用，因而是一个不可忽视的因素。

西医学认为本病证系因卵巢功能衰退，雌激素水平呈进行性下降，加之机体老化的变化所致。由于雌激素的减少，使依赖雌激素而发育的靶器官逐渐退化萎缩，如外阴、阴道萎缩，分泌物减少，阴道干燥，甚至产生性交不适或困难；皮肤、皮脂腺、汗腺、泪腺等萎缩，可出现皮肤干燥甚至过度角化、涕泪减少等；口腔粘膜变薄，腺体萎缩，则唾液分泌量少而稀薄，出现口舌干燥甚或疼痛等。

（二）诊断与鉴别诊断

1. 临床表现

更年期妇女阴道干涩甚或疼痛，性交困难，带下甚少，口腔粘膜浅表处疼痛，皮肤干燥，弹性较差，甚至见有涕泪缺乏者，常伴有烘热潮红、出汗、头晕、感觉异常、失眠、功能性循环系统症状及食欲减退、便秘等植物神经系统障碍症状。

2. 检查

一般妇科检查除内外生殖器官呈现不同程度的萎缩性变化和阴道分泌物甚少外，无其他器质性病变发现。阴道涂片检查示雌激素水平低落，血尿、内分泌检查示雌激素减少而促性腺激素增加。

3. 鉴别诊断

通过详细询问病史、血液学及有关的实验室检查，可排除营养缺乏性皮肤粘膜病变，如维生素缺乏所致的皮肤干燥、口舌疼痛等，亦可进行诊断性治疗。必要时应请皮肤科、眼科、五官科等专科检查，以排除有关专科局部器质性病变。对伴有头晕失眠、循环系统及消化系统症状者，亦应通过有关检查排除相应系统的器质性疾病。

（三）辨证论治

本病证虽以阴虚（津伤）为主，但亦有阳虚者，临床上少见，常见阴虚日久的转归。其他尚有瘀滞、痰湿、湿热等证型，一般均是阴虚、阳虚的兼夹证型。在治疗上以滋阴生津为主，但必须兼顾应用化瘀、利湿、清热等法，以获取较佳效果。

1. 阴虚证

主证：月经后期量少，甚或闭经，阴道干燥，带下全无，或有少量黄水粘液。伴有口干咽燥，夜间尤甚，唇干燥裂，目涩视糊，涕泪甚少，肌肤干燥，形瘦色苍，头晕耳鸣，腰膝酸软，倦怠无力，五心烦热，齿浮牙松，纳少便结，舌苔少质光红，脉细数。

治法：滋阴养精，宁心安神。

方药：二甲地黄汤（《温病条辨》）加减。

龟甲（先煎）、鳖甲、怀山药、干地黄、丹皮、茯苓、泽泻各 10g，元参、炙知母、山萸肉各 6g。

服法：水煎分服，每日 1 剂。

加减：火旺灼热者，可加黄连 3g、黄柏 9g；低热缠绵、骨蒸潮热者，可加地骨皮 10g、白薇、银柴胡各 6g；口干咽燥裂痛者，加入柿霜 6g，芦根、石斛各 10g；皮肤瘙痒明显者，加入沙参、杞子各 10g，甘菊、桑叶各 6g，白蒺藜、白芍各 10g；特别是兼脾虚湿阻者，上方去地黄、知母、元参、加苡仁 15g，碧玉散（包煎）10g，焦山楂、白术各 10g，泽泻 9g。

2. 阳虚证

主证：月经稀少，或者闭经，伴有关节作痛或强直，气短心烦，倦怠无力，纳少便溏，面色㿠白，口干少饮，涕泪甚少，阴道干燥，小腹作胀，小便不畅，或溺后余沥不净，肢端欠温，甚至畏寒身冷，脉细，苔薄白，舌质淡胖，边有齿痕。

治法：补阳益气，化湿蒸液。

方药：二仙汤（《妇产科学》）合圣愈汤（《兰室秘藏》）。

红参 6g、黄芪、白术、仙灵脾各 10g，仙茅、炙甘草各 6g，红枣 5 枚，荷叶 1 张，白芍 10g，怀山药 15g。

服法：水煎分服，每日 1 剂。

加减：虚寒甚者加入制附片 6～10g，肉桂 3～5g，胡芦巴、补骨脂各 10g；关节冷痛者加入桑寄生、杜仲、骨碎补各 9g，川桂枝 5g，功劳叶 10g 等；大便溏泄明显者，加炮姜 5g，补骨脂 10g、芡实 10g，煨肉果 6g 等；浮肿明显者加防已 10g、泽泻、车前子各 9g。

3. 瘀滞证

主证：月经后期量少，色紫黑有血块，小腹疼。妇科检查，常发现子宫肌瘤，质地较硬，阴道干燥。肌肤甲错，口干舌燥，唾液甚少，涕泪缺乏，舌质紫暗有瘀点，苔甚少或无苔，脉细涩。

治法：滋阴化瘀，舒气增液。

方药：大黄䗪虫丸（《金匮要略》）加减。

归尾、桃仁、鳖甲各15g，熟军6g，赤白芍各10g，地鳖虫9g，熟地、牡蛎、丹皮、山药各10g，水蛭6g。

服法：水煎分服，或以上方增加10倍量研细末蜜丸，每次6g，日服2~3次。

加减：夹痰浊的加入玄参10g，山慈菇、风化硝各9g，贝母、炒枳壳、竹沥、半夏各6g等；兼气虚阳衰的加入黄芪、党参各10g，仙灵脾9g，肉桂3g等；夹有湿热的加入泽泻10g，炒黄柏9g、茯苓、苡仁各15g。

（四）临床体会

1. 干燥综合征多发生于30~50岁，本病分原发性与继发性两类，而更年期发作的干燥综合征属于继发性，伴发其他结缔组织病。现认为是一种自身免疫病。发病特点：①眼：呈干燥性角膜炎，常表现为眼异物感、灼热感、干燥及易疲劳感。②粘膜：干燥性口腔炎为主要表现，唾液分泌减少，自觉口干口渴，味觉异常，咀嚼困难，尤其进食馒头或面包时。除泪腺及唾液腺外，鼻腔、咽喉、气管、支气管、胃等粘膜之分泌腺受累，甚至汗腺和阴道物减少而感干燥。③皮肤：约有50%病例表现皮肤干燥，其中约25%表面附有鳞屑。④关节症状：多数病例有关节痛或关节炎。还可并发支气管炎、胸膜炎、间质性肺炎及肺纤维化，亦可有颈或全身淋巴结肿大，肝脾肿大，心肌炎、心包炎等。

2. 关于诊断问题。一般以①干燥性角膜、结膜炎；②口腔干燥；③类风湿性关节炎，或其他结缔组织病，仅符合前两项者为原发性，合并结缔组织病者为继发性，即广义的干燥综合征。

3. 在辨证论治中，虽然有阴虚、阳虚、瘀滞之分，但以阴虚为主，更年期所见的干燥综合征，更以阴虚津伤为主，病程长，病情错杂，其中兼夹因素特多。如瘀滞、痰湿、风湿、湿热等。单纯性的阴虚津伤者，治疗较为容易，如三甲地黄汤、麦味地黄汤、沙参麦冬饮等，均可用之，但作为妇科来说，始终要抓住心—肾—子宫生殖轴，滋养肾阴更要与宁心安神相结合，使心肾处于宁静的交合状态中，才能保养阴与精的缓慢衰退，从而也才能减少津液亏耗，肾主五液，亦即此意。如阴虚夹瘀滞者，必须滋阴与化瘀相结合，大黄䗪虫丸属此。或者以二甲地黄汤加入桃仁、红花、山楂、五灵脂亦可。如阴虚夹痰湿者，治疗较为复杂。痰湿者，常与脾虚有关，滋阴则碍脾，健脾燥湿又有碍于滋阴生津，因此，治疗需从两方面入手。其一，急则治标，痰湿偏盛，先当健脾运中，燥湿化痰入手，如归芍六君汤加减；其二，分清主次缓急，进行标本兼顾，阴虚为主者，先以阴虚论治，选张景岳补阴益气煎、五福饮、七福饮等用之。如阴虚津伤兼夹湿热者，或湿热偏盛者，应选用甘露消毒丹、验方养阴利湿汤，阴虚夹风湿者，或风偏甚，可选用秦艽鳖甲汤。阴虚日久，必及其阳，阳虚影响脾运，火不暖土，气不生津，一般助阳益气。我们常用《金匮》肾气丸（汤）加入人参或者上好的别直红参，乃是助阳益气生津的较好药物。或者加入冬虫夏草、雪莲、黄芪等温阳益气扶正之品，以提高免疫机能。同时亦要加入调济心肾、调达子宫之品，以反映妇科治疗更年期干燥综合征的最大特色。

三、更年期眩晕证

更年期妇女常感头晕目眩，视物昏花，或与月经周期有关，眩晕之证易在经行前后发作，且或伴有浮肿，谓之更年期眩晕证。常伴有血压的升高。

更年期眩晕证与肾衰、天癸竭过程中的阴阳偏衰有关，更与肝脾的有关功能密切相关，本病经过辨证论治与情绪调摄，获效明显，渡过更年期后大多缓解。

（一）病因病理

西医认为精神紧张是引起高血压的危险因素，使血中儿茶酚胺和游离脂肪酸增高，容易导致血管粥样硬化。更年期高血压的特点为收缩压升高，而且波动较明显，波动时常伴有潮热发作，因此有人称为更年期高血压。而眩晕、眼花、脾气暴躁、易激动、恐怖感等症状在月经紊乱的一年内发生率达到高峰，随着月经的停闭逐渐缓解。

妇女进入更年期后，肾衰天癸将竭或已竭，阴气自半，津液亏耗。肾者主水，癸水者，与肾阴有关，癸水已竭，肾阴不足，或长期精神紧张，或突然精神创伤，或恼怒忧思，或心烦失眠，以致阴虚气郁，水不涵木，木郁化火，火性上炎，上扰清空之窍，且火为阳邪，肝阳亢盛，阳盛化风，风阳上越，必致头晕目眩，风、火、阳三者，又必下吸肾阴，内伤肝血，使肝肾阴血更耗，因而月经原有的消长转化节律必然处于低水平，甚或不能形成周期节律，且在经前经期阳长至重时，心肝气火必然更旺，其阳、火、风三者更甚，从而发作眩晕或者伴发头痛失眠。在阴虚阳旺，水亏火旺，阳盛化风的病变过程中，亦可导致火热炼液成痰，或肝郁脾弱，痰浊内生，肝阳肝风夹痰浊上蒙清窍，发作眩晕者；或者阴虚肝郁，气滞脉络不畅，或者经行产后，瘀浊留阻，久而血瘀入络，以致风阳夹血瘀阻于清窍之络，亦可致眩晕头痛等病证。

其次脾虚痰浊所致者，或缘素体脾虚，或者肾虚及脾，火不暖土，脾土失于健运；或者肝郁克脾，脾土不足，湿浊内生，或者心肝气郁，脾胃又弱，气郁化火，脾虚生湿，火炼湿成浊，湿浊或痰湿上蒙清窍，清阳之气不得上升，以致头目眩晕。或者肝郁脾虚，肝郁化火化风，风火上升，必发眩晕，兼之脾虚痰浊内阻，蒙蔽清窍，清阳之气不能上升，则眩晕而必昏晕。此乃更年期眩晕中的复杂病变。

（二）诊断与鉴别诊断

1. 临床表现

更年期妇女头晕目眩，视物昏花，伴有烘热出汗、焦虑、紧张、月经紊乱者，常或伴有面浮肢肿。

2. 检查

测血压以收缩压升高为主，且波动明显，血清雌激素水平下降，促性腺激素水平上升。

3. 鉴别诊断

通过有关检查检验排除因肾脏疾患、肿瘤、主动脉狭窄、多发性大动脉炎、颅内疾病引起的症状性高血压及高血压病，以及与神经科、五官科的眩晕相鉴别。

（三）辨证论治

1. 阴虚肝旺证

主证：头晕目眩，腰酸耳鸣，月经后期，量少，经前胸闷乳胀，心烦寐差，性急易怒，舌红苔薄黄，脉细弦。

治法：滋阴益肾，清肝宁心。

方药：杞菊地黄汤（《医级》）加减。

杞子、钩藤、干地黄、山药、山萸肉、丹皮、茯苓、泽泻各10g，青陈皮各6g，桑寄生10g。

服法：水煎分服，每日1剂。

加减：烘热汗出、失眠、悲伤欲哭，加黄连、莲子心、甘草各5g，浮小麦30g；口苦咽干，目赤面红加黑山栀、炒子芩、苦丁茶各10g；纳谷欠香、腹胀便溏者，去干地黄，加炒白术10g，砂仁（后下）3g，煨木香6g。经来量少，经期改用越鞠泽兰叶汤加减，药如炒苍术、丹皮、泽兰叶、益母草、川牛膝、山楂、香附、当归、赤芍各10g。

兼痰浊证：

除上述症状外，尚有形体肥胖，胸闷口腻痰多，舌苔黄白腻厚者，治当佐以化痰，以杞菊地黄汤合越鞠二陈汤出入，药从上方去山萸肉，加入制苍术、广玉金、陈胆星、炒枳壳等。

兼血瘀证：

除上述症状外，尚有头痛、口渴、不欲饮水，善忘，大便色黑，脉象细弦带涩，舌质边有紫瘀，或瘀点，治当佐以化瘀，以杞菊地黄汤合通窍活血汤，即杞菊地黄汤去山萸肉，加入干地龙、全蝎、川广郁金、红花等品。

2. 脾虚湿浊证

主证：头昏如蒙，视物色黑，胸脘痞闷，纳谷不香，口腻痰多，性情抑郁，月经后期量少，形体肥胖，或浮肿，舌苔白腻，脉细弦滑。

治法：健脾化湿，疏肝祛痰。

方药：半夏天麻白术汤（《医学心悟》）加减。

青盐制半夏、陈皮各 6g，炒白术、天麻、茯苓、广郁金各 10g，甘草 3g。

服法：水煎分服，每日 1 剂。

加减：胸闷不舒、时欲叹气、舌苔黄腻，加钩藤 15g，丹皮 10g，青皮 6g；失眠寐差，烘热汗出，加黄连 5g，紫贝齿 10g，浮小麦 30g；月经量少加泽兰叶、益母草、山楂、五灵脂、鸡血藤各 10g；头昏浑不清，身体疲乏酸楚者，加入荆芥、天虫各 6g，广藿香 5g。

兼肝郁风火证，除上述症状外，尚有烦躁口渴，头痛寐差，脉弦细滑，舌质红苔腻，治当佐以清肝熄风，半夏白术天麻散加入钩藤 15g，白蒺藜、丹皮、陈胆星、苦丁茶各 10g。

（四）临床体会

更年期眩晕证在更年期可谓常见病，常伴有血压的升高，曾有学者调查广东地区更年期妇女 2017 例，发现眩晕、眼花、脾气暴躁、易激动、恐怖感等症状的发生率在月经紊乱的 1 年内发生率最高，可达 45% 左右，部分患者伴有血压增高，且波动明显，与情绪的变化，月经周期的变化有关，服降压药物的时间、剂量不易掌握，用中药辨证施治可以缓解症状，血压增高、波动等亦得到改善，患者乐于接受。本病主要表现为阴虚肝旺证与脾虚湿浊证，在临床上除根据辨证分别运用杞菊地黄汤、半夏白术天麻汤进行加减外，尚需根据月经周期的不同阶段加减。在经前经期时，一般着重熄风潜阳，养血安神，天麻钩藤饮为我们临床上常用的主要方药，有时要加入龙齿、龙骨、夜交藤、牡蛎等介石类潜降之品，同时结合调理月经，月经过多的要加入炙龟甲、女贞子、墨旱莲等固经之品；月经过少，小腹作胀要加入丹参、制香附、泽兰、茺蔚子、川牛膝等引血下行之品，使经行顺利。此外，更年期眩晕，除阴虚阳旺外，尚夹有阳虚痰浊上逆的一面，临床称为复杂证型，治疗亦当兼顾兼治，标本同调，可用二仙汤合天麻钩藤饮，药用仙灵脾、仙茅、巴戟天、炒黄柏、钩藤、天麻、杜仲、石决明、茯苓、益母草、茯神等，始能获效。高血压与心血管疾病有着密切的关系，高血压与动脉粥样硬化之间存在着相互促进的作用，即动脉粥样硬化可加重高血压，高血压又可促进动脉硬化的发生。故积极治疗更年期眩晕证，保护心脑血管，不使更年期的血压波动演变为高血压病，平稳渡过更年期，有着重要的临床意义。

四、更年期心悸证

更年期的妇女常感心痛，胸闷，心悸不宁，烘热出汗，健忘、失眠，月经失调或闭经者，谓之更年期心悸证。相当于西医学的冠状动脉粥样硬化性心脏病。常与更年期综合征相伴发病，如非病证危急，须考虑更年期综合征的特点，给予综合治疗，方可获良效。

（一）病因病理

更年期心悸证，我们认为病的根本原因在癸水竭、肾阴虚，而发病的部位在于心，在于心主血脉的病变。一般来说，更年期已趋向于肾气衰，天癸竭，冲任脉虚衰的状态，如果衰竭加快，或在衰竭过程中的波动较大，必将导致心—肾—子宫生殖轴的功能紊乱，引起心肝之间的气火偏旺，所谓阴虚则火旺，火旺则阴更虚，癸水更形匮乏，不仅不能涵养子宫、冲任，使子宫的形体质地变为肥大和坚硬，而且又不能涵养心脑、血脉，使心脑功能不强，血脉亦为之肥厚坚硬，心肾之间更不能交合，水火坎离之间更不得交济，亦正如《慎斋遗书》中所说："故欲补心者，须实肾，使肾得升；欲补肾者，须宁心，使心得降。"所以癸水将竭或已竭，肾阴不足者，必然累及于心。心主血脉，又主神明，影响主血脉者，首先影响心脏本身的脉络及脑部的脉络，不能很好的主宰和推动血气的周流运行，再加上月经紊乱或闭经，子宫已丧失定期泻与藏的作用，形成有藏无泻，血气之余者，不得定期排泄，又必上行，《素问·评热论》说："胞脉属心而络于胞中。"气血上行，自然上扰乎心，更将影响心主血脉的作用，亦从而影响心主神明的作用。复加长期精神紧张，思虑过度，烟酒不禁，嗜食膏粱厚味，或原本形体肥胖等，进一步耗损肾阴，激动心肝气火，夹痰浊脂肪，窜入心脏脉络，从而发作心悸、胸痹等证。《济阴纲目》引朱丹溪文说："因七情伤心，心气停结，故血闭而不行，宜调心气通心经，使血生而经自行矣。"正由于此，所以在阴虚心肝郁火病变中，除常夹痰浊脂肪外，亦易夹瘀滞病患。

西医认为更年期妇女血脂蛋白代谢变化与体内雌激素水平下降有关，亦可列为冠心病的易患因素之一。雌二醇与胆固醇、低密度脂蛋白呈负相关，与高密度脂蛋白呈正相关，另有报道雌激素可通过内源性一氧化氮，即内皮细胞来源的血管舒张因子直接调节血管内皮与平滑肌的功能，阻碍动脉粥样硬化形成，因此更年期的妇女内源性雌激素的下降至缺乏，导致雌激素对心血管等系统的保护作用丧失，而使更年期的妇女冠心病发病率增加。另与动脉粥样硬化发病相关的因素尚有高血压、糖尿病、肥胖、饮食习惯、高度紧张的脑力劳动、遗传及某些微量元素的摄入不足等。

（二）诊断与鉴别诊断

1. 临床表现

更年期的妇女心痛，胸闷，心悸怵惕，烘热出汗，时发时止，反复发作者。

2. 检查

血查 T、E_2、FSH、LH、血脂、血糖、LDH 同工酶，以及心电图、眼底检查，心脏 X 线检查等。

3. 鉴别诊断

通过详细询问病史及有关检查排除其他原因所致的心悸等病。

（三）辨证论治

本病以阴虚阳亢为主证型，气滞血瘀、痰瘀痹阻为兼夹证，若心绞痛频繁发作或急性心肌梗死应以内科为主抢救治疗，不属本病讨论范围。

1. 主证型　阴虚阳亢证。

主证：更年期妇女常感心痛，胸闷窒痹，心悸怵惕，失眠多梦，烘热出汗，五心烦热，头晕耳鸣，舌红边紫、苔薄，脉细弦。

治法：滋阴益肾，活血通络。

方药：滋肾清心汤（临床经验方）加味。

钩藤 15g、莲子心 5g、丹皮、怀山药、山萸肉、茯苓、紫贝齿（先煎）、熟地、丹参、山楂各 10g，浮小麦（包煎）30g。

服法：水煎分服，每日 1 剂。

加减：心肝气郁者，见胸闷胁胀，乳房胀痛，烦躁易怒，加广郁金10g，青陈皮各6g，夏枯草、苦丁茶各10g；口腻痰多，夜寐不安，加陈胆星、广地龙、青龙齿（先煎）各10g；纳谷不香，腹胀，加陈皮6g，娑罗子10g，香谷芽15g；脉结代加炙甘草10g。

2. 兼证型：

（1）气滞血瘀证

主证：心悸，胸闷，或有阵发性心胸疼痛，痛如针刺，每遇情志不舒或恼怒诱发，须臾可止，伴见烘热出汗，胸胁疼痛，时欲太息，舌质暗，脉细弦或结代。

治法：理气解郁，活血止痛。

方药：血府逐瘀汤（《医林改错》）加减。

当归、赤白芍、桃仁、红花、丹参、生地、川牛膝、桔梗、钩藤、丹皮各10g。

服法：每日1剂，水煎分服。

加减：烘热出汗频作，失眠多梦者加黄连、莲子心各5g，紫贝齿（先煎）15g、浮小麦30g；胸闷胁胀，咽间不利，加广郁金10g、青陈皮各6g；口苦咽干，烦躁易怒，加夏枯草、苦丁茶各10g；纳谷不香，腹胀便溏加煨木香6g、砂仁（后下）5g；脉结代加川桂枝、炙甘草各6g。

（2）痰瘀痹阻证

主证：心悸时作时止，受惊易作，胸闷窒痹，口腻痰多，夜寐惊惕易醒，舌胖边紫、苔白腻，脉弦滑。

治法：宣痹化痰，理气通络。

方药：温胆汤（《千金要方》）加味。

制半夏、竹茹、枳实、茯苓、广郁金、瓜蒌皮各10g、陈皮6g、炙甘草3g、黄连5g。

服法：每日1剂，水煎分服。

加减：烘热出汗，烦躁失眠，加钩藤15g，丹皮10g，青龙齿（先煎）15g，浮小麦30g；纳谷不香，脘腹作胀，加山楂 10g，枸橘李 10g，广木香 6g；心痛阵作，加丹参、五灵脂各 10g。

（四）临床体会

更年期心悸证与更年期综合征往往相兼伴发，仅治前者或西药对症治疗常常不易缓解临床症状，而患者转来妇科求治。我们从更年期的特点出发，辨证结合辨病治疗收效颇捷，且实验室指标如血脂、心电图亦有改善，以下将有关临床体会分述之。

1. 病机分析

更年期心悸证与更年期综合征是同一病机发生的不同侧面，均由心—肾—子宫轴失调所致，更年期在肾阴下虚的前提下，前者以心主血脉的功能障碍为主，后者以心藏神的功能障碍为主，二者既有区别，又有联系，不可截然分开，因此决定了在治疗上从心—肾—子宫轴入手调治，较单降血脂或降血压或抗心律失常这些对症治疗收效明显。我们曾治一本院内科医师届更年期，因患冠心病，心律失常不能坚持工作，迭服上述诸药，更年期一般症状得以缓解，唯心律失常不能纠正，经服滋肾清心汤加减月余，心律失常消失，血脂中胆固醇亦下降明显，能坚持日常工作。由此可知，在治疗本病证时，应参照更年期综合征，心肾子宫合治，重点是心肾同治，发作时以治心为主，缓解期以治肾为主。

2. 辨证为主，结合辨病用药，提高疗效

（1）单味药物如丹参具有增加冠脉流量，改善微循环的作用，其有效成分可影响多种凝血因子，改善血液流变性，抑制血小板聚集，抗血栓形成及增加红细胞变形能力。红花具有轻度兴奋心脏，降低冠脉阻力，增冠脉流量和心肌营养性血流量的作用，尚具抗血栓形成及降血脂作用。桃仁提取液静脉注射可使家兔脑血管及外周血管流量增加，可提高血小板中的 cAMP 水平，抑制 ADP 诱导血小板聚集，抑制血液凝固及血栓形成。益母草具有扩张冠状动脉，增加冠脉流量，尚可抗血栓形成并改善微循环。元胡索可增加离体兔的冠脉流量，可扩张外周血管，降低血压和降血脂作用。

（2）复方如血府逐瘀汤具有活血化瘀，行气止痛的功效，陈可冀率领的研究组对该方进行了大量研究，证实本方可消除实验性家兔 AS 斑块，抑制 AS 的平滑肌细胞 DNA 合成，增加冠脉血流量及心肌营养性血流量，改善心肌缺血缺氧状态，加强心肌收缩力，使心脏恢复功能。另如以熟地、首乌为主的滋阴方剂，以山楂、姜黄为主的降脂方剂均可使实验性家兔的主动脉 AS 面积缩小，明显低于对照组，具有统计学意义。

以上药物、方剂均应在辨证的前提下选择应用，方可提高疗效，否则将为无本之木，甚至适得其反，事倍功半。

3. 防治结合，重视预防

本病既需及时地治疗，更需积极地预防，预防本病发生的时间同更年期综合征，见更年期综合征节内临床体会部分。以下就本病的预防特点作一介绍。

（1）合理的膳食：科学合理的膳食主要为预防高脂血症的发生，应以植物脂肪为主，适当进食瘦肉、鱼类及蛋类，配以蔬菜水果及豆制品，避免进食多量的高糖、高脂食物。

（2）适当运动限制体重：进入更年期，体重有逐渐增加的趋势，限制体重除避免高糖、高脂、超量进食外，重要的是适当增加体育活动，运动不仅可以降低胆固醇、血糖，还可使甘油三酯及高血压降低，并促进钙的吸收。

（3）调摄情志：重视心理调节，保持心理健康，避免精神紧张，精神紧张是引起高血压的危险因素，使血中儿茶酚胺与游离脂肪酸增高，容易导致动脉粥样硬化，主动避免与缓解精神紧张应引起更年期妇女的重视。

（4）戒烟忌酒：吸烟可使血中胆固醇、甘油三酯和致动脉粥样硬化脂蛋白量增高，而抗动脉粥样硬化脂蛋白量降低，长期饮酒者，血液中 LDL—C 浓度增高，致高脂血症，故烟酒均是诱发冠心病的因素之一，均应戒除。

五、更年期浮肿证

更年期妇女面目四肢肿胀，经行前后易见，劳则尤甚，称为更年期浮肿证。

更年期浮肿证，可见于更年期每个阶段，但于更年早、中期月经紊乱时多见，而于经行前后易见。

（一）病因病理

更年期浮肿，首先与脾虚有关，《内经》指出：“诸湿肿满，皆属于脾。”因为更年期肾气渐衰，天癸将竭，或已竭之时，脾气亦有所不足，兼之素体脾虚，或饮食劳倦伤脾，或久居湿地，或曾经期冒雨涉水，湿邪内侵，经行之时，阴血下注，气随血下，脾气更虚，输化失职，水湿内停，泛滥横溢，溢于肌肤而成水肿。但临床上常见的更年期脾虚浮肿者，大多兼有心肝气郁，因更年期内有阴虚之体，外有情志感触，心肝气郁，气机不畅，必然影响脾胃运化，俗称之为木郁克土，脾胃远化失职。脾胃者，贵在运化，以运为健，不能健运，日久导致脾虚，脾虚不能制水，水湿停聚，泛溢而为水肿。《妇人大全良方》将妇人水肿又分为水分、血分，意即由于气郁血瘀导致水湿泛溢为浮肿者，但即使属于血分瘀血者，其原因亦常与肝郁脾虚有关，亦即是常在肝郁脾虚下所致的瘀血，始能造成浮肿。

此外，尚有肾阳偏虚所致者。西医认为更年期水肿是由于内分泌改变，影响水钠潴留，易致浮肿，中医学中即谓肾气衰，天癸竭，阳气虚弱。肾阳者，司气化，有分利小便的作用，故有助于水湿输化，但阳虚气化不利，水湿留蓄，从而发生水肿。

（二）诊断与鉴别诊断

1. 临床表现

更年期妇女面目四肢肿胀，经行前后易见，劳则尤甚，可伴有烘热出汗等症。

2. 检查

血查雌、孕激素、促性腺激素等，以了解性腺轴改变情况。

3. 作甲状腺、肾上腺皮质功能、肝、肾功能等检查，排除内、外科等疾病引起的浮肿。

（三）辨证论治

1. 肝郁脾虚证

主证：更年期妇女胸闷烦躁，头昏头痛，面目四肢浮肿，经行前后易见，伴月经紊乱，月经量多或少，神疲乏力，腹胀便溏，劳累则肿甚，或心烦寐差，小便偏少，舌胖淡，边有齿痕，舌苔薄白腻，脉沉细或弦细。

治法：疏肝健脾，化气利水。

方药：防己黄芪汤（《金匮要略》）加味。

防己 10g，黄芪 15g，炒白术、茯苓各 10g，钩藤 15g，广郁金 10g，青陈皮各 6g，泽泻 9g。

服法：水煎分服，每日 1 剂。

加减：月经量多者，加炒五灵脂、炒蒲黄（包）各 10g，艾叶炭 10g；月经量少者加丹参、泽兰叶、益母草各 10g，川桂枝 6g；腰酸明显者加炒川断、紫石英（先煎）各 10g；烘热出汗者，加钩藤、丹皮、紫贝齿（先煎）各 10g，浮小麦（包）30g。

2. 肾阳虚证

主证：更年期面浮肢肿，下肢尤甚，行经期明显，按之凹陷不起，月经后期，量少色淡，形寒肢冷，腰骶冷痛，大便易溏，小便清长，尿频量少，舌质淡，苔白滑，脉象沉弱。

治法：温肾助阳，利水消肿。

方药：真武汤（《伤寒论》）加减。

白术、茯苓、白芍各10g，制附片9g，生姜5片，苡仁15g，车前子（包）10g。

服法：水煎分服，每日1剂，经前、经期服。

加减：月经过多者，加入砂仁（后下）5g，阿胶珠10g；月经过少者，加入泽兰叶、丹参各10g；胸闷烦躁者加入广郁金9g，玫瑰花3g，娑罗子10g。

3. 气滞血瘀证

主证：经断数月，面肢浮肿，胸闷心烦，乳房胀痛，小腹隐痛，烘热出汗，失眠多梦，舌紫或有瘀斑，脉弦或涩。

治法：理气活血，化瘀利水。

方药：越鞠丸（《丹溪心法》）合泽兰叶汤（《鸡峰普济方》）。

炒苍术、丹皮、香附、当归、赤芍、山楂、车前子（包）、钩藤各10g。

服法：每日1剂，水煎分服。

加减：若腹胀且痛，加入青陈皮各6g，娑罗子10g；若腰酸，带下量多，色白质粘，加山药、炒川断、桑寄生各10g；若心烦少寐，加合欢皮15g，青龙齿（先煎）10g。

（四）临床体会

更年期浮肿证在经乱之时多见。在治疗过程中，务必注意到心肝气郁、易于化火的一面，脾虚气弱，水湿停蓄又偏于寒的一面。从浮肿角度来看，又应健脾温中，促进运化，在应用防己黄芪汤时，有必要加入桂、姜等品，如川桂枝3～5g，或者炮姜3～5g，同时结合清肝疏肝的加味越鞠丸，即在越鞠丸中加钩藤、广郁金等品。如发现血压偏高者，还应加入珍珠母、苦丁茶等。如果在更年早、中期者，除了健脾调肝外，还应考虑肾阴阳论治。而气滞血瘀证患者经断数月，趋向绝经，服越鞠丸泽兰叶汤浮肿消退后，无论月经来潮与否，若血查性激素，促性腺激素符合绝经期水平，均应予加味归脾汤（药如鹿含草、钩藤、丹皮、党参、黄芪、白术、茯苓、苦丁茶、干地龙、广木香等）以善其后，顺其自然，促其绝经。

六、更年期腰痛证

更年期妇女常感腰脊酸痛，或痛引颈背，或牵及骶尻，或周身骨痛，均属更年期腰痛证的范畴，相当于骨质疏松症。

伴随妇女绝经或年龄老化，发生的骨质疏松属原发性骨质疏松症，占80%以上；由于某些疾病（肝、肾功能不全、类风湿性关节炎、内分泌失调等），长期应用某些药物以及丧失活动能力引起的骨质疏松为继发性骨质疏松症，二者并存时则会加速病情进展。由于女性骨质疏松症比男性多5倍，因此已被视为一种妇女病。几乎所有的妇女都会经历渐进性的骨折丢失，尤其是从更年期开始至绝经后，妇女骨质丢失加速，骨质丢失可使骨小梁变薄和骨小梁断裂，药物治疗能阻止骨质的进一步丢失，故骨质疏松症的预防与治疗应引起妇产科工作者的重视。

（一）病因病理

更年期腰痛，实际上是指绝经期或绝经后的骨质疏松病证。骨质疏松及其生理演变与肾有着密切的关系。欲知其病理变化，先当了解骨质的生理变化。《素问·六节藏象论》曰："肾者……其充在骨。"《素问·阴阳应象大论》又曰："肾生骨髓……在体为骨。"均说明了"肾主骨生髓"，即骨与髓均为肾之所主。《医经精义》云："肾藏精，精生髓，髓养骨，故骨者，肾之合也……精足则髓足，髓足则骨强。"因此，提出肾藏精，精气充盈与否，直接影响着人体骨骼的生长，壮健、再生。更年期肾气衰，天癸竭，精亦不足，精不足，则生髓亦不足，髓不充骨，骨髓空虚，骨骼失养，以致腰脊酸痛，四肢疼痛，足跟痛，腰膝无力，甚则骨折。亦正如《素问·痿论》所说："腰者，肾之府，转摇不能，肾将惫矣，骨者，髓之府，不能久立，行则振掉，骨将惫矣。"《素问·痿论》又曰"肾气热，则腰脊不举，骨枯而髓减，发生骨痿。"这些描述，进一步指出肾虚骨病发生的主要部位，是以腰、背、腿为主的骨骼。但在肝肾阴虚，精不足，髓不长，髓不长则不能充骨的同时，还要注意到脾肾阳虚的一面。因为阴与精的成长，特别是骨髓的生长，仍然依赖阳气，依赖先后两天较旺盛的生化作用，才有可能。特别是有助于充骨养髓的钙、磷元素，更赖于脾肾阳气的吸收充实，故脾肾阳虚亦是重要原因之一。

西医认为绝经后雌激素水平低落，是引起骨质疏松的主要原因已被肯定。其机理是维生素 D 活性代谢物——1，25 双羟维生素 D_3〔1，25（OH）$_2$$D_3$〕的生成与活性降低，减少肠道钙的吸收；增强骨对甲状旁腺激素（PTH）的敏感性，致使骨吸收增多，降钙素（CT）水平降低，增强破骨细胞的活性；可能抑制成骨细胞活性，骨基质形成不足，骨组织出现骨吸收腔，严重时骨小梁断裂。

近年来研究发现，孕激素与绝经后骨质疏松的发生发展有一定的联系，其机理是孕激素通过糖皮质激素受体拮抗剂而起作用，因为超生理剂量糖皮质激素会引起骨质疏松。

（二）诊断与鉴别诊断

1. 临床表现

绝经的妇女并具有发生骨质疏松的高危因素。症状缺乏特异性，轻则可无症状或仅表现为轻度腰背四肢疼痛，乏力；严重者活动受到限制，甚则不能起床，无明显诱因或轻微外伤即发生骨折，不同部位的骨折有各自的临床表现。

2. 检查

体检时可能发现弥漫性骨压痛、驼背或身材明显缩短矮

小。骨量测量，方法众多，各有优缺点。国内过去临床应用较多的是X线测量，该法敏感度差，当骨量减少30%以上才能显示出来。但设备简单，实用性强，对中、重度骨质疏松症的诊断有一定价值，还可显示骨折。其中QCT法敏感性高，可作早期诊断指标。生化检查指标，血清中碱性磷酸酶，骨钙素、空腹尿钙/肌酐，羟脯氨酸/肌酐均上升。骨密度与骨矿物含量测定，参照WHO1994年修订的骨质疏松症标准，二者之一较成年人均值低2.5个标准差以上，就可以诊断为此症。

3. 通过有关检查及病史、体格检查，首先排除继发性骨质疏松症、骨软化症、骨质增生（骨关节炎）及风湿、类风湿、腰肌劳损、肿瘤等引起的腰腿关节酸痛证。

（三）辨证论治

本病以肝肾阴虚、精衰为主，也有偏于脾肾阳虚者。总的在治疗上应着眼于补肾，不可妄用克伐，以免犯虚虚之戒。肾虚涉及他脏者，则需兼而用之。但应遵循天癸既绝，治在太阴（脾）之古训，注意脾胃运化，或在补养肝肾的大法中兼顾脾胃。

1. 肝肾阴虚证

主证：腰脊酸痛，或痛引颈背，或牵及骶尻，或周身骨痛，头晕耳鸣，五心烦热，烘热出汗，心悸寐差，舌红苔少，脉细略数。

治法：滋阴填精，补肾和络。

方药：当归地黄饮（《景岳全书》）。

当归、熟地、山药、杜仲、怀牛膝、山萸肉各10g，炙甘草6g，鸡血藤15g。

服法：水煎分服，每日1剂，3月为一疗程。

加减：烘热出汗甚者，加钩藤15g，黄连、莲子心各5g，浮小麦30g；失眠者加酸枣仁10g，紫贝齿（先煎）10g；纳谷不香，便溏者去熟地，加煨木香、砂仁（后下）各6g。

2. 脾肾阳虚证

主证：腰脊疼痛，背部恶风，腰以下冷感或四肢周身皆痛，活动欠利，纳呆，腹胀，便溏，舌胖边齿印或有紫气，苔薄白腻，脉细沉。

治法：补肾益精，温阳和络。

方药：煨肾散（《景岳全书》）加减。

党参、当归、杜仲、破骨脂、巴戟天、鹿角霜、秋石各10g，猪腰1副。

服法：猪腰1副煎汤代水煎药，每日1剂，连猪腰同服，3月为一疗程。

加减：烘热出汗、寐差，加钩藤15g，黄连5g，紫贝齿（先煎）10g，糯稻根10g；面肢浮肿加黄芪、防己各10g，独活6g，桑寄生10g；关节屈伸不利加川桂枝6g，鸡血藤15g。

（四）临床体会

更年期由于肾衰天癸竭，给妇女带来一系列的病理生理学的变化，导致许多身心的不适，影响最大的是更年期腰痛证，即骨质疏松症，根据美国的资料，每年1/4的≥60岁的妇女因骨质疏松所致脊柱压缩性骨折及髋关节骨折，大约12%～20%的死亡与此有关，使妇女在晚年因残废而生活不幸，给家庭和社会增加了沉重的负担。幸而经过许多深入的研究，现在对骨的代谢已比较了解，骨质疏松可以得到早期诊断，骨折可以得到预防，预后可以得到监护，所有这些给妇科医师带来了临床与实践的新课题。中医药防治骨质疏松症，因其整体辨证施治的特点，可以从多个侧面防治更年期诸证，已为广大更年期妇女所乐于接受，其疗效肯定，且副作用小。第四军医大学叶雪清等观察了肾阳虚腰背酸痛患者，27例的血清雌酮、雌二醇、生长激素、碱性磷酸酶和尿Ca/Cr比值和桡骨骨密度，结果提示雌酮、雌二醇，生长激素与骨密度均明显降低（P值均<0.01）；而碱性磷酸酶和尿Ca/Cr比值均明显升高（$P<$

0.01)。经投补肾助阳中药后均能恢复正常。

在临床上，凡是40岁以上的妇女，见腰酸腰痛或伴乏力，月经失调，甚或闭经者，必须提高对骨质疏松症的注意。从肝肾阴虚论治，常用《医醇賸义·卷四》所载滋阴补髓汤，药用大生地、龟甲、黄柏（盐水炒）、知母（盐水炒）、枸杞、当归、党参、茯苓、白术、金毛狗脊、川断、川牛膝、猪脊髓一条同煎。原书指出可治骨痿，远行劳倦，伤骨，逢大热消渴，或外感之热，或内蕴之热，皆消阴耗髓，故骨枯而痿，腰脊不举，足不任身。本方的特点，在于阴中补髓，同时兼清虚热，所谓坚阴泻火，有大补阴丸的方意，但又注意到调理脾胃，参、术、茯苓就是为此而用；本病与月经失调有关，故方中所用当归、川牛膝既有调经的作用，又有补养肝肾血液的作用，所以临床上常用此方加减为合。亦可用《丹溪心法》中的虎潜丸，药用黄柏、知母、炙龟甲、熟地、陈皮、白芍、狗骨（代虎骨）、锁阳、干姜、研细末，炼蜜为丸，淡盐汤送下。若脾肾阳虚，腰膝疼痛者，我们临床上常用《傅青主女科》养荣壮肾汤，药用当归、防风、独活、桂心、杜仲、续断、桑寄生、熟地。原书指出：该方治疗产后腰痛，如无外感症状，自感神疲乏力，腹胀大便偏溏者，尚应加入党参、炒白术、砂仁、黄芪等品更为合适，亦有利于长期服用。在治疗中，必须注意到有无兼夹湿热者，可兼用四妙丸，药用怀牛膝、黄柏、制苍术、苡米仁等。

绝经期或绝经后骨质疏松症是完全可以预防的。一旦发生后，通过治疗能减少骨的继续丢失，可以防止骨质疏松的进一步发展，因此治中也有防的作用；但对已经丢失的骨无补，从这个意义上来说预防较治疗更为重要。某些治疗的措施，也同样适用于预防，如足够的钙摄入量；增加户外活动及接受日照，在寒冷的地区或季节，适当补充维生素D；戒除烟、酒等不良嗜好，以及治疗、消除继发性骨质疏松的疾病或因素，值得提出如下几点：①摄入足够量的钙，提高骨峰值。骨峰值是指人的一生中骨量的最高值，一般在30岁左右，它受遗传因素影响，不同种族间存在差异。峰值越高，日后发生骨质疏松症的机会越少，发生时间越迟。高水平骨峰值的建立有赖于儿童及青春期的良好营养状况和积极地参与体育锻炼。绝经后骨质疏松症的预防应始于青年时期。宜多食高钙食物，如牛奶、鸡鸭血、豆制品、鱼、虾、黑木耳、海产品等；②进入更年期后，如雌激素有所不足，自感头昏腰酸或月经有所失调者，可常服一些六味地黄丸等滋养肾阴的方药，有助于防治本类疾病；③加强生活护理，防止骨折发生，更年期妇女，特别是更年晚期妇女，应避免骤然提拉或举起重物，不可勉强负重。适当参加体育锻炼，如散步、慢跑、体操等，可增加机体的平衡能力、反应性及灵活性，从而减少意外摔跌；夜晚或雨雪天气不要外出，尽量不去交通拥挤的场所以防摔伤或碰撞，视力障碍或步态不稳者外出时要有人陪同，防止发生意外损伤引起骨折。久病卧床者，应鼓励进行四肢和腰背肌的锻炼，以防止骨质疏松症的进一步发展。④做好计划生育工作，保护肾阴阳，应从育龄期做起，勿早婚，采取有效的避孕措施，生育有计划，谨防堕胎，包括人工流产、小产、半产、早产损伤肾气，以致耗精伤骨；⑤维护脾胃消化功能，注意饮食规律，控制食量，勿过饥过饱，使后天脾胃生化有源，阻止本病发生和发展。⑥注意劳逸结合，生活规律，避免过度劳累，保持适当的性生活，以免房事过度，损伤肾精。

结　语

更年期的病证很多，我们介绍了最为常见的几个病证。更年期综合征尤为常见。病发于心或及乎心，但病根在于肾阴的不足，以致心—肾—子宫轴之间的功能紊乱，治当滋肾清心，调达子宫。我们常用滋肾清心汤，是我们的临床验方，重点在于清心安神。更年期干燥综合征，重点亦在于阴虚津伤，用麦味地黄汤加减治疗较合，虽有阳虚、血瘀、湿浊，常常是阴虚的发展和兼夹者。更年期眩晕，大多指更年期高血压而言，用滋阴熄风法的杞菊地黄汤治之，但必须兼顾安心神、调经血的特点。更年期心悸症，甚则可出现胸痹病证，同样为阴虚心血运行不利，除了滋阴安心神外，尚需加入调气和络之品，用滋肾清心汤加入广郁金、丹参、赤芍等。更年期浮肿病证，大多为肝脾失调，脾虚肝郁，治疗上着重健脾利湿，可用防己黄芪汤加入调肝的广郁金、香附、泽兰叶等，同时结合调经活血之品。更年期腰痛证系指绝经期的骨质疏松症而言，治疗的重点亦在于滋养肾阴，可选用张景岳的当归地黄饮或左归饮等，但我们临床大多用滋阴补髓汤，即在大补阴丸中加入龟甲、狗骨（代虎胫骨）、猪脊髓等血肉有情、补养骨髓等方法较为合适。总之，更年期诸证均以肾虚偏阴论治，但亦要考虑到这一时期健脾的特点。

第八章　青春期诸证

女子由童幼少女期至发育完全成熟的壮年时期中的一段时期，称为青春期，是女性生殖机能迅速发育的时期。一般以月经的开始来潮，表示女子进入青春期。《素问·上古天真论》云："女子七岁，肾气盛，齿更发长，二七而天癸至，任脉通，太冲脉盛，月事以时下，故有子。"这是历来论述月经来潮的生理病理基础。也是地处亚热带的中国女性初次来月经年龄的统计。从 14 岁左右开始月经来潮，至 17～18 岁的年龄段，属于青春发育期。古人对此曾有"及笄"、"花汛"、"标梅"的称呼，表明已不同于幼小年龄，即将进入成年。所以这一时期在生理上发生了巨大的变化，第二性征的出现，是最显著的标志。女性第二性征发育的顺序，通常是乳房发育，阴毛生长、腋毛生长，皮肤细腻、皮下脂肪丰富，并集中于肩、胸、臀部，无喉节，嗓音尖细，乳房膨隆，骨盆宽大，正由于这一时期肾气初盛，天癸初至欠充，冲任通盛欠力，发育尚未完全成熟，各系统功能还不十分完备，但是，这一时期亦正是学习的紧张时期，防护保健知识贫乏，特别是对月经的护理缺乏认识，贪凉饮冷，经期活动过剧，生活没有规律，嗜食膏粱厚味，辛辣刺激等物，这样比较容易引发一些疾病，当然还包括遗传因素在内。根据我们临床上的观察，这一时期常见的月经病证有经来过早、性早熟、经来过迟、经乱、月经稀发、室女崩漏、运动性闭经、痤疮、肥胖等。经来过早与性早熟有一致性，故在论述经来过早中加入性早熟的内容。经乱、月经稀发，在青春期的发育过程中，由于生殖机能尚未完全成熟，月经紊乱，或者稀发，常有所见，如无明显的全身症状，一般可不作疾病论处。如有一定症状者，亦可参考前错杂性月经病证进行分析处理。室女崩漏，也称青春期崩漏，是常见病多发病，但已在前出血性月经病证崩漏中详述，故本章不载。痤疮、肥胖与月经失调有关，且临床上较为常见。因此，本章介绍的经来过早、经来过迟、运动性闭经、痤疮、肥胖 5 个病证。

由于青春期肾气初盛，天癸始至，冲任初通，精气未裕，对这一时期的月经病患者，应着眼于先天禀赋不足，因而在立法时勿忘侧重补肾调冲任，正如《河间六书》所说："妇人童幼，天癸未行之际，皆属少阴。"少阴者，肾也，从肾论治，有助于发育。《校注妇人良方》亦云："肾气全盛。冲任流通，经血应时而潮。"所以在补肾的前提下，流通冲任气血，才能更好地调理月经。

一、经来过早

女子在 9 岁以前月经开始来潮者，称为"经来过早"，又称"月经早发、性早熟"。对于本病要注意区分是否是由于误服避孕药、阴道异物损伤、阴道或子宫的肿瘤及炎症等所致的阴道出血。对于后面这些情况不属经行过早，要针对原因进行治疗。

（一）病因病理

《陈素庵妇科补解·调经门》云："月水之生，询非一朝一夕，盖积五千余日，而后血始充满，满则溢……夫五千余日之内襁褓乳食者数年，孩提抱哺者又数年，所受水谷之精气，以聚为阴血者无几。必至二七，然后肾脏内所受五脏六腑之精蓄极而通，积满而溢，任主胞胎，斯时则脉通……冲为血海，斯时则脉盛（血海满故月事以时下）。"《傅青主女科》亦指出："经水出诸肾。"肾气盛，天癸至，在天癸的作用下，冲任脉始能通盛，气血活动，月经以时而下。但天癸早至，由于少女肾气虚弱，封藏失司，或则阴虚火旺迫血妄行，可致经来过早。

肾者先天之本，元气之根，主藏精气，《素问·上古天真论》指出："肾者，主水，受五脏六腑之精而藏之。"精血同源，相互资生，成为月经的基础物质。一方面精血较充，天癸早至，一方面由于禀赋不足，肾气虚弱，封藏失职，冲任不固，阴精滑脱，则经来过早。

亦有童幼少女之年，冲任尚未通盛，月事尚不应至。缘先天禀赋薄弱，肾虚阴液不充，阴虚则火旺，水不济火，不仅是肾阴虚相火旺，而且亦可能激动心、肝之火，火旺扰动血室，迫乎血海，血为热迫而妄行，故年少而经早至，反而有害健康。

（二）诊断与鉴别诊断

1. 临床表现

女子在9岁以前，月经开始来潮，第二性征亦开始出现，有的甚至在新生儿期或1～2岁时即可有乳房增大，出现阴、腋毛，甚至月经来潮。在早期患儿生长骨骼发育较快，可比同龄女孩高大，但在天癸（雌激素）作用下，骨垢早期愈合，导致过早生长停止，因而最终身材要比同龄者矮小。

2. 检查

一般发育状况，如身高、体重、指距；第二性征发育，包括乳房及乳核大小，有无阴腋毛及其分布，外生殖器发育程度，子宫大小，附件有无肿物。乳头深染常是摄入外源性雌激素的特有表现。同时进行卵巢功能检查，脑垂体、骨年龄、子宫、卵巢等检查。

3. 通过脑垂体X线检查，及CT扫描，除外颅内肿瘤，B超探测，排除卵巢肿瘤，甲状腺功能测定，了解甲状腺有无低减表现，肾上腺功能测定，排除肾上腺所致的性早熟。

此外通过详细的病史询问，母亲孕期有无某些病毒感染，如风疹、弓形体等；其出生过程有无产伤、窒息、先天大脑畸形，幼年有无发烧抽搐、癫痫发作、头颅外伤、手术史。有无误服含雌激素制剂，有无头痛、视力障碍、尿崩症、肥胖等中枢神经疾患的表现等。

（三）辨证论治

本病证主要与肾虚有关，因此补肾是治疗本病的主要方法，临床上以阴虚火旺为多见，所以滋阴降火是治疗本病的常法。

1. 阴虚火旺证

主证：月经 9 岁以前即开始来潮，月经量少、色红、质稠，或有小血块，颧红潮热，手足心热，舌质红少苔，或无苔，脉象细数。

治法：滋阴降火，固冲止血。

方药：知柏地黄汤（《症因脉治》）加减。

盐知母 6g，盐黄柏、怀山药、山萸肉、生地黄、丹皮、茯苓各 10g，泽泻 9g，地骨皮、墨旱莲各 12g。

服法：水煎分服，每日 1 剂。

加减：头昏口渴者，加入女贞子、枸杞子各 10g；五心烦热，盗汗者，加入龟甲、鳖甲各 10g；血热则出血量多者，加入白芍、元参、紫草各 9g；小腹胀痛，大便不畅者，加入川楝子 9g，炒枳实壳各 10g。

阴虚心火偏旺，除经来过早外，尚伴有心烦失眠，小便黄赤偏少，舌尖有溃疡者，治当以滋阴清心，药用知柏地黄汤合导赤散治之，即在上方中加入木通 5g，黛灯心 1m，竹叶带心 6g，碧玉散（包煎）10g；

阴虚肝火偏旺者，除经来过早外，尚伴有头痛，烦躁忿怒，或忧郁胁痛者，治当以滋阴清肝，方用一贯煎加味，即生熟地、白芍、元参各 10g，麦冬、甘草各 6g，金铃子 10g，钩藤 15g，白蒺藜 12g，炒丹皮 9g。

2. 肾气虚证

主证：年龄不足 8 岁而经至，月经量少，色淡红，无血块，或形体瘦小，或有较多带下，舌质淡红、苔薄白，脉象细弱。

治法：补肾益气，固冲止血。

方药：五子衍宗丸（《医学入门》）加减。

枸杞子10g，五味子6g，菟丝子、覆盆子各12g，怀山药、山萸肉、熟地各10g，茯苓9g，太子参15g。

服法：水煎分服，每日1剂。

加减；若带下较多，小便较频者，加入左牡蛎先煎15g，炒芡实、炙乌贼各10g；纳食较差，脘腹作胀者，加入广木香9g，广陈皮6g，炒谷麦芽各12g；形体作寒，腹胀神疲者，加入补骨脂10g，炮姜5g，肉桂（后下）3g；头昏眼花，心悸气短者，加入黄芪、党参各15g，炒当归10g。

（四）临床体会

本病证有真性性早熟和假性性早熟之别。因为经来过早，实际上就是性早熟的现象。真性性早熟，又称完全性性早熟，患者过早地建立了下丘脑—垂体—卵巢轴的正常功能，第二性征发育，有排卵的月经周期及生育功能，其性成熟过程按正常青春期顺序进行，仅时间提前或成熟程度加快而已，该类性早熟均为真性性早熟，即躯体发育与遗传一致。假性性早熟又称不完全性早熟，机体尚未适应正常的下丘脑—垂体—卵巢轴功能之前，由于内源性或外源性激素过早、过多地刺激靶器官，使其第二性征发育及月经来潮、其性成熟发育过程失去正常的顺序，即第二性征发育出现在卵巢发育之前，虽有月经而无排卵，亦无生育能力，临床表现可为同性或异性性早熟。

关于病因病理：

（1）真性性早熟：①体质因素：经过详细检查未发现有造成性发育提前的明显原因，主要是由于下丘脑—垂体—卵巢轴提前行使功能而出现正常青春期特征，可能与遗传因素有关，其异常累及了控制性成熟时间的下丘脑中枢，使其对垂体前叶失去抑制作用而过早地释放促性腺激素，但应注意少数潜在的大脑病变在其特有的症状未表现出来之前，可能仅表现为体质性性早熟。②病理性因素：中枢神经系统病变，脑部病变涉及下丘脑、松果体破坏了其抑制促性腺激素的神经结构可出现性早熟的表现；多发性骨纤维异样增殖，病因不明，可能系脑部疾患，特别是病变在第三脑室，由于骨质异样增殖向内突出，刺激垂体分泌过量促性腺激素；幼年期甲状腺功能低减，系原发性甲状腺功能不全，非垂体促性腺激素分泌不足、甲状腺激素水平低下反馈性地使垂体促甲状腺素及促性腺激素分泌增加，少数病例合并性早熟。

（2）假性性早熟：由于性激素增加所致。雌激素增加引起同性性早熟，卵巢功能性肿瘤常见如颗粒细胞——卵泡沫细胞瘤，它可分泌过量的雌激素促进第二性征发育及出现月经样出血，另外卵巢畸胎瘤、绒毛膜上皮癌等亦能分泌促性腺激素、雌激素引起早熟。外源性雌激素摄入，如儿童误服雌激素类药物、口服避孕药等，或经母乳到达婴儿亦可出现乳房增大，乳头变黑，停药后阴道出血等。雄激素增加引起异性性早熟，如先天性肾上腺皮质增生，由于缺乏羟化酶使皮质醇合成受阻，因而其前身产物雄激素堆积引起女性异性性早熟，卵巢含睾丸细胞瘤，肾上腺皮质肿瘤等分泌雄激素所致性早熟，临床少见，由于靶器官过度敏感所致：如乳房过早发育，仅为乳房增大，乳头乳晕及其他性征均不发育。阴毛过早发育，多见于较大的儿童，体毛无变化，内外生殖器及其他第二性征亦未发育。

关于本病的辨治，主要着眼在阴虚火旺。阴虚者，肾阴不足也，但火旺者，确也有肾火、肝火、心火之别，而且还要注意到兼夹痰浊、湿热等因素。如肾火夹湿热者，在临床上有黄带及舌苔黄白腻等，在治疗上除用知柏地黄汤滋阴降火外，必须要组合四妙丸等，即药用苍术、怀牛膝、薏米仁、炒黄柏、碧玉散等。肝火者，亦常兼夹湿热者，可见带下黄白，质粘稠，舌苔黄白腻厚，小便偏少，有时目赤多眵，脉象弦滑数者，治当清肝利湿，用龙胆泻肝汤，药用龙胆草、苦丁茶、夏枯草、赤芍、白芍、茯苓、泽泻、木通、炒柴胡、制苍术、炒山栀等；如肝火夹痰浊，可见形体肥胖，胸闷烦躁，乳房作胀等症状，治疗方法清肝解郁，燥湿化痰，越鞠丸合温胆汤加减，药用制苍术、制香附、丹皮、六曲、陈皮、制半夏、陈胆星、茯苓、炒枳壳等品治之，所谓急则治标，待症状稍有缓解后，再当从滋阴清肝稍佐助阳的方法论治之。如属心火夹湿热，可见心烦失眠，口舌疮疡，小便偏少，或有尿痛，舌尖红，苔根腻厚，脉象细数等症状，治当清心利湿，方用导赤散加味，即导赤散加入碧玉散、薏米仁、黄连、莲子心、丹参、甘草梢等品，必要时加大黄以泻之；如属心火夹有痰浊者，可见性早熟，形体肥胖，胸闷心烦失眠，舌尖红，苔黄白腻，治当清心化痰，方用黄连温胆汤加味，药用黄连、枳壳、制半夏、陈皮、茯苓、陈胆星、广郁金、炙远志、石菖蒲、合欢皮、丹参、赤芍等品，如同肝火夹湿热、夹痰浊一样，症状缓解后，即当以滋养肾阴，清降心肾之火，稍佐助阳的方法调治。本病证除药治外，必须注意饮食营养，严禁膏粱厚味，甘甜辛辣等刺激物品，包括酒类饮料等均所忌。因为病来有渐，需得缓调，才能获效。

二、经来过迟

女子 18 岁月经尚未初潮者，称为经来过迟。又称晚发月经，亦称为原发性闭经。本病证与发育有关，常可见卵巢、子宫发育不足者，大多与遗传有关，有的与童幼时的某些病变和误服某些药物有关。因此对于本病首先要进行仔细检查，分清功能性还是器质性，或者先天性生理缺如和畸形者。本节仅对某些功能性病变者进行讨论。

（一）病因病理

《素问·上古天真论》云："女子七岁肾气盛，齿更发长，二七而天癸至，任脉通，太冲脉盛，月事以时下，故有子。"可见肾气盛天癸至是月经如期来潮的根本，脾为后天之本，气血生化之源，且先天肾气，天癸亦仰赖后天水谷之精以充养，月经来潮的物质基础，天癸、血气等物质基础不足，故而经来过迟。

肾为先天之本，主藏精而司生殖，先天肾气不足，阴精不充，则天癸不能在应至之年如期而至，以发挥主司生殖的功能，致使任脉虚，太冲脉不通，因而初潮过迟，由此可知，先天肾气、天癸、冲任，包括子宫不得充盛所致。冲任隶属于肝肾，肾主八脉，子宫亦系于肾，肾气天癸与肾阴阳有关，肾气盛天癸至，说明了肾阴阳的充实，推动了冲任脉的流通，子宫亦在肾气、天癸的推动下，行其周期性的藏泻，冲任通盛，子宫藏中行泻，月经应期来潮，肾虚精亏，肾气欠盛，天癸不充。冲任不得通盛，子宫缺乏癸水之养，发育不良，不能行其正常的藏泻，是以月经不能应期来潮，甚则经血闭止。其次还有因后天脾虚气弱，或饮食劳倦，损伤脾气，或饮食过少及偏食等，造成气血化生不足；或久病大病损伤气血，致使气血亏虚，不能充养天癸冲任，因之血海空虚，物质亏耗，月经应期不能来潮，初潮过迟。

（二）诊断与鉴别诊断

1. 临床表现

月经至18岁尚未来潮者，一般为身材较短小，生殖器与第二性征发育不佳，带下亦少。

2. 检查

染色体检查，有助于对先天性卵巢发育不全的诊断，典型性染色体核型为45XO。X染色质为O染色体，亦可为嵌合体，如45XO/146XX、45XO/147XX等。其结构异常可用染色体分带技术了解缺少或易位的部位。或者发现性染色体为46XY，X染色质阴性的XY单纯性腺发育不全。卵巢剖腹检查：性腺为条索状，镜下主要为卵巢间质，无卵泡或少量卵泡。子宫及输卵管均发育不良。或剖腹探查性腺为索条状纤维组织，可能有原始腺组织如性索细胞和未分化的门细胞，有时可有发育不成熟的卵巢及睾丸组织的XY单纯性腺发育不全。

3. 通过有关检查，排除因生殖器官缺如、畸形和肿瘤等器质性病变所致者。

（三）辨证论治

本病证是以虚为主。即使有实证出现，也往往是虚中夹实，治疗以补虚为主，佐以通经。

1. 肾虚精亏证

主证：女子18岁仍未行经。身体矮小，性生殖器及第二性发育欠佳，或尚未发育，形体虚弱，面色稍呈晦暗，或临床症状不显著，偏于肾阳不足者，并伴畏寒肢冷，易于腹胀便溏，小便清长，偏于肾阴不足者，腰膝酸楚，五心烦热，夜寐不佳，咽干便艰，脉细数，舌质红。

治法：补肾填精。

方药：河车大造丸（《医方集解》）加减。

紫河车、熟地各12g，杜仲、天冬、麦冬、牛膝、龟甲各10g，炒黄柏6g，砂仁（后下）5g，川断、菟丝子各9g。

服法：水煎分服，每日1剂。

加减：如后天脾运欠佳，纳欠神疲，腹胀大便稍溏者，加入炒白术10g，煨木香9g；肾阳不足者，原方去黄柏，加入仙灵脾、仙茅各9g；肾阴不足者，原方加入女贞子、墨旱莲各10g；心肝火旺者，加入银柴胡5g，炙知母、青蒿各6g。

2. 气血不足证

主证：女子18岁仍未行经，性生殖器及第二性征发育欠佳，面色苍白或萎黄。身体较弱，头昏眼花，神疲乏力，或时心慌心悸，夜寐多梦，舌质淡红苔薄白，脉象沉细无力。

治法：补气养血，化瘀调经。

方药：八珍益母丸（《景岳全书》引《医通》方）。

炒当归、赤芍、白芍、熟地各 10g，川芎 6g，党参、白术、茯苓各 12g，甘草 5g，益母草 15g，夜交藤 15g，炙黄芪 10g。

服法：水煎分服，每日 1 剂。

加减：伴有食欲不振，脘腹不舒者，加入鸡内金 6g，神曲 10g，陈皮 6g，炒谷芽 12g；身体羸弱，子宫小发育不良者，加入紫河车、仙灵脾、菟丝子各 10g；心悸失眠明显者，加入炒枣仁 10g，合欢皮 9g，炒枣仁 10g；面色苍白，头昏眼花明显者，加入穞豆衣 9g，枸杞子、桑椹子各 10g。

（四）临床体会

经来过迟，即女性发育延迟，与原发性闭经相一致，但亦有所区别。经来过迟，属于晚发或迟发月经，仍有行经的可能，原发性闭经，除少数有望来经，与经来过迟一致，大多不易来经。主要多与先天发育有关。现代医学认为女子到 15 岁时尚无第二性征发育时，可认为其性发育延迟，根据病因大致可分为 4 类，①体质性延迟：患者多有家族史，但无家族史者也不能否定。患者身高较同龄者矮，骨龄亦延迟。②低促性腺激素性功能减退：由于遗传因素，或下丘脑—垂体疾患，下丘脑促性腺激素释放激素分泌不足，或垂体分泌促性腺激素减少，卵巢、卵泡未能发育及分泌性激素所致。如单纯性促性腺激素不足，患者身高正常，仅性器官及性征发育延迟，如合并生长激素不足时，患者同时呈侏儒症。③高促性腺激素性腺功能减退：因原发性卵巢发育不良所致。④其他：如甲状腺功能减退，亦可致性发育延迟。近代亦有认为主要是中枢性与卵巢性因素，促性腺激素过少或过多最为重要。

关于女性生殖道先天性缺陷和畸形，有：①卵巢发育不全，此病又称脱纳综合征，是一种性染色疾病。②单纯性腺发育不全。此病又称真性 XY 性腺发育不全症，可能为 X 连锁隐性或限于男性的常染色体显性遗传病。③子宫发育异常，可分为子宫未发育及发育不全而具有功能的畸形子宫两大类，是女性生殖系统发育异常中最常见的。其他还有阴道发育异常，外生殖器发育异常，两性畸形等。

本病证属于先天发育不全，治疗自然着重补肾为主，佐以调理冲任气血，但女性生殖道先天性缺陷和畸形病证者大多非药物所能治，亦非补肾药物所能瘳。但其中发育稍差偏于功能不足者，可运用辨证论治调复之。在辨治过程中，必须注意两大兼证，其一是兼痰浊蕴阻，即脂肪蓄积，形体肥胖，且越来越胖，治疗有两种方法，一种是在补肾填精的前提下，加入化痰燥湿之品，如越鞠二陈汤、苍附导痰丸；一种是急则治标，先当化痰燥湿，或通气泻痰，方用导痰汤、枳实导滞丸、防风通圣丸，待痰湿稍有缓解后，再予补肾填精以助长发育；其二是兼血瘀，即瘀血内阻，治疗亦有两种方法，一种是在补肾填精的前提下，加入活血化瘀之品，我们临床所用的育宫汤，即治疗子宫发育较差的闭经病证，药用柏子仁、丹参、熟地、川断、紫河车、菟丝子、仙灵脾、五灵脂、茺蔚子、红花、赤白芍等，方见拙著《实用妇科方剂学》。一种亦是急则治标，先予活血化瘀，如应用大黄䗪虫丸，鳖甲煎丸，化癥回生丹，治疗月经不行、小腹胀痛等病证，待小腹胀痛缓解后，再予补肾填精以助长发育。

三、运动性闭经

年轻女运动员，在体育比赛或紧张的训练过程中出现的闭经，称为运动性闭经。有的年轻妇女在外出旅游，或紧张工作学习中也可出现闭经，其病机与本病理变化相似，也可参照运动性闭经进行治疗。由于本病证在年轻女运动员中颇为常见，所以特列专题进行介绍。

（一）病因病理

本病证多与精神过度紧张，导致内分泌功能紊乱有关。中医学认为，由于精神心理过度紧张，肝郁气滞，气机运行逆乱，冲任功能失调，血海不能满盈所致。《素问·阴阳别论》："二阳之病发心脾，有不得隐曲，女子不月。"《素问·评热病论》亦有云："月事不来者，胞脉闭也，胞脉者，属心而络于胞中，今气上迫于肺，心气不得下通，故月事不来也。"《校注妇人良方·室女经闭成劳方论》中说："寇宗奭曰：……若室女童男，积想在心，思虑过度，多致劳损……女子则月水先闭，盖忧愁思虑则伤心，而血逆竭神色先散，月水先闭。"上面有关论述，说明干扰心脑神明，不管是忧烦思虑、紧张、肝气不疏、情怀郁结，将使心神不宁，心气不降，肝气不得疏泄，心肾不得交合，阴阳消长转化不利，子宫藏泻失职，有藏无泻，使心—肾—子宫生殖轴失调，从而导致闭经。病虽起因心肝，但亦与肾、子宫的功能不强有关。

（二）诊断与鉴别诊断

1. 临床表现

年轻女运动员，在体育比赛或紧张的训练过程中出现的闭经，或者年轻妇女在外出旅游，赴外地紧张的工作和学习所出现的闭经。

2. 检查

测定性激素，观察雌激素 E_2 及促性腺激素（FSH）、促黄体激素（LH）水平正常或低落，BBT 单温相，或呈不规则波浪状、犬齿状。

3. 通过有关检查排除高泌乳素、高雄激素及脑部、卵巢肿瘤，甲状腺、肾上腺皮质激素等疾病。

（三）辨证论治

本病证主要在于心肝气郁，血脉不畅，一般可分为偏于肝郁，偏于心郁的不同，治疗除针对不同病证施治外，还需配合心理疏导，放松情绪，安定心神，生活规律等。

1. 偏于肝郁证

主证：月经稀发，量少，继则闭经，常伴有脘腹作胀，乳房胸胁亦有胀痛不适，嗳气频作，食欲减退，腰酸坠痛，情怀急躁或抑郁，或则无临床症状，带下偏少，舌质较暗，或有瘀点，脉象弦细或涩。

治法：疏肝解郁，活血调经。

方药：逍遥散（《和剂局方》）加减。

炒当归、赤白芍、白术、茯苓各10g，炒柴胡5g，钩藤15g，广郁金、制香附各6g，合欢皮12g，山楂10g。

服法：水煎分服，每日1剂。

加减：小腹疼痛者，加入青皮、广郁金各9g，延胡10g；经血量多，夹有大血块者，加入五灵脂10g，蒲黄（包煎）6g，益母草15g，炒荆芥6g；食欲不振，苔黄白腻者，加入陈皮6g，炒谷、麦芽各12g，鸡内金6g；胸胁乳房胀痛明显者，加入青皮6g，荔枝核9g，绿萼梅6g，金铃子9g；腰俞酸痛者，加入川断、杜仲、怀牛膝、制狗脊各10g。

2. 偏于心郁证

主证：闭经，有运动、工作、学习紧张的病史，伴有胸闷心烦，夜寐不安，甚则失眠，带下甚少，口舌疮疡，咽干苦燥，舌尖偏红，苔薄黄，脉象细数。

治法：清心解郁，养血调经。

方药：柏子仁丸（《校注妇人良方》）加味。

柏子仁、丹参、泽兰、川牛膝各10g，合欢皮9g，广郁金9g，炙远志6g，茯苓神各12g，莲子心5g，夜交藤15g。

服法：水煎分服，每日1剂。

加减：忿怒急躁，头昏头痛者，加入钩藤15g，制香附9g，炒丹皮10g，白蒺藜10g；腰俞酸楚者，加入川断、寄生、怀牛膝各10g；胸闷脘痞，呃逆频作者，加入娑罗子10g，佛手片 6g，橘叶 5g；纳食欠佳，神疲乏力者，加入陈皮 6g，太子参 15g，炒谷麦芽各 12g。

（四）临床体会

运动性闭经，顾名思义，与体育运动有关，实际上是在体育比赛或紧张的训练过程中出现的，包括学习、工作紧张所出现的闭经相一致，关键在心肝之气呈郁逆上升，不能与肾相交，心肾不得交济，自然失去阴阳消长转化的总体平衡作用，而且心神不宁，亦必影响肾的充实，且心气不得下降，胞脉闭塞，子宫藏而不泻，心—肾—子宫生殖轴的生理功能失常，从而导致闭经。

在治疗上、心肾合治，解郁宁神，是主要的治疗方法。正如《慎斋遗书》所说："故欲补心者，须实肾，使肾得升，欲补肾者，须宁心，使心得降"，把心肾交济，纳为一体，是治疗此类闭经的要法。我们愿意推荐临床验方益肾通经汤，该方系从《景岳全书·妇人规》柏子仁丸加减而来，药用柏子仁、丹参、熟地、川牛膝、泽兰叶、合欢皮、川断、生卷柏等。具体方药分析可见拙作《实用妇科方剂学》。60 年代初，我们在防治妇女病闭经期，曾经系统观察青壮年女性闭经 100 例，分为三个小组，一组服用逍遥散，一组服用血府逐瘀汤，一组用针灸治疗，每组 33 例，疗程 3 月。结果以逍遥散组的效果为好，但针灸组有 1/3 例不能坚持到预定期，临床效果必然受到影响，但也可初步说明，在养血调经的同时，务必要加入理气解郁，安定心神之品。放松情绪，祛除烦恼，恢复心—肾—子宫生殖轴的功能，才能获得较好的效果。

四、经行痤疮

年轻女子，在经前或经期，面部起疙瘩，或称粉刺，高出皮肤，或痒或痛，经后逐渐消退，呈周期性发作者，称为经行痤疮，或称经行面部痤疮，或称经行粉刺。因本病证还可见于上前胸及背项部，并不局限在面部，但发于面部者，颇为多见，所以常有经行面部痤疮，或经行面部粉刺之称。在育龄期亦有患此病证者，但极为少见。因为本病证发于面部，影响美观，且为面部皮肤病证，故有载于皮肤病学或美容学中。

（一）病因病理

本病证主要由于热与湿所致，与脾胃、肝、肺有密切关系。

一般来说，面部与脾胃有关，与足阳明胃腑关系更大。如平素饮食不节，过食甜物或辛辣滋腻之品，致使脾胃蕴生湿热，经行时冲脉气盛，重阳转阴的活动时期，湿热随阳盛而上蒸，郁于面部肌肤，发为痤疮，此为常见。其次为肝经郁火湿热，如情志内伤，烦躁忿怒，致使肝郁化火，兼以湿热之体，肝火夹以湿热，随经前经期阳盛，冲气升逆而上腾，湿热郁蒸于面部肌肤，同样导致痤疮，得经行热随血泄而好转。再次是肺经郁热，或再感风邪、风热相搏，肺部郁热更甚，不得宣泄，得经前重阳与冲脉气盛而蒸腾，发于面部皮肤，导致痤疮，亦必得经行血泄，热势衰减而好转，下次经前经期，又复发作。

（二）诊断与鉴别诊断

1. 临床表现

经前经期，面部或胸背上部近颈项处起疙瘩，高出皮肤，或称粉刺，或痒或痛，影响美观，经后逐渐消退，经前期又复发作，有周期性者。

2. 检查

血查女性内分泌激素，特别要注意睾丸雄性激素的增高情况，以及 BBT 测量的双温相变化。必要时，检测肾上腺皮质激素有无异常。

3. 通过 B 超、CT 或性激素及肾上腺皮质激素的检查，排除脑垂体、卵巢等部位的肿瘤及肾上腺皮质方面的病变。

（三）辨证论治

辨治本病，首先要分清脾胃、肝、肺之不同，然后再立法遣药。脾胃之病，多发生于口唇周围，痛痒明显，伴有口臭；肝经之病，多发生于两眉之间及口鼻周围，易成黄白色小脓疱，伴有口苦目赤；肺经之病，多发生于鼻部周围，红赤作痒，伴有鼻息气热，口鼻干燥。本病以湿与热为主要病理产物，施治应将清热利湿贯穿方药之中。

1. 脾胃湿热证

主证：经前经期，面部起散在的小疙瘩，如粟米大小，时作痒痛，以口周为多，可挤出乳白色油状物，甚则化腐成脓。月经先期，量多，色红，平时黄带绵绵，口腻而臭，喜食冷饮，大便秘结，小便黄赤，舌质红，苔黄厚腻，脉象滑数。

治法：清泻脾胃湿热。

方药：芩连四物汤（《医宗金鉴》）加减。

生地、黄芩各12g，黄连3g，当归、赤白芍各10g，大黄5g，白鲜皮、白蒺藜各12g，蒲公英、土茯苓、连翘各10g。

服法：水煎分服，每日1剂，于经前、经期服。

加减：小便黄赤偏少者，加入木通5g，碧玉散（包煎）10g，泽泻12g；月经量多，色鲜红、质粘稠者，加入地榆10g，大小蓟各12g；月经量偏少，色紫红有血块者，加入泽兰，丹参各10g，益母草15g。

2. 肝经湿热证

主证：经前或经期，颜面出现散在的潮红色疙瘩，如米粒大小，或形成黄白色小脓疱，以口鼻周围和两眉之间为多，伴心烦易怒，胸胁胀满，经前乳房胀痛，口苦咽干，目睛赤痛，月经先期或先后不一，经量或多或少，色紫红，有血块，大便干燥，小便黄赤，舌红苔黄腻，脉弦滑而数。

治法：清泻肝经湿热。

方药：龙胆泻肝汤（《医方集解》）加减。

龙胆草6g，黄芩、山栀子、泽泻各9g，木通5g，车前子、炒当归、生熟地各10g，柴胡、甘草各5g。

服法：水煎分服，每日1剂，经前、经期服。

加减：脾胃不和，脘腹作胀者，加入煨木香9g，陈皮6g，焦山楂10g；经量多，色鲜红，质粘稠者，加入大小蓟各12g，侧柏叶10g；经量偏少，色紫红，有血块者，加入丹参10g，赤芍、泽兰各10g。

3. 肺经郁热证

主证：经前或经期，面部起小疙瘩，赤色痒痛，可挤出白色粉汁，以鼻周围较多，伴有口鼻气热，鼻咽干燥，咳嗽少痰，舌红、苔薄黄少津，脉象细数。

治法：清肺凉血润燥。

方药：清金散（《医宗金鉴》）加减。

天花粉，山栀子各10g，黄芩、麦冬、玄参、桔梗各9g，枇杷叶、连翘、生地各12g，薄荷、甘草各6g。

服法：水煎分服，每日1剂，经前、经期服。

加减：烦热面赤者，加入丹皮、赤白芍各10g，大黄3g；面部疙瘩痒痛明显者，加入丹参10g，金银花10g，白鲜皮12g；月经先期量多者，加入地榆、侧柏叶各12g；月经后期量少者，加入泽兰叶10g，凌霄花5g，益母草15g。

（四）临床体会

本病证临床上颇为常见，大多认为皮肤疾病，由于本病证有明显的周期性，故求治于妇科者，亦常有之。当其发作时，可从脾胃湿热论治。实际上应为胃腑湿热，肝经湿热，还包括肝经郁火、肺经郁热在内，临床上以肝胃经湿热为多见，尤以胃腑湿热为主。1983年《吉林中医药》第一期曾介绍“凉血消疮饮”治疗本病证有效，药用桑叶20g，石膏40g，丹皮、生地、赤芍、黄芩、菊花各10g，甘草10g，并指出适用于肺胃积热者有效。我们认为，本病证如在行经期治疗，必须注意与调经相结合，月经量多者，要加入一定量的止血药，月经量少，或经行不畅，小腹疼痛，务必加入活血调经药，以保障经血的顺利排出，只有经血顺利排泄，相当部分的火热湿毒可随经血而排出，故一些寒凉凝血的药物，如生地、山栀、黄芩等品用之宜慎，或减轻其量。经行之后，按经后期滋阴养血佐以清利湿热法论治。经前、经期再按上法辨治之。在治疗的同时，务必注意饮食，故凡一切辛辣刺激、膏粱厚味均有所忌，多吃新鲜蔬菜水果，同时保持愉快乐观，避免忧思抑郁，急躁暴怒等不良情绪。讲究卫生，经常洗脸洗澡，防止感受风寒，以免引动肺胃之火。保持每日大便通畅，多饮绿豆汤、菊花汁等饮料，以控制发作，巩固疗效。

五、肥胖病症

年轻女子，形体肥胖，或突然肥胖，体重超过标准体重15%者，称为肥胖病症。

一般来讲，肥胖大概可分为内源性肥胖和外源性肥胖两大类。内源性主要是由肾上腺皮质过度增生、甲状腺功能减退、性腺功能不足、垂体嗜碱性腺瘤，下丘脑功能失调，以及神经性肥胖，还有体质异常等，中医认为是缘由肾、脾胃、肝功能失调，痰脂内生所致。外源性主要是营养过度的影响，即中医所谓嗜食膏粱厚味，甘甜滋腻之品所致。但临床上所见青年女子肥胖，多与月经失调、营养过度有关。根据我们观察，近年来，青年女子所患月经失调、月经稀发、闭经、崩漏伴形体肥胖者有增多的趋势。

（一）病因病理

本病证的发生，我们认为：主要与以下三个方面的因素有关，一是遗传因素，二是肾虚天癸至而不充，三是嗜食膏粱厚味，甘甜滋腻所致。以下将具体论述之。

肾虚偏阳虚是导致痰湿凝聚的根本原因。肾者，主水，在调节体内水液代谢平衡方面起着极为重要的作用。肾对水液的调节在于肾的气化作用。肾的气化正常，则开合有度，所以痰湿凝聚于体内，与肾有一定关系。中医认为痰湿滋生于脾胃，脾胃为生痰之源，但肾阳属火，火能暖土，所谓肾阳有着温暖脾土，运化水谷精微及水湿的代谢，水液精微之所以凝聚为痰湿者，的确是由于肾阳虚，冲任失调，气血不畅所致者。但肾阳偏虚者，大多是阴虚及阳，由阴虚致阳虚为主者。肝郁凝痰者，临床上亦常有所见。其本质上也常与肾阳偏虚有关。因肾属水，肝属木，肾为肝之母，肝主疏泄，有着调畅气机，协助脾胃运化的作用，若情志失常，肝郁气滞，一方面形成木旺克土，肝脾不和，以致影响水湿代谢，特别是对脂肪代谢。肝主疏泄，尤有其重要意义，肝郁则水湿脂肪蓄积，故易致肥胖。另一方面肝郁气滞，气滞则血滞，滞久则成瘀，瘀积则成癥，癥积亦将影响水湿痰浊的分化，从而也将导致肥胖。当然尚与过食膏粱厚味、甘甜滋腻之品，缺少运动等亦有关。

（二）诊断与鉴别诊断

1. 临床表现

月经失调，经期落后，量少，甚或闭经、崩漏，形体肥胖，越来越胖；或突然肥胖，胸闷烦躁，口腻痰多等。

2. 检查

可通过一般视诊，常能诊断肥胖，但有时仍难掌握标准，故除常规全身体检外，尚需进行肾上腺皮质功能、甲状腺功能、女性内分泌功能检查及X线检查等。

3. 通过详细的病史尤其是家族史及饮食营养史和生活习惯等及有关检查，排除肾上腺、甲状腺、脑垂体等器质性病变所引起的肥胖病证。

（三）辨证论治

本病证主要分为阳虚痰湿、肝郁凝痰、瘀阻痰滞三者。但一般性瘀滞痰阻，常常兼夹在肝郁凝痰证中，较重的瘀阻痰滞证，属于肿瘤病证，非药物所能治，故不列入。治疗上着重在助阳、调肝化瘀，结合燥湿化痰。以达到调经减肥的目的。

1. 阳虚痰湿证

主证：月经后期，量少，甚则闭经、崩漏。伴有肥胖尿少，头眩耳鸣，神疲乏力，嗜睡纳欠，大便易溏，胸闷嗳气，口腻痰多，腰酸形寒，舌苔白腻，脉象濡滑。

治法：补肾健脾，助阳化痰。

方药：二仙汤（《中医方剂临床手册》）合健固汤（《傅青主女科》）。

仙灵脾、仙茅、巴戟天各9g，炒当归、白芍、怀山药、党参、白术、茯苓各10g，苡仁20g，泽兰、丹参、川断、菟丝子各12g。

服法：水煎分服，每日1剂。

加减：腰酸明显者，加入寄生、杜仲各10g；口泛粘痰颇多，舌苔白腻者，加入制半夏6g，白芥子9g，陈胆星10g；面浮足肿者，加入黄芪15g，防己10g，车前子（包煎）10g，生姜皮3g；腹胀便溏，日行2~3次者，上方去当归，加入煨木香9g，砂仁（后下）5g。

2. 肝郁凝痰证

主证：月经后期，量少，甚则闭经、崩漏，形体肥胖，皮肤粗糙，毛发增多、增粗，口干烦热，面红目赤，头痛眩晕，胸闷急躁，心嘈善饥，大便干结，尿少色黄，舌质偏红，苔黄腻，脉沉弦数。

治法：清肝解郁，除湿化痰。

方药：越鞠丸（《丹溪心法》）加减。

制苍术、制香附、山栀、六曲、丹参、赤白芍各10g，白蒺藜12g，丹皮、茯苓、炒枳实、瓜蒌皮各9g。

服法：水煎分服，每日1剂。

加减：肝火甚者，加入夏枯草15g，龙胆草6g，苦丁茶

10g；心火亦旺，夜寐欠佳者，加入黛灯心1m，黄连5g；肾阴虚，腰俞酸楚者，加入女贞子、怀牛膝、川断各10g；经行量少者，加入泽兰10g，益母草15g。此外，尚有一种兼夹血瘀所致者，服一般利尿药乏效，需在上方中加入泽兰10g，山甲片9g，石打穿15g，五灵脂12g，琥珀粉（另吞）3g。

（四）临床体会

肥胖病证，根据调查分析，除内分泌性、神经性之外，大部分均为营养过度和家族因素的影响。近年来国外提出肥胖的“中枢调定点学说”，认为肥胖是中枢调定点障碍所致。脂肪代谢的中枢调节需通过中枢的靶器官（如肝脏）来实现。因此认为运用中医药治疗肥胖的作用机理，可能是除直接的降脂减肥作用外，还通过改善脂肪代谢的中枢调节和肝脏脂肪代谢障碍而起作用。因此，中医学中采用补肾调肝，燥湿化痰，是有着深意的，补肾有调复内分泌的作用，调肝，不仅有调节神经，而且还有降脂减肥的作用。朱丹溪所创制的一些化痰燥湿减肥除脂的方药，基本上运用燥湿化痰组合祛风疏肝的药物而成。但补肾调肝是主要的，是最根本的治疗方法。但补肾虽偏于助阳，但必须要在补阴的基础上加入助阳温化的药物，如金匮肾气丸，或右归丸等为宜。一般可按调周法，经后期滋阴奠基，然后再以助阳化气、利湿溶痰等法治之，缓缓调治始能获效。

结 语

本章所涉及的病证颇多，这里仅列5个病证。经来过早，亦即是性早熟的问题，主要是阴虚火旺，火旺则生殖机能有所亢进，故经来过早，阴虚不足，发育很不健全，治当滋阴降火，抑制亢进，宜知柏地黄汤加减。经来过迟，亦即性晚熟或不得成熟，与原发性闭经相一致，本病证主要是肾虚精亏，生殖器官发育较差，治疗的重点在于补肾填精，以河车大造丸治之，我们的临床验方育宫汤亦可用之，但必须常服始能获效。如生殖器官发育不良甚者，或生殖器官缺如、畸形，肿瘤等疾病者，非药物所能治，不属于本节所讨论。运动性闭经，是说明年轻女运动员，在体育比赛或紧张训练过程中出现的闭经，或者年轻女子在外出旅游，或外出求学，工作紧张所致的闭经，均属于本病证。主要是心肝气郁，心气不得下通，冲任不得通盛流畅，胞脉闭塞所致。治疗着重在疏肝解郁，宁心安神，以逍遥散或柏子仁丸加减。同时注意心理疏导，稳定情绪，放松思想，避免过度紧张，才能获取疗效，巩固疗效。经行痤疮，主要是肝胃间的湿热气火偏旺，以胃腑湿热为主的，用芩连四物汤清泻之；以肝经湿热为主的，用龙胆泻肝汤清利之。行经期间，尚需配合调经药物，并控制致热助湿的食物。肥胖原因很多，就妇科而言之，主要与肾虚偏阳虚或肝郁凝痰有关，肾虚偏阳虚者，本虚标实，寒热错杂，在滋阴调周的基础上，用二仙汤调治之；肝郁凝痰者，实证为主，火热偏重，常伴多毛烦躁、怕热喜凉等症状，可用越鞠丸或防风通圣丸以化之消之。如见有月经不调，亦当补肾调周法论治。同时亦要比较严格地控制甘腻辛辣，膏粱厚味饮食，增加运动，有助于减肥。

第九章 老年期诸证

我国已进入长寿国的行列，老年人已占有相当比重，因此，把60岁以上的老人作为研究对象的老年医学，已成为我国医学中的重要学科。

老年人的生理病理不同于常人，前人指出肾气渐衰，天癸已竭；阴气自半，阴阳、气血、脏腑、经络均处于低水平的协调平衡状态中。因此，有人概括老年人的病理特点为病及五脏，虚证为多，兼证常见；阴阳紊乱，气血两亏，正虚易感；脾胃虚弱，运化不力，痰湿易留；情志易伤，肝气郁滞，血脉瘀阻，易发肿瘤，恶性居多；精衰阴虚，骨髓失涵，骨空松凸，脉络乏养，坚硬干脆，易发心脑血管及骨质疏松类疾病。而治在滋养调补，扶正祛邪，兼及祛痰、化瘀、解郁、熄风诸法，此其常也。变则因病施治，变法尤多。但就妇科病而言之，似乎月经已与老年无关，殊不知老年女性中尚有老年复经、老年血崩，两者均属于出血性疾病。但血崩者，病势急，程度重，非急治不可，故分列为两病，叙述如下。

一、老年复经

妇女60岁以上，绝经10余年者，又复见阴道流血，有如经行，故称老年复经，又称年老经水复行，对本病应该高度重视，首先要排除生殖器肿瘤，以免延误病情，导致预后不良。

（一）病因病理

妇女自50岁左右绝经后，肾气已衰，天癸已竭，太冲脉亦衰少，子宫亦渐趋萎缩，身体内部亦趋向于阴气虚衰的状态，自然不能行经。但正由于阴虚血热，或者气虚血瘀等因素，导致子宫出血，所以老年复经，并非复经，而是一种出血病变，类乎经行之状。年老经断，这是不可抗拒的新陈代谢规律，所以年老经水复行者，还必须注意到肿瘤出血的病变。

根据我们的临床观察，老年复经最主要的是阴虚血热。阴虚者，常与早婚多产，或素体体阴不足，房室不节，失眠伤神等以致肾阴亏耗、复加烦恼忿怒、忧郁焦虑等心肝火动，阴血更虚，老年子宫萎缩、胞脉胞络脆性增强、火热扰乎胞脉胞络，是以出血，有如经行之状。但阴虚之体，又多伴气虚，多见肝脾不足，肝脾不司藏统，亦易导致胞脉胞络冲任不固而出血。正如《傅青主女科·年老经水复行》中说："妇人有年五十外或六、七十岁，忽然行经者，或下紫血块，或如红血淋，人或谓老妇行经者，是还少之象，谁知是血崩之渐乎？夫妇人至七七之外，天癸已竭，又不服济阴补阳之药，如何能精满化经，一如少妇？然经不宜行而行者，乃肝不藏，脾不统之故也。"

其次尚或兼有血瘀、湿热等病变。老年体虚，气血运行不畅，复加情志内伤，肝气郁结，气滞血瘀，瘀留冲任子宫，损伤脉络，导致血瘀出血，或者由于个人卫生保健不利，湿热毒邪乘虚袭入胞宫，损伤冲任胞络，迫血妄行，此为湿热（毒）所致出血者，临床亦有所见。

（二）诊断与鉴别诊断

1. 临床表现

自然绝经数年或10余年后，发生阴道出血，出血量多少不一，持续时间长短不定，部分患者白带增多，呈血性或脓血样有臭气，或伴有腹痛，下腹部包块，低热等，若出血反复发作，或经久不止，或伴腹胀、消瘦者要注意恶性病变。

2. 检查

妇科检查：注意阴道流血及分泌物性质，有无大量浆液性、脓性或米汤样恶臭白带，或脓血样物；宫颈是否光滑，有无糜烂、菜花样、凹陷性溃疡或息肉状赘生物等；子宫体是否萎缩，有无增大或结节、压痛等；附件有无包块、压痛等。绝经数年后，生殖器有不同程度的萎缩，宫颈口有血液或血性分泌物流出，无臭气，说明出血来自宫腔，且多为良性病态；宫颈有改变，且有大量排液或脓血样分泌物，有恶臭气，应注意除外子宫颈癌；子宫增大无压痛，且出血反复发作，应注意子宫肉瘤、子宫内膜癌等恶性病变；附件有包块，则可能为卵巢颗粒细胞瘤或卵泡膜细胞瘤。腹部肿瘤伴腹水者，多为恶性病变；晚期恶性肿瘤可伴恶液质状态。

实验室检查：红细胞沉降率明显增高，碱性磷酸酶、乳酸脱氢酶或转氨酶的升高多见于恶性肿瘤；血清 E_2 水平升高多提示卵巢存在分泌性激素肿瘤。宫颈刮片巴氏Ⅲ ~ Ⅳ级常见于宫颈癌。其他如宫腔镜、腹腔镜、B 超扫描，亦有助于诊断。

3. 通过以上有关检查，排除肿瘤性疾病。

（三）辨证论治

本病证有虚证、实证以及虚实夹杂证，但老年期的特点在于虚证为主，尤以阴虚、气虚为常见。至于血瘀、湿热常为兼夹证。治疗除针对各证型施以确当的治法外，亦要考虑到这一时期的特点，予以扶正宁心、抗恶性病变的药物。

1. 阴虚证

主证：绝经多年，经水复来，量不多，色鲜红，或有小血块，一般无臭气，伴有头昏腰酸，五心烦热，两颧潮红，夜寐不熟，咽干口燥，阴中干涩，或灼热疼痛，皮肤瘙痒，大便燥结，舌红少苔，或有苔带白干燥，脉象细数，或弦数。

治法：滋阴清热，固冲止血。

方药：知柏地黄丸（汤）（《医宗金鉴》）合二至丸（《济生方》）。

熟地 12g，山药、山萸肉、丹皮、茯苓、泽泻、炒黄柏各 10g，炙知母 6g，女贞子、墨旱莲各 12g，地榆炭 9g。

服法：水煎分服，每日一剂。

加减：若肝火偏旺，头晕头痛，烦躁明显者，加入钩藤12g，白蒺藜10g，苦丁茶、炒山栀各9g；若心火偏旺，烦躁失眠，舌尖偏红，小便偏少者，加入莲子心5g，黛灯心1m，生地12g，青龙齿（先煎）10g，木通5g；若胃火偏甚，口有臭气，大便燥结者，加入黄连5g，炒枳实9g，全瓜蒌、元参各10g。

2. 气虚证

主证：绝经数年后，经水复来，量或多或少，色淡红，质较稀，无臭气、小腹空坠，神疲乏力，气短懒言，胸闷腹胀，矢气频仍，或时便溏，有时亦烦躁寐差，舌质淡红、苔薄白，脉象缓弱。

治法：补气健脾，养血固冲。

方药：安老汤（《傅青主女科》）加减。

党参、黄芪各15g，白术10g，炒当归、熟地、山萸肉各9g，黑芥穗、制香附、黑木耳炭、炙甘草各6g。

服法：水煎分服，每日一剂。

加减：若腹胀矢气明显，大便偏溏者，去当归、熟地，加入砂仁（后下）5g，煨木香9g，陈皮6g；若烦热口渴，舌质偏红者，加入炒丹皮、炒白芍各10g，钩藤15g；若夜寐甚差，甚则失眠、心悸怔忡者，加入炒枣仁9g，合欢皮、炙远志各9g；若出血较多者，加入阿胶珠10g，血余炭、陈棕炭各9g。

3. 血瘀证

主证：绝经数年后，经水复来，量时多时少，色紫黑有血块，质粘稠，或有臭气，小腹作痛，或伴有小腹癥瘕，胸闷烦躁，大便色黑，舌苔黄白，舌质边紫斑，脉象弦涩或细涩有力。

治法：活血化瘀，固冲止血。

方药：加味失笑散（《临床验方》）进退。

生熟蒲黄（包煎）各10g，生炒五灵脂各12g，黑当归9g，大小蓟各12g，血余炭、茜草炭各10g，炒延胡12g，三七粉（分吞）10g。

服法：水煎分服，每日1剂。

加减：若夹寒湿者，加入艾叶9g，制苍术10g，吴萸5g；若夹血热者，加入马鞭草15g，炒黄柏10g，侧柏叶10g；若夹肾虚腰酸、腿软、小便较频者，加入炒川断、寄生各12g，覆盆子9g；若夹肝郁，胸闷烦躁，小腹胀痛，时欲叹气者，加入制香附10g，炒荆芥6g，娑罗子9g。

4. 湿热证

主证：经断数年，又复经行，量较多，色红或紫红，质浓稠，或五色杂下，有小血块，有臭气，或复经之前带下较多，色黄白质粘，口苦口干，纳食不馨、周身疲乏无力、小便黄少，大便或干或软，舌质偏红，苔黄厚腻，脉象弦细带数。

治法：清热利湿，凉血止血。

方药：易黄汤（《傅青主女科》）加味。

怀山药10g，炒黄柏、炒黄芩各10g，苡仁30g，泽泻9g，炒芡实10g，半枝莲10g，土茯苓15g，侧柏叶10g，大小蓟各10g。

服法：水煎分服，每日1剂。

加减：若黄白脓样带下，有臭气颇著者，加入桔梗9g，败酱草30g，金银花15g，白花蛇舌草、仙鹤草各15g；纳欠腹胀，大便偏溏者，加入煨木香10g，炒白术10g，砂仁（后下）5g，白人参15g；心肝气郁，胸闷忧郁，情怀不畅者，加入荆芥6g，合欢皮9g，娑罗子10g。

（四）临床体会

老年复经，实际上是一种老年性阴道出血病证，非是恢复月经也，正如《女科百问》所说："妇人卦数已尽，经水当止而复行者何也……七七则卦数以终……或劳伤过度，喜怒不时，经脉虚衰之余，又为邪气攻冲，所以当止而不止也。"老年阴道出血，俗称"老树开花"，非善证也。但也不必过分紧张。根据我们观察，常发现体虚慢性炎性所致者，以及少数天癸即女性内分泌激素尚未全竭，导致子宫瘀浊性出血。经过治疗，还是可以痊愈的。但是老年复经，如属炎症性，或者内分泌功能失调，以致子宫内瘀浊性出血，虽与湿热、血瘀有关，但在辨治上要着眼阴虚火旺与肝热脾虚两者，阴虚火旺者，除知柏地黄丸（汤）外，我们常用二至地黄丸（汤）加入五味子、地榆炭、黑木耳、鹿含草、太子参等。必要时尚须加入清肝宁心之品，如钩藤、莲子心、炒枣仁、紫贝齿等。然而老年期肝热脾虚者，几乎占据与阴虚火旺相等同的地位，治疗上既要清肝解郁，又要健脾宁心，清肝解郁者，需用丹栀逍遥散，健脾宁心者，需用归脾丸，因此，多用丹栀逍遥散合归脾丸（汤）加减，药用炒山栀、钩藤、鹿含草、炒柴胡、白芍、白术、茯苓、黄芪、党参、煨木香、炒枣仁、炙远志、陈棕炭、血余炭等，连服之。如湿热比较明显者，亦只能加入碧玉散、侧柏叶等品；血瘀明显者，加入炒五灵脂、炒蒲黄等品。总之，老年复经，以虚为主，阴虚脾弱是治疗的终始着眼点。

但是在治疗本病证时，尚需要考虑这一时期的特点，即本病容易发生恶性病证，以及恶性肿瘤所出现的老年复经者。我科原老主任王慎轩有蜀羊泉散者，即蜀羊泉 15～30g，地榆 10～15g，红枣三枚，煎汤代茶常服。必要时加入半枝莲 10～15g，白花蛇舌草 15～30g，仙鹤草 10～15g。如恶性肿瘤后期气血大虚者，除蜀羊泉散外，必须应用黄芪，而且要重用，一般用量在 30～50g，及太子参或党参、炒当归、白芍、甘草等始为确当。我们曾经治一例老年复经，颇有意义。刘某某，女，65 岁。绝经 16 年，因操劳过度，烦恼过多，始则阴道有少量黄水，继则阴道流红，逐渐增多，色红有少量血块，胸闷烦躁、头昏头痛，咽干口燥，大便偏干，小便黄少，夜寐甚差，腰俞酸楚，脉象弦数，舌质偏红，苔黄干燥，显系阴虚火旺，治当滋阴降火，平肝宁心，杞菊地黄丸（汤）合二至丸加减，药用杞子、钩藤、山药、五味子、左牡蛎、丹皮、茯苓、女贞子、旱莲草、鹿含草、炒枣仁、莲子心等品治疗，始服之时，出血减少，症情尚较稳定，妇科及诊刮检查，诊断为：萎缩性子宫内膜炎，已排除恶性病变，但服药半月余，腹胀矢气，神疲乏力，大便偏软，或则溏泄，舌苔白腻，不得不转从清肝健脾论治，方用丹栀逍遥散合木香六君子汤加减，药用鹿含草、苦丁茶、钩藤、炒丹皮、荆芥、炒白术、党参、陈皮、茯苓、炒白芍、合欢皮、五味子等品，连续服药 20 余日，出血未见复发，症状缓解，并嘱戒操劳，怡情志，转服杞菊地黄丸（汤）合越鞠丸，观察 2 月余，则基本痊愈。

二、老年血崩

老年妇女，断经十余年后突然经血暴下如注，称为老年血崩。类乎老年复经，但较老年复经出血尤多，故必须及时加以调治，否则将易导致血崩虚脱，成为危重病证之一。

（一）病因病理

老年血崩多责之于脾虚气弱，固摄失职，或则肝肾阴虚，相火妄动，迫血妄行。

因为年逾七七，肾气已衰，天癸已竭，月经闭止，不再来潮，身体呈趋衰老变化。如素体脾虚气弱，老年肾衰则脾气益虚，或加劳累过度，思虑过甚，必然更伤脾气，脾气大虚，冲任失于固摄，血失所统是以出现血崩，或则素体肝肾阴虚，或房劳过度，损伤冲任。或胸闷忧烦，忿怒急躁，心君火动，相火随之而动，火热甚则下扰冲任，迫血妄行，是以出血量多。

在出血病变过程中，由于外在湿邪入侵，或者脾虚内湿滋生，湿热内阻，可致出血反复，或则气郁肾虚，瘀浊内阻，亦必加剧出血或出血反复发作。

（二）诊断与鉴别诊断

1. 临床表现

老妇突然血崩，量多，色淡红，或鲜红或有小血块，头昏心悸，神疲乏力，腰酸腿软，面乏华色，或胸闷烦躁，头昏头痛等证候。

2. 检查

待出血干净后，必须进行妇科检查，诊断性刮宫病检、B 超等有关检查，以了解女性内分泌激素是否失调及子宫内膜炎性病症。

3. 通过上述有关检查，以排除肿瘤疾病，特别是恶性肿瘤。

（三）辨证论治

本病证以虚证为主，脾肾是主要的脏腑，同时尚可累及心肝。脾虚气弱，摄血乏力者，出血量多，色淡红，质稀薄；肝肾阴虚火旺妄动者，多见出血量多，色鲜红，质粘稠等。治疗上分别采取补气摄血、滋阴清热之法，固经务求控制出血。至于兼夹湿热、血瘀者，将另立兼夹证型论治。

1. 脾虚气弱证

主证：老妇血崩不止，或淋漓不断，经色淡红，质地稀薄，无血块，头晕目眩，神疲体倦，面色萎黄，或有浮肿，气虚易汗，腹胀矢气，大便易溏，脉象细弱，舌质淡红，苔色黄白腻。

治法：健脾补气，固经止血。

方药：归脾丸（汤）（《济生方》）加减。

黄芪 15g，党参 15～30g，炒白术 15～30g，茯苓 10g，煨木香 9g，炒枣仁 9g，五味子（盐水炙）5g，阿胶珠 10g，煅龙骨 15g，砂仁（后下）5g。

服法：水煎分服，日服 1 剂。

加减：合并阳虚者，加入补骨脂、赤石脂各 9g，鹿角胶（另炖溶入）10g；大出血时，另吞上好白参末，或参汤；若大便溏泄，次数较多者，加入炮姜 5g，肉豆蔻 5g。

2. 肝肾阴虚证

主证：绝经后出现血崩，或淋漓不净，血色鲜红，质粘稠，有小血块，头晕耳鸣，烦躁易怒，或烘热出汗，或五心烦热，腰膝酸软，便干尿黄、舌红少苔，脉象细数。

治法：滋阴养肝，凉血止血。

方药：固经丸（汤）（《便览》）合二至丸（《济生方》）。

炙龟甲（先煎）10～15g，炒黄柏10g，炒黄芩9g，椿根白皮10g，女贞子、墨旱莲各15g，地榆炭10～15g，煅牡蛎（先煎）15g，炒川断10g，钩藤15g，生地黄10g。

服法：水煎分服，每日1剂。

加减：偏于心火旺，则心烦失眠，舌尖偏红，去黄芩，加入黄连3g，莲子心5g；偏于肝火旺则头痛急躁，口苦胁痛、加入黑山栀9g，苦丁茶10g；偏于肾阴虚，相火旺，则午后低热、咽干口燥，加入炙知母6g，地骨皮10g等。

3. 兼证型

（1）兼湿热证：除上述脾虚气弱，或肝肾阴虚的症状外，一般还有小便黄少、纳食甚差，身困乏力，舌苔黄白腻，脉象濡数，治当分别佐入清利湿热之品，选加马鞭草15g，鹿含草30g，茜草15g，碧玉散（包煎）10g，大小蓟各10g，侧柏叶10g等。

（2）兼血瘀证：除上述脾虚气弱、肝肾阴虚症状外，一般尚出血量多，呈阵发性出血，有较大血块，小腹不舒，舌苔黄白微腻，边有紫瘀点，脉象细弦带涩，治当分别佐入活血化瘀之品，酌加黑当归、赤白芍，五灵脂各10g，蒲黄（包煎）9g，花蕊石（先煎）10～15g，炒荆芥6g。另外尚可加入三七粉（分吞）5g，或云南白药1瓶，0.5g吞服，日服2～3次。

（四）临床体会

老妇血崩，乃危重病证之一，必须及时加以控制出血，除了中医辨证治疗外，尚须结合西医药的止血措施。但老妇体质已虚，病情错杂，常常虚实夹杂，气阴两虚，又夹肝经郁热，或夹瘀浊内阻者，亦常有之。兹录我科已故名老中医王慎轩老主任所著《女科医学实验录》中所载“老妇崩痢治验”案以供参考：皮市街维新理发馆姓黎之妇，年逾七七，始则一月二、三至，继则崩漏半月余不止。下血紫黑成块，少腹胀急疼痛，加以由泻变成痢疾，亦延一月有余。上则头晕耳鸣，不能举动，中则胸痹脘痞，不思饮食，外则骨楚恶寒，内则喜热恶冷，舌苔白腻，脉象弦滑，病情复杂，莫此为甚，余唯择其急者先治，用荆芥炭、苏藿、二陈、香砂、六曲、枳壳、震灵丹、藕节等品，一剂而崩漏已止，下痢亦爽；次方去震灵丹，加青皮、麦芽、荷叶等，痢疾亦止；三诊用平肝和胃之药，于是头晕胸脾等症均愈矣。或问古人治老年血崩，均以子芩为主（按前人曾有奇效四物汤治老妇血崩有良效，奇效四物汤，即四物汤加黄芩而成），何以先生不用法乎？余曰，子芩系治湿热之崩漏，此症邪滞内蕴，气机不宣，若用黄芩之苦寒郁遏，必有增剧之害，此等用药之法全在随证化裁，不可固执耳。所以在控制大出血时，亦要贯彻辨证论治才能收到较好的效果。

结　语

老年期月经病证，一是老年复经，一是老妇血崩。老年复经者，亦可能见于70岁左右的高龄妇女，一般在50岁，或者60岁左右见此较多。主要在于阴虚心肝郁火、脾虚肝郁两者。阴虚心肝郁火者，知柏地黄汤合丹栀逍遥散加减最为常用，脾虚肝郁，肝脾失调者，安老汤或加味归脾汤最为合适。然后在辨治过程中加入清利湿热合化瘀止血等品。老妇血崩亦在于脾虚气弱与阴虚火旺两者，脾虚气弱者，宜归脾汤，阴虚火旺者宜固经丸、二至丸，以及一切有利于止血的方药，目的在于固经止血，然后才能根据体质进行调复。

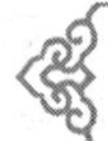

第十章　常见计划生育并发症

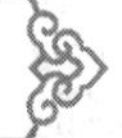

贯彻计划生育方针，做到节制生育，是非常重要的。我国人口众多，控制人口生育，避孕、绝育，是我们国家的一项重要任务，必须大力宣传，认真执行。目前人工流产与宫内放置节育器以及口服避孕药，包括探亲避孕药或长效避孕药等较为常用。一般应用此类方法，总的是安全的，但也有较少数的人在应用此类方法后，可能会出现一些月经失调、痛经、闭经、崩漏以及肠胃道症状等，在处理上可参考有关病证的辨治。但是作为计划生育及口服避孕药的并发症，在辨治上还有一定的特点，需要进行专章讨论，为患者解除痛苦，保证计划生育工作的顺利开展，有着重要的意义。

一、人流术后并发症

人工流产手术，是避孕失败后的补救措施，不能作为节制生育的主要手段，也不宜多做，以免引起各种并发症，给身体健康、工作、学习带来不良影响。

在正常情况下，早期妊娠人工流产术后，阴道出血一般7～10天干净，短的3～5天即净，一般不致引起并发症。但由于种种原因，有时难免会出现一些并发症。如出血量多，或淋沥较长时间不净，即属于人流后子宫出血病证；或则腹痛漏红，色紫黑有血块，即属于人流后疼痛性病证；或则刮宫过甚，子宫内膜损伤，冲任血海空虚，闭经不行，即属于人流后闭经类病证。至于人流后所形成的湿热血瘀蕴蒸的盆腔炎病证，属于产后温病范畴，不在本章讨论。

（一）病因病理

孕后人为终止妊娠，势必造成冲任气血耗伤，或导致瘀滞内阻，子宫不得固藏，出现子宫出血。但病涉重虚，与一般月经病出血有所不同，或则因情怀抑郁，或愤怒，术后气机不畅，瘀浊不畅，以致瘀浊占据血室，好血不得归经，因于人流术后，虽有实证，亦必夹虚。

或因瘀浊结聚，粘连子宫内，且由子宫受损，抵抗力低下，不仅气血不足，而且阴虚及阳，阳虚则瘀浊阴邪更不易融解，结聚粘连于子宫之中，经行不畅，甚则闭阻，不通则痛；或者由于素体肝肾不足，肾精亏虚，或则房劳流产，过度劳累等损伤，冲任子宫，物质亏损，血海空虚，即现代医学所谓：由于刮宫过深，或吸引负压过高，使子宫内膜损伤过重而造成闭经，病在于子宫局部损伤过度，必须及时调复，否则难治。

（二）诊断与鉴别诊断

1. 临床表现

人流术后，阴道流血，持续不净达 10 天以上，量多或量少，淋沥不净。或小腹疼痛，漏红色紫，或痛经不行，或闭经，带下甚少，腰酸头昏，神疲乏力等症。

2. 检查

妇科检查：应注意宫颈是否扩张，有无组织物堵塞，宫体大小是否正常，有无压痛，双侧附件有无增厚、压痛等。必要时应行诊断性刮宫，并辅以血象、凝血机能、血尿 hCG 测定及 B 超检查等。

3. 通过病史及以上检查，不难排除滋养细胞疾病及凝血机能障碍性疾病。

（三）辨证论治

1. 出血性病证

（1）气血虚病证

主证：人流术后下血淋沥不净，量或多或少，以少为多见，色淡红质较稀，偶或有小血块，面色萎黄，神疲乏力，动则易汗，头晕目眩，腰俞酸楚，舌质淡红苔薄白，脉象细弱。

治法：补气养血，益肾固冲。

方药：归脾汤（《济生方》）加味。

党参、黄芪各 15～30g，炒白术、茯苓各 10g，煨木香 9g，炙远志 6g，炒枣仁 9g，杞子 12g，陈皮 5g，炒五灵脂 10g，炒川续断 10g。

服法：水煎分服，每日 1 剂。

加减：腹胀矢气，大便溏泄，日行 2～3 次者，加入砂仁（后下）5g，六曲 10g，补骨脂 9g；腰俞酸楚明显，小便频数者，加入杜仲、菟丝子、寄生各 10g；出血量多，色淡红，有小血块者，加入阿胶（另炖烊入）10g，艾叶炭 6～9g，血余炭 12g。

（2）瘀浊内阻证

主证：人流术后下血不止，量或多或少，色紫黯有血块，小腹胀痛拒按，血块下后痛缓，腰俞酸楚，或赤白相杂，胸闷烦躁，舌质紫黯或有紫斑，脉象细弦。

治法：化瘀利湿，益肾止血。

方药：加味失笑散（《实用妇科方剂学》）。

黑当归、赤白芍各 10～20g，五灵脂 10g，炒蒲黄（包煎）6～10g，炒川续断、寄生、茜草各 10g，马鞭草、益母草各 15g，茯苓 9g，炒荆芥 6g。

服法：水煎分服，每日 1 剂。

加减：小腹疼痛较剧者，加入广木香 9g，元胡 10g；夹有湿热，带下粘腻，苔色黄腻根厚者，加入红藤、败酱草、蒲公英各 10g；腹胀便溏，纳食不馨者，加入广木香 9g，陈皮 6g，山楂 10g，炒谷麦芽各 12g，砂仁（后下）5g。

2. 疼痛性病证

本病证，主要是瘀浊交阻，子宫盆腔内粘连所致，由于粘连的部位，程度较轻，故仍可运用药物治疗。

主证：周期性小腹疼痛较剧，难于忍受，经量甚少，或一般，色紫暗，有血块，腰酸腹胀，舌质紫暗苔黄白腻，脉象细弦或细涩。

治法：活血化瘀，利湿导浊。

方药：血府逐瘀汤（《医林改错》）加减。

当归、赤芍、桃仁、红花各10g，川牛膝12g，苡仁15g，桔梗6g，炒枳壳9g，炙桂枝5g，延胡12g，川芎3g。

服法：水煎分服，日服1剂。

加减：腹痛剧烈者，加入炙乳没各6～9g，琥珀粉3g（分吞），广木香9g；瘀浊交阻，伴有包块者，加入三棱、莪术各9g，山甲片6g，地鳖虫5g；腰俞酸楚明显者，加入川断、寄生各12g，制狗脊9g；纳食不佳，舌苔黄白腻者，加入制苍术10g，广陈皮6g，炒香谷芽15g，制川朴5g，山楂10g。

3. 闭经病证

本病证主要有两种情况：一是肝肾不足，冲任亏损；二是瘀浊阻于子宫，即手术后子宫内膜炎症引起粘连，造成宫腔或宫颈粘连闭锁而致经血瘀滞不下，可见前术后痛经项，兹不赘述。此外还有寒凝子宫者，分述如下。

（1）肝肾不足，冲任亏损证

主证：流产后出现月经闭止，小腹或有隐隐作痛，按之则舒，面色萎黄，头昏眼花，神疲乏力，腰膝酸软，舌质淡白，脉沉细少力。

治法：补肾调肝，养血调经。

方药：调肝汤（《傅青主女科》）加减。

当归、白芍、山茱萸、山药各10g，阿胶（另炖烊入）9g，巴戟天10g，甘草6g，熟地10g，怀牛膝12g，党参10g。

服法：水煎分服，每日1剂。

加减：纳欠腹胀，夜寐甚差者，加入黄芪15g，陈皮6g，广木香 9g，炒枣仁 9g；腰膝酸软明显者，加入川断、杜仲、寄生各 10g；头昏头晕心悸明显者，加入杞子、制首乌、女贞子各 10g。

（2）寒凝子宫证

主证：流产后月经闭止，小腹冷痛，形寒肢冷，腰俞酸楚，带下或多，色白质稀，小便清长，面色灰暗，舌质淡苔薄白，脉象沉迟。

治法：暖宫散寒，和血调经。

方药：金匮温经汤（《金匮要略》）加减。

吴茱萸、肉桂、川芎各 5g，党参 12g，当归、赤白芍各 10g，丹皮、麦冬各 6g，阿胶（烊化）10g，制半夏 6g，炙甘草 5g，生姜 5 片，杜仲 10g。

服法：水煎分服，每日 1 剂。

加减：小腹作痛较明显者，加入鸡血藤 15g，莪术、川牛膝各 10g；寒邪较重，小腹冰冷者，加入制附片 6g，艾叶 9g；白带偏多，纳食较差，脘腹不舒者，上方去丹皮、麦冬，加入制苍白术各 10g，茯苓 12g，煨木香 9g。

（四）临床体会

人流术后出血病证，主要有子宫收缩不良、胎盘组织残留、宫内或盆腔感染三大病症。从临床观察中多数患者是由部分胎盘、蜕膜残留所致。若下血日久不止，尿妊娠试验持续或反复出现阳性者，应进行绒毛膜促性腺激素红血球半定量测定，以排除有绒毛膜上皮细胞癌的可能，在辨治方面，可参考前出血性疾病。但必须注意到本病证的特点，其一，重虚的问题。原本有肾虚或脾胃薄弱，人流术后，必然损伤冲任，导致肝肾不足，而且人流术后，必然要有出血，要经受人流术时的痛苦，故子宫冲任受损伤，故谓重虚，即虚中有虚，既有本体之虚，又有创伤性之虚，所以在治疗上必须注意到补养重虚的特点，以及在治疗实证时兼用扶正的方法；其二，是瘀浊的特点。因为妊娠之后，月经不再来潮，阴血津液、水湿等物质，亦壅聚子宫以养胎儿。所以当人流术后，所壅聚的津液水湿，势必成为有害的湿浊之物，因此在治疗中，不论是补肾健脾，还是活血化瘀均有必要加入利湿化浊之品，以清除子宫内腔中所残剩的一切有害物质，我们常用的药物如薏米仁、茯苓、蜀羊泉、马鞭草等；其三，心理影响，不可轻视，人流术后，身体有所不适，情绪有所不畅，因此在心理上亦有程度不同的影响。古人曾有“小产之伤，将十倍于大产”之说，其中亦包含心理影响在内，故在身体内出现气血不和，心神不宁，在药物治疗的同时，必须进行心理疏导，稳定情绪，注意生活规律和休息，同时要求做好避孕绝育工作，避免再次人流术。

二、宫内放置节育器的并发症

宫内放置节育器，普遍认为是一种比较安全、有效和容易推行的节育办法，对年轻有心脏病的患者尤为适宜。但使用宫内节育器仍存在一些至今未能完全消除的并发症，虽然为数甚少，但亦当引起重视。根据临床的观察，宫内放置节育器所引起的并发症，常见的有月经过多、经漏、赤白带下等出血性疾病。其次还可见到痉挛性腰腹疼痛，以及一些恶性泛吐、腹胀矢气等肠胃道反应病证。必须给予调治，以保证宫内放置节育器的继续应用。

（一）病因病理

宫内放置节育器引起的并发症，主要由于节育器损伤了子宫内膜血管、异物反应和凝血机能改变所致。中医学认为异物损伤子宫冲任，兼之情绪紧张，精神抑郁，以致肝郁气滞；气滞化火，火热犯乎冲任，损伤子宫，迫血妄行，而且子宫中增添一异物，类似瘀滞占据血室，好血不得归经，故见月经量多，或淋沥不已，火热夹瘀滞，亦必致湿浊留阻，故又可见到赤白杂下，淋沥不已；或素体虚弱，营阴不足，不能涵养脉络，兼以上环后经血流行不利，脉络失畅，阴血更不能滋养脉络，脉络失养，是以发生挛急性疼痛；或素体虚弱，脾胃不和，上节育环后，子宫内增添一异物，在一定程度上影响经血的顺利下泄，故而冲任气机升逆，影响中焦脾胃的升降，故而出现肠胃气机不和的反应。

（二）诊断与鉴别诊断

1. 临床表现

上节育环后，出现月经过多，经漏或赤白杂下，或腰腹挛急性疼痛，或纳欠恶心泛吐，腹胀矢气等症状。

2. 检查

妇科检查：未发现器质性疾病，必要时需作血常规、性激素、凝血机能测定及 B 超检查等，有助对某些功能性疾患的诊断。

3. 通过有关检查，需与盆腔炎及肿瘤相鉴别，并除外凝血机能障碍性及肿瘤性疾病。

（三）辨证论治

1. 月经过多、经漏、赤白带证

主证：置节育环后漏红 2 周以上，量或多或少，色红。或淋沥色紫红，或月经量甚多，色红有血块，或经期延长。或赤白杂下，腰酸小腹隐痛，头昏心悸，脉象弦细，舌质偏红、苔薄黄腻，舌边有瘀紫。

治法：补肾化瘀，固经止血。

方药：固经丸（《医学入门》）合加味失笑散（《实用妇科方剂学》）。

炙龟甲（先煎）10g，炒黄柏 9g，椿根白皮、制香附、炒川续断各 10g，大小蓟各 15g，五灵脂 10g，炒蒲黄（包煎）6g。

服法：水煎分服，日服 1 剂。

加减：兼有心肝郁火，胸闷烦躁者，加入黑山栀10g，钩藤15g，炒荆芥6g；脾胃气虚，脘腹作胀，矢气便溏者，加入煨木香9g，炒白术10g，砂仁（后下）5g；平时赤白杂下，纳欠，苔黄白腻厚者，加入制苍术10g，薏米仁15g，茯苓12g，败酱草15g。

2. 经行腰腹作痛证

主证：放置节育环后，经行腰腹痉挛性疼痛，下腹或腰骶部酸甚，行经期加剧，神疲乏力，四肢酸楚，胸闷心烦，夜寐欠佳，脉象细弦，舌质偏红，苔白腻。

治法：滋肾调肝，利湿和络。

方药：独活寄生汤（《千金要方》）加减。

独活：秦艽、防风、白芍、杜仲、牛膝、寄生各9g，干地黄、当归、茯苓、党参各10g，川芎5g，甘草6g，北细辛3g，肉桂（后下）5g。

服法：水煎分服，每日1剂。

加减：心烦失眠者，加入丹参、合欢皮各10g，钩藤15g，炒枣仁9g；腹胀矢气，大便偏溏者，上方去干地黄，加入煨木香9g，炒白术、六曲各10g；经行量少不畅，加入泽兰10g，益母草15g；腰酸疼痛加剧者，加入延胡10g，金铃子9g。

3. 胃肠道反应证

主证：上节育环后，恶心泛吐，纳呆腹胀，矢气频作，或时便溏，神疲乏力，身困嗜睡，头昏心悸，经行不畅，舌质淡红，苔黄白腻，脉象细弦。

治法：养血和胃，健脾益气。

方药：香砂六君汤（《小儿药证直诀》）加减。

广木香9g，党参、白术、茯苓各10g，广陈皮、制半夏各6g，山楂12g，荆芥5g，合欢皮9g，丹参10g。

服法：水煎分服，每日1剂。

加减：烦躁失眠者，加入钩藤15g，夜交藤20g，炙远志

6g；腰酸尿频者，加入炒川断、寄生、狗脊各10g；少腹作痛，经行不畅者，加入鸡血藤15g，五灵脂各10g，赤芍10g，益母草15g；胸闷不舒，情怀抑郁者，加入广郁金9g，娑罗子10g。

（四）临床体会

宫内放置节育器的并发症，最常见的是月经过多、经漏，其次是腰腹作痛，再次是胃肠道反应病症，月经量多，经期延长，经漏与宫内放置节育器直接有关，因此，在辨证论治中，分为血热、气虚、血瘀三者，进行论治，但必须了解，异物瘀滞阻于子宫，导致出血，虽然辨证上缺乏瘀滞的见证，但仍然要加入生炒五灵脂、生炒蒲黄、血余炭、大小蓟等化瘀止血之品，如有明显的血瘀症状者，更加强化瘀止血的药物，如黑当归、大黄炭、茜草、花蕊石、蒲黄炒阿胶珠等均可选用。出血时间较长者，要考虑到结合清热利湿的药物，如马鞭草、鹿含草、败酱草等品较好。以防止因出血而引起继发性湿热病证。至于还有引起的腰腹疼痛及胃肠道反应等病症，除药物治疗外，还必须进行心理疏导，做好思想工作，解除思想负担，保持心理稳定，才能取得较好的效果。

三、服避孕药后并发症

大多数妇女在服用避孕药期间，月经无明显异常，但也有少数妇女在服避孕药期间，可出现子宫出血，现代医学称为突破性出血。这种出血是子宫内膜坏死、脱落所致。但亦有在服用避孕药后月经量明显减少，或渐至闭经不行，可称为服避孕药后月经过少，或服避孕药后闭经。月经过少与闭经相一致，故合并在一处。出血与量少、闭经，在辨治时，并可参考前有关病证。但是作为口服避孕药后所引起的并发症，必须及时加以调治，必要时暂停服用避孕药，以避免影响身体的健康。

（一）病因病理

服避孕药所致子宫出血，与避孕药的剂量不足及个体差异等有关。中医学认为与阴虚失藏，气虚失固有联系。素体肝肾不足，或房劳多产，或流产等损伤肝肾，阴虚血管脆性增强，肾失封藏，冲任失约，从而导致出血，或则素体脾虚气弱，或多次流产等，损耗气血，以致气虚不得固摄，从而亦导致出血。

亦可由于素体肝肾不足，精血亏虚，或哺乳过久。以致精血更加亏虚，服用避孕药后，抑制排卵，抑制阴长至重的阴阳消长转化运动，使阴精不得恢复，脏腑冲任功能不得协调，血海空虚，故而出现月经量少，或闭经不行，病来有渐，且体阴不足，长期呈抑制状态。丧失月经周期节律，生殖节律的运动。因之在停服避孕药后，才有可能逐步恢复。

（二）诊断与鉴别诊断

1. 临床表现

口服避孕药后，有经漏、经期延长，或月经量多等，或则长期服用避孕药后，出现月经量明显减少，或渐至闭经、带下少等病证。

2. 检查

血查女性内分泌激素，以及 B 超、凝血机能，子宫内膜等检查。

3. 通过上述有关检查，排除器质性及凝血机能障碍性疾病。

（三）辨证论治

1. 出血性病证

（1）阴虚火旺证

主证：服避孕药后阴道出血，量或多或少，经期延长，色红，质稀，胸闷烦躁，头晕目眩，腰酸耳鸣，舌质红苔薄黄，脉象细数。

治法：滋肾养肝，清热止血。

方药：二至丸（《医方集解》）加减。

女贞子、墨旱莲各15g，怀山药、山萸肉、熟地、炒丹皮、茯苓各10g，左牡蛎（先煎）15～30g，地榆炭12g，大小蓟各15g。

服法：水煎分服，每日1剂。

加减：出血量多者，加入茜草炭、血余炭各10g；夹有血瘀者，出血量多有血块者，加入五灵脂、蒲黄各9g，三七粉10g（分吞）；阴虚及阳，腰酸肢冷者，加入炒川断、杜仲各10g，菟丝子12g。

（2）气血不足证

主证：服避孕药后阴道出血，量或多或少，淋沥不净，色淡红，质稀，面色㿠白，神疲乏力，食欲不振，舌质淡红，苔薄白，脉细或濡弱。

治法：补气益血，调经止血。

方药：归脾丸（《济生方》）加减。

党参、黄芪各15～30g，炒白术、茯苓各10g，煨木香9g，炒枣仁、炙远志各6g，陈皮5g，炒白芍、炒当归、陈棕炭各10g。

服法：水煎分服，每日1剂。

加减：腹胀便溏者，加入砂仁（后下）5g，六曲10g；夹有血瘀，血块较多者，加入炒五灵脂、蒲黄各9g，花蕊石10g；腰酸明显者，加入炒川断10g，寄生12g。

2. 月经量少或闭经病证

主证：服避孕药后，月经落后，经量甚少，色淡红，无血块，甚则经闭不行，伴有头晕目眩，耳鸣作响。腰膝酸软，夜寐多梦，性欲减退，带下甚少，舌质淡红，舌苔薄白，脉象沉细。

治法：补肾益肝，养血调经。

方药：左归丸（《景岳全书》）加减。

熟地、山药、山萸肉、枸杞子、怀牛膝、菟丝子各10g，鹿角胶（烊化）、龟甲胶（烊化）各10g。

加减：肾阳亦虚，症见腰膝酸冷，夜尿较频者，加入仙灵脾、沙苑子、覆盆子各10g；肾阴不足，五心烦热，颧红盗汗者，加入地骨皮12g，炙知母6g，炒丹皮10g；心悸多梦，面色萎黄者，加入桑椹子、龙眼肉、柏子仁各10g，夜交藤15g；脾虚失运，腹胀失气者，加入广木香9g，陈皮6g，炒白术10g。

（四）临床体会

口服避孕药，早期有少数表现为恶心呕吐，头昏神疲，食欲不振，乳房胀痛，这种副作用多发生在服药开始的1~2个周期，以后逐渐减轻，3~4个周期后可以消失。如反应较重，则可用六君子汤调治之，药用党参、白术、茯苓、甘草、陈皮、制半夏、广木香、炒谷麦芽等以缓解药物对胃粘膜的刺激，保证继续服药。如服药量不足，可引起出血性疾病，现代医学谓之“突破性出血”。轻者是点滴出血，重者似月经，出血的原因主要是雌激素量不够，在周期的后半期所见的突破性出血常见于孕激素缺乏所致，漏服或迟服药片，也可引起出血。中医药治疗从阴虚火旺入手，可用二至地黄汤，或者兼加补气固经丸控制出血，以保证继续服药，但如严重者可停药。一般来说，服避孕药后，经期缩短，经血量减少，痛经减轻或消失。这是由于药物抑制排卵，卵巢分泌雌激素量减少，药物内含雌激素量又较少，这是服避孕药后的正常反应，对身体无影响，但如服避孕药后经量明显减少，甚则闭经，应予停药。如停药后，仍发生持续性闭经，是由于丘脑下部垂体处于抑制状态，西药宜用促排卵药，如依蔗酚、LHRH，或用中药补肾促排卵汤治之，经量减少者，由于雌激素水平低下，子宫内膜发育差，可运用补养肝肾的中药，以适当增加雌激素，除左归饮外，归芍地黄汤、二甲地黄汤，再酌加菟丝子、肉苁蓉、川断、巴戟天等适量助阳药，所谓阳中求阴之意也。还有如口服避孕药后发生肥胖，面部色素沉着，肢体倦怠乏力等反应者，均可按有关病证进行辨治。如症状加剧者，除停服避孕药外，耐心地较长时期服药调治，并注意调节心理，稳定情绪，以获取较好效果。

结　语

常见计划生育并发症，有人流术后并发症、宫内放置节育器并发症，服避孕药后并发症等三种。人流术后常见的并发症为出血、疼痛、闭经三大证。出血者有气虚与瘀浊两大类。但以瘀浊为主，夹有气虚，所以在化瘀止血的同时，尚需佐以益气补肾，而疼痛性病证，常为瘀浊粘连于子宫内或宫颈口，故活血化瘀，利湿化浊法调治之，但粘连轻者，治之尚可收效，重者，必须行手术分离才能取效。至于人流术后闭经，如属瘀浊粘连者，恐非药物能治，故不予论述，本处所介绍的仅是子宫内膜损伤，肝肾不足，可用调肝汤、二甲地黄汤缓缓调治之。宫内放置节育器亦可致出血性疾病，主要由肾虚与瘀浊所致，故当用固经丸合加味失笑散治之，经行腰腹酸痛，一般亦应属于血脉不和，湿浊内阻所致，可用独活寄生汤治之；如出现胃肠道反应明显者，可以香砂六君汤治之。服避孕药后出现的并发症，主要亦有出血性病证，亦可从阴虚火旺及气虚论治，可用二至丸合归脾丸。但大多出现月经量少或闭经，可用左归丸论治。但必须停服避孕药，缓缓图治，始克有效。少数出现面部黄褐斑和形体肥胖症，停药后亦当从阴阳调治，一般均能得效。

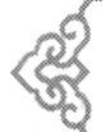第十一章 常用调理月经周期方药心得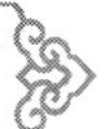

调周方药，是指在调理月经周期中所运用的方剂药物的简称。调周法，是一种系统的治疗方法，其最大的特点，在于论治未病，在于因势利导地康复月经周期生理功能。提高月经周期中阴阳消长转化的水平，把病证消除在萌芽的潜伏时期内，是一种积极的治疗方法，含有防重于治的意义，较之调经法更能发挥中医妇科治病的特色。笔者临证 40 余年，从事调周法观察者亦有 30 载矣。深知调周法分期论治的重要，并积有丰富的经验和独到的见解。凡一般方药，一般治法，人尽皆知，对证处理，一病一方，一证一药，亦易掌握，所难者，病情错杂，兼证兼病，标重于本，实掩其虚，上热下寒等，组方用药，加减进退，灵活运用，非久经临床者不足以言此。更难者，未病推导；天时，地利，人和均须熟悉；转变时刻，转化关头，掌握的候，顺而施之，确非易事。我们愿将调周方药心得公诸于世，以俾后学者临床应用参考。

所谓调周法，是按月经周期中四个时期的生理特点而制定。

经后期以滋阴养血为主，目的在于血中养阴，阴中养精，常用的方药有归芍地黄汤、左归饮、二至地黄丸、滋肾生肝饮、定经汤等，在具体应用中还要考虑到病情不同，体质差异，气候环境的改变，治疗自然也有所变异，这就是原则性与灵活性的结合。

经间期一般以活血化瘀为主，活血化瘀的目的在于促进重阴转阳的活动，也就是俗话所说的促排卵，但是由于排卵期的转化活动，不仅仅是气血的显著活动，而且常常涉及重阴不足，阳动较弱的因素，所以在活血化瘀时，常要考虑到滋阴或助阳的方面。常用的方剂有：排卵汤、补肾促排卵汤、益肾通经汤等，并有所加减。

经前期一般以补肾助阳为主，但亦有阴中求阳、水中补火，以及气中补阳、脾肾双补法，还有妇科常用的血中补阳等法。临床常用的方剂有右归丸（饮）、健固汤、温土毓麟汤，毓麟珠、助孕汤等。

行经期以活血调经为主，目的亦在于促进重阳必阴的转化，从而排尽应泄之经血，以利于新周期开始的阴长运动。但由于经血中含有一定量的水样物质，故必须加入利湿排浊之品，常用的方剂有：泽兰叶汤、七制香附丸、通瘀煎、五味调经散、血府逐瘀汤等，使经血顺利排泄，并达到排尽排空。

经间排卵期与行经期均是转化时期，均是气血显著活动时期，因此，在治疗上均是以活血化瘀为主，佐以调理气机，故此将这两个时期的治法方药合并在一处进行分析，这样，本章分为经后期补阴类方药析，经前期补阳类方药析，经间经期活血类方药析，同时还将介绍具体药物的名论及有关实验室、理化试验等资料。在临床应用中尽可能介绍古今的运用，调周应用中完全介绍我们的经验。

一、经后期常用补阴方药析

经后期，或称卵泡期，是奠基的时期，也即是阴长卵泡发育的时期。所以在这一时期内重在滋阴养血，因此，临床上选用方药，常取补肾名家张景岳、傅青主的方剂，有归芍地黄汤、左归饮、二至地黄丸、滋肾生肝饮、一贯煎、定经汤、参苓白术散、滋阴助孕汤、滋阴奠基汤、育宫汤等。在具体运用时，既要根据临床上出现的各种不同情况，包括并发症的不同，又要根据体质、年龄、地区、气候之异，进行加减。还必须指出，随着经后期的推移，滋阴必加助阳，越是后移至经间期，越是讲究阴中补阳，甚至阴阳并重，补阴药与补阳药等量，才能适应生理变化的需要，焕发生理机能的能动性。同时观察白带的数量、质量变化，以及 BBT 低温相图像，如服药后效果欠佳者，当进一步审察原因，或更换方药，以达到奠定月经周期演变的物质基础。

1. 归芍地黄丸（汤）

组成：炒当归 10g，白芍 10g，熟地黄 10～20g，怀山药 10g，山萸肉 6～10g，炒丹皮 10g，茯苓 10g，泽泻 10g。

服法：上药水煎分服，早晚各 1 次，经净后即服，连服 5～7 天，或者 15 天。

功效：滋阴养血，调补肝肾。

主治：阴血不足之月经后期、量少、闭经、不孕症等。

方药分析：本方药是在六味地黄丸的基础上加入当归，白芍而成。因此，重点在于分析六味地黄丸。六味地黄丸载于《小儿药证直诀》，为宋代钱乙所制，钱氏认为小儿属于纯阳之体，若发育迟缓，见证“五迟”，乃肾阴亏虚使然，故用本方滋补肝肾之阴。后世医家，则视本方为一首肾、肝、脾三阴并补而以补肾阴为主的方剂。近人丁光迪在《增订中药配伍运用》一书分析本方配伍意义时说：“六味地黄丸，是补肾阴的方剂，治疗阴虚诸证。这里的阴虚，主要指肾阴虚，但亦包括肝肾阴虚，因为肾能生肝，乙癸同源之故。阴虚不能藏阳，虚阳因而上越，所以阴虚病人，每每出现阳旺之证。同时肾又司开合，合是受五脏六腑之精而藏之，固精纳气；开是化气利水，通二便。阴虚阳旺，开合失司，又反映种种病证。如阴精不能上承，则目中白睛多，目无精光，神气不足，面色㿠白，囟开不合，身形缩小。肾精不固，骨无所养，则腰膝酸软，足跟痛，骨蒸潮热，或手足心热，盗汗遗精，小便黄赤。虚火上炎，则头昏目眩，面赤耳鸣，或舌燥咽痛，齿浮动摇。治以六味地黄丸，方中重用熟地黄，填补真阴。合以萸肉、山药，强阴益精，补虚羸，增进补虚滋阴的作用。这是方中的主要部分，着重补肾养阴的。配伍丹皮、泽泻，于补虚养阴的基础上，清泄虚热；再加茯苓，协同泽泻，又能补虚清热渗湿。这些是清泄药，是寓通于补。合而用之，成为最有法度的通补之剂。即既是养阴清热，又能助其开合，而不是蛮补；但重点是养阴配阳，以开助其合的。有人简单地说成三补三泻，成为三阴通补之剂，不分主次，这是不符合钱氏“肾主虚，无实也”的立论精神的。”之所以加入归芍者，此与女子以血为主，体内处于一种“血少气多”的状态有关。当归、白芍、熟地，是四物汤的主要药物，因此归芍地黄汤，实际上含有四物汤合六味地黄丸的复方意义。以下将具体分析方中主药的作用。

干地黄，甘苦辛凉；熟地，甘微温，作用均在于滋阴养血，尤以熟地为佳，按熟地系生地蒸制而成，色味俱变，性凉转温，不特功能补血，且为峻补肝肾阴虚的要药，病由内伤不足以致真阴耗损，或由胎产崩漏、失血及其他慢性疾病而引起的各种血虚证候，都可用熟地治疗。所以李时珍《本草纲目》中谓其“填骨髓，长肌肉，生精血，补五脏、内伤不足，通血脉，利耳目，黑须发……女子伤中胞漏，经候不调，胎产百病。”六味地黄丸中重用熟地，主要取其填精益髓。但据《本草经百种录》说：“地黄专于补血，血补则阴气得和，而无枯燥抽牵之疾矣。古方只有干地黄、生地黄，从无用熟地黄者。熟地黄乃唐以后制法，以之加温补肾经药中，颇为得宜，若于汤剂及养血凉血等方，甚属不合”。又据《本草正义》所云：“地黄能补养中土，为滋养之上品，《本经》主折跌绝筋者，即补血补伤之义也，主伤中者，即其补血之功，气味和平，凡脏腑之不足，无不可得其滋养。《别录》之主男子五劳七伤，女子伤中，胞漏下血，补五脏、内伤不足，皆即此旨。逐血痹者，则血不足而痹着不行，补养充足，自然流动洋溢，而痹者行矣。填骨髓、长肌肉，则充其补益之意而极言之。《别录》

之所谓通血脉，益气力，利耳目，又即此义之引申耳。作汤剂，除寒热积聚。除痹，则言其入煎剂，尤为流动活泼，所以积聚痹着皆除，此以补养为磨积之计，乃正气旺而病自退，非谓地黄滋补之药，竟能消积通痹耳。”此外，在药理作用方面，维持钙磷正常代谢，增加骨中钙磷贮积；对循环系统有一定的调节作用，并有防止动脉硬化的效果，亦有护肝抗菌，促进血液凝固的作用等报道。

怀山药，甘平，有健脾胃、补肺肾的作用，善治泄泻久痢，消渴，虚劳咳嗽，遗精带下，小便频数等病症。后人论说，本药偏于滋养脾肾之阴，而具有固涩前后两阴的作用，故对大小便、带下、崩漏等虚滑者，具有显效。但根据笔者临床运用的体会，山药虽属于脾肾的滋养药，由于药禀粘腻之性，故具收涩之能，但在一定程度上有助阳化气的作用，是用于经前期阴中求阳的要药，对恢复或增强黄体功能是不可缺少的药物，湿浊偏甚，大便不畅者，慎用或忌用。

山萸肉，酸涩微温，具有补养肝肾，涩精止汗的作用，善治遗精尿频，带下过多，自汗盗汗等症。根据我们临床体会，山萸肉在妇科领域里的运用，主要表现在三个方面，其一，阴中养精，偏于补养肝阴，是月经周期经后期滋阴养血的要药；其二，提高免疫机能，有抗过敏的作用，在我们所用的滋阴抑亢汤中本药是主药，治疗抗体阳性所致免疫性不孕症有效；其三，止血涩带，凡是虚证所致的出血病证以及带下过多，本药重用，用之有效。

当归，甘辛温，是妇科常用药物，有补血活血，润燥滑肠的作用，主治月经不调、痛经、崩漏及血虚便秘等病证。一般作为“养血和血”、“血中气药”而使用，但当归性味甘温，辛香而善于走散，用其气而不用其味，所以煎煮时务必注意，不能久煎，以免其辛香走失。除补血外，善于调气活血，故又能治疗气血凝滞，络脉不和之腹痛、胁痛、跌仆损伤及痹痛等症。大致气滞日久，可使络脉凝滞，于理气方药中加入当归，效果很好；由于血瘀作痛者，则当归可与理血药同用。属于气血亏虚者，则当归可与黄芪同用，组成著名的当归补血汤。

白芍，苦酸微寒，亦为妇科常用药物，具有柔肝止痛，养血敛阴，利小便等作用。善治腹痛泻利，腰胁酸痛，月经不调、崩漏、带下等病证。白芍之养血敛阴，是指有补养营血、收敛阴液的作用；柔肝安脾，是指白芍有治疗肝脾不调，腹痛挛急泻利等功效，前人谓肝为肝木，其气最易横逆，横逆则气机不能畅达，同时也影响了脾胃的健运，白芍能缓和肝气之刚悍，而使之柔和，则脾胃自安，所以称之为柔肝安脾。我们认为：肝体阴用阳，体阴不足，气旺阳强，刚悍不已，白芍养肝阴滋肝体，体阴充盛，阳强自敛。山萸肉亦类此，所以在补养肾阴中不忘肝阴，《傅青主女科》之补肾滋阴的特点也在于此。此外，根据临床使用白芍治疗阴虚小便不利者，用量须大，其效方著。

当归、白芍相合，不仅有养血涵肝的作用，而且还有止痛调经的功能，属于四物汤中的要药，凡妇科调治月经胎产，血虚血滞，均可用之。《金匮要略》以此两味组成名方者有当归芍药散、胶艾汤、当归散等。调周法经后期血中补阴亦以此为基础。

丹皮、茯苓、泽泻，在本方有清热利湿、调理肝脾、安定神魂的作用，前人有“三泻”之说，是说在熟地、山萸肉、怀山药三补的前提下佐入三泻以调和之。使本方补而不滞，补调结合，可以更加广泛地运用于临床。

临床运用：

（1）滋肾助发育，抗女性衰老：钱乙创制六味地黄丸的目的，在于小儿肾虚，发育不良，囟开不良，五迟五软，精神不足等症。尹永洗等在中国中西医结合研究会第二届全国会员代表大会上宣读学术论文中说：“以实验性佝偻病雏鸡研究了本方对血及骨的钙磷代谢的影响，结果表明本方对维持钙磷正常代谢，增加骨中钙磷贮积有一定作用，能提高维生素 D 缺乏之佝偻病雏鸡血钙水平，抑制其碱性磷酸酶活性的升高，并能提高胫骨中钙和磷的含量，经后肢骨质 X 线检查，实验第 1 个月时对照组呈中等佝偻病者占 37.3%，而以本方治疗组仅 16.7%；第 2 个月呈重度佝偻病 X 线征者对照组占 65.5%，本方组仅占 16.7%。由上可见，本方对钙磷代谢的上述影响可能系该方中含有天然抗佝偻病物质或通过调理肾功能，保留体内钙磷，从而代偿维生素 D 缺乏引致的机体钙磷缺乏症。据此及“肾为先天”的理论，陈菊生将本方运用于孕妇，他给孕妇服用本品，用以预防遗传病及先天性痴呆等病的发生，还可增强胎儿体质，助长发育，防止产后夭亡，在优生优育方面取得初步成功。他认为：本方能调理胎儿之阴阳消长及维持五脏六腑的生克平衡，达到有病即治，无病能防，有增强先天、滋补后天的作用，从钱氏治疗幼儿提早到胎儿助长发育，不能不说是一大进步。其次，调治更年期综合征、抗衰老，巫协宁等在《中西医结合杂志》1986 年 6 月上报道：对手术后绝经、自然绝经 2 年及绝经前后患更年期综合征者 23 例，用六味地黄丸每日 9g，早晚分服，连续 1 年进行治疗，结果：症状由严重转消失而判为显效者 9 例（39.1%），由重转中，中转轻，或轻转消失而判为有效者 14 例（60.9%）。我们在调治早发绝经及早衰等妇女，以六味地黄丸加减获得明显效果。

（2）增强机体非特异性抵抗力，调节内分泌功能。许多实验结果提示本方促进肾上腺皮质功能效果的作用部位可能不在肾上腺本身，而在垂体或垂体以上，由于下丘脑—垂体—肾上腺皮质系统功能是机体非特异性抵抗力的重要生理基础之一，而临床上肾阴虚患者常有肾上腺皮质萎缩及功能低下；阴虚火旺型患者常有肾上腺功能亢进或代谢增强以及交感兴奋性增强，因而提示阴虚证患者因虚损的不同程度及累及的不同脏象其神经—内分泌有不同紊乱情况，相应本方也可能呈现不同的作用性质、强度和特点，提示临床上对多种妇科、神经精神性疾病，只要辨为肾阴虚，都会取得良好效果。我们在调治肾阴偏虚之月经不调、闭经、崩漏等病证，均运用本方取得较好效果。根据邓文龙在“中医方剂药理与应用”中说：“有人对于用性激素治疗失败后的67例本病患者（指无排卵性功能性子宫出血），改用六味地黄丸加减治疗，经基础体温、阴道涂片、性激素测定而确定排卵者达43%。李氏报告100例无排卵性功能性子宫出血，其中13例以六味地黄汤加减治疗的除1例53岁者外，均出现排卵现象。

（3）肿瘤患者辨证上属于阴虚的最为多见，用本方治疗有效。实验表明六味地黄汤具有显著的抗肿瘤作用。姜连良在《中医杂志》上发表了关于对本方的抗肿瘤作用的系统研究，结果表明对于N-亚硝基肌氨酸乙酯引致小鼠之前胃鳞癌对照组发生率为57.1%，灌服本方组为16.7%；对于氨基甲酸乙酯诱发的肺腺瘤，对照组发生数为（6.6±1.1）个/只，服本方组为（2.9±0.5）个/只；小鼠移植性宫颈癌，对照组半数死亡时间为33天，服本方组为45天，上述结果表明本方对于多种诱发及移植性肿瘤有不同程度的抑制作用。本方的抗肿瘤效果并非对肿瘤细胞的直接杀伤，而可能在于对机体抗肿瘤能力，对肿瘤的耐受能力以及对某些生理生化过程的调节，进一步研究其结果表明本方能增强荷瘤动物单核巨噬细胞吞噬功能，促进骨髓多能干细胞和淋巴组织增生，从而增强机体屏障功能。此外，本方还能在一定程度上维持荷瘤动物之甲状腺功能，降低蛋白质的分解，这些都有助于机体抗肿瘤能力的发挥，但本方的上述效果多在肿瘤发展的某一阶段为著，在晚期常无作用。但据我们临床观察。宫颈癌晚期及肿瘤手术后属于肾阴虚者，服本方药后，仍有改善症状、增强体质的作用。

此外，本方对肾性高血压、尿毒症、动脉粥样硬化症、皮肤色素性变、红斑狼疮、眼科、五官科慢性疾病等属于肾阴虚者，用之有效。总之，本方以补肾阴为主，兼补肝脾阴虚，并有利湿清热安神等作用，故其临床适应病证甚广，正如薛立斋推崇其为治疗肾阴不足一切疾病之良药，赵献可则将此方视作补命门肾水之专剂，是一切补养肾阴的祖方。

调周应用：一般调周法经后期滋阴养血，血中补阴的治法中，首选六味地黄汤加当归、白芍，谓之归芍地黄汤，自经后第1天即服。我们提前到行经末期即开始运用本方，连服7天，日服1剂，午晚分服。如出现症状者，应按辨证论治的原则，结合经后期滋阴养血的特点，选方用药。如肝郁气滞明显者，逍遥散合归芍地黄汤治之；如痰湿蕴阻者，越鞠二陈汤合归芍地黄汤加减；如脾肾阳虚者，健固汤加白芍、山药、山萸肉等品。根据我们的临床体会，归、地合用，极易引起大便泄泻，故凡对脾胃虚弱，腹胀大便易溏，或者有大便溏泄病史者，一般均去当归，保留熟地，加入砂仁，炒苍白术等。如经净之后，无证可辨，则按经后期的特点，进行调治，但随着经后初、中、末时间的转移，需要逐步加入补阳药，以适应阴长的要求，同时亦有促进阴长达重的意思。根据我们的临床体会：阴长越高，越需要阳的支持，所谓阴长阳消，阳消为了阴长，阴长必须阳消，此之理也。所以我们在经后、中期常加入川续断、菟丝子等品，经后期、末期还要加入肉苁蓉、锁阳、巴戟天等品，几乎达到阴阳并补的程度，是我们动态补阴的特点。

2. 二至地黄丸（汤）

组成：女贞子10~30g，墨旱莲10~30g，怀山药10g，山萸肉10g，熟地10g，炒丹皮10g，茯苓10g，泽泻10g。

服法：上药水煎，早晚分服，经净后即服，连服5、7或者15天。

功效：滋阴养血，清热止血。

主治：阴虚火旺之月经先期、量多、崩漏、闭经。

方药分析：本方是由二至丸合六味地黄丸组成。二至丸一般方书所载剂量谓是各等分，但《摄生众妙方》称其为“女真丹”，以旱莲草捣汁熬浓和女贞子末为丸。女贞子采自冬至之日，旱莲草采自夏至之时，故名二至。方中两药，女贞子滋养肝肾，旱莲草在滋养肝肾中又能止血，故是治疗肝肾阴虚兼有出血病证的著名方剂，今与六味地黄丸组合，其补养肝肾之力尤强。

女贞子，又名女贞实、冬青子，苦甘平，具有补肝肾强腰膝作用，善治阴虚内热，头晕眼花，耳鸣腰酸，须发早白等病症。其药理作用，女贞子果实含齐墩果酸、甘露醇，故有某些强心利尿作用，还含有多量的葡萄糖，动物试验毒性很小，一次予兔服75g新鲜成熟果实，无中毒现象。《本草新编》云：“女贞实，近人多用之，然其力甚微，可入丸以补虚，不便入汤以滋益。”“女贞子缓则有功，而速则寡效，故用之速，实不能取胜于一时，而用之缓，实能延生于永久，亦在人之用之得宜耳。”但《本经逢原》指出：“女贞性纯阴，味偏寒滑，脾胃虚人服之，往往减食作泻。〈本经〉以枸骨主治，误列此味之下，后世谬认女贞有补中安五脏之功，多致误用，滋患者特甚，因表而出之。”据《本草纲目》考证：“女贞、冬青、枸骨三树也。女贞即今俗呼蜡树者；冬青即今俗呼冻青树者，枸骨即今俗呼猫儿刺者，东人因女贞茂盛，亦呼为冬青，与冬青同名异物，盖一类二种耳。”

墨旱莲，又名旱莲草、鳢肠、金陵草等。性甘酸凉，具有凉血止血，补肾益阴的作用，治疗各种出血病证，须发早白，淋浊带下，阴部湿痒。《本草经疏》：“鳢肠善凉血，须发白者，血热也，齿不固者，肾虚有热也。凉血益血，则须发变黑，而齿亦因之而固矣。故古今变白之草，当以滋为胜。〈本经〉主血痢及针灸疮发，洪血不可止者，敷之立已，涂眉发生速而繁。萧炳又谓能止血排脓，通小肠，敷一切疮者。盖以血利，由于血分为湿热所伤，针灸疮发，洪血不止，亦缘病人素有血热，及加艾火则益炽矣，血凉则不出；营血热壅则生脓，凉血则自散。小肠属丙火，有热则不通，营血热解，则一切疮自愈，之数者，何非凉血益血之功也。”“鳢肠性冷阴寒之质，虽善凉血不益脾胃，病人虽有血热，一见脾胃虚败，饮食难消及易溏薄作泻者，勿轻予服，孙真人方用姜汁和剂，盖防其冷而不利于肠胃故也。不用姜汁，椒红相兼修事，服之者必腹痛作泻，宜详审之。”

临床运用：

（1）滋养肝肾，固经止血：二至丸与六味地黄丸合剂，不仅在于滋养肾、肝、脾三阴，而且还有着明显的清热止血之功。江苏省中医研究所孙宁铨主任等所制的功血Ⅰ号方，也即功血的主方，即以女贞子、墨旱莲为主药，止血效果较为满意。我们在临床使用中，凡属于阴虚血热型出血的病人，均在固经丸即以龟甲、黄柏为主的方药中加入二至，的确有明显的固经止血作用。

（2）补肾强腰，乌须黑发：二至丸本就具有补养肝肾，乌须黑发的作用。今加入六味地黄丸，补养肝肾的作用更强。一般来说，腰膝酸软，须发早白，乃肾虚衰老的表现，就女性来看，衰老常伴卵巢功能衰退，性功能淡漠，或者正由于卵巢功能衰退，导致腰酸头晕，头发早白和脱落，二至地黄丸补养肝肾，清除虚火，确有抗卵巢功能早衰的作用。《本草新编》在女贞条下说：“女贞实，近人多用之……与熟地、枸杞、南烛、麦冬、首乌、旱莲草、乌芝麻、山药、桑椹、茄花、杜仲、白术同用，真变白之神丹也，然亦为丸则验，不可责其近功。”《济阴纲目·卷六十四》所制二至丸，方名同药则异，药用熟地（酒蒸）、龟甲（酒浸，酥炙）、白术（麸炒）、黄柏（酒浸炒）各90g，知母（酒浸炒）、当归（酒浸）、生地黄（酒浸）、白芍（酒炒）、麦冬（去心）各120g，天冬（姜炒）90g。

用法：上为末，枣肉同蜜和杵百余下为丸，如梧桐子大，每空心，午前服50丸，服至百日，逢火摘去白发，生出黑发，是其验也。为治早衰白发的专用方，服药期间忌莱菔、诸血、羊肉等物。

（3）滋肾清热，固带止渴：本方不仅有滋阴清热的作用，而且有固带止渴的功能。我们在临床上用于阴虚湿热型黄赤带下病证、消渴病证、不明原因的低热病证等。并且根据不同症状进行加减，如午后低热，舌红，脉数者，应加入地骨皮、白薇、炒黄柏等品；如带下量多，色黄质粘稠者，应加入土茯苓、炒黄柏、败酱草等品；如口渴喜饮，舌苔干燥者，应加入生地、麦冬、元参、地锦草等；如伴头昏头疼，烦躁失眠者，应加入钩藤、白蒺藜、甘菊花、炒枣仁等品。

调周应用：一般适用于经后期，但可将本方提前到行经末期使用，需要加入少量调经药物，如五灵脂、山楂、泽兰叶等品；经后期应用，需加入炒当归、白芍等养血之品；如经后中期，需要加入川断、菟丝子、寄生等品，阳中求阴，保持阴精水平的高涨；如脾胃薄弱，腹胀便溏，纳食较差者，兼以香砂六君汤，或参苓白术散用之，或者在本方去旱莲草，加入砂仁、炒白术、陈皮、煨木香等品；如烦躁寐差，带下甚少者，需加龙齿、牡蛎、炒枣仁、莲子心等，安定心神，才能保持肾阴精的充实和提高，亦即前人所谓“静能生水”之意。

3. 加减左归饮　左归饮系《景岳全书·新方八阵·补阵》方。

组成：熟地 6～60g，山药 6～9g，枸杞 6～9g，炙甘草 3g，茯苓 5～10g，山萸肉 6～9g，女贞子 6～9g，川续断 6～10g。

用法：水煎食远分服。张景岳氏并指出：如肺热而烦者，加麦冬 6g；血滞者，加丹皮 6g；心热而躁者，加玄参 6g；脾热易饥者，加芍药 6g；肾热骨蒸多汗者，加地骨皮 6g；血热妄动者，加生地 6～10g；阴虚不宁者，加女贞子 6g；上实下虚者，加牛膝 6g 以导之；血虚而燥滞者，加当归 6g。

功效：滋阴补肾。

方药分析：本方所治，为真阴不足之病证，故方中重用熟地，甘温滋肾以填真阴，辅以山萸肉、枸杞子养肝血补肝阴，配合主药以加强滋肾阴养肝血之功效，乃母子同治之意；怀山药健脾滋阴而益肾，佐以茯苓、炙甘草益气健脾，既有防止滋阴补肾药有碍脾胃运化之弊，又有促进脾胃运化，达到补肾滋阴药物的吸收而更好地发挥作用，且甘草又可调和诸药，共奏补肾养肝健脾之功。方意来源于钱氏六味地黄汤，但有所不同，六味地黄汤寓泻于补，适用于阴虚火旺之证，此则为纯甘壮水之剂，适用于真阴虚而火不旺者，故无需取泽泻、丹皮之清利。为了调周补阴之需，故又加入女贞子，川续断为加减左归饮。其方中的熟地、山药、山萸肉等已详前归芍地黄汤项下，兹则将枸杞子、甘草析之如下：

枸杞子，甘平，入肺、肝、肾三经，具有补肝肾，润肺燥，坚筋骨的作用。主治目眩昏暗，多泪消渴，腰部酸软等病证。《本草经疏》谓“本药润而滋补，兼能退热而专于补肾润肺，生津益气，为治肝肾真阴不足，劳乏内热之要药”。《本草汇言》称杞子能使“气可充，血可行，阳可生，阴可长，火可降，风湿可去，有十全之妙用焉”。《本草求真》更进而说明：“枸杞甘寒性润，据书载祛风明目，强筋健骨，补精壮阳，然究因于肾水亏损，服此甘润，阴从阳长，水至风熄，故能明目强筋，是明指为滋水之味，故书又载能治消渴，今人因见色赤，妄谓枸杞能补阳，其失远矣，岂有甘润气寒之品，而尚可言补阳耶？若以色赤为补阳……试以虚寒服此，不惟阳不能补，且更有滑脱泄泻之弊矣，可不慎欤。”可见杞菊地黄汤亦以此药为主药者，就在于滋养肝肾阴血之同时，并有祛风生津，强壮体质之作用。今应以宁夏产者，大圆饱满为佳品。

甘草，甘平，通行十二经，具有补脾胃润肺，清热解毒，调和诸药的作用，清火宜生用，温中宜炙用，主治脾虚便泄，胃虚口渴，肺虚咳嗽，生用可治咽痛、痈疽、肿毒等症状。补土派名家李杲说："甘草，阳不足者，补之以甘，甘温能除大热，故生用则气平，补脾胃之不足，而大泻心火；炙之则气温，补三焦元气而散表寒，除邪热，去咽痛，缓正气，养阴血。凡心火乘脾，腹中急痛，腹皮急缩者，宜倍用之。其性能缓急，而又调和诸药，使之不争，故热药得之缓其热，寒药得之缓其寒，寒热相杂者，用之得其平。"《本草正》更进一步阐明了甘草和诸药的作用。如说："甘草味至甘，得中和之性，有调补之功，故毒药得之解其毒，刚药得之和其性，表药得之助其外，下药得之缓其速。助参芪成气虚之功，人所知也；助熟地疗阴虚之危，谁其晓焉。祛邪热，坚筋骨，健脾胃，长肌肉。随气药入气，随血药入血，无往不可，故称国老。惟中满者勿加，恐其作胀；速下者勿入，恐其缓功，不可不知也。"

临床运用：

（1）滋肾养肝，治疗闭经，月经量少等。原书指出："此壮水之剂也，凡命门之阴衰阳胜者，宜此方加减主之。"我们将此方再加入女贞子、川断，则治疗肝肾阴虚之闭经、量少甚合。

（2）滋水和胃，善治虚劳，眩晕等病证。左归饮乃滋阴养水之剂，正如《血证论》说：〈难经〉谓左肾属水，右肾属火，景岳此方，取其滋水，故名左归，方取萸肉酸入肝，使子不盗母之气，枸杞赤以入心，使火不为水之仇，使熟地一味，滋肾之水阴；使茯苓一味，利肾之水质，有形之水质不去，无形之水阴亦不生也；然肾水实仰给于胃，故用甘草，药从中宫以输水于肾，景岳方多驳杂，此亦未可厚非，虚劳体弱，可加参芪以充之；虚火上炎，咽喉作痛者，去川断，加女贞子、麦冬；小水不利不清者，加茯苓、泽泻；大便燥结者，去菟丝子，加肉苁蓉、元参；血虚微滞，周身骨节作痛者，加当归、鸡血藤；腰膝酸楚者，加入盐水炒杜仲，盐水炒寄生。

（3）滋阴补肾，养血益精，治疗精血亏少的月经迟来，月经后期量少，崩漏等疾。左归饮（丸）乃六味地黄丸加减变化而来。方中重用熟地，合怀山药、山萸肉补益肝肾阴血，龟甲胶，鹿角胶峻补精血，调和阴阳，又配伍菟丝子、枸杞子、牛膝补肝肾，强腰膝，健筋骨。对阴精不足，发育欠佳，月经带下少者，甚则月经迟发，闭经等病证，均可运用此方治疗，但应选左归丸长服。因左归丸有血肉养精之品，同时加入一定量的补阳药，更有利于阴精的提高。

调周应用：凡经后期，我们常选用左归饮服之，尤其是经后期带下少者，更应选用此方，但由于本方重用熟地，熟地滋腻，常影响脾胃运化，凡腹胀苔腻者，均应和砂仁同用。如腹胀便溏者，可暂去熟地、牛膝，加入炒白术、砂仁、煨木香、六曲等品，或者先从调理脾胃入手，选用参苓白术散、香砂六君汤，待脾胃功能恢复后，再予左归饮治之。而且随着经后期的后移，要逐步加入川断、菟丝子、锁阳、巴戟天等适量助阳药，以促阳生阴长，提高阴精水平，奠定月经周期演变的基础。

4. 滋肾生肝饮　系薛立斋方，载于《校注妇人良方》中。

组成：熟地、怀山药、山萸肉、丹皮、茯苓、泽泻、白术、当归各 10g，柴胡 6g，五味子、甘草各 3g。

功效：滋补肝肾，解郁健脾。原书指出：眩晕头胀，视物昏花，耳鸣，五心烦热，腰膝酸痛，胁痛，纳少，舌红欠润，脉弦细数，或细而无力。

方药分析：本方以熟地、山药、山茱萸补养肝肾为主，佐以白术、茯苓、甘草以和脾胃。柴胡、五味子、丹皮以调理心肝，舒解肝郁，以调达肝气。本方以补养肾脏为主，调和肝脾，是肾、肝、脾三脏俱治的方剂，通过补养肾阴、涵养肝木，而达到生肝的作用，故名滋肾生肝饮。实际上是由六味地黄丸合逍遥散组成。六味地黄丸是补养肾阴的祖方，逍遥散乃调肝解郁的名方，两方相合，确有滋肾生肝之妙用。根据我们临床之体会，本方滋肾意在生养肝阴，保护肝体。肝体阴用阳，用阳者，即肝气之疏泄也。肝气疏泄，不仅有助于脾胃之运化，更有助于排卵、排经，而用阳赖于体阴的充足，体阴的充足，全赖肾水之涵养，《景岳全书·命门余义》中说："五脏之阴，非此（指肾阴）不能滋。"肾通过任脉主一身之阴，故肝阴毫无例外地要通过肾阴才能源源不断地得到支持，故用六味地黄丸者，意亦在此。但肝阴与肾阴，亦需得到后天脾胃（所谓生化之源）的支持，故方中除生养肝肾之阴外，对脾胃亦予重视，全方 11 味药，除山萸肉、当归、丹皮、五味子、柴胡 5 味属于肝经药物外，怀山药、白术、茯苓、甘草 4 味药与脾胃有关，从方药组成的数量上分析，亦可看出肝、脾的重要性。薛己是调理肝脾的能手，本方之所以重视肝脾，目的亦在于通过调理肝脾，达到滋养肝肾、充实肝体的作用。《西塘感症·卷上》所载高峰滋水清肝饮，是由六味地黄丸合丹栀逍遥散组成，亦是滋阴解郁的名方之一，与本方相似，清肝安神之力较本方为强，但调脾之力欠差，用时宜注意之（具体药物已详上有关分析中）。本方仅以柴胡、五味子析之。

柴胡，气味苦平，微寒无毒，入手少阳、厥阴经脉，有疏肝解郁，和解少阳之功，虽然没有滋阴养血的作用，甚至还有"劫肝阴"之说，但是它在阴虚气郁，或者郁热不解，表里阴阳气血失和的病变中有着重要的意义，用之得当，不仅没有"劫肝阴"的弊端，相反在一定程度上还有保护肝脾阴分的作用。

根据临床，一般可有如下一些功用：疏肝理气：柴胡有升散和解的作用，擅长疏解肝郁，理气止痛，以柴胡为主的名方有四逆散、逍遥散、柴胡疏肝散等，均为疏解气机郁陷之病证。升引清气：即升引肝气、脾气，而行春气生发之令，将水谷之精华，上升于心肺，化为营卫气血而营养全身，充溢于皮毛，如在补中益气汤等配伍应用类此。除虚烦之热：一种是升阳散火，散肌肤之虚热，即"火郁发之"。李时珍谓"虚劳在脾胃有热，或阳气下陷，则柴胡乃引清气，退热必用之药"，组方如升阳散火汤、火郁汤；另一种是治虚劳骨蒸潮热，常与秦艽、地骨皮、人参、鳖甲、青蒿等配伍。因为柴胡能退肝、胆、心及包络之热。李时珍提出“惟劳在肺肾者，不用可尔”，可参。在妇科上柴胡为常用之药，王好古称为“在脏主血，在经主气”，即既是气分药又是血分药，随配伍不同而发挥不同的作用。因此，无论调理月经、热入血室、产后有热，以及妇人多郁者，均可用此。肝郁气滞者，配调气药；肝郁血滞者，配活血药；阴血不足者，加入大量的滋阴养血药，柴胡小其量，亦利于阴血的恢复。

五味子，酸咸温，入肺肾二经，有敛肺滋肾，生津敛汗，止泻涩精的作用。《别录》谓其“养五脏，除热生阴养肌”。李东垣云“生津止渴，治泻痢，补元气不足，收耗散之气”。在《中药学》中注释说“五味子酸能敛肺，所以主治咳嗽喘急，也即内经所谓：“肺欲收急食酸以收之，以酸补之”的意思。凡精气耗散，滑脱等症均可同补养药同用，而咳嗽、遗精等属肺肾者，尤为要药。如治肾虚喘咳之都气丸，即六味地黄丸中加五味子；治热伤元气，喘促短气的生脉散，即五味子与人参、麦冬同用。而妇科之所以用此，意在于滋阴养血药中加入此收敛固涩之品，防阴血损耗，以保持阴精水平的持续高涨。且月经、带下过多者，用此亦甚合。

临床应用：

（1）滋阴补肾，疏肝解郁，治疗阴虚肝郁之月经失调、经量偏少，或经前期紧张综合征，伴见头昏腰酸，五心烦热、胸闷不舒、胁痛纳少、脉象弦细，舌质偏红等症。

（2）滋阴补肾，清肝宁神，治疗更年期综合征，伴见头昏腰酸，烘热出汗，胸闷忧郁，夜寐甚差，纳食不馨，神疲乏力等病症，但方中应加入莲子心、炒枣仁等品为宜。

（3）滋肾养阴，调理肝脾，治疗急性病热病后体质虚弱，头胀头昏，视物昏花，五心烦热，腰膝酸软，带下偏少，月经后期等病症。

调周法中，亦以本方为经后期常用的方药。凡经后期带下偏少，腰酸少腹作胀或作痛者，或者伴有烦躁胸闷等症状均可应用。如若腹胀纳欠明显者，本方尚须加入广木香、陈皮等品；并伴大便溏泄者，尚须加入砂仁、六曲等品；随着经后期后移，应加入川断、菟丝子等品。如伴烦躁口渴，失眠，大便干燥者，可选择与本方相似的滋水清肝饮用之更好。

5. 一贯煎　系魏玉璜所制，载于《续名医类案》中。

组成：北沙参、麦冬、当归各10g、生地黄15～30g，杞子10g、金铃子5～10g。

功效：滋养肝肾、疏泄肝气，擅治阴虚肝旺的病证。原书指出治肝肾阴虚，气滞不运、胁肋攻痛、胸腹䐜胀，脉反细弱或虚弦，舌亏津液，喉嗌干燥。

方药分析：肝为刚脏，性喜柔润，体阴用阳，用阳实关体阴，故肝肾阴虚，体阴不足、气郁化火，用阳肆逆，以致胸胁胀痛，烦躁易怒，舌红少津，月经失调，甚则闭经。方中重用地黄、枸杞子滋养肝肾；配沙参、麦冬养胃生津，以增强滋阴养液之功；当归养血柔肝、活血，疏肝利气；配金铃子疏肝解郁止痛，润而不燥，并可泄肝火，平肝之横，以调肝用。全方养肝体为主，佐调肝用，体用结合，故为滋阴解郁之名方。《沈氏女科辑要笺正》张山雷分析本方说“柳州此方，原为肝肾阴虚，津液枯涸，血燥气滞，变生诸证者设法。凡胁肋胀痛，脘腹搘撑，纯是肝气不疏，刚木恣肆为虐，治标之剂，恒用香燥破气，轻病得之，往往有效。但气之所以滞，本由液之不能充，芳香气药，可以助运行，而不能滋血液，且香者必燥，燥者更伤阴，频频投之，液尤耗而气尤滞，无不频频发作，日以益甚，而香药气药，不足恃矣。驯致脉反细弱，舌红光燥，则行气诸物，且同鸩毒。柳州此方，虽从固本丸、集灵膏二方脱化而来，独加一味川楝子（即金铃子），以调肝木之横逆，能顺其条达之性，是为涵养肝阴之良药，其余皆柔润以驯其刚悍之气，苟无停痰积饮，此方最有奇功。”连魏玉璜自己亦说到“予早年亦尝用此（指滋水清肝饮），却不甚应，乃自创一方，名一贯煎，用北沙参、麦冬、地黄、当归、杞子、川楝子（即金铃子）六味，出入加减，投之应如桴鼓。口若燥者，加酒连尤捷。”关于方中具体药物除上面分析外，兹将沙参、麦冬、川楝子（金铃子）介绍如下。

沙参，甘微苦微寒，入肺经，有养阴清肺，除虚热，止咳祛痰之功。北沙参与南沙参功用相同，惟北沙参滋阴作用较强，南沙参祛痰作用较强，但本方注明用北沙参，其原因就在于滋养肺阴而除虚热。据记载本品始于《本经逢原》，张璐曰：“北产者坚实性寒，南产者体虚力微。”但从清代开始有南北之分。《增订伪药条辨》：“按北沙参山东日照、故墩、莱阳、海南各县均产，海南出产者为佳，但在市场上见有用紫萼与荽菜根和麦瓶草根、石沙参等假品。”

麦冬，甘微苦微寒，入心、肺、胃三经。具有清心润肺、养胃生津、化痰止烦的作用。张山雷：“凡胃火偏盛，阴液渐枯，及热病伤阴，病后虚羸、秋燥迫人，肺胃液耗等症，咸宜用之。”《中药学》认为：“麦冬功用以润燥生津为主，而治在中、上二焦，凡上焦虚热，胃火偏旺，热邪灼燥，秋燥外淫，以致津液亏耗，而发生燥热、烦渴、咳呛、咯血等症，麦冬都可使用，并能治大便秘结。凡阴虚火旺，或邪热炽盛，每致肠液亏涸，大便必燥，麦冬与其他滋润药或泻下药同用，可使大便滑润畅通。吴鞠通治疗热病津伤之便秘，以麦冬与生地、元参同用，名曰增液汤，即所谓增水行舟的方法。天冬与麦冬的主治相同，但天冬的滋腻寒凉，甚于麦冬，其功用不仅润肺，又能滋肾，为阴虚内热，肺肾两亏之要药。”因此，在治疗女科病的阴虚内热及乳房病证中，我们常以天冬代麦冬。

金铃子，又名川楝子，苦寒有毒，入肝、胃、小肠经，具有除湿热、清肝火、止痛杀虫的作用。《本经逢原》:“川楝苦寒性降，能导湿热下走渗道，人但知其有治疝之功，而不知其荡热止痛之用。〈本经〉主温疾烦狂。取以引火毒下泄，而烦乱自除。其杀虫利水道，总取以苦化热之义。古方金铃子散，治心包火郁作痛，即妇人产后血结心疼，亦宜用之，以金铃子能降火逆，延胡索能散血结，功胜失笑散，且无腥秽伤中之患。昔人以川楝为疝气腹痛，杀虫利水专药，然多用之不效者，不知川楝所主，乃囊肿茎强木痛湿热之疝，非痛引入腹、厥逆呕涎之寒疝所宜。此言虽迥出前辈，然犹未达至治之奥。夫疝瘕皆寒束热邪，每多掣引作痛，必需川楝之苦寒，非茴香之辛热，以解错综之邪，更须察其痛之从下而上引者，随手辄应，设痛之从上而下注者，法当辛温散结，苦寒良非所宜，诸痛皆尔，不独疝瘕为然。”金铃子乃疏肝理气药中的泄肝药物，是调治肝气疏泄失常中泄之不足之品，故性偏苦寒耳。

临床应用:

(1) 滋阴泄肝，擅治阴虚肝郁气逆之月经失调、胸胁胀痛、经前乳房胀痛等疾病。据《方剂学》分析:“方中重用生地为君，滋阴养血以补肝肾，以沙参、麦冬、当归、杞子为臣，配合君药滋阴养血生津以柔肝，更用少量川楝子疏泄肝气为佐使，共奏滋阴柔肝以代疏肝之功。其中川楝子性味苦寒，虽有苦燥伤阴之说，但若配在滋阴养血方药中，却无伤阴之害，而这正是本方有别于以理气疏肝为主的不同之点，本方与逍遥散同治肝郁胁痛，但两方证候性质各不相同，逍遥散以情志不遂而肝气郁滞引起胁痛，且以肝逆而乘脾，兼现神倦食少，故以疏肝解郁健脾养血为治；一贯煎则以肝阴不足，气郁生热而致胁痛，且以郁热不散而犯胃，兼现吞酸吐苦，故以滋养肝肾、疏泄肝气之法。

(2) 滋阴解郁清热，可治阴虚肝郁之经前期紧张综合征热灼血枯的闭经病证，阴虚肝热型吊阴痛、不孕症等。

在调周法经后期治疗中，本方必须具有阴虚肝热的现象者，始为合适，由于本方滋阴养津，润燥通便，故凡大便偏溏偏软者不宜。本方通过滋肾养阴和胃，来泄肝抑肝，如血查泌乳素偏高，雌二醇偏低，且具有明显的阴虚肝旺，大便干燥，曾服滋水清肝、滋肾生肝而乏效者，运用本方有效。

（3）滋阴清热，除湿止痛，可治阴虚肝郁湿热所致的慢性肝炎、盆腔炎等疾。一贯煎加丹参治疗慢性肝炎后期有效；一贯煎加延胡、败酱草、寄生，治疗慢性盆腔炎有效。

6. 定经汤　系傅山方，载于《傅青主女科·调经》。

组成：菟丝子（酒炒）30g，白芍（酒炒）30g、当归（酒炒）30g，大熟地（酒蒸）15g，山药15g，白茯苓10g，荆芥穗（炒黑）6g，柴胡1.5g。

功效：补肾养血，疏肝调经。原书指出：妇人有经来断续，或前或后无定期，人以为气血之虚也，谁知是肝气之郁结乎？

方药分析：方名定经，意在调整月经周期，因月经周期忽前忽后、前后无定期，故方中用柴胡、荆芥疏肝解郁，当归、白芍养血柔肝，菟丝子、熟地黄、山药补肾气、益精血，茯苓健脾行水。全方重在补肾精以生肝血，养肝血以舒肝气，佐疏肝郁以解肾郁，使肝肾之气得到疏理，开阖有度，精血充盈。正如《傅青主女科》在本方后解释说：“此方舒肝肾之气，非通经之药也，补肝肾之精，非利水之品也，肝肾之气舒而精通，肝肾之精旺而水利，不治之治，正妙于治也。”祁刻本眉批云：以上……辨论明晰，立方微妙，但恐临时或有外感、内伤不能见效。有外感者宜加苏叶3g，有因肉食积滞者，加山楂肉6g炒，临证须酌用之……前提必须是肝阴亏虚不显者，方能获效，否则取效于一时，其本质将受戕矣。”全方药物，如当归、白芍、熟地、怀山药等已见上分析，兹将菟丝子、荆芥穗分析如下。

菟丝子，甘辛温，入肝肾二经。具有补肝肾、益精髓、壮阳、坚筋骨的作用，用来治疗肾虚精冷，阳痿遗精，腰膝疼痛，小便淋漓，大便溏泄及流产等证甚合。《本经逢原》："菟丝子祛风明目，肝肾气分也。其性味辛温质粘，与杜仲之壮筋暖腰膝无异。其功专于益精髓，坚筋骨，止遗泄；主茎寒精出，溺有余沥，去腰膝酸软，老人肝肾气虚，腰痛膝冷，合补骨脂、杜仲用之，诸筋膜皆属于肝也。气虚瞳子无神者，以麦门冬佐之蜜丸服效。凡阳强不痿，大便燥结，小水赤涩勿用，以其性偏助阳也。"所以本药属于补肾助阳药的范畴，但毕竟是补肝肾，益精髓，阳中之阴药，参入大量补阴药中，可阳生阴长，阳中求阴，有利于阴长，目的在于"精"的成熟，妇科学上常用之，相配伍的方药亦颇多，兹不赘述。

荆芥，辛温，入肺肝经，具有发表祛风理血的作用，炒炭止血，治感冒发热头痛，咽喉肿痛，吐血、衄血、便血、崩漏、产后血晕。荆芥穗效用相同，惟发散之力较强。《本草纲目》："荆芥，入足厥阴经气分。其功长于祛风邪，散瘀血，破结气，消疽毒。盖厥阴乃风木也，主血而相火寄之，故风病、血病、疮病为要药。"《本草汇言》亦曰："荆芥轻扬之剂，散风清血之药也……凡一切风毒之证，已出未出，欲散之际，以荆芥之生用，可以清之……凡一切失血之证，已止未止，欲行不行之势，以荆芥之炒黑，可以止之。大抵辛香可以散风，苦温可以清血，为血中风药也。"所以有临床报道。"治疗皮肤瘙痒症，取净荆芥穗一两，碾为细面，过筛后装入纱布袋内，均匀地撒布患处，（如范围广，可分片进行），然后用手掌来回反复地揉搓，摩擦至手掌与患部发生热感为度，治疗急慢性荨麻疹及一切皮肤瘙痒病，轻者 1 ~ 2 次，重者 2 ~ 4次即奏效"（见《中药大辞典》）。

临床运用：

（1）补肾解郁，治疗肾虚肝郁之经水先后无定期，行经量少，色红无血块，腰酸头晕，夜寐不熟，寐则梦多，胸闷烦躁，时有乳房胀痛，情绪抑郁，或时急躁，舌质红少苔，脉象细弦，行经期间还应加入丹参、川牛膝、泽兰叶各10g，益母草15g。

（2）滋肾疏肝，擅治溢乳性闭经，伴有胸闷烦躁，头昏心悸，乳胀溢乳，腰腿酸软，带下偏少，方中须加入甘草5g，炒麦芽30g，山萸肉9g为好。

（3）肾虚心肝不舒的失眠症、神经官能症，凡具备腰酸腿软，胸闷烦躁，夜寐欠佳等病症者，均可使用，但如加入炒枣仁9g，钩藤15g，合欢皮9g，紫贝齿先煎10g为佳。

调周法应用：以经后中期为主，一般方中应加入山萸肉9g，川断10g，如兼夹心肝气郁者用之更为合适。本方重用菟丝子，是阳中求阴，火中补水的方法，所以在阴长至中度水平时，必须采用此类方法，较之单纯补阴，尤利于阴长耳。不可忽略菟丝子等在补阴药中的重要意义。

7. 参苓白术散　系宋代陈师文等所撰《太平惠民和剂局方》方。

组成：莲子肉去皮500g，薏苡仁500g，缩砂仁500g，桔梗（炒令深黄色）500g，白扁豆（姜汁浸，去皮，微炒）750g，白茯苓1000g，人参（去芦）1000g（一般用太子参2000g代），甘草炒1000g，山药1000g，白术1000g。

用法：上药为细末，每服二钱，枣汤调下，现代用法，水煎分服，或作丸剂，每服10～15g，日2～3次，温开水或姜汤下。

功效：益气健脾，渗湿止泻。原书指出：能治脾胃虚弱，饮食不进，多困少力，中满痞噎，心松气喘，呕吐泄泻……此药中和不热，久服养气育神，醒脾悦色，顺正辟邪。我们认为，此方应属于健脾养阴之剂，故列入滋阴类方剂之中，为经后期常用的方剂，临床用此，常须加入山萸肉、白芍等品。

方药分析：人参、山药、莲子肉益气健脾为主，辅以白术、茯苓、苡仁、扁豆渗湿健脾，以旺后天生化之源，佐以甘草益气和中，砂仁和胃醒脾，理气宽胸，更以桔梗为使，用以载上行，宣肺利气，借肺之布精而养全身，各药合用补其虚，除其湿，行其滞，调其气，而和脾胃，不热不寒，行中和之职。且山药、扁豆、莲子肉之属健脾滋阴，人参改用太子参者，亦有利于心脾之阴也，故凡脾阴亏虚，脾运不及，气滞湿阻等病变者，非此方不治，《医方集解》所载参苓白术散，多陈皮一味，对脘痞气滞不畅者，可增强和胃健脾，化滞理气的作用，临床上颇为常用，正如吴昆对本方评析中所说："土为万物之母，诸脏腑百骸受气于脾胃而后能强。若脾胃一亏则众体皆无以受气……"于是食少、便溏乏力，羸弱等证悉作，参苓白术散功可益气健脾，渗湿止泻，使脾胃气强，食能化，湿可运，清浊各行其道，上述诸证自可告愈。且本方补中有行，行中有止，药力平和，温而不燥，配伍堪称完善，这真是本方临床应用较为广泛的原因所在。本方除怀山药、甘草、茯苓已作分析外，其余太子参、白术、莲子肉、扁豆作如下介绍：

太子参，甘苦微温，入心、脾、肺三经，功有补肺健脾、生津定悸的作用，用治肺虚咳嗽，脾虚食少，心悸自汗，精神疲乏等病证。《江苏植药志》："治胃弱消化不良，神经衰弱。"《陕西中草药》："补气益血，健脾生津，治病后体虚，肺虚咳嗽，脾虚泄泻，小儿虚汗心悸，口干，不思饮食。"治自汗可用太子参、浮小麦组合有效；治心悸，可用太子参、合欢皮、丹参、枣仁之属；口渴寐差，可用太子参、五味子、麦冬等为生脉饮。《本草从新》中说："太子参，虽甚细如参条，短紧结实而有芦纹，其力不下人参。"《纲目拾遗》、《饮片新参》等书认为：太子参原指五加科植物人参之小者，现在商品则普通用石竹科植物，异叶假繁缕的块根，虽有滋补功用，但其力较薄。

白术，苦甘温，《别录》谓甘，无毒，入脾胃经，或有云入心、脾、胃、三焦四经，功能补脾益胃，燥湿和中，有治疗脾胃气弱，不思饮食，倦怠少气，虚胀泄泻，痰饮、水肿、黄疸、湿痹、小便不利、头晕、自汗等病证。《本草汇言》:“白术,乃扶植脾胃、散湿除痹、消食除痞之要药也。脾虚不健,术能补之,脾虚不纳,术能助之。是故劳力内伤,四肢困倦,饮食不纳,此中气不足之证也,痼冷虚寒,泄泻下利,滑脱不禁,此脾阳乘陷之证也,或久疟经年不愈,或久痢累月不除,此胃虚失治,脾虚下脱之证也,或痰涎呕吐,眩晕昏痫,或腹满肢肿,面色萎黄,此胃虚不运,脾虚蕴湿之证也,以上诸疾,用白术总能治之。又如血虚而漏下不止,白术可以统血而收阴;阳虚而汗液不收,白术可以回阳敛汗。大抵此剂能健脾和胃,运气利血。兼参芪而补肺,兼杞、地而补肾,兼归、芍而补肝,兼龙眼、枣仁而补心、兼芩连而泻胃火,兼橘、半而醒脾土,兼苍、朴可以燥湿和脾,兼天、麦亦能养肺生金,兼杜仲、木瓜治老人之脚弱,兼麦芽、枳、朴治童幼之痞癥。黄芩共之能安胎调气,枳实共之,能消痞除膨。君参、苓、藿、半,定胃寒之虚呕,君归、芎、芍、地,养血弱而调经,温中之剂无白术,愈而复发,溃疡之证用白术,可以托脓。”可见白术运用之广。

莲子、甘涩平,或曰味甘,性微凉无毒,入心、脾、肾经,有养心益肾、补脾涩肠的作用,治夜寐多梦、遗精、淋浊、久痢、虚泻,妇人崩漏带下。石莲子并能止呕、开胃,常用治口禁口痢。《本草纲目》:“交心肾,厚肠胃,固精气,强筋骨,补虚损,利耳目,除寒湿。止脾泻久痢、赤白浊、女人带下、崩中诸血证。”《纲目》接着又分析说:“莲子味甘,气温而性涩禀清芳之气,得稼穑之味,乃脾之果也。土为元气之母,母气既和,津液相成,神乃自生,久视耐老此其权舆也。昔人治心肾不交,劳伤白浊,有清心莲子饮,补心肾、益精血,有瑞莲丸,皆得此理。”《王氏医案》亦指出:“莲子最补胃气而镇虚逆,若治心气不足,思虑太过,肾经虚损,真阳不固,溺有余沥,小便白浊,梦寐频泄,菟丝子五两,白茯苓三两,石莲子(去壳)二两。上为细末,酒煮糊为丸,如梧桐子大，每服三十丸，空心盐汤下。常服镇益心神，补虚养血，清小便，此乃《局方》茯菟丸。若由于胃虚而气冲不纳者，但日以干莲子细嚼而咽之，胜于他药多矣。凡胃气薄弱者，常服玉芝丸，能令人肥健，至痢证噤口，热邪伤其胃中清和之气，故以黄连苦泄其邪，即仗莲子甘镇其胃，今肆中石莲皆伪，味苦反能伤胃，切不可用，惟鲜莲子煎之，清香不浑，镇胃之功独胜，如无鲜莲，干莲亦可，本药应用时，欲其交济心肾，则带心用之。”

扁豆，甘平，或曰微寒，入脾胃经，健脾和中、消暑化湿，治疗暑湿吐泻，脾虚呕吐，食少久泄，水停消渴，赤白带下等。《药品化义》：“扁豆味甘平而不甜，气清香而不窜，性温和而色微黄，与脾性最合，主治霍乱呕吐，肠鸣泄泻，炎天暑热酒毒伤胃，为和中益气佳品，又取其色白，气味清和，用清肺气，故云清以养肺，肺清则气顺，下行通利大肠，能化清降浊，善疗肠红久泻，清气下陷者，脏虚补脏之法也。”善治脾胃病证，治消渴证、治水肿证均为要药。

临床应用：

（1）健脾和胃，可治脾胃虚弱，经行泄泻，经行先后无定期，经行量过多，色淡质稀，纳欠便溏，四肢乏力，面色萎黄，口渴，舌质偏红苔腻边燥少津，脉缓弱等症。

（2）健脾和胃，固敛任带，治疗带下过多，色白，质清稀或有腥味，纳欠神疲，口渴，面色萎黄，脉缓弱，舌质淡，苔较燥，中根较腻浊等症。

（3）放疗、化疗后身体虚弱，出现胃肠道毒副反应，消化道上皮细胞分裂旺盛，用此方治疗后，症状消失，或绝大部消失，食量恢复或超过放疗、化疗前并能顺利保证完成放疗化疗。

调周法应用：经后期以补阴为主，但如脾胃薄弱，服滋阴药后必然引起脾胃不运，大便溏泄，腹胀矢气等反应，或者天暑地热，饮冷受凉，或则空调过久，亦常致脾胃运化欠佳，均需应用本方加减，健脾滋阴，通过后天水谷之精，以滋养天癸。

8. 滋阴助孕方　系我们临床经验方，载于《实用妇科方剂学》。

组成：当归、白芍、怀山药、女贞子、山萸肉、熟地各10g，川断、菟丝子、茯苓各15g，醋炒柴胡5g。

功效：滋阴养血，补肾调肝。能治月经失调、闭经、崩漏、功能性不孕之属于肝肾阴虚者，本方系我们临床常用方药，原名为妇孕2号合剂，是经后期极为常用的方药之一。

方药分析：本方系滋肾生肝饮加入川断、菟丝子而成。目的在于滋阴补肾，调达肝气，增加川断、菟丝子等助阳药物，乃治阴不忘阳“阴得阳助，则泉源不竭”的理论而来。众所周知，张景岳是补肾名家，他认为补虚之剂，补其虚也……精虚者补其下……故善补阴者，必于阳中求阴，则阴得阳升而泉源不竭。余故曰，以精气分阴阳则阴阳不可离。”是以阴虚补阴，故以治也，但阴阳互相依赖，互相促进，特别是促进阴阳的动态演变，就必须遵循张景岳的教导，必于阳中求阴，是以本方在大队补阴药中加入川断、菟丝子等助阳药物，目的就在于更好地补阴，而且在“阴”的恢复和提高下，有动态的演变。因为阴主静，不加阳药以促之，又何以促动阴的演化。所以本方加入助阳药者，实含有两重意义。本方具体药物分析已见上，兹将川续断分析如下。

川续断，苦辛微温，入肝肾二经。功能补肝肾，续筋骨，通血脉，利关节，止痛安胎。主治腰痛崩带胎漏、遗精、筋骨折断疼痛，金疮痈疡，如妇人乳难等病证。《中药学》云：“杜仲与川续断，都有补益肝肾作用，治疗腰痛、脚弱、胎漏等症，每多配合使用，但杜仲甘温，专于温补，尤为治肾虚腰痛及固胎之要药，续断苦温，又能理血脉，治金疮续折伤，尤为跌仆损伤所常用。”由此可知，川续断是属于温补肝肾的药物，又具有一定的调理血气的作用，补中有行、行中带补与一般的温补肝肾药物有所不同。

临床应用：

（1）补肾调肝，可用于肾虚肝郁之月经量少、不孕症，凡具有形体清瘦，头昏腰酸，带下偏少，胸闷烦躁等症状者，均宜运用本方药治疗。我们在治疗功能性不孕症有月经失调者，于经后期服用本方合剂3~6个月后，临床总有效率达80%。

（2）本方加入莲子心、钩藤、太子参等，治疗阴虚心肝气火偏旺的更年期综合征、更年期忧郁症有一定的疗效。

（3）本方加入太子参、浮小麦、五味子等，治疗胎前产后阴虚盗汗，体质薄弱，头昏腰酸，便艰尿黄等病证。

但如脾肾阳虚，腹胀矢气，大便偏溏不宜使用。

调周法应用：经后期以滋阴养血为主，但如进入经后中期，阴长已达中水平，单纯补阴，不足以持续提高阴的水平，而且阴长的动态演变，亦必须要求在大队滋阴药中加入补阳之品，所谓阳生阴长，此方是也。所以经后中期，必须用此方，如用之不应，尚可酌加肉苁蓉、锁阳，以适应这一时期的要求。如逢暑令夏秋季节，患者有纳欠，苔腻者，尚应加入陈皮、六一散、扁豆之属以清利之；苔腻厚者，亦可加入藿香、佩兰、蔻仁等品以化之。

9. 滋阴奠基汤　系我们临床验方，载于《实用中医妇科方剂学》。

组成：当归，赤白芍、怀山药、山萸肉、干地黄、女贞子、丹皮、茯苓各10g，炙鳖甲（先煎），紫河车各10g，川断、菟丝子各12g。

功效：滋阴添精，大补肝肾之阴。用治肝肾阴虚之月经后期，量少及闭经、崩漏、不孕等病证，本方虽较滋阴助孕汤为临床较少用，但对阴虚较为明显的月经病证，不孕、闭经等亦常屡用不鲜。

方药分析：本方系在归芍地黄汤基础上加入女贞子、炙鳖甲以滋补肝肾，川断、菟丝子以助阳，紫河车与鳖甲乃血肉有情之品，善于补阳助阴，补益奇经，阴中养精，以促精卵发育成熟。本方的特点，在于血中养阴，阴中养精，故首先立足于血分，从血分提高阴的水平，此即归芍地黄汤方意，从血分养阴，这里所指的阴，是一种与月经非常有关的一种液体物质——天癸。与血分有关，月经来潮表面上看到的是血的成分，所以前人有“女子以血为主”之说，但我们知道，月经来潮，完全是天癸的作用，有了天癸，月经才能来潮，缺乏天癸，月经就不能来潮，《景岳全书·阴阳篇》曾明确指出“元阴者，即无形之水，以长以立，天癸是也”。近代名医罗元恺认为天癸既是无形之水，与西医学所说的卵巢内分泌激素，尤其是雌激素相似，在血分雌激素（即天癸）的影响下，女精（卵子）的发育成熟，排出健康的卵子，故女精即卵子，卵子是在血分“阴”的滋长下发育成熟，从而达到溢泻，所以有人提出精血同源，我们认为“精、阴、血”亦是同源。《傅青主女科》有养精种玉汤，是以四物汤为基础去川芎之温散，加入山萸肉之酸敛养阴，企图通过肝血肝阴，包括肾阴来达到养精种玉的目的，实际上是充实“血阴”的治法，是以肝为中心的治法，我们今天亦的确发现肝有调节生殖激素的作用，故不能忽略肝的重要性。但《傅青主女科》提出“经水出诸肾，肾水旺则经水多，肾水少则经水少，肾藏精为生殖之本，所以肾仍然是最重要的，滋阴的重点，必须放在肾的方面，尤其是精（卵）与肾的关系更为重要，阴的生长必赖肾阳，阴的活动亦有赖于肾阳，故方中必加助阳药，天癸之阴是月经、生殖的物质基础，滋阴奠基意在于此，之所以又加入鳖甲、紫河车等血肉有情之品，不仅在于阴的恢复和提高，而亦在于精（卵）的发育成熟。本方中药物分析已见上述。兹将鳖甲、紫河车介绍之。

鳖甲，即甲鱼壳，咸寒，入肝、肺、脾三经。功能滋阴潜阳，软坚散结，消癥瘕，主治劳热骨蒸、阴虚风动、久疟疟母、腰痛、胁下坚硬、癥瘕、经闭等病证。《中药学》按语说："鳖甲清热潜阳的功用，大致与龟甲相似，二者亦往往同用，但鳖甲主入肝脾血分，善能通行血络，有破瘀散结的功能，能治癥瘕、疟母、经闭等证。"这与龟甲治疗崩漏恰恰相反，我们认为龟甲、鳖甲，均属滋阴潜阳之药，但归经不同，龟甲入肾、鳖甲入肝，龟甲主守，有固冲敛血之能，鳖甲主走，善行血络，有消癥散结之效，女性出血期不宜。

紫河车，为胎儿之胎盘，甘咸温，入肝、肾二经，功能大补气血，主治劳损羸瘦，喘咳多汗，潮热骨蒸、遗精滑精等症。李士材曾说："本品可治男女虚损劳极，不能生育，下元衰惫。"《折肱漫录》云："河车乃是补血补阴之物，何尝性热，但其力重，故似助火耳，配药缓之，何能助火。"但《本草经疏》云："人胞乃补阴阳两补之药，有反本还元之功。然而阴虚精涸，水不制火，发为咳嗽吐血，骨蒸盗汗等症，此属阳盛阴虚，法当壮水之主，以配阳光，不宜服此并补之剂，以耗将竭之阴也。胃火齿痛，法亦忌之。"

临床应用：

（1）滋阴养血，血中养精，能治一切阴虚血少，形体清瘦，头晕腰酸，五心烦热，皮肤干燥，带下甚少的月经量少、闭经不孕等病证。

（2）滋阴养血之重剂，治疗卵巢早衰、更年期综合征之属于阴虚血少者。如纳食欠佳，腹胀矢气，神疲乏力者，可去当归，加炒白术 10g，砂仁（后下）5g，煨木香 9g，太子参 15g。《医醇賸义》卷四载有滋阴补髓汤，药用生地、龟甲、黄柏（盐水炒）、知母（盐水炒）、豹胫骨、枸杞、当归、党参、茯苓、白术、金狗脊、川断、川牛膝、猪脊髓（一条同煎），主治骨痿，也可治更年期骨质疏松症。

（3）养血补肾，治疗产后虚弱，母乳缺乏之证。据《中药大辞典》载：内服紫河车粉，每次 0.5 ~1.0g，每日 3 次，给药时间一般从产后第 3 天开始。共治 57 例，服药天数为 1 ~ 7 天，以 2 ~ 4 天最多，结果服用 1 天后见效者 6 人，2 天见效者 24 人，3 天见效者 6 人，4 天见效者 12 人，5 天见效者 3 人，6 天见效者 5 人，7 天见效者 1 人。

调周法应用：本方属滋阴养血的偏重剂，一般于经后的初、末期服用。尤以功能差，带下很少的排卵功能不良性不孕症为常用，如伴见腹胀矢气，大便欠实者，应去当归，甚则去干地黄，加入炒白术、煨木香、砂仁、六曲，有时还要加入炮姜、肉豆蔻等药。

10. 育宫汤　系我们临床验方，载于《实用妇科方剂学》。

组成：当归、赤白芍、柏子仁、怀山药、熟地、菟丝子各 10g，川芎 6g，茺蔚子、紫河车各 15g，肉苁蓉 6g。

功效：补肾养血，活血育宫。能治疗月经后期量少、原发不育等病证。

方药分析：本方滋阴助阳，阴阳并调，但仍以滋养肾水天癸为主。故方中用熟地、山药、柏子仁、白芍等滋阴养血，复加紫河车血肉有情之品以充养子宫。菟丝子、肉苁蓉补肾阳以养精，使“阴得阳助，泉源不竭”，茺蔚子、当归、川芎活血化瘀，促进子宫不断收缩或扩张，从而达到子宫发育，故名育宫汤。诸凡子宫发育欠佳的月经失调、不孕症，均可用本方治疗。但如子宫发育过小、原发性闭经者，临床疗效欠佳。方中药物除川芎、柏子仁、茺蔚子、肉苁蓉外，已见上有关方剂的分析。

川芎，辛温，入肝胆经，或云入肝、脾、三焦经，功能行气开郁，祛风燥湿，活血止痛，治疗风冷头痛、眩晕、胁痛、腹疼、寒痹筋挛、经闭、难产等病证。我们认为此药乃血中气药，有一定的升散作用，善治头痛。朱震亨曰：“川芎味辛，但能升上而不能下守，血贵宁静而不贵躁动，四物汤用之以畅血中之元气，使血自生，非之谓其能养血也，即痈疽诸疮肿痛药中多用之，以其入心而散火邪耳，又开郁行气，止胁痛，诸寒冷气疝痛，亦以川芎辛温，兼入手、足厥阴气分，行气血邪自散也。”川芎与当归相伍，有收缩和扩张子宫的功能，故有调经催产的效果。

柏子仁，甘平，入心、肝、脾经，亦云：入肾经，有养心安神，润肠通便的作用，治疗惊悸、失眠、遗精、盗汗、便秘等疾。《药品化义》云：“柏子仁，香气透心，体润滋血。同茯神、枣仁、生地、麦冬为浊中清品，主治心神虚怯，惊悸怔忡。颜色憔悴，肌肤燥痒，皆养心血之功也。又取气味俱浓，浊中归肾。同熟地、龟甲、枸杞、牛膝，可封填骨髓，主治肾阴亏损，腰背重痛，足膝软弱，阴虚盗汗，皆滋肾燥动也，味甘亦能缓肝、补肝胆之不足，极其稳当，但性平力缓，宜多用之为妙。”本药有宁心安神，润肠通便之功，故能使心气下降，胞脉通畅而有调经作用。

肉苁蓉，甘酸咸温，入肾、大肠经，有补肾益精，润燥滑肠的作用。治疗男子阳痿，女子不孕、带下、血崩、腰膝冷痛、血枯便秘。《本草正义》：“肉苁蓉〈本经〉主治，皆以藏阴言之，主劳伤补中，养五脏，强阴，皆补阴之功也。茎中寒热痛，苁蓉厚重下降，直入肾家，温而能润，无燥烈之害，能温养精血而通阳气，故曰益精气。主癥瘕者，咸能软坚，而入血分，且补益阴精，温养阳气，斯气血流利而否塞通矣……自宋以来，皆以苁蓉主遗泄带下，甚至以主血崩溺血，盖以补阴助阳，谓为有收摄固阴之效，要知滑利之品，通导有余，奚能固涩，〈本经〉除阴中寒热病，正以补阴通阳，通则不痛耳。乃后人引申其义，误认大补，反欲以通利治滑脱，谬矣。”可见本药助阳滋阴，缘在扶阴，性有通利，非固涩之品。

茺蔚子，即益母草子，甘辛凉，入心包、肝经，有活血调经，疏风清热的作用，治妇女月经不调、崩中带下、产后瘀血作痛、肝热头痛、目赤肿痛，或生翳膜。朱震亨云：“茺蔚子，活血行气，有补阴之功，故名益母。凡胎前产后所恃者，血气也，胎前无滞、产后无滞，以其行中有补也。”此药我们体会亦有收缩扩张子宫之用，且能直入下焦，故在育宫汤中有其一定的重要性。

临床应用：由于子宫发育不良所引起的月经后期量少，或闭经，或不孕症，一般伴有带下少，性欲淡漠，乳房发育亦差，入冬形体畏寒等证候。或无临床症状，带下偏少，检查子宫偏小者，皆可运用本方。

调周法应用：凡月经后期量少，现代医学谓之月经稀发，或妇科检查、B 超探查，发现子宫偏小，子宫发育不良者的经后期，均可应用本方药，服药后至带下增多，质粘呈锦丝状者再从经间排卵期论治，如无带下增多，则本方可续服之。

结 语

经后期常用补阴类方药很多，本节介绍 10 张更为常用的方药。归芍地黄汤，是六味地黄汤加当归，白芍而成，六味地黄汤三补三泻，补中有泻，泻中有补，加入归芍即是血中养阴的代表方，亦即是调周法经后期最常用的方剂；二至地黄汤，即是二至丸合六味地黄丸合并而成，二至丸有滋阴清热，固经止血的功效，所以经后期有咖啡色的经漏现象者，以此方最为合适；加减左归饮，重用熟地，是张景岳的补肾名方，主要滋养肾阴，稍稍佐以调和脾胃，是归芍地黄汤的较重剂；滋肾生肝饮，滋肾调肝，由六味地黄丸合逍遥散所组成，阴虚肝郁，滋肾疏肝者当用此方；一贯煎，滋阴生津，泄肝柔肝，一般泌乳素偏高者，经后期当用此方；定经汤，定经汤类似滋肾生肝饮，但加入一定量的助阳药，经后中期宜用此方；参苓白术散原是健脾和胃之方，但亦有一定的滋阴作用，大凡经后期脾胃不和，腹胀泄泻者，非滋阴方药所能用，当以本方加减；滋阴助孕汤，顾名思义，凡功能性不孕症的经后期当以本方为宜。滋阴奠基汤，其滋阴之力较强，且有血肉有情之品以养精，故凡月经后期、闭经等病证的经后期应以此方为佳；育宫汤，滋阴助阳兼调气血，凡子宫发育不良，或月经稀发者，其经后期均应用此方。临证应用，加减进退，还可引申到其他有关滋阴助阳方药。

二、经前期常用补阳方药析

经前期，或称经前黄体期，是阳长至重的时期，这一时期，当以助阳为主，扶助阳气，温煦子宫，是经前期生理之所需，助阳或称补阳，有三种补阳的方式，最主要的是阴中求阳，或称水中补火，代表方剂有金匮肾气丸、右归丸等；其次是气中补阳，或称脾肾双补，代表方剂有真武汤、健固汤、温土毓麟汤等；再次是血中补阳，或称温补肝肾，代表方剂有毓麟珠、调经种玉丸等。随着经前期的后移，行经期的到来，补阳方药要适当加入理气活血之品，以适应变化着的生理要求，在治疗过程中观察经前期 BBT 高温相的变化，不断调整补阳方药是十分重要的。

1. 金匮肾气丸（汤） 载于《金匮要略》。

组成：地黄240g，山药120g，山茱萸120g，泽泻90g，茯苓90g，牡丹皮90g，桂枝30g，附子30g。

用法：上8味末之，炼蜜和丸，梧子大，酒下15丸，加至25丸，日再服，或根据原丸用量比例酌情增减，水煎服，临床上应用时常需加入川续断、菟丝子等品。

功效：温补肾阳，化气利水。可治肾阳不足，腰痛脚软，下半身常有冷感，少腹拘急，小便不利，或小便反多，以及脚气，痰饮，消渴，转胞等病证。

方药分析：肾气丸又名八味丸。《素问·阴阳应象大论》

云："少火生气"，本方纳桂附于滋阴药中，意不在补火，而在微微生火，即生肾气也，其主要作用是温化肾气，以消阴翳。就其配伍而言，它是一首阴阳并补、水火并调之剂，即所谓补阴之虚以生气，助阳之弱以化水，从而使肾阳亢奋，气化复常，故凡肾阳不足所致之证，诸如腰痛脚软，下身冷感，少腹拘急，小便不利或反多，以及脚气、消渴、转胞等皆可使用，但鉴于本方助阳药在于桂附，刚燥有余，温润不足，使其化气利水，振奋阳气则可，欲其缓补肾阳，添精生血则次之，故方中需加川断、菟丝子、鹿胶等作为调周经前期用药始合。六味地黄丸分析已见上，兹将桂附分析于下。

桂枝，辛甘温，入膀胱、心、肺经，但亦有入肝、肾、膀胱经之说。功能发汗解肌，温经通脉，治风寒表证，肩背肢节酸疼，胸痹痰饮，经闭癥瘕。《本经疏证》："凡药须究其体用，桂枝能利关节，温经通脉此其体也。〈素问·阴阳应象大论〉曰：味厚则泄，气厚则发热，辛以散结，甘可补虚，故能调和腠理，下气散逆，止痛除烦，此其用也。盖其用之道有六，曰和营，曰通阳，曰利水，曰下气，曰行瘀，曰补中。其功之最大，施之最广，无如桂枝汤，则和营其首功也。"肉桂，辛甘热，入肾、脾、膀胱经，补元阳暖脾胃，除积冷，通血脉，治命门火衰，脉冷肢微，亡阳虚脱，腹痛泄泻，经闭癥瘕……上热下寒等疾，一般金匮肾气丸应用肉桂为是。正如《本草汇言》所云："肉桂治沉寒痼冷之药也。凡元虚不足而亡阳厥逆，或心腹腰痛，而呕吐泄泻，或心肾久虚而痼冷怯寒，或奔豚寒疝而攻冲欲死，或胃寒蛔出而心膈满胀，或气血冷凝而经脉阻遏，假此味厚甘辛大热，下行走里之物，壮命门之阳，植心肾之气，宣导百药，无所畏避，使阳长则阴自消，而前诸证自退矣。"除了阳虚水湿蕴蓄而致腹胀浮肿者需用桂枝外，一般肾气丸应用肉桂为当。

附子，辛甘热有毒，入心、脾、肾三经，有回阳补火，散寒除温之功。治阴盛格阳，大汗亡阳，心腹冷痛，脾泄冷痢，脚气水肿及一切沉寒痼冷之疾。虞抟：“附子禀雄壮之质，有斩关夺将之气，能引补气药入十二经，以追复散失之元阳，引补血药入血分，以滋养不足之真阴；引发散药开腠理，以驱逐在表之风寒，引温暖药达下焦，以祛除在里之冷湿。”

临床应用：

（1）本方阴中求阳，水中补火，故能治虚寒性月经后期、量少、闭经等病证，凡见腰痛脚软，下身冷感，小便不利或反多，脉细、苔白等证候，以及由于阳虚痰湿蕴阻所致的肥胖病证。经动物实验证实，本方对肾阳虚患者下丘脑—垂体—肾上腺皮质系统的不同部位、不同程度的功能紊乱有改善，使17羟排泄量增加，并可减少激素依赖患者考的松的用量，甚至达到激素完全撤除。《日本内分泌学会杂志》（1982，4:389）：实验观察了按体重为人剂量10倍的八味丸给3周龄鼠连续服用4周，对体重、垂体前叶、睾丸、附睾、前列腺、精囊腺、肾上腺、甲状腺、胸腺等重量及血与睾丸酮含量的影响，结果表明本方可使精囊腺、前列腺明显增重，垂体中卵泡刺激素明显增加，提示可促进下丘脑—垂体—性腺功能。实验中还发现，单味山药、人参可使前列腺增重，山药还可使垂体中卵泡刺激素含量增加；但地黄、山药、人参反而使血中睾丸酮含量明显下降。

（2）滋阴温阳，有调节和增强免疫功能，提高身体抵抗力。日本《汉方医学》（1986，11:15），临床及实验表明本方对免疫系统有广泛的调节和增强作用。13例52～82岁非免疫性疾病患者服药2月后，结核菌素反应（PPD）皮试均呈增强，其中3例红斑达20mm以上。以H3-TdR掺入试验测定，本方及其组成药物对淋巴细胞转化之影响，发现适量药物可使刺激指数SI上升2.2～2.7，对青年与老年均无大差别。凡符合本方证型的老年患者，服用后PPD反应及淋巴细胞数的改善更佳。日本《汉方医学》（1985，10:59），体外试验表明：

65～85 岁老人外周白细胞化学发光能力较 20～40 岁青壮年显著为高，而吞噬指数相对略低。由于发光强度代表产生活性氧（O_2 · H_2 · O_2 等）的能力，吞噬指数表示清除异物的能力，故反映老人免疫、炎症反应紊乱，小柴胡汤对化学发光能力的抑制率为 35%，但本方反使其提高 40%，其中茯苓具有显著增强作用，山药亦有增强作用，而丹皮则呈强烈抑制作用，桂皮及加工附子也有明显抑制活性。抗实验性病理代谢的研究。日本《汉方医学》（1982，4∶10），给增龄大白鼠投以八味地黄丸，探讨了还原型谷胱甘肽（GSH）及氧化型谷胱甘肽（GSSG）代谢，结果：晶状体中 GSH 和 GSSG 有意义地增加，推测本方有预防老年性白内障的效果；血中 GSH 增加，推测本方参予红细胞的谷胱甘肽代谢；睾丸中 GSH 增加，提示本方参予 DNA 合成和谷胱甘肽代谢。

（3）本方由于有温阳化气利水的作用，适用于多种情况的排尿异常——小便不通，用之能通；小便频多，用之能减；小便短少之水肿，用之能消。对于如酒石酸锑钾引致肾损害而见水肿、尿少及尿血、尿蛋白等，本方疗效也佳。以本方配汞撒利治疗久治不愈而有肾功能损害的晚期血吸虫病腹水也有较好疗效。综上可以看出，本方对于水湿的“调整”效果，实际上是通过对不同疾病，不同病变部位和性质的不同环节作用而产生，如排尿异常的成因及本方对此的疗效可能即是如此。

八味丸为温补肾阳要剂。其适应证“肾阳虚”包涵了多系统、多器官的功能紊乱和低下，所以临床上只要辨证准确，灵活施以八味丸加减，一定会获得意想不到的效果。

调周应用：本方在经前期应用，除明显的肾阳虚外，有明显的排尿异常者，运用本方较为合适，但一般尚须加入丹参、赤白芍、青陈皮、绿萼梅等养血调肝之品，更为适合这一时期生理变化特点之所需。

2. 右归丸（饮） 载于《景岳全书·新方八阵·补阵》。

组成：熟地8～30g，山药（炒）6g，山茱萸3g，枸杞子6g，甘草炙5g，杜仲（姜制）6g，肉桂4g，制附子7g。

功效：温肾填精。治疗肾阳不足，症见气怯神疲，腰腹酸痛、肢冷，舌淡苔白，脉沉细。原书指出：此益火之剂也。凡命门之阳衰阴胜者，宜此方加减主之。此方与大补元煎出入互用，治疗阳虚者为更好。

方药分析：先天禀赋不足，或劳伤过度，或元阳虚衰，均可导致子宫冲任虚冷，阳不足则不能温煦子宫，精不足则不能化生阴血，故可致不孕、闭经、带下等妇科疾病。方用熟地为主，甘温滋肾以填精，此本阴阳互根，阴中求阳之方；再用附子、肉桂温补肾阳而祛寒，山茱萸、枸杞子养肝血，助主药以滋肾养肝，山药、甘草补中养脾，杜仲补肝肾、壮筋骨。以上诸药，共为辅佐药，合用之，有温肾填精的作用。实际上右归饮是在金匮肾气丸的基础上发展起来的，从金匮肾气丸中去丹皮、茯苓、泽泻三泻部分，加入枸杞子、杜仲、炙甘草三药，有意义的是以杜仲佐熟地以补肝肾，枸杞子佐山茱萸以补肝，炙甘草佐山药以益脾，去三泻代三补更有利于调补肾、肝、脾也。无怪乎后贤认为右归饮（丸）较之肾气丸补阳更为纯和，更为合适，如今补肾阳者，亦以右归为首选。右归丸，以右归饮去甘草，加菟丝子、鹿角胶、当归而成，其温补肾阳力量更强，更为纯和，更适用于妇科疾病。有关方药已见上分析，兹将杜仲分析如下：

杜仲，甘微辛温，入肝、肾经。有补肝肾，强筋骨，安胎的作用。治腰脊酸疼，足膝痿弱，小便余沥，阴下湿痒，胎漏欲堕等病证。《本草汇言》："方氏〈直指〉云：凡下焦之虚，非杜仲不补；下焦之湿，非杜仲不利；足胫之酸，非杜仲不去；腰膝之疼，非杜仲不除。然色紫而燥，质绵而韧，气温而补，补肝益肾，诚为要剂，如肝肾阳虚而有风湿病者，以盐酒浸炙，为效甚捷。如肝肾阴虚而无风湿病者，乃因精乏髓枯，血燥液干而成痿痹、成伛偻，以致俯仰曲伸不用者，又忌用之。”

临床应用：

（1）温肾填精，治疗以腰酸肢冷，溺清神疲，舌淡脉细为主证，不论何种疾病，具有上述虚寒要证者，均可运用本方。如气虚血脱，或厥，或昏，或汗，或晕，或虚狂，或短气者，必大加人参、白术；如火衰不能生土，呕哕吞酸者，加炮干姜；如阳衰中寒，泄泻腹痛，加红参、肉豆蔻、破故纸，随宜用之；如小腹多痛加吴茱萸、艾叶；如淋带不止，加破故纸、菟丝子；如血少血滞，腰膝酸痛者，加当归、鸡血藤；如腰膝酸痛显著者，加胡桃肉，或加黄狗肾1~2副，以酒煮烂捣入之，以上临证加减，系来自原书方后，临床应用，可按原意而增损之。

（2）本方补肾助阳，水中补火，可用于①促进下丘脑—垂体—性腺轴的功能；②提高甲状腺功能，改善对 E_2 外周代谢的影响；③直接作用于胸腺，可增强功能。《上海中医学院学报》（1987，1:55），用他巴唑造成大鼠甲减模型，观察右归丸（饮）对甲减大鼠胸腺重量，血清雌二醇（E_2）含量及胸腺细胞浆 E_2 受体的影响。结果表明：右归丸明显增高甲减动物胸腺重/体重比值（$P<0.05$）及血清 E_2 含量（$P<0.01$），并减少胸腺细胞浆 E_2 受体数量。

（3）本方阴中求阳，可治疗女子虚寒性月经后期、量少、闭经、不孕、带下过多等病证。

调周应用：经前期，BBT 上升呈高温相时服。因为本方的熟地亦为主药之一，故凡在使用时要掌握虚寒性的证候标准外，大凡经前期 BBT 高温相呈缓慢上升，高温相偏低、偏短，高温相不稳定，或呈马鞍状，或不规则犬齿状者，虽无明显的虚寒证候标准，亦可使用。但如大便溏泄，腹胀矢气者，当谨慎使用，或暂不使用，以免服用本方药后引起腹泻加剧。本方较金匮肾气丸和顺，故临床颇为常用。

3. 真武汤　载于《伤寒论》。

组成：附子9g，茯苓10g，芍药9g，白术6g，生姜9g。

功效：温阳利水。治疗脾肾阳虚，水湿内停所致的浮肿、泄泻、腹痛及经期前后、产后和更年期水肿，因本方具有温阳利水之效，可使脾之制水、肾之主水的功能得以恢复，水液代谢得以正常，有如司水之神，故以“真武”名之。

方药分析：本方主治少阴阳衰，水气为患，为温阳化气利水的代表方剂。盖水之所制在脾，水之所主在肾，少阴肾寒，一则不能化气行水，一则寒水反而侮脾，导致脾肾阳衰，寒水内停。然水之停蓄，亦与肝之疏泄失调有关，但本方证之寒水为患，总以肾阳虚为主。故欲利水先当温阳化气，温阳化气先当振奋肾阳，方中附子大辛大热，归经入肾，温壮肾阳，化气行水为主；水制在脾，故配伍茯苓、白术健脾渗湿利水为辅；配以白芍敛肝除湿，养阴利水，且又能缓和附子辛燥；配以生姜之辛温，既可协助附子温阳化气，又能助苓、术温中健脾而利水，诸药合用，共成温肾助阳，健脾柔肝，化气利水之剂。方中诸药已见上有关分析，兹将茯苓、生姜分析如下：

茯苓，甘淡平，入心、脾、肺经，或云入膀胱、肾、肺经，有渗湿利水，益脾和胃，宁心安神的作用，治疗小便不利、水肿胀满、痰饮咳逆、呕秽、泄泻、遗精、淋浊、惊悸、健忘等证。《本草正》云：“茯苓，能利窍去湿，利窍则开心益智，导浊生津；去湿则逐水燥脾，补中健胃；祛惊痫，厚肠脏，治痰之本，助药之降。以其味有微甘，故曰补阳。但补少利多，故多服最能损目，久弱极不相宜。若以人乳拌晒，乳粉既多，补阴亦妙。”本方用此意在利水，故本药亦颇为重要。

生姜，辛温，入肺、胃、脾经，有发表散寒、止呕开痰的功效，治感冒风寒、呕吐、痰饮、喘咳、胀满、泄泻等证。妇科临床上可温经散寒调经，治痛经、量少等。并能解半夏、天南星及鱼、蟹、鸟、兽肉毒。《本草经读》谓：“仲景桂枝汤等，生姜与大枣同用者，取其辛以和肺胃，得枣之甘以养心营，合之能兼调营卫也。真武汤、茯苓桂枝汤用之者，以辛能利肺气，气行则水利汗止，肺为水之上源也……若人只知其散邪发汗，而不知其匡正止汗之功，每于真武汤、近效白术汤，辄疑生姜而妄去之，皆读书死于句下之过也。”《医学入门》指出：“姜，产后必用者，以其能破血逐瘀也。今人但知为胃药，而不知其能通心肺也。心气通，则一身之气正而邪气不能容，故曰去秽恶，通神明。丹溪云：留皮则冷，去皮则热，非皮之性本冷也，盖留皮则行表而热去，去皮则守中热存耳。”说明生姜在温脾肾、利水湿中有着重要意义。

临床应用：

（1）温阳利水，健脾补肾，治疗脾肾阳虚，水湿停留或泛溢所致水肿、泄泻、腹痛、咳喘、肥胖等病证。现代实验表明：茯苓 3g 煎剂或临床常用量对健康人无利尿作用，但有用其醇提取液注射于家兔腹腔，或用水提取物于兔作慢性实验，谓有利尿作用，煎剂对已切除肾上腺的大鼠单用或与去氧皮酮合用，能促进钠排泄；茯苓含钾 97.5mmol/L（97.5mg%），其增加钾排泄与其所含大量钾盐有关。白术是五苓散中的主要利尿剂，具有明显而持久的利尿作用，它不仅增加水的排泄，也促进电解质特别是钠的排泄，而钠的排泄尤胜过水的排泄，它不影响垂体后叶激素的抗利尿作用，因而白术增加水的排泄可能似汞撒利样排泄血、钠的作用，又有增高尿中二氧化碳容量、pH 值，以及增加钾排泄，减少铵排泄的醋唑磺胺样特点。附子亦有一定的利尿作用，故而本方用于多种水肿或组织细胞间液水分泛溢有效。

（2）健脾助阳，利水化浊，可治疗阳虚性功能性子宫出血病证、人流后出血、经间期出血、膜样性痛经等。因为本方最主要的药理活性应是其强心和改善全身血液循环的作用。附子的主要成分乌头碱对在位和离体蛙心，初使心率减慢（阿托品可阻断之），随即由于高度刺激了心肌，突然心率加快，心收缩力加强，很快出现心率紊乱，心收缩力减弱，心脏收缩如桑椹状，最终心跳停止。其治疗量对人可使心率减慢，脉搏柔软而弱，血压微降（兴奋迷走神经）。它对心脏的作用，部分由于迷走神经的作用，更主要的是其直接对心肌的作用，综合起来，乌头碱对心脏有致颤作用，目前多作为研究抗心律不整药物的一个药物；强心作用（其水解产物乌头原碱的作用），大多认为与其中所含的钙有密切关系。此外，乌头碱能使血压下降，扩张外周血管，促进血液循环尤其是末梢微循环的改善，以致服用附子后有四肢温暖感。生姜可使血压上升，对脉率则无明显影响，对心脏则有直接兴奋作用。白术有较明显的抗血凝作用。芍药煎剂对离体蛙心，在位兔心有抑制作用，但有轻度扩张血管作用，茯苓的乙醚或乙醇提取物能使心收缩加强，所以本方具有强心、扩张外周血管、改善血液循环、改善心肌功能低下，从而振奋全身机能代谢的作用。对于血栓闭塞性脉管炎具有“黑、冷、疼、硬、肿、烂”等表现，人流后子宫出血伴恶寒肢冷，心肌不安，下肢轻度浮肿等症状，以及因子宫肌瘤致阴道下血、功能性子宫出血、经间出血、膜样痛经等属于阴盛阳衰者，均可用本方治疗，都有良效。

（3）凡肾性水肿、心性水肿、醛固酮增多症、甲状腺功能低下，以及慢性肠炎、肠结核、呃逆、寒等，属于阴盛阳衰证，均可用本方治疗有效。

调周应用：经前期具有阳虚水湿偏甚，或阳虚痰温蕴阻，表现 BBT 高温相不稳定，或高温相偏低偏短，腰酸腹胀，大便偏溏，或小便偏少，四肢面目有浮肿现象者，可选用本方药治疗，尚需加入炒白术、党参、杜仲、紫石英等品为宜。

4. 健固汤　系傅山所制，载于《傅青主女科·调经》中。

组成：党参 15g，白术 30g，茯苓 10g，苡仁 15g，巴戟天 15g。

功效：健脾补肾，利湿固经。原治水湿下注，任带失固，经前带下量多，或经未来之前，泄水三日而后行经者。健固汤之意，健者，健脾为主；固者，固摄任带也。因此本方主要在于健脾，而固摄任带又必在于温肾补肾，属于一张脾肾双补的方剂。

方药分析：健固汤，主要在于健，其次在于固，健运脾胃也，然则健脾必须补脾，脾实始能健运，故方中以参术为主药，参术在于补脾益气，且有燥湿之功，故健脾以助运化。运化者，亦包括水湿之代谢也，故脾为中土，有制水之功，喜燥恶湿，所以方中加入苡仁以祛湿，为防水湿渗下，必须固摄任带，固藏子宫，所以本方又加入巴戟天，温阳补肾，以固任带，温煦子宫，而司藏纳。实为脾肾不足，任带失固、水湿下注者的良方。临床应用常有所加减。兹将方中的党参、巴戟天分析如下。

党参，甘平，入手、足太阴经肺、脾气分。有补中益气，健脾生津的功用，治疗脾胃虚弱，气血两亏，体倦无力，食少，口渴，久泻脱肛。《本草正义》论曰："党参力能补脾养胃，润肺生津，健运中气，本与人参不甚相远。其尤可贵者，则健脾运而不燥，滋胃阴而不湿，润肺而不犯寒凉，养血而不偏滋腻，鼓舞清阳，振动中气，而无刚燥之弊。且较诸辽参之力量厚重，而少偏于阴柔，高丽参之气味雄壮，而微嫌于刚烈者，尤为得中和之正，宜乎五脏交受其养，而无往不宜也。惜力量较为薄弱，不能持久，凡病后之虚，每服二、三钱，只足振动其一日之神气，则信乎和平中正之规模，亦有不耐悠久者。然补助中州，而润泽四隅，故凡古今成方之所用人参，无可以潞党参当之，即凡百证治之应用人参者，亦无不可以潞党投之。"但党参偏于补中养脾胃，如肾虚阳气衰微者，当以别直参用之为合。

巴戟天，辛甘温，入肝、肾经，亦有入脾、肾经之说，功有补肾阳，壮筋骨，祛风湿之作用，治疗阳痿，少腹冷痛，小便不禁，子宫虚冷，风寒湿痹，腰膝酸痛。《本草新编》："夫命门火衰，则脾胃寒虚，既不能大进饮食，用附子、肉桂以温命门，未免过于太热，何如用巴戟天之甘温，补其火而又不烁其水之妙耶？或问巴戟天近人只用于丸散之中，不识亦可用于汤剂中耶？曰：巴戟天正汤剂之妙药，温而不热，健脾开胃，既益元阳，复填阴水，真接续之利器，有近效而有速功。”我们体会巴戟天为助阳药，可入肾经血分，如《本草汇》所说：“巴戟天，为肾经血分之药……但其性多热，同黄柏、知母剂强阴，同苁蓉、锁阳则助阳，贵乎用之之人，用热远热，用寒远寒耳。”

临床应用：

（1）本方健脾补肾，固任利湿，原本治疗经前泄水，质清稀，量较多，越二、三日后，经始行，伴见腹胀、纳差，神疲乏力，腰俞酸楚，脉象细弦，舌苔白腻，形体畏寒者，临床用此有效，但常须加入川断、砂仁，甚或炮姜等品。

（2）健脾补肾，温阳固任，可治疗经行泄泻，或经行便溏，腹胀矢气，神疲乏力，纳谷不馨，腰酸形寒，经量较多，脉象细弱，舌质淡红苔腻。经期服用此方，尚须加入砂仁（后下）5g，炮姜5g，炒蒲黄（包）6g等药。

（3）健脾补肾，利湿化浊，可治疗气血不足，脾虚浮肿等病证，但均伴有纳欠神疲，腹胀矢气，大便溏泄，面目四肢浮肿，脉象细弱，舌质淡红等症。

调周应用：在经前期补阳为主，提高阳的长盛水平是非常重要的，如果出现腹胀矢气，大便偏溏，神疲乏力而且测量BBT，所示高温相偏低偏短，欠稳定等阳气不足现象者，均可选用健固汤。我们在经前期因阳气不足选用健固汤时，一般要加入炒山药、川断、菟丝子、紫石英等品，以符合这一时期病理生理特点所需要。因为健固汤侧重在健脾，虽有巴戟天温补肾阳，但尚不足以恢复和提高经前期阳长的要求，只要加入足量的助阳药，才能达到健脾助阳、脾肾双补的要求。在夏秋之间，避暑贪凉，常可出现脾胃失调的现象，或出现所谓“空调”综合征，其在经前期者，应用我们所加减的健固汤最为合适，临床疗效亦颇为显著，如兼有湿浊者，尚须加入苍术、藿香、厚朴、六一散之类，乃标本合治的方法。也是辨治的特点。

5. 温土毓麟汤　系傅山所制，载于《傅青主女科·种子》。

组成：巴戟天、覆盆子各30g，白术15g，党参10g，怀山药15g，神曲3g。

功效：补肾助阳、健脾益胃，主要治疗脾肾不足之不孕症，伴有经期紊乱，经量偏少，色淡红或有血块，神疲乏力，腰腿酸软，形体畏寒，腹部有冷感，大便溏薄等症。

方药分析：本方以巴戟天、覆盆子为主药，目的在于温命门之火，助肾家之阳。火旺阳盛，一方面温煦子宫，促进孕育；一方面以火暖土，温运中州，肾阳之火有助脾阳之运，此乃先天以养后天之意。故方中又加入白术、党参、神曲等健脾之品。怀山药脾肾同调，其目的就在于从肾健脾，温土者，实乃暖土之意也，即温补肾阳达到火旺暖土，正由于火旺则子宫温暖，从而达到毓麟。正如《辨证奇闻》对此方评析中说："命门心肾之火旺，则脾胃无寒冷之虐，自然饮食多而善化，其气血日盛，而带脉有力，可以胜任而愉快，安有玉麟之不毓哉！"本方中诸药已见上面有关分析，兹将覆盆子、神曲析之如下。

覆盆子，甘酸、平，入肝、肾两经，具有补肝肾，缩小便，助阳、固精、明目之功，能治疗阳痿、遗精、溲数、遗溺、虚劳、目暗等疾。《本草经疏》："覆盆子，其主益气者，言益精气也，肾藏精，肾纳气，精气充足，则身自轻，发不白也。苏恭主补虚续绝，强阴健阳，悦泽肌肤，安和脏腑。甄权主男子肾精虚竭，阴痿，女子食之有子。〈大明〉主安五脏，益颜色，养精气，长发，强志。皆取其益肾添精，甘酸收敛之义耳"。《本草正义》更进而说它"为滋养真阴之药，味带微酸，能收摄耗散之阴气而生精液，故寇宗奭谓益缩小便，服之当覆其溺器，语虽附会，尚为有理。"可见本药阴中阳药，性较平和耳。

神曲，甘辛而温，入脾、胃经，具有健脾和胃，消食调中的作用，能治饮食停滞，胸痞腹胀，呕吐泻利，产后瘀血、腹痛等病证。《本草求真》："神曲，辛甘气温，其物本于白面、杏仁、赤小豆、青蒿、苍耳、红蓼六味，作饼蒸郁而成，其性六味为一，故能散气调中，温胃化痰，逐水消滞。所以《本草经疏》："古人用曲，即造酒之曲，其气味甘温，性专消导，行脾胃滞气，散脏腑风冷。"《国药药理学》指出："神曲，是借其发酵作用以促进消化机能，但在胃酸过多，发酵异常的患者，当绝对避免使用。"

临床应用：

（1）本方有火中暖土，温摄子宫的作用，可治疗脾肾阳虚之功能性不孕症，常伴有月经后期，经量或少或多，色淡红。或夹大血块，神疲，纳呆，腹胀，大便偏溏，特别是行经期大便软或溏泄，小腹形体有寒者，临床应用时，常须加入川续断、菟丝子、紫石英等品，以适合毓麟的要求。

（2）健脾温肾，可治疗脾肾阳虚所致的膜样痛经，可见经行量多，色红有大血块，夹有腐肉状血片，腹坠痛剧烈，腰俞酸楚，大便溏泄，神疲乏力等。在行经期服用，应去覆盆子，加入肉桂、五灵脂、益母草等品为宜。

此外尚可用于产后脾肾阳虚的腹泻证、恶露不绝、产后虚弱等诸种病证。

调周应用：本方常用于经前期，凡具有腹胀便溏，神疲乏力，腰酸形寒，BBT所示高温相偏低偏短，及高温相不稳定，或高温相缓慢下降等黄体功能不全的病证，尤其适用于功能性不孕、先兆流产、滑胎。在具体应用时常须加入川续断、菟丝子、砂仁、煨木香、紫石英等品。一般行经期即停服。如腹泻明显，伴有腹痛者，尚需加入煨木香、砂仁、炮姜、焦山楂，或可加炒防风、白芍等品以调之。

6. 毓麟珠　系张景岳所制，载于《景岳全书·新方八阵·因阵》。

组成：人参、土炒白术、茯苓、酒炒白芍各60g，川芎、炙甘草各30g，当归、熟地、制菟丝子各120g，酒炒杜仲、鹿角霜、川椒各60g，现在均从本方按用量比例缩小，作为汤剂服用。

功效：养血补肾，暖宫种子。可治经行量少，血色晦黯，精神疲惫，腰酸肢软，结婚多年未孕，苔白，脉沉迟等病证。

方药分析：肾气虚弱，精血不足，血海空虚，则月经后期量少，血少宫寒，不易成孕，或孕后胎儿失于温养，势必胎儿枯萎，方用四物汤养血调经，配菟丝子、杜仲、鹿角霜等温肾暖宫，调补冲任，与四物汤共同充养子宫，白术、茯苓、甘草健脾，合四物以调养气血，佐以川椒以温督脉，全方既有补肾温阳，暖宫种子之效，又有培养后天，调补气血，使之经血得充，冲任得养，故能使经调成孕，孕后得育，方名“毓麟”，即为此意。全方药物已见上有关分析，兹则将鹿角、川椒析之如下：

鹿角，咸温，入肝、肾经，有行血消肿，益肾助阳的作用，治疮疡肿毒，瘀血作痛，虚劳内伤，腰脊疼痛等疾。《本草经疏》：“鹿角，生角则味咸气温，惟散热行血消肿，辟恶气而已，咸能入血软坚，温能行血散邪，故主恶疮痈肿，逐邪恶气，及留血在阴中，少腹血结痛，折伤恶血等证也。肝肾虚则为腰脊痛，咸温入肾补肝，故主腰膝痛，气属阳，补阳故又能益气也。”《纲目》认为：“鹿角，生用则散热行血，消肿辟邪，熟用益肾补虚，强精，补血。炼霜熬膏，则专于滋补矣。”我们认为：鹿茸补阳，不同于附子、肉桂，附桂善能祛瘀，燥热之性，易于劫灼津液，所谓草木无情，难生有情之精，鹿茸为血肉有情之品，其性温煦，专于补虚，而不在于祛邪逐寒。鹿茸为鹿角初长时的嫩角、精血充盈，及至长大，便成角化，故虽同出一本，而功效不同。鹿角的补性不足，然能行血消肿，民间亦常用鹿角屑酒服，治乳疖肿痛之证，效果很好。鹿角熬炼成胶，为崩漏失血及精血不足之要药。但宜于阳虚之患者，若阴虚发热，则应忌用。

川椒，即川产之花椒，又名蜀椒。辛温，有毒，入脾、肺、肾经。温中散寒，除湿止痛，杀虫，解鱼腥毒。治疗积食停饮、心腹冷痛、呕吐、噫呃、咳嗽气逆、风寒湿痹、泄泻痢疾、疝痛、齿痛、蛔虫、蛲虫、阴痒等疾。并有回乳的作用。据载：花椒，2～5 钱，加水 400～500ml，浸泡后煎煮浓缩成 250ml，然后加入红糖 50～100g，于断乳当天，趁热一次服下，日服 1 次，约 1～3 次，即可回乳，绝大多数于服药后 6 小时乳汁即显著减少，第 2 天乳胀消失，或胀痛缓解。《纲目》曰：“椒，纯阳之物，其味辛而麻，其气温以热。入肺散寒，治咳嗽，入脾除湿，治风寒湿痹、水肿、泻痢；入右肾补火，治阳衰溲数、足弱久痢诸证……又〈上清诀〉云：凡人吃饭伤饱，觉气上冲，心胸痞闷者，以水吞生椒一、二十颗即散，取其能通三焦，引正气，下恶气，消宿食也。”

临床应用：

（1）本方养血补肾，暖宫种子，治疗阴虚血少，阳气不足，子宫虚冷之不孕症。常伴腰酸头昏，小腹有冷感等病证，女子经迟腹痛，宜加酒炒破故纸、肉桂等品，甚者再加吴茱萸、制附子，白带过多，腹痛，应加破故纸、北五味子，或加煅龙骨等品；子宫寒甚，或泄或痛，加附子、炮姜、艾叶；多郁怒气，情志不顺，为胀为滞者，加酒炒香附，甚者加沉香；血热经早内热者，加川断、地骨皮，或另以汤剂暂清其火，而后服本方，亦可以清火汤剂，送服本方。

（2）本方血中补阳，可治膜样痛经、子宫内膜异位症等，伴有头昏腰酸，小腹冷感，经行时，或经行之前辄有大便溏泄，神疲乏力，或小腹坠痛等病证。

（3）产后虚弱，头昏腰酸，小腹有冷感，形体畏寒等病证。

调周应用：本方是调周法中经前期的常用主要代表方剂之一。经前期以补阳为主，补阳的目的在于维持阳长至重，阳长的目的在于温煦子宫，为孕育或排经奠定良好基础，毓麟珠养血补肾，暖宫种子，符合经前期血中阳长的生理要求，故为经前所常用。但在具体运用中，我们常去花椒，有时亦去鹿角片，加入紫石英、紫河车、怀山药等品，较为合宜。经前末期，一般还要加入制香附、广郁金、山楂等品以调之，但BBT高温相偏低或上升、缓慢者，仍以鹿角为佳。

7. 加减调经种玉汤　系姚少参方，载于《古今医鉴·求嗣》。

组成：归身（酒洗）12g，川芎 12g，白芍 6g，熟地黄（酒洗）18g，白茯苓（去皮）10g，陈皮 9g，香附（炒）9g，吴茱萸（炒）12g，官桂 6g，干姜（炮）9g，丹皮 10g，玄胡 9g，熟艾 6g。临床上常去吴茱萸、干姜，加入川续断、紫石英各 10g。

功效：养血理气，温经暖宫。治疗因七情所伤，致使血衰气盛，宫寒阳虚，经水不调，或前或后，或多或少，或色淡如水，或色紫如血块，或崩漏带下，或肚腹疼痛，或子宫虚冷，不能受孕，宜进此方，达到调经种玉的目的。

方药分析：调经即能种子，种子必须调经，此乃前人之名论。而调经者，在于调理气血也，本方以四物汤为主，意在养血调经，而调经的重点，尤在于疏肝理气，香附、陈皮是疏肝理气兼和脾胃的要药，前人曾有香附是调经的圣药之说，可见香附是调经方药中最为常用的，亦最有效之品；其他如吴萸、干姜、官桂、艾叶，温经祛寒，活血调经，所谓经血得温则行，得凉则凝。此外温经之药，还有着暖宫助孕的意义，兹根据调经种玉丸加入紫石英，而又舍弃吴萸、干姜，加入川续断，则助阳暖宫之力更强，亦更有利于调经矣。方中诸药已见上有关分析中，兹将香附、艾叶、吴萸分析之。

香附，辛微苦甘平，入肝、三焦经，有理气解郁，止痛调经的作用，治疗肝胃不和，气郁不舒，胸腹胁肋胀痛、痰饮痞满、月经不调、崩漏带下等疾。《本草正义》：“香附，辛味甚烈，香气颇浓，皆以气用事，故专治气结为病……又凡辛温气药，飙举有余，最易耗散元气，引动肝肾之阳，且多燥烈，则又伤阴。惟此物虽含温和流动作用，而物质既坚，则虽善走而亦能守，不燥不散，皆其特异之性，故可频用而无流弊。未尝不外达皮毛，而与风药之解表绝异。未尝不疏泄解结，又非上行之辛散可比。好古谓〈本草〉不言治崩漏，而能治崩漏，是益气而止血也。颐谓虽不可直认为益气，而确有举陷之力，丹溪谓须用童便浸过，盖嫌其辛味太浓，以下行为监制之义。颐谓调肝肾者，此法最宜。或有以醋炒，以青盐炒者，其理盖亦如此……气结诸证，固肝胆横逆肆虐为多，此药最能调气，故濒湖谓之专入足厥阴。其实胸胁痹结，腹笥䐜胀，少腹结痛，以及诸疝，无非肝络不疏。所谓三焦气分者，合上中下而一以贯之，故无论其何经何络也。”我们体会，香附理气调经乃为要药，惟肝肾阴虚者，少用为宜，免得香散更耗其阴。

艾叶，苦，辛温，入脾、肝、肾经，有理气血，逐寒湿，温经止血，安胎的作用，能治心腹冷痛、泄泻转筋、久痢、吐衄、下血、月经不调、崩漏、带下、胎动不安、痈疡、疥癣等疾。《本草正》论述曰：“艾叶，能通十二经，而尤为肝、脾、肾之药。善于温中，逐冷，除湿，行血中之气，气中之滞，凡妇人血气寒滞者，最宜用之。或生用捣汁，或熟用煎汤，或用灸百病，或炒热敷熨，可通经络，或袋盛包裹可温脐膝，表里生熟，俱有所宜。”《本草汇言》更指出“艾叶暖血温经，行气开郁之药也。开关窍，醒一切沉涸伏匿内闭诸疾……若入服食丸散汤饮中，温中除湿，调经脉，壮子宫，故妇人方中多加用之。”

吴茱萸，辛苦，温，有毒，入肝、胃经，有温中、止痛、理气、燥湿的作用。能治呕逆吞酸、厥阴头痛、脏寒吐泻、脘腹胀痛、脚气、疝气、口疮溃疡、齿痛、湿疹、黄水疮等疾。《本草便读》：“吴茱萸，辛苦而温，芳香而燥，本为肝之主药，而兼入脾胃者，以脾喜香燥，胃喜降下也。其性下气最速，极能宣散郁结，故治肝气郁滞，寒浊下踞，以致腹痛疝瘕等疾，或病邪下行极而上，乃为呕吐吞酸，胸满诸病，均可治之。即其辛苦香燥之性，概可想见其功。然则治肝治胃以及中下寒湿滞浊，无不相宜耳。”《本草经疏》进而指出治证的适用范围，说：“呕吐吞酸属胃火者不宜用……腹痛属血虚有火者不宜用；赤白下痢，因暑邪入于肠胃，而非酒食生冷，停滞积垢者不宜用；小肠疝气，非感寒邪及初发一、二次者不宜用……一切阴虚之证及五脏六腑有热无寒之人，法所咸忌。”

临床应用：本方养血理气，温经暖宫，原治月经不调、子宫寒冷的不孕症。对于气郁血寒的月经过期、月经量少、闭经、痛经等病证，均可使用。原书在方下指出：“若过期（指月经）而经水色淡者，减桂、姜、艾三药，则原方中的桂、姜、艾，实际上是为血寒宫冷，以致月经过期而用，故接着又指出，如先期三、五日色紫者，不必加减。上剉4剂，生姜3片，水一碗半，煎一碗，空心温服。渣再煎。待经至之日服起，一日一剂，药尽则当交媾必成孕矣。”虽然言之太过，但亦的确有调理月经的作用。

调周应用：我们在临床上，应用本方，按调周法在经前期服用，由于本方着重在血中理气、血中温经，所以临床上应用本方，常去官桂、干姜、吴茱萸，加川断、菟丝子、紫石英等品，类似毓麟珠方意，但又较毓麟珠为合适，因为本方血中理气，含有疏肝解郁的意思，更符合经前期生理、病理特点之所需。故凡经前期具有胸闷烦躁，乳房胀痛，脘腹不舒，情怀不畅症状者，更为合适，如有气郁化火者，尚需加入钩藤15g，炒丹皮10g，绿萼梅5g以平之。

8. 助孕汤　系我们的临床验方，载于《妇科实用方剂学》。

组成：炒当归、赤白芍、怀山药、山萸肉、丹皮、茯苓、紫石英各12g，川断、菟丝子各12g，炒柴胡5g。必要时应加入紫河车10g，仙灵脾、仙茅各10g。

功效：补肾助阳，暖宫种子，治疗肾阳偏虚之不孕、不育症、膜样痛经、子宫内膜异位症等。方名助孕可见一般。

方药分析：方中当归、白芍养血，山药、山萸肉滋阴；川断、菟丝子、紫石英补肾助阳，必要时尚须加入紫河车养血补肾，助阳添精；仙灵脾、仙茅振奋肾阳，以利火旺；柴胡疏肝，丹皮、茯苓佐之以调肝脾。全方结合起来，在阴中补阳，则阳得阴助，不仅生化无穷，而且阳长火旺，温煦子宫，融解子宫内膜，使其松软，促进受孕和有利于胚胎发育，故名之曰助孕汤。方中诸药，已见上有关分析，兹将仙灵脾、仙茅分析之。

仙灵脾，又名淫羊藿，辛甘温，入肝、肾二经，又有入手、足阳明，三焦，命门之说，功可补肾壮阳，祛风除湿，可治疗阳痿不举、小便淋沥、筋骨挛急、半身不遂、腰膝无力、风湿痹痛、四肢不仁等病证。《本草正义》："淫羊藿，禀性辛温，专壮肾阳，故主阳痿。曰绝伤者，即阳事之绝伤也。茎中痛、亦肾脏之虚寒。利小便者，指老人及虚寒人之阳事不振，小便滴沥者言之，得其补助肾阳而小便自利，非湿热蕴结，水道赤涩者可比，读书慎勿误会。益气力，强志，坚筋骨，皆元阳振作之功，然虚寒者固其所宜，而阴精不充，真阳不固者，万不可为拔苗之助长也……洗下部之疮，则辛燥能除湿热，亦犹蛇床子洗疮杀虫耳。〈日华〉主丈夫绝阳，女子绝阴，一切冷风劳气，筋骨挛急，四肢不仁；补腰膝，则辛温之品，固不独益肾壮阳，并能通行经络，祛除风寒湿痹。但〈日华〉又谓治老人昏耄，中年健忘，则未免誉之太过。而景岳且谓男子阳衰，女子阴衰之艰于子嗣者，皆宜服之，则偏信温补，其弊滋多，更非中正之道矣。"我们认为仙灵脾的确有辛燥助阳之功，于补阴药中用之，确有补助肾阳之效。

仙茅，辛温有毒，入肾、肝经，有温肾阳，壮筋骨的作用，治疗阳痿精冷、小便失禁、崩漏、心腹冷痛，腰脚冷痹，痈疽、瘰疬等疾。《纲目》："仙茅，性热，补三焦、命门之药也。惟阳弱精寒，禀赋素怯者宜之。若体壮相火炽盛者，服之反能动火。"《本草新编》进而阐述曰："中仙茅毒者，含大黄一片即解，不须多用大黄也。此种药近人最喜用之，以〈本草〉载其能助阳也，然而全然不能兴阳。盖仙茅气温，而又入肾，且能除阴寒之气，以止老人之失溺，苟非助阳，乌能如此，而予独谓全不兴阳者，以仙茅之性，与附子、肉桂迥异，仙茅虽温，而无发扬之气，长于闭精，而短于动火，闭精则精不易泄，止溺则气不外走，无子者自然有子。予辨明其故，使世之欲闭其精者，用之固守其精，而元阳衰惫痿弱而不举者，不可惑于助阳之说，错用仙茅，归咎于药之不灵也。"的确仙茅在临床上非必要者，常舍之不用。

临床应用：本方阴中助阳，暖宫种子，是以适用于肾阳偏虚的功能性不孕症、膜样性痛经、子宫内膜异位症，伴见月经后期，或则先期，经量多，色红，有较大血块，或夹腐肉状血块，腹痛明显，或呈胀坠状，经行时大便溏泄明显，腰俞酸楚，神疲乏力，胸闷烦躁，乳房作胀，BBT所示高温相偏低偏短，缓慢上升，以及高温相不稳定，血查孕酮（P）偏低，或低下者，均应运用本方，常加入鹿角片，或仙灵脾、仙茅等，同时亦考虑加入党参、炒白术，青陈皮、玫瑰花等疏肝健脾之品。

调周应用：本方适用于功能性不孕症、痛经病证的经前期，大凡BBT开始上升后，即应服用本方；通过有关检查，确诊为孕酮（即黄体酮）水平低下者，即可应用本方。如伴有肝郁化火者，一般应加入钩藤、丹皮、绿萼梅、广郁金等清肝解郁之品；腹胀便溏者，需加入广木香、炒白术、砂仁、党参等品健脾理气，随着经前期后移，接近行经期时，如无肝郁气滞症状时，亦当加入制香附、广郁金、台乌药等1~2味理气调经之品，以保证经行顺利。

9. 加味菟蓉散　临床上常用的验方。

组成：菟丝子、肉苁蓉、巴戟天各9g，锁阳6g，怀山药、川续断、茯苓、当归、白芍各10g。

功效：平补肾阳，亦有助阳滋阴之功，治疗月经后期，经量偏少、闭经、不孕的病证。此方是从江西省妇幼保健院中药人工周期疗法中的菟蓉散加减而成。而菟蓉散实际上是《证治准绳·女科·卷三四》所载赵氏苁蓉菟丝子丸加减而来，赵氏苁蓉菟丝子丸由肉苁蓉、覆盆子、蛇床子、川芎、当归、菟丝子、白芍、牡蛎、乌贼鱼骨、五味子、防风、条芩、艾叶所组成。所以在临床上有时还要加入覆盆子、蛇床子、补骨脂等以增强养血助阳的力量，以更好地促进孕育。

方药分析：本方补肾助阳，并有通调冲任，养血填精之功，故用菟丝子、肉苁蓉、巴戟天、锁阳补肾助阳；复加当归、白芍养血填精；锁阳、川断亦为补肾助阳而用；怀山药、茯苓，脾肾双调，更加有利于补肾助阳，养血填精之效。用以治肾精不足，冲任虚损，子宫欠暖的不孕症合宜。《经》曰：天癸至，任脉通，太冲脉盛，月事以时下，故有子。本方助阳填精以奉天癸，养血和血以通冲任，故为治疗月经不调、不孕症常用方。全方药物以见上述，兹将锁阳、蛇床子、补骨脂析之如下：

锁阳，甘温，入肝、肾经，功可补肾润肠，治疗阳痿、尿血、血枯便秘、腰膝痿弱等证。《本草原始》指出本品可“补阴血虚火，兴阳固精，强阴益髓”。《本草求真》进而指出：“锁阳，本与苁蓉同为一类。凡阴气虚损，精血衰败，大便燥结，治可用此以啖，并代苁蓉，煮粥弥佳，则知其虽温，其体仍润，未可云为命门火衰必用之药也。故书有载大便不燥结者勿用，益知性属阴类，即有云可补阳。亦不过之其阴补而阳自兴之意，岂真性等附、桂而为燥热之药哉。”

蛇床子，辛苦温，入肾、脾经，功可温肾助阳，祛风燥湿，可治疗男子阳痿、阴囊湿痒、女子带下阴痒、子宫寒冷不孕、风湿痹痛、疥癣湿疮等疾。《本草正义》论述其功用时说：“蛇床子，温暴刚烈之品，〈本经〉虽称其苦辛，然主治妇人阴中肿痛，男子阴痿湿痒，则皆主寒湿言之，必也肾阳不振，寒水弥漫，始可以为内服之品。甄权已谓其有毒，濒湖且谓蛇虺喜卧其下，食其子。盖产卑湿汗下之地，本系湿热之气所钟，其含毒质可知。观雷敩制法，以浓蓝汁同浸，再以生地黄汁拌蒸，无非监制其燥烈之性。故近今医籍，绝少用为内服之药，况市肆中以为贱品，皆不炮制，而可妄用以入煎剂乎。〈本经〉又谓除痹气，利关节，癫痫，则燥烈之性，本能通行经络，疏通关节，然非寒湿，及未经法制者，慎勿轻投。〈本经〉又主恶疮，则外治之药也。外疡湿热痛痒，浸淫诸疮可作汤洗，可谓末敷，收效甚捷，不得以贱品而忽之。”的确，蛇床子以外用为主。但却有风冷寒湿，肾阳又虚仍可内服，服之有效。

补骨脂，辛温，入肾经，有补肾助阳的作用，治疗肾虚冷泻、遗尿滑精、小便频数、阳痿、腰膝冷痛、虚寒喘嗽，外用治白癜风。《本草经疏》：“补骨脂：能暖水脏，阴中生阳，壮火益土之要药也。其主五劳七伤，盖缘劳伤之病，多起于脾肾两虚，以其能暖水脏，补火以生土，则肾中真阳之气得补而上升，则能腐熟水谷，蒸糟粕而化精微，脾气散精上归于肺，以荣养乎五脏，故主五脏之劳，七情之伤所生病。风虚冷者，因阳气衰败，则风冷乘虚而客之，以致骨髓伤败，肾冷精流，肾主骨而藏精，髓乃之精之本，真阳之气不固，即前证见矣，固其本而阳气生，则前证自除。男子以精为主，妇人以血为主，妇人血气者，亦犹男子阳衰肾冷而为血脱气陷之病，同乎男子之肾冷精流也。”

临床应用：本方虽云补肾助阳，但属平补阴阳，可治疗月经后期、月经量少、功能性不孕不育，伴见腰酸头昏，带下偏少，或者黄白相兼较多，色白质浓浊，或有阴痒，性欲淡漠，或觉阴中干燥等病证。

调周应用：本方亦适用于经前期肾阳偏虚，阴虚及阳，BBT所示高温相偏低偏短，以及缓慢上升等，但同时又具有经间排卵期锦丝状带下偏少者。因此，本方亦可应用于经后中末期，因方中一些药物，如菟丝子、肉苁蓉、锁阳等，本就有着补阴填精的一面，亦符合补肾名家张景岳所强调“阴中求阳，阳中求阴”的要求。如由于肾家偏虚，夹有风冷寒湿者，本方必须加入仙灵脾、仙茅，尤以仙灵脾为常用，或自觉小腹有冷感，阴中亦或有冷感者，还当加入蛇床子、肉桂等品。

结　语

此类方药颇多，这里仅择其常用的主要几首方药介绍之。金匮肾气丸与右归丸（饮）均为水中补火，阴中求阳的方药；但金匮肾气丸偏于温阳化气利水，温阳有余，补阳不足，化气利水，能治阳虚水湿蕴盖之病证；右归滋阴助阳，性较金匮肾气丸为温润，宜于肾阳偏虚者长服。真武汤、健固汤、温土毓麟汤均是土中补火，气中补阳的方药，但真武汤偏于温阳化气，利水消肿；健固汤长于健脾固任，用治经前泄水及经行便溏者甚合；温土毓麟汤，补火暖土，善治脾肾阳虚的不孕不育证。毓麟珠、加减调经种玉汤、助孕汤均为血中补阳的名方。毓麟珠，补气养血，益肾助阳，是治疗功能性阳虚不孕不育病证的有效方药；加减调经种玉汤，养血解郁，助阳种子，是治疗肾虚肝郁，情怀不畅的不孕不育病证；助孕汤是我们的临床验方，着重在养血补肾，助阳解郁，治疗黄体功能不健性不孕不育证，即亦相当于肾阳偏虚，肝郁气滞的病证，有效率达94%。加味菟蓉散，亦是我们的临床验方，平补阴阳，凡阴阳俱虚，而略偏于阳虚者的月经病证、不孕不育病证，均可应用之。此外，在经前期阳虚寒湿所致不孕不育病证，还有应用温隐君的续嗣降生丹、韩飞霞女金丹、南岳魏夫人济阴丹、杨仁斋艾附暖宫丸等著名古方，以及定坤丹、宁坤丹、益母胜金丹等，均见拙著《不孕不育病证学》一书。

三、经间期、行经期常用调血方药析

经间期，又称经间排卵期，是重阴转阳，气血活动显著的时期，所以这一时期内重在活血通络，促进转化，促发排卵，通畅脉络有助孕育，故前人曾有“顺而施之则成胎”之语，临床上选用方药，常取排卵汤、补肾促排卵汤、益肾通经汤、温阳化痰促排卵汤等；行经期，经血排出体外，有征可查，是重阳转阴，气血活动最显著的时期，所以这一时期亦着重在活血化瘀，促进转化、促进排除应泄之经血，务求“彻底干净，完全排尽”。留得一分瘀，影响一分新生，因此临床选用方药，常用五味调经散、通瘀煎、促经汤、血府逐瘀汤、膈下逐瘀汤、《良方》温经汤、逐瘀止血汤等。由于这两个时期同属于转化时期，同属于血气显著活动的时期，在治疗上亦同样要用活血化瘀的方药为主，在生理病理上，在治疗上均有共同的特点，因此在介绍方药心得，分析药理特性及临床应用上均有相似之处。故合在一处，由血及气，扼要论之。

有一点必须说明，经间排卵期所用方药，均是我们临床所用验方，因为经间排卵期，古方虽有所认识，虽有“的候”、“真机”、“氤氲期”等说法，但毕竟缺乏现代医学的检查手段，因此，不可能有着深入认识，所以缺乏这方面的方剂。近年来我们在深入观察月经周期，特别是经间排卵期的治疗观察，摸索一些经间排卵的方药，尚有一定效果，故介绍之。行经期所用方药，均来自前人的名方，但临床应用还应针对各种不同病证而有所加减。同时由血及气，也介绍临床一般气血药物的心得。

1. 排卵汤　系中药人工周期的方剂。

组成：当归、赤芍、丹参、泽兰、茺蔚子各9g，红花6g，香附6g。

功效：活血化瘀，促发排卵，治疗排卵功能障碍性不孕症。方名排卵汤者，意在促进排卵也。

方药分析：当归、赤芍、丹参，乃四物汤的主要方药，有养血调经的作用，丹参一味，曾有功同四物之说；泽兰、茺蔚子，更有引血下行，调达月经的功能，此则用其调宫，调宫者，调达子宫，促子宫之泻，行其开放作用，为排卵后精卵结合、受孕着床作准备；红花为活血化瘀之要药，香附理气调经，血中气药，互相组合，推动经间期的血气活动增强，以促发排卵，故名排卵汤。方中药物除赤芍、泽兰叶外均见上述分析。

赤芍，酸苦凉，入肝、脾经，还有记载入心与小肠及太阴肺经之说，行瘀止痛，凉血消肿，治疗瘀滞性闭经、症瘕积聚、腹痛、胁痛、衄血、血痢、肠风下血、目赤、痈肿。《本草经疏》曰："赤芍药色赤，赤者主破散，主通利，专入肝家血分，故主邪气腹痛。其主除血痹，破坚积者，血瘀则发寒热，行血则寒热自止，血痹、症瘕皆血凝滞而成，破凝滞之血，则痹和而症瘕自消。凉肝故通顺血脉，肝主血，入肝行血，故散恶血，逐贼血。营气不和，则逆于肉里，结为痈肿，行血凉血，则痈肿自消。妇人经行属足厥阴肝经，入肝行血，故主经闭。肝开窍于目，目赤者，肝热也，酸寒能凉肝，故治目赤。肠风下血者，湿热肠血也，血凉则肠风自止矣。"《本草求真》进而对与白芍功用异同评析说："赤芍与白芍主治略同，但白则有敛阴益营之力，赤则只有散邪行血之意；白则能于土中泻木，赤则能于血中活滞。故凡腹痛坚积、血瘕症痹、经闭目赤，因于积热而成者，皆可用之。用此则能凉血逐瘀，与白芍主补无泻，大相远耳。"

泽兰，苦辛、微温，入肝、脾经，功有活血、行水的作用，治疗经闭、癥瘕、产后瘀滞腹痛、身面浮肿、跌仆损伤、金疮痈肿。《本草求真》论其功用说："泽兰，虽书载有和血舒脾，长养肌肉之妙，然究皆属入脾行水，入肝活血之味，是以九窍能通，关节能利，宿食能破，月经能调，癥瘕能消，水肿能散；产后血淋，腰痛能止，吐血、衄血、目痛、风瘫、痈毒、仆损能治。观此，则书所云：舒脾和血，不过因其水消血除之意，岂真舒脾和血之味也乎。入补气补血之味同投，则消中有补，不致损真，诚佳品也。"《本草正义》："泽兰，产下湿大泽之旁，本与兰草相似，故主治亦颇相近。〈本经〉大腹水肿，身面四肢浮肿，骨节中水，皆苦温胜湿之功效，亦即兰草利水道之意。……甄权谓治产后腹痛，固苦温行瘀之功，又谓治频产血气衰冷，成劳瘦羸，妇人沥血腰痛，则以温和能利血脉言之。然通利之品，能走未必能守，此当以意逆之，而可知其非虚证久服之药矣。"

临床应用：

（1）本方活血化瘀，疏肝通络，治疗排卵功能障碍之不孕，即有阴精之基础，有带下，甚至有锦丝状带下，但 BBT 仍呈单温相者，一般于经净后 5 天或 7 天服，连服 5～7 剂。如有腰酸者，应加入杜仲、川断各 10g；脾胃失和，腹胀便溏者，去当归，加煨木香 9g，砂仁（后下）5g，省头草 10g。

（2）本方化瘀通络，理气止痛，治疗慢性盆腔炎，少腹一侧或两侧隐痛，腰膂酸，或有黄白带下，胸闷烦躁，舌质边有瘀紫斑点者，一般方中加延胡、川断各 10g。

调周应用：本方一般于经间排卵期使用，连服 5 天或 7 天，最少服 3 天。使用对象，必须在经净后 7 天～15 天内有锦丝状带下，即俗称拉丝状带下，阴道涂片检验雌激素有近高度影响，血查雌激素较高者，B 超探查见有卵泡发育趋向成熟者，用本方以促之，方名排卵汤，就是于排卵期促发排卵而设，对排卵功能不良，或有阴精基础，而又不能排卵者，或排卵不顺利，BBT高温相起伏不定，缓慢上升者，均可用之。但如阴精基础差，锦丝状带下偏少，甚或缺少者，就不宜应用。

附：复方当归注射液　系我们临床验方

组成：当归、川芎、红花。类似排卵汤，系南京中医药大学附属药厂制成的注射针剂。

用法：一般于月经干净后7～12天时白带较多，质粘如蛋清状，或夹少量红赤，BBT迟迟不能上升，或反复有少量出血，用复方当归注射液2ml（即1支），2支肌内注射，每日1次，连用5～7天。如用后BBT上升3天后即停，如连用7天后，BBT未见上升，白带又减少，则停止使用。

功效：活血化瘀，促进排卵。此方药实际上亦是排卵汤的浓缩剂，通过提炼后制成针剂，且能更好地发挥药力作用，所以疗效快。有1例戴姓学生，患崩漏病证，每逢春末夏初，常发作血崩，必经住院治疗，用大剂量激素始能控制出血。为此每到春夏患者惊恐异常，来我院求治。嘱其立春服药，同时测量BBT呈单温相，平时带下偏少，月经后期量少，形体略丰，血查雌激素处于略低，LH高于FSH水平，曾怀疑多囊卵巢综合征，按补肾调周法论治，带下增加，出现蛋清状白带，雌激素水平提高，达到中高水平，因此当其有蛋清白带时，予以排卵汤服之，BBT仍处低温相，带下减少，再予大补肝肾法，又出现蛋清状带下，排卵汤合复方当归注射液2ml 2支肌注，用后仍无反应，带下减少，不得不再予大补肝肾、稍佐助阳法论治，服药半月，又见蛋清带下，我们认为，欲其排卵，必须增强气血活动，即单用复方当归注射液加大剂量，2ml一次10支，大腿内侧肌肉注射，连用二天后改为每次5支，连用5天，BBT上升呈高温相，连续2个周期，按此法使用，BBT恢复双温相，春末夏初后月经正常，未见崩漏发作。

2. 补肾促排卵汤　系我们临床验方，载《实用妇科方剂学》。

组成：炒当归、赤白芍、怀山药、山萸肉、熟地、丹皮、茯苓、川断、鹿角片（先煎）各10g，五灵脂9g，红花6g，菟丝子10g。或可加川芎、山楂。

功效：滋阴助阳，活血化瘀，以促排卵，治疗排卵功能不良性的不孕症，以及月经失调、闭经、崩漏等病证，方中常以紫石英易鹿角片者，方名补肾促排卵汤，即将活血化瘀的排卵汤小其制剂纳入补肾方药中，目的在于促排卵，故以不孕症更为常用。

方药分析：方中用归芍地黄汤补养肾阴，奠定周期演变的物质基础；再用川断、菟丝子、鹿角片补助肾阳；复用当归、赤芍、五灵脂、红花，活血化瘀以促排卵，活血化瘀，是推动血气活动，促进阴阳转化，使重阴转阳顺利，从而也保障排卵顺利。有时加入川芎、山楂，亦为协助活血调气，促动阴阳转化，促进排卵，是我们在调理月经周期中颇为常用的一张方剂。方中诸药分析已详于上，兹则将五灵脂、山楂分析如下。

五灵脂，为寒号虫粪，苦甘温，入肝、脾经，或云入心、肝二经，具有行血止痛的作用，治疗心腹血气诸痛、妇女经闭、产后瘀血作痛；外治蛇、蝎、蜈蚣咬伤；炒用止血，治妇女血崩、经水过多、赤带不绝。《本草纲目》析其功用说："五灵脂，足厥阴肝经药也，气味俱厚，阴中之阴，故入血分，肝主血，故此药能治血病。散血和血而止诸痛，止惊痫，除疟痢，消积化痰，疗疳杀虫，治血痹、血眼诸证，皆属肝经也。失笑散不独治妇人心痛血痛，凡男女老幼，一切心腹胁肋少腹痛疝气，并胎前产后血气作痛及血崩经溢，俱能奏功。又按李仲南云：五灵脂治崩中，非止治血之药，乃去风之剂。冲任经虚，被风伤袭营血，以致崩中暴下，与荆芥、防风治崩义同。方悟古人识见深奥如此，此亦一说但未及肝血虚滞，亦自生风之意"。《药品化仪》亦进而分析说："五灵脂，苦寒泄火，生用行血而不推荡，非若大黄之力迅而不守，以此通利血脉，使浊阴有归下之功。治头风、噎膈、痰痫、癫疾、诸毒热痢，女人经闭、小腹刺痛、产后恶露，大有功效。炒用以理诸失血证，令血自归经而不妄行。”五灵脂在《药性赋》中与人参相畏。《纲目》亦云：“恶人参，损人”，但考查前人的方药中，人参与五灵脂合用者有之，我们在临床上亦常用之，除极少数人有所不良反应外。一般均无异常。

山楂，酸甘，微温，或云味酸，冷，无毒，入脾、胃、肝经，可消食积，散瘀血，驱丝虫，治疗肉积，癥瘕，痰饮，痞满，吞酸，泻痢，肠风腰痛，疝气，产后儿枕痛，恶露不尽，小儿乳食停滞。《本草经疏》：“山楂，〈本经〉云味酸气冷，然观其能消食积，行瘀血，则气非冷矣，有积滞则成下痢，产后恶露不尽，蓄于太阴部分则为儿枕痛。山楂能入脾胃消积滞，散宿血，故治水痢及产妇腹中块痛也。大抵其功长于化饮食，健脾胃，行结气，消瘀血，故小儿产妇宜多食之。〈本经〉误为冷，故有洗疮疡之用。”《医学衷中参西录》亦说：“山楂，若以甘药佐之，化瘀血而不伤新血，开郁气而不伤正气，其性尤和平也。”我们这里用山楂，取其活血散瘀，调理脾胃，消滞化饮耳。

临床应用：

（1）本方滋阴助阳，阴中求阳，兼调血气，所以治疗月经后期量少，甚则闭经，亦包括功能性不孕。可见经行量甚少，色淡质稀，腰酸头昏，带下偏少，脉象细弦，舌质淡红，测量 BBT 呈单温相。一般先应从调补肝肾入手，待有锦丝状带下后，始可应用此方，一般要加入川芎 6g，红花 5g。

（2）本方阴中求阳兼调血气，治疗膜样痛经、子宫内膜异位症，可见月经失调，行经量多，或有量少，色紫红有腐肉样血块，小腹疼痛剧烈，或呈下坠痛，腰酸，胸闷烦躁，或伴经前乳胀乳疼，脉象弦细，舌质淡暗，本方可加石打穿 15g，鹿角片常以紫石英易之。

调周应用：补肾促排卵汤，是我们在补肾调周中摸索出来的一张用之有效的验方，一般在排卵期使用，即在月经中间期有蛋清样白带时使用。此时选用活血化瘀的方药，以祛瘀生新，促使成熟卵子突破卵巢表层而排卵。排卵困难者，常因于卵巢激素稍偏低，但亦有相当水平，卵子基本成熟，或者卵子成熟突破卵巢表层有一定困难，是以本方加重滋阴助阳，提高激素水平，同时加入活血化瘀，推动卵子突破卵巢表层而排出，所以本方较之单纯活血化瘀的排卵汤，尤为常用、多用。必要时尚可加入桃仁、山甲片、地鳖虫、虻虫等品以促之。如带下蛋清样偏少者，尚须加入女贞子 10g，紫河车 9g 为宜。

3. 益肾通经汤　系我们临床验方，载于《实用妇科方剂学》。

组成：柏子仁、丹参、熟地、泽兰、川牛膝、当归、赤白芍各 10g，生茜草、茺蔚子各 15g，炙鳖甲先煎 9g，山楂 10g，川续断 12g。

功效：补肾宁心，活血通经。治疗闭经，月经后期，经量偏少，或青春期月经失调者。方名益肾，意在补养肾阴，安定心神；通经者，调达月经，引经血下行，活动气血促转化耳。

方药分析：本方系从《景岳全书》柏子仁丸合泽兰汤加减而来，方中集合了补肾、宁心、调宫三方面的药物。柏子仁、丹参有宁心安神之功效，同时亦有调理子宫的作用；熟地、川断、牛膝、炙鳖甲大补肝肾，奠定阴阳转化的基础；泽兰、当归、赤芍、茺蔚子、生茜草等，俱是活血调经之品，同时促进血气活动加剧，方药组合，完全适应心—肾—子宫轴的生殖生理活动所需。虽功在益肾调经，实际上亦有滋肾促排卵的意义。与补肾促排卵汤有着一阴一阳的差别。方中诸药分析已见上述，兹将川牛膝、生茜草两药析之如下。

川牛膝，性平，味甘微苦，无毒，入肝、肾两经，功可祛风利湿，通经活血，治疗风湿腰膝疼痛，脚痿筋挛，妇女经闭，癥瘕。《中药志》亦有“破血下降”之说。《四川中药志》指出："川牛膝、配当归、赤芍、桃仁、红花等治妇女经闭；配狗脊、寄生、杜仲、威灵仙等治腰膝骨痛；配羌活、桂枝、苍术、秦艽、防风等治风湿关节痛；配当归、瞿麦、木通、滑石、冬葵子等治产妇胞衣不下，或胎死腹中。"所以川牛膝功在活血通经，祛风利湿，并无补肾之功。

茜草，一般用茜草根，苦寒，入心、肝经，或云入脾胃二经，功可行血止血，通经活络，止咳祛痰，治疗吐血、衄血、尿血、便血、血崩、经闭、风湿痹痛、跌打损伤、瘀滞肿痛等，正如《本草汇言》所说："茜草活血，能行能止。余尝用酒制则行，醋炒则止，活血气，疏经络治血郁血痹诸症最妙，无损血气也。配归、芍用，大能有益于妇人。"亦如《本草纲目》所说："茜根，气温行滞，味酸入肝，而咸走血，专于行血活血，俗方治女子经水不通，以一两煎酒服之，一日即通，甚效。"可见茜草根活血通经作用甚好。

临床应用：

（1）本方滋阴补肾，通达月经，能治肾虚、月经不调、闭经。凡青春期，或因人工流产后肾虚性闭经，或者因转变环境，或用脑过度，紧张学习等所致月经不调，形体清瘦，头晕心悸，腰膝酸软，夜寐多梦，胸闷心烦，带下甚少，舌红少苔，脉象弦细带数。

（2）肾阴偏虚，带下蛋清样较少，头晕腰酸，烦躁寐差，脉象弦细，BBT高温相呈缓慢上升，可以本方加五灵脂、山楂各10g。

调周应用：益肾通经汤，滋肾与调经药物相结合，一般在经间排卵期服用，属于肾阴虚，排卵功能差者，用此亦可促进排卵，与补肾促排卵汤有着一阴一阳之别，如能加入五灵脂10g，红花5g，但必须是大便干燥者合之。如经行量少，或者月经后期者，亦可在经前经期使用，一般在行经期使用时，应去炙鳖甲、熟地等补阴滋腻之品，加入香附、泽兰各10g，益母草15g。如遇大便偏溏，腹胀矢气者，还应去柏子仁、川牛膝，加入煨木香9g，六曲10g，茯苓12g，益母草15g。

4. 温阳化痰促排卵汤　系我们临床验方，载于《实用妇科方剂学》。

组成：炒当归、赤白芍、怀山药、制苍术、制南星各10g，炙桂枝5g，菟丝子、川断、紫石英各12g，红花6g，茯苓12g，川芎3g。

功效：补肾助阳，化痰活血。能治疗痰湿型月经量少、后期，不孕症等。我们常用来治疗月经失调，形体肥胖的不孕不育病症。

方药分析：本方温补肾阳，活血化痰以促阴阳转化，故方中运用当归、赤芍、桂枝、红花、川芎等活血化瘀，从血气的活动，推动阴阳转化，苍术、南星、茯苓、桂枝化痰利水，消除痰湿病变；怀山药、川断、菟丝子、紫石英温补肾阳，阴中求阳，恢复正常的阴阳消长转化的节律活动，乃治本之道，是我们临床上治疗痰湿型月经量少、不孕的验方。但必须是肾阳虚痰湿蕴阻者始合，如属阴虚及阳，痰湿蕴阻，心肝郁火者，即非本方药所宜。上述诸药已见有关分析，兹将南星析之如下。

天南星，苦辛，温有毒，入肺、肝、脾经，功有燥湿化痰，祛风定惊之效，治疗中风痰壅，口眼㖞斜，半身不遂，癫痫惊风、破伤风、风痰眩晕、喉痹、瘰疬、跌仆折伤等病证。《本经逢原》分析说：“天南星，即〈本经〉之虎掌也。为开涤风痰之专药。〈本经〉治心痛、寒热、结气，即〈开宝〉之下气，利胸膈也；〈本经〉之治积聚伏梁，即〈开宝〉之破坚积也；〈本经〉之治筋痿拘缓，即〈开宝〉之治中风，除麻痹也；〈本经〉之利水道，即〈开宝〉之散血堕胎也，盖缘一物二名，后世各执一例，是不能无两岐之说。南星、半夏皆治痰药也，然南星专走经络，故中风麻痹以之为向导，半夏专走肠胃，故呕逆泄泻以之为向导。”《本草经疏》：“半夏治湿痰多，南星主风痰多，是其异矣。”又，南星内外兼治，治宫颈癌有一定效果。

临床运用：

（1）本方温阳化痰，调气活血，治疗痰湿性月经后期，量少，色淡红，或有血块，胸闷烦躁，形体肥胖，多毛，带下较多，或偏少，质浓稠，腰腿酸软有冷感，性欲淡漠，脉象细滑，舌质淡红，苔色黄白腻。

（2）本方温化痰涎，主要治疗痰湿性不孕症。可见月经量少，形体肥胖，口腻多痰，带下较少，或带浓量多，舌质淡红，苔白腻，测量BBT或呈单温相，或有双温相高温相欠稳定，B超、血液内分泌激素检测，证实为多囊卵巢综合征者，但必须具备阳虚痰湿者为合，如属阴虚肝郁化火夹痰湿者，非此方所宜。

调周应用：本方亦适用于经间排卵期，但必须具有阳虚痰湿，形体肥胖，多毛多脂，胸闷烦躁等病证，用时又必须具有一定量的锦丝状带下，即可运用本方，亦即现代医学所谓“多囊性卵巢综合征”。多囊卵巢综合征出现一定量锦丝状带下，且郁火不明显者，才能运用本方，如能同时结合应用复方当归注射液，每次2支，肌内注射，连用5天为更好，少数人7天。本法在使用7天后，如不能达到排卵目的，BBT仍处低温相者，即应停用，转从经后期调治。

5. 通瘀煎　系张景岳所制，方载于《景岳全书·因阵》。

组成：当归尾、山楂、香附各10g，红花9g，乌药6g，木香9g，青皮5g，泽泻10g。兼寒滞者，加肉桂3～5g，或吴茱萸3～5g；火盛内热，血燥不行者，加炒栀子6～9g；微热血虚者，加入桃仁10g，或加入苏木、元胡各10g；瘀极而大便结燥者，加入大黄3～5g，或加入芒硝5～9g，莪术5～9g。

功效：活血通瘀，理气行滞，可治疗妇人气滞血积，经脉不利，痛极拒按及产后瘀血实痛，并产妇血逆、血厥等证。用治气血壅滞的痛经亦有效。

方药分析：通瘀煎系张景岳所创，用归尾、红花、山楂以通瘀；瘀之所化亦赖乎气，血之运行更赖乎气，所谓气行则血行、气滞则血滞，血之所瘀与气之所滞有关，故方中加入乌药、香附、木香、青皮之属，理气行滞，有助于通瘀，且香附者，血中气药，既有理气疏肝的作用，又有活血通经的作用，曾有用一味生香附以治血瘀闭经者获效，可见香附确有气血两调的作用；泽泻通淋利尿，血之所瘀，常有湿浊随之，故泽泻通利湿浊亦有助于化瘀，全方活血理气利湿，以达到通瘀的目的，故名之曰通瘀煎。方药中已详上面有关分析，兹将乌药、木香、青皮析之如下。

乌药，辛温，入肺、脾、肾、膀胱四经，有顺气开郁，散寒止痛的作用，治疗气逆胸腹胀痛，宿食不消，反胃吐食，寒疝脚气，小便频数等病证。《本草述》论其功用时说："按乌药之用，少食者本于寇氏"走泄多"一语，以为专于辛散而已，如海藏谓其"理元气"，何以忽而不一绎也？如只于辛散，安得宿食能化，血痢能止，便数能节，癥结能消，头风虚肿之可除，腹中有虫之可尽，妇人产后血逆及血海作痛之可疗，小儿积聚蛔虫及慢惊昏沉之可安，即〈日华子〉亦谓其功不能尽述者。是其徒以辛散为功乎？盖不等于补气之剂，亦不同于耗气之味，实有理其气之元，致其气之用者。使只以疏散为能，而不能密理致用，可谓能理气乎？丹溪每于补阴剂内入乌药叶，岂非灼见此味，于达阳之中而有和阴之妙乎？达阳而能和阴，则不能等于耗剂矣。香附血中行气，乌药气中和血，离血而行气，是谓之耗，不谓之理，盖气本出于阴中之阳，达于阳中之阴也。"《本草经疏》指出："乌药，辛温散气，病属气虚者忌之。世人多以香附同用，治女人一切气病，不知气有虚有实，有寒有热，冷气、暴气用之固宜，气虚气热用之能无贻害耶？"

木香，辛苦温，入肺、肝、脾经，亦有云入心、肺、肝、脾、胃、膀胱六经，有行气止痛，温中和胃的功能，治中寒气滞，胸腹胀痛、呕吐泄泻、下痢里急后重、寒疝等病证。《本草求真》说："木香，下气宽中，为三焦气分要药。然三焦则又以中焦为要。故凡脾胃虚寒凝滞，而见吐泻停食，肝虚寒入而见气郁气逆，服此辛香味苦，则能下气而宽中矣。中宽则上下皆通是以号为三焦宣滞要剂。至书所云能升能降，能散能补，非云升类升柴，降同沉香，不过因其气郁不升，得此气克上达耳。况此苦多辛少，言降有余，言升不足，言散则可，言补不及，一不审顾，任书混投，非其事矣。"《本草会编》："木香，与补气药为佐则补，与泄气药为君则泄也。"可见木香乃调理气机的要药，组合得当，补理兼施。

青皮，又名青橘皮，苦辛，微温，入肝、胆经，或云入肝、脾二经，有疏肝破气，散结消痰的功效，可治胸胁胃脘疼痛、疝气、食积、乳肿、乳核、久疟癖块等病证。《本草纲目》说："青橘皮，其色青气烈，味苦而辛，治之以醋，所谓肝欲散，急食辛以散之，以酸泄之，以苦降之也。陈皮浮而升入脾、肺气分，青皮沉而降，入肝胆气分，一体二用，物理自然也，小儿消积，多用青皮，最能发汗。有汗者不可用，此说出杨仁斋〈直指方〉人罕知之。"《本草经疏》进而指出："青皮，性最酷烈，削坚破滞，是其所长，然误服之，立损人真气，为害不浅。凡欲施用，必与人参、白术、白芍药等补脾药同用，庶免遗患，必不可单行也。"可见青皮理气泄肝，破气散结，非实证者不能用。

临床应用：

（1）本方理气通瘀，可以治疗气滞血瘀性的月经量少、痛经，以及月经后期，行经量偏少，色紫红有血块，胸闷烦躁，乳房胀痛，小腹胀滞作痛，脉象弦细，舌质偏红边紫。兼寒兼热可按张氏方后所云加减之。

（2）活血化瘀，行滞散积，用治血瘀性癥瘕、腹痛等病证，伴有腹胀腰酸，两少腹或一侧少腹刺痛，胀痛隐痛等，常伴不孕不育，脉象弦细带涩，舌质暗红，质边紫瘀等症，方中宜加石打穿、山甲片、天仙藤等品为佳。

调周应用：本方常在行经期使用。一般作为行经期的常用方剂之一，诸凡行经量少，经行不畅，小腹作痛，血块偏多，脘腹作胀者，用之合宜。如经行量多，经量色淡，又无血块，腰酸腿软，大便溏者，不宜应用此方。在行经期使用时，如能加入川续断、泽兰、益母草等品，行血调经更为合宜。我们在调周法行经期时常用此加味。如经间排卵期，出现 BBT 缓慢上升，少腹作痛者，亦可用本方加入川续断、川芎、五灵脂等品，以促进排卵，促进顺利转化。

6. 促经汤　载于《医统》。

组成：香附、熟地、白芍各 10g，莪术 9g，木通 5g，苏木 9g，当归 12g，桃仁、红花各 9g，肉桂（后下）3g，甘草 3g。

功效：活血化瘀，通经和络，治疗妇人月事不行，腰腹作痛，经行量少、闭经等证。

方药分析：本方活血通经之力较强，方中用桃仁、红花、苏木、莪术活血通经；复用熟地、白芍、当归养血调经；香附理气，肉桂温阳，木通利湿通络，温阳理气有助活血通经，所以诸药凑合，意在活血通经，促进经血来潮。为了便于记忆，我们认为本方应为桃红四物汤，去川芎，加入莪术、苏木、香附、肉桂等。意在通过活血通经达到促发月经来潮，方中有意义的是，在活血通经的主药中加入香附气中血药，本亦有通经的作用，血得温则行，肉桂助阳温经，有助于经血运行，木通利湿通络，亦有助促进经血来潮，所以本方所加用的理气温阳利湿者，有着深意。本方诸药已详上面有关分析，兹将苏木、木通析之如下。

苏木，甘咸平，入心、肝经，或云入肝、胃、大肠三经，有行血，破瘀，消肿止痛之功，治妇人血气心腹痛、经闭、产后瘀血、胀痛喘急、痢疾、破伤风、痈肿、仆损瘀滞作痛等病证。《本草经疏》论述其功用说："苏木，凡积血与夫产后血胀闷欲死，无非心、肝二经为病，此药咸主入血，辛能走散，逐败浊瘀积之血，则二经清宁而诸证自愈。〈日华子〉、〈海药〉所主，悉取其入血行血，辛咸消散，亦兼有软坚润下之功，故能祛一切凝滞留结之血，妇人产后尤为所须耳。"《本草求真》并与红花相较："苏木，功用有类红花，少用则能和血，多用则能破血，但红花性微温和，此则性微寒凉也。故凡病因表里风起，而致血滞不行，暨产后血晕胀满以（欲）死，及血痛血瘕、气闭气壅、痈肿、跌仆损伤等症，皆宜相症合以他药调治。"的确苏木相似红花，但性偏微寒，少用和血，多用破血。

木通，苦凉，入心、小肠、膀胱经，或云入心、脾、肾、小肠、膀胱等经。有泻火行水，通利血脉的作用，治疗小便赤涩、淋浊、水肿、胸中烦热、喉痹咽痛、遍身拘痛，妇女经闭、乳汁不通等病证。《本草纲目》论其功用时说："木通，上能通心清肺，治头痛，利九窍，下能泄湿热，利小便，通大肠，治遍身拘痛，〈本经〉及〈别录〉皆不言及利小便治淋之功，甄权、日华子辈始发扬之。盖其能泄心与小肠之火，则肺不受邪，能通水道，水源既清，则津液自化，而诸经之湿与热，皆由小便泄去，故古方导赤散用之。杨仁斋〈直指方〉言人遍身胸腹隐热，疼痛拘急，足冷，皆是伏热伤血，血属于心，宜木通以通心窍，则经络流行也。"所以李中梓归纳其功用说："木通功用虽多，不出宣通气血四字。"

临床应用：

（1）活血化瘀，促经血下行，故常可用于月经量少，或则经行后期、闭经、经行淋沥不畅，经色紫黑等，伴有胸闷心烦，小便不畅或偏少，小腹胀痛，大便不畅，头昏心悸，舌质偏红，边或有紫斑，脉象细弦等。

（2）活血化瘀，通利水湿，治疗产后恶露不绝，腹痛，以及心胸作痛、乳汁不通等属血瘀性者，方中尚须加入五灵脂、延胡、琥珀等品则更为合适。

调周应用：本方亦适合于行经期使用，其活血化瘀之力较通瘀煎尤强，故凡行经期血瘀较明显的月经量少、经行不畅、经欲行而不能、经行小便作痛、经行小便欠利、经行胸闷烦躁，心悸寐差者，均当选用本方，如能加入五灵脂、泽兰、川牛膝、益母草将为更好。如经行大便溏薄者，本方药应去当归、熟地，加入煨木香、六曲、茯苓、制苍术等品健脾利湿以佐之；如小便偏少或小便淋沥不畅者，本方应去白芍，加入泽兰、泽泻、车前子等品通之利之。经行血瘀较轻，小腹疼痛较轻，经行虽有量少，不畅，淋沥等症状者，但程度不甚者，予以一般活血调经方药，如通瘀煎、五味调经散等方药，不必选用本方。经间排卵期两少腹胀痛明显，锦丝状带下尚可，但 BBT 上升不明显者，亦可应用本方药，一般 5 剂以促之，无效则停用。

7. 血府逐瘀汤　系王清任所制，载于《医林改错·卷上》。

组成：桃仁、红花各 10g，当归、干地黄、赤芍各 9g，川芎 6g，牛膝、炒枳壳各 10g，柴胡、桔梗各 5g，甘草 3g。

功效：活血祛瘀，行气止痛，治疗头痛、胸痛，胸不任物、天亮出汗、食自胸右下、心里热（名曰灯笼病）、瞀闷、急躁、夜睡梦多、呃逆（俗名打咯忒）、饮水即呛、不眠、小儿夜啼、心跳心慌、夜不安、俗言肝气病、干呕、晚发一阵热，凡属血瘀所致的一切病证。

方药分析：血府逐瘀汤，是清代医家王清任创造的五逐瘀汤中应用最广的一首著名方剂，对于其适用病证，王氏在《医林改错》中虽列举了 19 种之多，诸如胸痛、头痛、呃逆、怔忡等，但病机皆与血瘀气滞有关。女科疾病之血瘀在下焦者多，本方亦为合适，方中桃红四物汤，以生地黄易熟地，赤芍易白芍，加入柴胡、桔梗之升，枳壳、牛膝之降，甘草调和诸药。因桃红、归、芎、赤芍活血祛瘀，牛膝祛血瘀通血脉，并引血下行，为方中主要组成部分。柴胡疏肝解郁，桔梗、枳壳开胸行气，使气行则血行，复加归、地养血润燥，使祛瘀而不伤阴血，甘草和诸药，使本方不仅能行血中之瘀滞，又能解气中之郁结，活血而不耗血，祛瘀生新，合而用之，瘀去血行，诸证尽愈，可治一切气滞血瘀之病证，故为临床上常用的活血化瘀名方。方中药绝大部分已作了详细分析，兹将桃仁、红花、枳壳析之如下。

桃仁，苦甘平，入心、肝、大肠经，有破血行瘀，润燥滑肠的作用，治经闭、癥瘕、热病蓄血、风痹疟疾、跌打损伤、瘀血肿痛、血燥便秘等病证。《药品化仪》分析其作用时说："桃仁，味苦能泻血热，体润能滋肠燥。若连皮研碎多用，走肝经，主破蓄血，逐月水，及遍身疼痛，四肢木痹，左半身不遂，左足痛甚者，以其舒筋活血行血，有祛瘀生新之功；若去皮捣烂少用，入大肠，治血枯便闭，血燥便难，以其濡润凉血和血，有开结通滞之力。"所以《本草纲目》曰："桃仁行血，宜连皮尖生用；润燥活血，宜汤浸去皮尖炒黄用，或麦麸同炒，或烧存性，各随本方。"《本草思辨录》将桃仁配合他药应用中说："桃仁，主攻瘀血而为肝药，兼疏肤腠之瘀。惟其为肝药，故桃核承气汤、抵当汤、抵当丸治在少腹，鳖甲煎丸治在胁下，大黄牡丹汤治在大肠，桂枝茯苓丸治在癥痼，下瘀血汤治在脐下。惟其兼疏肤腠之瘀，故大黄䗪虫丸治肌肤甲错，〈千金〉苇茎汤治胸中甲错，王海藏以桂枝红花汤加海蛤、桃仁治妇人血结胸，桃仁之用尽于是矣。"

红花，辛温，入心、肝经，或云入肝肾二经，有活血通经，去瘀止痛的作用，治疗经闭、癥瘕、难产、死胎、产后恶露不行、瘀血作痛、痈肿、跌仆损伤等病证。正如《本草汇言》所说："红花破血，行血，和血，调血之药也。主胎产百病，因血为害，或血烦血晕，神昏不语，或恶露抢心，脐腹绞痛，或沥浆难生，蹊跂不下；或胞衣不落，干死不下，是皆临产诸证，非红花不能治。若产后血晕，口噤指搦，或邪入血室，谵语发狂；或血闷内胀，僵仆如死，是皆产后诸证，非红花不能定。凡如经闭不通而寒热交作，或过期腹痛而紫黑淋漓，或跌仆损伤而气血瘀积，或疮疡痛痒而肿溃不安，是皆气血不和之证，非红花不能调。"《本草衍义补遗》亦说："破留血……多用则破血，少用则养血。"

枳壳，苦辛凉，入肺、脾，大肠经，有破气、行痰、消积、化滞的作用。治疗胸膈痰滞、胸痞、胁胀、食积、噫气、呕逆、下利后重、脱肛、子宫脱垂等病证。《本草纲目》对此论述较详，如说："枳实、枳壳，气味功用俱同，上世亦无分别，魏晋以来，始分实、壳之用。洁古张氏，东垣李氏，又分治高治下之说。大抵其功皆能利气，气下则痰喘止，气行则痞胀消，气通则痛刺止，气利则后重除，故以枳实利胸膈，枳壳利肠胃。然张仲景治胸痹痞满，以枳实为要药，诸方治下血痔痢，大便秘塞，里急后重，又以枳壳为通用，则枳实不独治下，而枳壳不独治高也。盖自飞门至魄门，皆肺主之，三焦相通，一气而已，则二物分之可也，不分亦无伤。〈杜壬方〉载瘦胎饮，张洁古〈治法机要〉改以枳术丸日服，令胎瘦易生，谓之束胎丸。而寇宗奭〈衍义〉言，胎壮则子有力易生，令服枳壳药，反致无力，兼子亦气弱难养，所谓缩胎易产者，大不然也。以理思之寇氏之说似觉为优，或胎前气盛壅滞者宜用之，所谓八、九月胎必用枳壳、苏梗以顺气，胎前无滞，则产后无虚也。若气禀弱者，即大非所宜矣。"张元素亦曰："凡气刺痛用枳壳、看何经分以引经药导之。破滞气亦用枳壳，高者用之，然能损胸中至高之气，只可二、三服而已。"据近代临床报道，枳壳有收缩子宫的作用，虽行气破气，实有推动血行之功。

临床应用：

（1）本方活血化瘀，理气行滞，可治血瘀性痛经、不孕症、月经失调等病证，一般伴有经量少不畅，色紫黑，有血块，行经小腹疼痛剧烈，结婚多年未孕，或妇科检查发现两侧输卵管炎性阻塞，脉象细弦，舌质偏红边紫。据《浙江中医杂志》（1984，（6）：270）报道，作者应用本方治疗原发性痛经 70 例，年龄 17～37 岁，以 21～30 岁为最多，病程 6 个月至 14 年，已婚 18 例均未孕，未婚 52 例。经治后 34 例痊愈，31 例好转，腹痛减轻，时间缩短，伴有症状缓解，5 例无效，又据《湖南中医杂志》（1987（6）：15）报道，曹氏治一妇女，结婚 5 年未孕，以往经期推后。经检查，双侧输卵管欠通畅，故投血府逐瘀汤，2 个月后月经正常，后改用它方，于月经净后 7 天，开始连服 10 剂左右，后足月产一男婴。

（2）本方活血化瘀，治疗血瘀型崩漏、血瘀型胎漏等病证。但必须有明显的血瘀症状，出血量少，色紫黑，有血块，小腹作痛，脉象细弦，舌质边紫等。据《湖南中医杂志》（1987，（6）：15），报道：一妇人妊娠 2 月后，见有阴道流血、少腹坠痛且胀，经妇检，诊断为早孕和子宫肌瘤，始用消炎西药及补肾安胎中药，漏红仍不止，医投血府逐瘀汤加黄芪 30g，服 10 剂后漏红缓解，再进补肾安胎药 15 剂以巩固疗效。

（3）本方活血化瘀，亦可治血瘀型头、胸、胁、腰、身等处疼痛病证者。据《福建中医药》（1964，（5）：15）报道：用血府逐瘀汤为主治头痛、胸胁痛、流产后腰痛，或身痛，或下腹疼痛、流产后胎盘残留出血等属于血瘀气滞者，均有良好效果。

（4）活血化瘀，亦可治疗过敏性紫癜、弥漫性血管内凝血等病证。据《广西卫生》（1976，（2）：42）天津中医学院内科报道，治疗 33 例过敏性紫癜病人，以血府逐瘀汤加秦艽、板蓝根为基本方随症加减，结果痊愈 29 例，显效 2 例，无效2 例，总有效率达 94%。又据《天津医药》（1977，（2）：52～56）报道：“天津市第一中心医院在抢救 22 例急性弥漫性血管内凝血的患者时，凡属热盛瘀血型，用本方合清瘟败毒饮；血虚瘀血型，用本方合当归补血汤；气虚瘀血型用本方合独参汤或升压汤，结果治愈16例，好转1例，死亡5例，存活率达到72.7%。据现代药理实验报道：本方的组成药多有显著的免疫药理活性，如芍药、桔梗、当归等均能促进吞噬功能。张氏通过实验表明，血府逐瘀汤全方对小鼠腹腔巨噬细胞的吞噬功能有显著的增强效果，并能提高其对鸣红细胞吞噬清除。对于由门静脉注入二氧化钍以封闭肝脏网状内皮系统（RES）的家兔对静脉注入之凝血酶的吞噬廓清能力，静脉给予血府逐瘀汤有显著的保护作用，测定肝静脉上方的腔静脉血的纤维蛋白原含量，作为凝血酶被廓清与否的指标，结果发现给予本方者纤维蛋白原含量无明显变化，而对照动物则锐减。表明本方可能使被封闭的肝脏巨噬细胞复苏而显示对RES的激活，提示本方能加速DIC时血液中的促凝血物质及被激活的凝血因子等的清除，全部或部分地消除了形成急性DIC的触发因子，使已形成之DIC不再发展从而起着抑制DIC的效果。此外，当归、桃仁、生地、柴胡、甘草、桔梗等有显著的抗炎作用；当归、生地、赤芍、柴胡、甘草具有显著的抗变态反应作用；当归、赤芍、柴胡、甘草、川芎等有镇静、镇痛或抗惊作用。这些可能是本方取效于弥漫性血管内凝血等病的药理基础之一。

（5）近年来用本方加减治疗冠状动脉硬化性心脏病的心绞痛、风湿性心脏病、胸部挫伤、肋软骨炎、神经官能症、脑震荡后遗症之精神抑郁症、高血压头痛眩晕症、慢性咽炎、斑秃、阳痿、哮喘、肝硬化腹水、慢性颗粒细胞型白血病等，其治疗范围几乎涉及临床各科，甚至有些病程较长，久治无效而又原因不明的疾患，及具有血瘀证候的均可应用本方治疗或可获得疗效。

调周应用：本方药亦适用行经期使用，凡经行不畅，经量偏少，色紫黑有血块者，用之甚合；如行经期间伴有明显的腹痛，本方药应加入川断、玄胡、广木香、益母草等品；如行经期小腹有凉感，经色偏暗者，本方加入紫石英、肉桂，或艾叶等品，如行经期大便偏溏，腹胀矢气者，本方去当归、地黄、桃仁、枳壳，加入煨木香、炒苍术、六曲、茯苓等品，如经间排卵期，小腹包括少腹胀痛，锦丝状带下偏少，而BBT温相不得上升者，可用本方加重剂量以促之，或再加入山甲片、地鳖虫等品以加强促转化促排卵的作用。

8. 膈下逐瘀汤　系王清任所制，载于《医林改错》。

组成：当归、桃仁、红花、甘草各9g，川芎、丹皮、赤芍、乌药、五灵脂（炒）各6g，玄胡、香附、枳壳各5g。

功效：活血祛瘀，行气止痛之作用，可治疗气滞血瘀性痛经、闭经、癥瘕等病证。正如原书指出“治积聚成块，疼痛不移属瘀之证”。

方药分析：本方亦为逐瘀的名方，常用痛经病证中。方中枳壳、香附、乌药理气行滞；当归、川芎、桃仁、红花、丹皮活血化瘀；因为目的在于逐瘀，故以逐瘀药为主导，但血行必赖气行，故以理气药为先导，又加延胡、五灵脂化瘀止痛；甘草不仅有调和诸药的作用，又有缓急止痛的效果。诸药相合，共奏理气化瘀止痛之功。原本治瘀血在膈下，形成积块之病，故云膈下逐瘀汤。与血府逐瘀汤相似而又有所别，具体药物已见上述有关分析，兹将丹皮、玄胡析之如下：

丹皮，应为牡丹皮，辛苦凉，入心、肝、肾经，有清热凉血，和血消瘀之功，治疗热入血分，发斑、惊痫、吐衄、便血、骨蒸劳热、经闭、癥瘕、痈疡、仆损等病证。《本草纲目》分析其功用说：“牡丹皮，治手足少阴、厥阴四经血分伏火。盖伏火即阴火也，阴火即相火也，古方惟以此治相火，故仲景肾气丸用之。后人乃专以黄柏治相火，不知丹皮之功更胜也。赤花者利，白花者补，人亦罕悟，宜分别之。”所以《本草经疏》说："牡丹皮，其味苦而微辛，其气寒而无毒，辛以散结聚，苦寒除血热，入血分，凉血热之要药也。"据临床观察，治疗高血压，取牡丹皮 30～50g，水煎成 120～150ml，每日 3 次分服，一般服药 5 天左右血压即有明显下降，症状改善，经服药 6～33 天，血压可下降到正常或接近正常范围，个别患者服药后有恶心、头昏等副作用，无需停药，即能自然消失。治疗过敏性鼻炎，用 10% 的牡丹皮煎剂，每晚服 50ml，10 天为一疗程。治疗 31 例，痊愈 12 例，又治疗 9 例，服药后症状很快好转，但无 1 例根治。所以丹皮具有凉血清热，活血化瘀的作用，可以治上述及一些变态反应的病变。

延胡，辛微苦温，入肺、肝、脾三经，功可活血散瘀，理气止痛，治疗胸腹诸病、月经不调、崩中淋露、癥瘕仆损等病证。《大明》谓其除风，治气，暖腰膝，止暴腰痛，破癥瘕、仆损、瘀血、落胎。所以我们认为延胡索活血利气，而止痛作用很强，王好古谓其治心气小腹痛，有神效。故凡气血凝滞，腹胸疼痛者，最为要药。但其性味苦辛温，宜用于寒郁之证，倘血热为病，月事先期，或血热妄行者，自应忌用。用量较大者，还有镇静安眠的作用。

临床应用：

（1）本方化瘀止痛，治疗血瘀性痛经，一般表现，经行量偏少，色紫红，有血块，行经第一天腹痛剧烈，脘腹作胀，胸闷烦躁，乳房胀痛，脉象弦细，舌质紫暗等。

（2）本方活血化瘀，理气行滞，治疗血瘀性宫外孕、慢性盆腔炎等病证。伴有小腹剧烈性腹痛，甚或昏厥，胸闷腹胀，大腹或左或右一侧刺痛，腰酸，脉象细弦，舌质偏红，边质或有紫瘀点等病证。如系宫外孕者，本方药需加入蜈蚣、全蝎等品；如系慢性盆腔炎少腹作痛者，本方需加入川断、怀牛膝、苡仁、茯苓等品。

（3）本方活血化瘀，通络止痛，尚可治疗老年性冠状动脉性心脏病及胸胁神经痛等病证，一般伴见胸闷心前区作痛或则两胁亦作痛，心悸怔忡，时欲叹气，脉象细涩，舌质暗紫等，本方药在应用时，加入丹参、广郁金、合欢皮为更好。

调周应用：本方药在行经期使用。凡经行量较少，色紫暗有血块，小腹或少腹作痛，或疼痛剧烈者，用之颇合；如行经期小腹有冷感，腰俞酸楚者，加入川断、肉桂、益母草等品；如行经期大便偏溏，腹胀矢气者，本方应去当归、枳壳、桃仁，加入煨木香、六曲、制苍术、茯苓等品；心烦失眠，乳房乳头胀痛者，加入钩藤、绿梅花、青皮等品；如在经间期使用，凡经间期少腹疼痛明显，锦丝状带下不多，BBT 高温相呈缓慢上升者，本方加入川续断，或再加紫石英为更好。

9.《妇人良方》温经汤加减　载于《妇人大全良方·调经门》。

组成：当归、赤白芍、党参、川牛膝各 10g，桂心、蓬莪术各 9g，川芎 6g，甘草（炒）3g。一般临床使用，尚须加入山楂、益母草、艾叶等品。

功效：温经散寒，活血调经，治疗月经后期，经量偏少，行经小腹冷痛等病证。本方虽名良方温经汤，但实质上并非《良方》所制，由于历来均引自《妇人良方》，故常称为良方温经汤。

方药分析：《妇人大全良方》所引载的温经汤，简称良方温经汤，方中桂心温经散寒，助阳益肾，并有活血通脉，和瘀止痛的作用，应为主药；当归补血调经，又能活血止痛；川芎活血行气，乃血中之气药，合当归以调经；人参补气扶正，助桂、归、芎从血中宣通阳气而散寒邪；蓬莪术、丹皮、牛膝活血化瘀；芍药、甘草缓急止痛。全方有助阳益气，温经散寒，活血化瘀之效。故宜用于寒气客于血室，以致血气凝滞，脐腹作冷作痛之病证。为了便于记忆，我们以四物汤加入桂、膝、莪术即可。亦曾有人称之为中温经汤，以与《金匮》的大温经汤、小温经汤区别。方中诸药已详上述分析，兹将莪术析之如下：

莪术，又名蓬莪术，味苦，辛温无毒，或云味苦辛平。入肝、脾经。有行气破血，消积止痛的功用，治疗心腹胀痛、癥瘕、积聚、宿食不消、妇女血瘀经闭、跌打损伤作痛等病证。《本草纲目》分析说："郁金入心，专治血分之病，姜黄入脾，兼治血中之气，蓬莪术入肝，治气中之血，稍为不同。按王执中《资生经》云：执中久患心脾疼，服醒脾药反胀，用蓬莪术面裹炮熟研末，以水与酒醋煎服立愈。盖此药能破气中之血也。"《医家心法》亦说："广茂即莪术。凡行气破血，消积散结，皆用之。属足厥阴肝经气分药，大破气中之血，气血不足者服之，为祸不浅。好古言孙尚药用治气短不能接续。（〈经〉言短气不足息者下之，盖此之谓也。然中气虚实天渊，最宜详审）此短字乃是胃中为积所壅，舒气不长，似不能接续，非中气虚短不能接续也。若不足之短而用此，宁不杀人。"据报道治疗子宫颈癌，采用莪术注射液以局部病灶注射为主，配合静脉用药，观察早、晚期各型宫颈癌共80例。其中早期患者平均用药3个月左右，晚期患者平均治疗6个月左右。结果临床近期治愈（局部肿瘤消失、病理检查未见癌组织，3次阴道涂片阴性，周围浸润组织消退或被控制，自觉症状完全消失或基本消失）30例，显效（局部肿瘤消退1/2以上，周围浸润组织被控制，自觉症状明显好转）15例，有效（局部病灶缩小，周围浸润组织被控制，自觉症状好转）14例，无效（自觉症状及客观检查无改变或病情恶化）21例。

临床应用：

（1）本方温经化瘀，治疗寒瘀交阻型的月经后期、量少、痛经等病证。一般伴见小腹作胀作冷，经色紫有血块，形体畏寒，有经期感寒病史，脉象细紧或细弦，舌苔薄白等，在具体运用时，本方药尚可加入川桂枝 5～10g，艾叶、益母草等常规用量，亦可加生姜、红糖等药。

（2）本方温经助阳，活血通瘀，亦可治疗寒瘀交阻的不孕症、出血病证。但必须具有经行量少，经色紫暗，有较大血块，腰酸肢冷，小腹有冷感，脉细，苔白等病证。

调周应用：本方药亦适于行经期使用，凡月经后期，经行量少，色紫暗，有血块，小腹胀痛有冷感者，用本方药颇合，如行经期出现腰酸小腹冷痛明显者，可加入川续断、艾叶、杜仲等品；如行经期腰酸，小腹冷，腹胀大便偏溏者，本方药应去当归，加入炮姜、广木香、六曲、制苍白术等品；小腹疼痛明显，经量少，行经不畅者，应加入延胡、泽兰叶、红花、益母草等品；经前胸闷脘痞，乳房作胀明显者，应加入制香附、青陈皮、广木香等品。经间期如出现腰酸少腹胀痛，形寒，苔白等寒瘀症状者，亦可应用本方。

10. 逐瘀止血汤　系傅山所制，载于《傅青主女科·血崩》。

组成：大黄 6～9g，生地 30g，当归尾 15g，赤芍 9g，丹皮 6g，枳壳 1.5g，龟甲 9g，桃仁（研）10 粒。

功效：活血逐瘀，止血止痛，我们常以牡蛎代龟甲，再加五灵脂、蒲黄等品，治疗经血淋漓不断，色紫黑，有血块，少腹作痛，舌质红有瘀斑。原书指出：“妇人有登高坠落，或闪挫受伤，以致恶血下流，如有血崩之状者，若从崩治，非徒无益而又害之也。”

方药分析：血瘀阻滞胞宫脉络，气机不利，瘀阻伤络，络损血溢，瘀滞不去，新血不得归经，故淋漓不断，逐瘀止血的目的在于逐瘀，通过排除瘀血，达到止血的目的。日本学者汤本求真在《皇汉医学》中说：“瘀即污秽之谓，血是血液。则所谓瘀血者，即污秽之血液，而非正常之血液也。以现代的新说解释之，所谓瘀血者，既变化而非生理之血液，则不惟已失去血液之作用，反为有害人体之毒物。既为毒物，即须排除体外，虽片刻亦不能容留之。”故方中用当归、赤芍、桃仁活血化瘀；大黄或用熟军增强逐瘀排瘀之力，炭用又有止血之功；生地、丹皮、龟甲滋阴凉血固经；枳壳行气，有助化瘀，且具有收缩子宫之作用。全方活血祛瘀，瘀去血得以归经，崩漏自己。方中诸药已见上析。兹将大黄、龟甲、牡蛎分析如下。

大黄，苦寒，入胃、大肠、肝经，或云入足太阴、手足阳明、手足厥阴五经。有泻热毒，破积滞，行瘀血的作用，治疗实热便秘、谵语发狂、食积痞满、痢疾里急后重、瘀停经闭、癥瘕积聚、时行热疫、暴眼赤痛、吐血、衄血、阳黄、水肿、淋浊、溲赤、痈疡肿毒、疔疮、汤火伤等病证。《本草经疏》论曰：“〈经〉云：实则泻之。大黄气味大苦大寒，性禀直逐，长于下通，故为泻伤寒、温病、热病、湿热、热结中下二焦、二便不通，及湿热胶痰滞于中下二焦之要药，祛邪止暴，有拨乱反正之殊功。”《医学衷中参西录》亦云：“大黄，味苦、气香，性凉，能入血分，破一切瘀血，为其气香，故兼入气分，少用之亦能调气，治气郁作疼，其力沉而不浮，以攻下为用，下一切癥瘕积聚，能开心下热痰以愈疯狂，降肠胃热实以通燥结，其香窜透窍之力，又兼利小便。性虽趋下，而又善清在上之热，故目疼齿疼，用之皆为要药。又善解疮疡热毒，以治疔毒，尤为特效之药（疔毒甚剧，他药不效者，当重用大黄以通其大便自愈）。其性能降胃热，并能引胃气下行，故善止吐衄。仲景治吐血衄血有泻心汤，大黄与黄连、黄芩并用，〈本经〉谓其能“推陈致新，因有黄良之名。仲景治血痹虚劳，有大黄䗪虫丸，有百劳丸，方中皆用大黄，是真能深悟，推陈致新之旨者也。凡气味俱厚之药，皆忌久煎，而大黄尤甚，且其质经水泡即软，煎一两沸，药力皆出，与他药同煎宜后入，若单用之，开水浸服即可，若轧作散服之，一钱之力可抵煎汤者4钱，大黄之力虽猛，然有病则病当之，恒有多用不妨者。”

我们认为大黄具有清热、泻下、逐瘀等功能。

龟甲，咸甘，平，入肝、肾经，有滋阴潜阳、补肾健骨的作用，治疗肾阴不足，骨蒸劳热、吐血、衄血、久咳、遗精、崩漏、带下、腰痛、骨痿、阴虚风动、久痢、久疟、痔疮、小儿囟门不合等病证。《药品化义》分析说："龟底甲纯阴，气味厚浊，为浊中浊品，专入肾脏。主治咽痛口燥，气喘咳嗽，或劳热骨蒸，四肢发热，产妇阴脱发躁，病系肾水虚，致相火无依，此非气柔贞静者，不能熄其炎上之火。又取其汁润滋阴，味咸养脉，主治朝凉夜热，盗汗遗精，神疲力怯，腰痛腿酸，瘫痪拘挛，手足虚弱，久疟血枯，小儿囟颅不合，病由真脏衰，致元阴不生，非此味纯浊阴者，不能补其不足之阴。古云，寒养肾精，职此义耳。"《本草经疏》分析龟、鳖甲时说："龟、鳖二甲，〈本经〉所主大略相似，今人有喜用鳖甲、恶用龟甲者，有喜用龟甲，恶用鳖甲者，皆一偏之见也。二者咸至阴之物，鳖甲走肝益肾以除热，龟甲通心入肾以滋阴，用者不可不详辨也。"

牡蛎，咸涩，凉，入肝、肾经，有敛阴潜阳，止汗涩精，化痰软坚之作用，治疗惊痫、眩晕、自汗、盗汗、遗精、淋浊、崩漏、带下、瘰疬、瘿瘤等病证。《本草纲目》："（牡蛎）补阴则生捣用，煅过则成灰，不能补阴。"《本草思辨录》进而分析说："鳖甲、牡蛎之用，其显然有异者，自不致混于所施，惟其清热软坚，人每视为一例，漫无区分，不知此正当明辨而不容忽者……〈本经〉于鳖甲主心腹癥瘕坚积，于牡蛎主惊恚怒气拘缓。仲圣用鳖甲于鳖甲煎丸，所以破癥瘕。加牡蛎于小柴胡汤，所以除胁满……由斯以观凡鳖甲之主阴蚀、痔核、骨蒸者，岂能代以牡蛎。牡蛎之主盗汗、消渴、瘰疬颈核者，岂能代以鳖甲。鳖甲去恶肉而亦敛溃痈者，以阴既得益而阳遂和也。牡蛎治惊恚而又止遗泄者，以阳既戢而阴即固也。"可见龟甲、鳖甲、牡蛎三者，有相似而又有所区别也。

临床应用：

（1）本方药活血化瘀，凉血止血，可治血瘀夹血热性的崩漏、月经过多、经期延长等病证。可见出血量少，或量多，色紫红，有血块，小腹作痛，痛则下血块，胸闷烦躁，口渴欲饮，大便干燥，脉象弦数，舌质偏红边紫等证候。

（2）活血逐瘀，可治疗胎盘、胎膜残留，腹痛出血阵下，有较大血块，腰酸，脘腹作胀，大便艰行或行而不畅，小便黄少，脉象细弦，舌苔黄腻较厚者，用本方加入益母草、山楂、广木香等。

（3）妇人不慎，跌仆闪坠，或外伤引起内伤，以致阴道出血，夹有血块，腰腹疼痛等病证，亦可应用本方，疼痛剧烈者，可加入炙乳没、参三七等品以治之。

调周应用：本方药亦在行经期使用。凡经行量多，或量少淋沥不易净，色紫暗，有血块，小腹胀痛，腰俞酸楚，大便较干，小便较黄者，适用本方药。临床上常可以牡蛎代龟甲。如出血过多，有如崩状，本方应去桃仁、枳壳，加入炒五灵脂、炒蒲黄、血余炭、茜草炭、三七粉（另吞）等品；若腰俞酸楚明显，两腿乏力者，加入炒川续断、杜仲、寄生等品；若行经期，出血量多，大便溏泄者，本方药应去生地、大黄、枳壳，加入煨木香、白术、五灵脂、山楂、益母草等品。本方药亦可在经间期使用，如经间期出现腹痛漏红者，始可用之，但须去大黄加入川断、杜仲等品。

11. 加减五味调经散　系我们临床验方，载于《实用妇科方剂学》。

组成：丹参、赤芍、五灵脂各 10～15g，艾叶 6～10g，益母草 15～30g。但我们临床常须加入川续断 12g，紫石英（先煎）10g，茯苓、泽泻各 10g。

功效：活血化瘀，调理月经；治疗月经不调，经行量少，不畅，小腹胀痛，经期延长等病证。本方药是我们临床上常用的方剂之一。

方药分析：五味调经散是活血化瘀的轻剂，是遵前人“经期以调经为要”而制定。方中丹参、赤芍活血化瘀，是调经的主要药物，丹参一味，原来是用当归，但在使用过程中发现当归易致大便溏薄，而月经不调患者常有经期便溏者，故以丹参易当归，以免当归有润肠通便之弊端。如果患者大便偏干者，仍以当归为合适。五灵脂、益母草化瘀止痛，调理经血，化中有止，止中偏化，调经而不耗血，祛瘀而能生新，为调经之上法；艾叶性温、暖宫调经，经血得温则行，温行子宫之经血。五味药相合，具有活血调经的较好作用，临床上加入川断、紫石英者，在于补肾助阳，以利于调经，茯苓、泽泻者利湿调经，有助于应泄之经血排除，方中诸药已见有关分析，兹将紫石英、泽泻析之如下。

紫石英，甘温，入心、肝经，或云入足厥阴肝经、足太阴脾经，有镇心安神，除逆气暖子宫的作用，可治疗虚劳惊悸、咳逆上气、妇女血海虚寒不孕等。《本草经疏》分析其作用时说：“紫石英，属阳而本热，虚则阳气衰而寒邪得以乘之，或为上气咳逆，或为气结寒热心腹痛，此药温能除寒，甘能补中，中气足，心得补，诸证无不瘳矣。惊悸属心虚，得镇坠之力，而心气有以镇摄，即重以去怯之义也。其主女子风寒在子宫，绝孕无子者，盖女子系胎于肾及心包络，皆阴脏也，虚则风寒乘之而不孕，非得温暖之气，则无以去风寒而资化育之妙。此药填下焦，走肾及心包络，辛温能散风寒邪气，故为女子暖子宫之要药。补中气，益心肝，通血脉，镇坠虚火使之归元，故又能止消渴，散痈肿。”又说：“紫石英其性镇而重，其气暖而补，故心神不安、肝血不足，及女子虚寒不孕者，诚为要药，然止可暂用，不宜久服，凡系石类皆然，不独石英一物也。”

泽泻，甘寒，或云咸无毒，入肾、膀胱经，或云入膀胱、肾、三焦、小肠四经，有利水渗湿泄热的作用，治疗小便不利，水肿胀满，呕吐、泻痢、痰饮、脚气、淋病、尿血等病证。《本草衍义》说：“泽泻，其功尤长于行水。张仲景曰水蓄渴烦，小便不利，或吐或泻，五苓散主之。方用泽泻，故知其用长于行水。〈本经〉又引扁鹊云，多服病人眼涩，诚为行去其水。张仲景八味丸用之者，亦不过引接桂、附等归就肾经，别无他意。凡服泽泻散人，未有不小便多者；小便既多，肾气焉得复实？令人只泄精，多不敢用。”《本草汇言》又进一步说：“方龙潭云，泽泻有固肾治水之功，然与猪苓又有不同者，盖猪苓利水，能分泄表间之邪；泽泻利水，能宣通内脏之湿；泽泻，利水之主药。利水，人皆知之矣，丹溪又谓能利膀胱、包络之火，膀胱、包络有火，病癃闭结胀者，火泻则水行，行水则火降矣，水火二义，并行不悖。”

临床应用：

（1）本方药活血调经，可治疗月经不调，经行量少，行经不畅，或经期延长、经行腹痛，并见月经周期延后，或先后期无定，经色紫黑，有血块，胸闷烦躁，小腹作胀，乳房胀痛，脉象细弦，舌质紫暗，苔黄白腻等。

（2）活血化瘀，亦可治血瘀型出血病证，可见月经后期，经量过多，或崩漏不已，经色紫红，有较大血块，小腹作胀作痛，胸闷腹胀，脉象细涩，舌质边暗或有瘀点等病证。

调周应用：本方药在行经期使用。凡经行量少，或者经行量多，色紫红，有较大血块，小腹作胀作痛，胸闷烦躁者，均可应用本方。“经期以调经为要”，本方属此，故为行经期的常规方药。一般尚须加入川断，或紫石英、茯苓、山楂、益母草等品。如果行经期出现烦躁口渴，头昏头痛，舌红脉数者，本方去艾叶，加入钩藤、丹皮为合；如经行大便偏溏，腹胀矢气，加入煨木香、六曲、白术等品；如经行量甚多，经期延长者，应加入炒五灵脂、炒蒲黄、血余炭等品。

小　结

本节介绍方11首，其中4首是经间排卵期所使用的方药。

排卵汤活血化瘀，促发排卵，但主要是通过活血化瘀，推动重阴转阳的顺利。但我们临床常以复方当归注射液代之，因为经间排卵期时间短暂，注射液远较口服煎剂为快；补肾促排卵汤，滋阴助阳，活血化瘀，一面提高肾阴阳水平，一面促进阴阳顺利转化，从而较快地排出卵子，故该方在临床上极为常用；益肾通经汤，原为闭经而设，但临床上心肾失于交济，影响排卵者，亦较常见，故用益肾通经汤治之以促发排卵，临床上亦较多用；温阳化痰促排卵汤，是针对阳虚痰湿蕴阻者而设，即形体肥胖，多囊卵巢病变，但又必须是阳虚者，用本方以促排卵。

其他7张方剂均为行经期使用，但经间期亦可使用，通瘀煎，化瘀理气，一般血瘀证均可使用；促经汤以促月经来潮，其通经之力较通瘀煎为强；血府逐瘀汤、膈下逐瘀汤均是王清任的著名方剂，血府逐瘀汤逐瘀力较强，使用范围较广，膈下逐瘀汤逐瘀而有止痛功用，用治痛经甚合；良方温经汤，温经化瘀，治疗月经后期，经量偏少之属寒瘀者甚合；逐瘀止血汤，化瘀止血，是治疗妇科出血病证之属血瘀证型者；五味调经散是活血化瘀的轻剂，故一般经期调经者均可用此。

经间期、行经期均是阴阳转化时期，重在活血化瘀，理气行滞，上述方药均可互用，因势利导，达到康复这两个时期的正常生理变化。